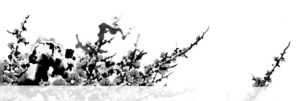

刘永年疑难病辨治传心录

刘永年 著

吴同启　陶　寰　朱　翔　徐长松　金小晶
陈大江　吴学苏　陆源源　骆天炯　施　明
陈昱豪　谢曜联　叶吉晃
整理

U0295016

人民卫生出版社

图书在版编目（CIP）数据

刘永年疑难病辨治传心录/刘永年著. —北京：

人民卫生出版社，2016

ISBN 978-7-117-22061-3

Ⅰ.①刘… Ⅱ.①刘… Ⅲ.①疑难病－辨证论治

Ⅳ.①R241

中国版本图书馆 CIP 数据核字（2016）第 015879 号

人卫社官网	www.pmph.com	出版物查询，在线购书
人卫医学网	www.ipmph.com	医学考试辅导，医学数据库服务，医学教育资源，大众健康资讯

刘永年疑难病辨治传心录

著　　者：刘永年

出版发行：人民卫生出版社（中继线 010-59780011）

地　　址：北京市朝阳区潘家园南里 19 号

邮　　编：100021

E - mail：pmph @ pmph.com

购书热线：010-59787592　010-59787584　010-65264830

印　　刷：北京汇林印务有限公司

经　　销：新华书店

开　　本：710×1000　1/16　　印张：19　　插页：4

字　　数：362 千字

版　　次：2016 年 3 月第 1 版　2017 年 4 月第 1 版第 2 次印刷

标准书号：ISBN 978-7-117-22061-3/R・22062

定　　价：50.00 元

打击盗版举报电话：010-59787491　E-mail：WQ @ pmph.com

（凡属印装质量问题请与本社市场营销中心联系退换）

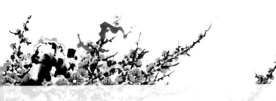

作者简介

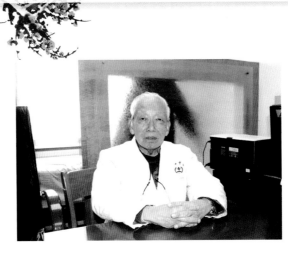

刘永年，国家级名中医，1934年出生。南京市中医院主任医师，南京中医药大学兼职教授，师承制博士研究生导师。曾任中华中医药学会名医学术研究会理事，南京中医药学会副会长、内科分会主任委员，南京自然医学会副会长、名誉会长。应聘第二、三、四、五批全国老中医药专家学术经验继承工作指导老师及第二批全国名老中医传承工作室学术指导，享受国务院政府特殊津贴。曾被聘为《南京医学》编委，江苏省卫生技术高级职称评委会委员，南京市卫生技术高级职称评委会中医内科组组长及国家药品评审委员会专家等，当选江苏省第七届政协委员，并曾获"南京市六五期间优秀科技工作者"称号。

刘永年教授1963年毕业于南京中医专科学校，后师从国医耆宿张简斋先生之弟子傅宗翰先生，深得其传。潜心医疗、教学和科研工作50余年，擅治内科疑难病及结缔组织病。获各级科技进步奖12项，发表《中医疑难病的辨证思路和方法初探》《疑难病的中医治疗思路及方法探讨》《干燥综合征分型规律探讨》等论文60余篇。主编或参编《干燥综合征的中医诊治与研究》《中医疑难病方药手册》等专著7部，并被收入《中国当代中医名人志》《百年金陵中医》《江苏当代名中医临证精萃》等书。

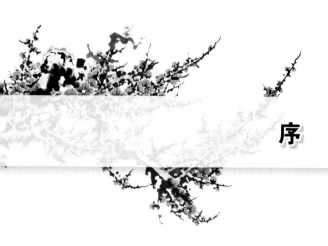

序

  少年时代，由于罹患当时难治之疾，给我带来的肉体痛苦和心理创伤，刻骨铭心，终生难忘。由此，也网织了我的梦想——将来要成为一个治病济人的良医。从那时起，我虽经历了诸多曲折和磨炼，但却为此而顽强地生活着，刻苦地学习着，辛勤地工作着和无怨无悔地坚持着。

  光阴荏苒，迈入杏林，迄今已逾五十春秋。忆及当年，自学校毕业后，有幸师从中医疑难病临床大家傅宗翰先生并成为其学术团队的一员，临床随诊，聆听教诲，获益良多，为我的专业生涯奠定了坚实的基础。半个世纪以来，专攻疑难杂病和结缔组织病的临床诊治和理论研究，身心投入，勤耕不辍，日积月累，稍有弋获。

  如今，我已从一个寻梦追梦的青年学子，悄然变成了皓髯白发的老叟。然而，敬业之心，未减当年。我的圆梦意愿依然在时刻激励着我。伏枥之骥，终难驻蹄，退休后依然坚持中医临床、带教和科研工作。垂暮之年，仍能为患者减除痛苦，使我深深感受到工作带来的快乐和幸福。梁启超先生曾经说过："士兵战死沙场，学者终于讲坛。"为了弘扬中医学术，为杏林宝库添砖加瓦，吾不愿留私，遂在弟子们协助下，将吾多年从医感悟，总结整理汇集成书，公之于众。

  是书将以辨治疑难病（症）为核心，有理论研究心得，有临证经验总结，有验案评析，有漫笔医话等等。所论虽非专属，但或杂而不散。时间跨度虽大，却尚不过于陈旧。书中所载内容，力求理论联系实际，阐述皆系有感而发，力避空泛之议。本书问世，如对读者能有些许启迪，吾愿足矣。吾亦深感才识不济，所议偏颇乃至谬误，恐难避免，故祈业内贤达，批评指正，深表谢忱。

刘永年

于南京市中医院

2014 年 3 月

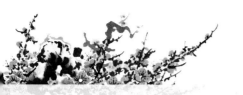

目录

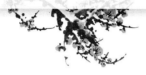

目　录

目　录

目　录

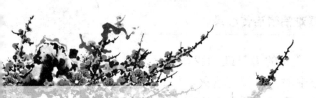

第1章 我的从医路

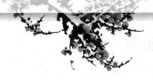

推己及人，立志为医

1934 年，正值抗日战争全面爆发的前夜，我在南京出生了。由于当时社会动荡，人民生活极不安定，幼年时即患上了骨结核。限于医疗水平和药费的昂贵，疾病一直未能得到控制，每于入夜，即使成年人也难以忍受的剧烈骨关节疼痛，刻骨铭心，至今难忘。我不像其他小朋友那样有着快乐幸福的童年，长期的疼痛，使我深刻地体会到患者的痛苦和渴求，以及医生使命的崇高。从那时起，就在我的心灵深处，网织了我人生的梦想——将来一定要成为一位治病救人的良医。

顽强抗争，矢志不移

我在疾病痛苦的折磨中度过了童年，断断续续地读完了小学课程，在南京解放前夕考入了南京市育群中学（私立基督教教会学校），第一年由于成绩优异还获得了助学金，至 1949 年初，考入南京第一中学就读，直至高中一年级。后因病情加重，又不得不痛苦地离开学校和同学。但我并未放弃学业，被固定了躯体位置，躺在床上近大半个年头，忍受了疾病的折磨和生活的不便，顽强地拼搏着。其间，一度意志消沉，情绪沮丧，但由于家人的关怀和励志书籍的激励，终于使我鼓起勇气，一面与病魔斗争，一面顽强地自学。克服了重重困难，终于在 1956 年通过全国高考，以优异的成绩，被录取入江苏医学院（南京医科大学的前身）。如果一切顺利，我现在可能已经成为一位西医师了。然而，命运多舛，恰恰在入学不久，又被以身体不健康为由劝退，就这样我又辍学回家了。费尽千辛万苦，好不容易进入高等学府登上了实现理想的阶梯，不料又无果而终，这巨大的精神打击，再一次给我带来了失望和无助，济世救人的梦想似乎要永远终结了。然而，青少年时期的个人独特际遇，锤炼了我较为坚韧的性格。意志的力量鼓励我坚强地面对这些挫折。理想产生动力，毅力抗争厄运，心中的信念没有磨灭，从此我给自己起了个别名——刘毅。用以随时鞭策自己，要以刚毅顽强的精神力量勇对今后人生中的一切困难曲折。1958 年，又一次通过考试，进入了南京中医专科学校（省办大专），从此步入了中医学殿堂的大门。

寒窗苦读，初识岐黄

　　南京中医专科学校，是南京市中医院受江苏省高教厅委托并与之合办的培养高级中医人才的首批教育机构之一，校址就设在南京市中医院内，当时聘请讲授专业课的老师都是在社会上享有盛誉的南京名医，但由于教学经费严重不足，所以办学的物质条件极差，教室是老旧的平房，简陋的集体宿舍十几个人一间，解剖室、实验室、图书馆都是与医院合用的，没有教科书就由任课老师编讲义，师生共同刻钢版，油印机印刷装订成册，用的是草纸一样发黄的纸张，至今我仍保留着当时的讲义，不时回忆当年的困苦境遇。生活极为清苦，每月八元伙食费。后来又由于三年自然灾害，百业萧条，经费短少，办学更加困难，同学们普遍营养不良，但是师生们的热情都非常高涨，教学丝毫不受影响。晚上下自习后，虽然饥肠辘辘，但仍然热情饱满，回到寝室吹拉弹唱，有说有笑，没有沮丧，没有抱怨，因为同学们都有一个共同的梦想，要使自己成为一个救死扶伤的中医学接班人。回忆这段经历，叫人既伤感，又欣慰。

　　踏入校门以后，首次接触到底蕴深厚的中医药文化和深奥的中医学理论，尤其是学习了中医学史，就被博大精深的中医学所征服，初识岐黄，就激起我的极大兴趣，随着对中医基础理论和临床各科知识的深入了解，深深感到中医学不愧为中国文化的瑰宝，需以毕生精力去探究。为了实现自己的梦想，我克服物质条件艰难的限制，不避寒暑，专心攻读。院内文物遗迹——明远楼畔的飞虹桥就是当时我们学习生活的历史见证。为了巩固记忆，我的口袋中经常放着自己用废弃的纸张做成的袖珍小本，记载着方剂学和名家专著的经典方剂，随时背诵和查阅，"工夫不负有心人"，四年来因为年年成绩优秀，常获学校和老师的嘉奖。后来南京市中医院一度被确定为学校的附属教学医院，除了理论学习之外，我还利用学校与附院门诊部靠近之便，常在课余（当时医院每日都开设夜间门诊）或假期，去门诊部随老师们抄方实习，以便将理论早日运用于临床，提高自己的诊病技能。在这期间受到很多名家如濮青宇、赵国英、严筱艻、陈寿春、严荣之诸位老师的点拨，感受了他们的高尚医德和敬业精神，汲取了他们的宝贵经验，获益良多。这里，尤其要提的是，在学校中，我最大的机遇，并影响我一生的，就是结识了当时的副校长——全国著名中医疑难病专家傅宗翰老师。傅老师是清末民初的国医耆宿张简斋老先生的入室弟子，他记忆超人，酷爱读书，学识渊博，德技双馨，极善领悟，勇于创新。在课堂上可以聆听到他对中医学史及中医内、妇科部分内容的精辟讲授，至今记忆犹新，为我以后的临床实习和独自应诊奠定了良好的基础，并激发了我深入探究的兴趣。

晴天霹雳，路在何方

四年理论学习课结束，正当进入最后一年毕业临床实习的关键时刻，1962 年 6 月下旬的某一天，学校召开紧急会议，突然宣布学校停办的决定。师生们一片哗然，这意味着苦读四年，同学们的理想即将化为泡影，老师们的辛劳也将付诸东流。为了给医院预留部分后备人才，学校决定留下十名同学继续完成实习，其方针是"自带口粮，自费实习，自谋出路"（当时称之为"三自"方针），而我却在预留名单之外。后来，还是傅老师的极力推荐才留下我参与自费实习。虽然如此，而我却格外珍惜这样的机会，留在傅老身边随他门诊、查房、会诊。直至 1963 年经过严格的考试，终于取得了毕业文凭，这张得来不易的文凭，就其"含金量"而言，充其量也不过是一块"铁牌"，而这也预示着，下一步即将要跨越更加艰难的就业门坎。好在我精神上有着"圆梦"的理想支撑，再难的坎咬着牙也要迈过去。

当时公立医院人员编制控制极严，由于在校的学习成绩优异和实习期间的良好表现，我被留在医院作为"编外"人员（也就是临时工），参与了病区和门诊的临床工作，既算实习医生，也算工作人员，所谓工资也就是基本生活费。如此过了约两个年头，后来又因为政府有文件规定，编外人员不能再聘用，必须离岗，二话没说，我脱下工作服就离开了，后来按照国家政策，这段时间还是计为正式工龄。

岁月蹉跎，无怨无悔

离开医院，成了社会上的"待业青年"，我就一面接受办事处居委会（相当于现在的社区）的安排，从事一些社会工作，我当过街道办誊印社的写字员，刻过钢版，当过校对，也做过民办小学教师。同时，我仍不停地跑卫生局要求安排工作。记得那年冬天雪下得特别大，地面积雪有几寸深，大家依然顶寒风踏积雪依约而去。我们坚信困难是暂时的，一切都会好起来。

静心行医，历练基层

　　几经周折，直到 1966 年 4 月，在老师们的极力推荐下，由秦淮区卫生科介绍我到该区所属三山街卫生所报到，这样才算是有了"正式"工作，其时我已经 32 岁了。当时，卫生所接纳我也是很勉强的，待遇比那里的学徒还低。在工作安排上也非常随意，名义上分配在中医科，其实一会儿要我去西医内科，一会儿又要我去针灸科，反正是"打杂"医生。当时只有忍气吞声，一门心思认真看病，不多久找我看病的患者渐渐多了起来，似乎也能为单位创造一点效益了，这才被稳定在中医科了。

　　三山街卫生所是一个集体所有制的基层医疗机构，当时实行三级医疗制，一般疾病患者基本控制在基层，因此门诊量很大，中医科平日工作以全科医生为主，不分内外妇儿，所以除常见病多发病外，还要接诊不少疑难杂病患者，因为缺少上级医生指导，所以必须独当一面去处理。白天看病，晚上反复思考，查找有关资料，借鉴别人的经验，寻求更好的诊治方法。这样，不仅业务上得到深刻历练，还渐渐赢得了患者的好评。如当时一名久治未愈的男性输尿管结石患者，西医要给他手术治疗未果，我接诊后不仅用中药组方内服，其中使用了平时治疗该病少用的麝香、穿山甲等，而且利用星期天，放弃休息，为他加用针刺扩张输尿管以解痉止痛，经过约一个月的治疗，终于排出了结石。当时患者非常感激，给单位写了感谢信，此后信息传开，要求治疗本病的患者不断增多。另外，由于接诊较多的郁证患者，他们的痛苦和无奈令我揪心，于是反复琢磨，深化理论认识，开拓治疗思路，并给予患者较多精神疏导，经过治疗，给他们解除了不少痛苦，有的还重新燃起了生活的意愿，避免了家庭的破裂。对此我加以总结，论文《论郁证的临床特征》就是在那时写成并在核心期刊上发表的。这给独立初涉临床的我增强了信心，加强对常见病多发病及部分疑难杂病的诊治，并不断总结经验，就这样逐步打开了局面，奠定了一定的患者基础。

　　1968 年，适逢流感大流行，当时很多工厂和学校群集发病，我们起早贪黑，忙得顾不上下班，门诊最多要接诊近百人，常常要连续工作十几个小时。除门诊外，当时每个医生负责街道的一个地段，还有家庭病床的任务，所以我还要下地段，看家床，下厂巡诊，忙忙碌碌中业务上也有了不少提高，成为科内乃至区内的业务骨干。此后领导还让我带了两个徒弟，都是没有经过系统理论学习的青年，经过几年的带教，后来已成单位科室骨干。另外，当时办了几期市、区西学中班，也要我担任理论教学任务，并且还要临床带教三级医院的高级西医师来此实习者，颇受好评，屡获奖励，由此也扩大了中医学的社会影响。

在我参加工作之初，恰逢"文化大革命"开始，我除了和大家一起参加政治学习和临床工作外，业余时间依然要求自己能够静心思，钻研业务理论，坚持临床实践，无分寒暑，坚持读书不辍，锲而不舍，广泛涉猎中医经典，各家流派学说精华，历代名医医案及西医学知识，从而奠定了较好的理论基础，全面提高了我的学术水平，并为疑难杂病的诊治和研究创造了良好的条件。时光悠悠，如此景况一晃就是十四个年头。

把握机遇，积极进取

1978 年发展中医的"第二个春天"来临了，在中央"56 号文件"的推动下，要求在全国各省市通过考试选聘一批中医人员进入全民所有制医院。我当时正患急性肺炎，但依然带病去参加考试，终于以优异成绩被录取。我就又回到了南京市中医院。

进院以后，最初分配到内科，不久又被调到科教科，分管全院科研教学人才培养，我当时的要求是不脱离临床，兼职业务管理工作。十多年来，经历了中医科研从起步到发展的艰辛历程，针对当时中医界对科研普遍重视不够及科研能力薄弱的现象，深入调研后，悉心撰写了论文《中医临床人员的科研意识淡化倾向与对策》，发表于《中医药研究》，后又被《中国中医药报》转载，在业界引起一定反响。随后，经过院部决定，率先在我院制订了促进科研工作发展的一系列规定，激励了临床医师的科研热情，提高了他们的科研能力，对改变中医科研落后的现状，起到了一定的促进作用。在此期间，克服人少事繁等各种困难，坚持负责编辑院刊《医学资料汇编》，从组稿改稿，到编辑出版，12 年共出版了 11 期，约 300 万字，汇集和保存了大量珍贵的学术资料，并从中协助院领导发现和培养了一批优秀的中医人才。

至 20 世纪 80 年代中期，医院确定我为傅宗翰院长的学生和助手，成为傅老学术团队的成员，后正式拜师作为其学术传承人，我非常珍惜这个难得的机遇。傅老潜心研究岐黄之术，治学态度严谨，治学方法常有与人不同之处，他的一言一行、一方一药，都在潜移默化地影响着我。由于傅老为人正直，表情严肃，不苟言笑，常给学生们一种无形的压力。然而，他对年轻人却是爱护有加，非常关注我们学术上的成长和进步，常常与学生们互动进行学术探讨，而且以其自身为榜样，鼓励学生们开阔视野，积极进取。傅老给学生们传授学术经验常常是点到而止，促使他们独立探索，从不压制学生们的学术见解，也不要求形式上的刻意模仿，而是鼓励深刻领悟，灵活变通，开拓创新，使我得到了极大的教益。就是在这样的氛围下，我在 20 世纪 80～

90 年代整理撰写了数十篇论文，不仅有临床经验总结，也有理论探讨研究，并积极参与国内学术交流。我分别于 1981 年、1987 年和 1991 年被评为主治中医师、副主任中医师和主任中医师以及南京中医药大学附院兼职教授。

从事医教研工作 50 年，临床上在传承恩师学术经验的基础上，领悟开拓，探索多种内科疑难病的诊治和理论研究，有较多的体会和收获，先后撰写了《疑难病的中医辨证思路和方法初探》与《中医治疗疑难病的方法探讨》等论文，并负责编辑出版了《中医疑难病方药手册》（常务副主编），为疑难病的中医诊治提供了一些新的思路、方法和经验，为探索建立中医疑难病的理论体系创造条件。在对结缔组织病的临床实践和理论研究上做了大胆的探索，尤其对干燥综合征的诊治积累了一些经验，在总结大量病例的基础上，与恩师共同撰写了论著《干燥综合征初探》及《干燥综合征辨证分型规律探讨》，初步奠定了中医认识干燥综合征的理论框架和该病的诊治规律，并首次提出"燥毒症"的病名，制定了"燥毒清"经验方，在业界引起了较大反响和广大患者的好评，全国各地前来求治者络绎不绝，在此基础上于 2006 年由人民卫生出版社出版了《干燥综合征的中医诊治与理论研究》专著，书中对中医传统燥证理论和干燥综合征进行了系统地阐述和研究，创立和发展了"邪毒致燥论"、"气虚致燥论"和"血瘀致燥论"，治疗上突破了单纯"滋阴润燥"的理论局限，拓展和创立了该病的一系列治疗法则，得到了业内同道的首肯和共识，并多次被引用。该书出版以后，极受广大该病患者的赞誉。此外我还主编及参编专著 7 部，发表论文 60 余篇。

本人曾被推举担任中医药学会名医学术研究会理事、江苏省中医学会理事、中医多学科学会理事、江苏省中医痛证学术研究会主任委员、南京市中医学会副会长、内科专业委员会主任委员、南京自然医学会副会长及名誉会长、江苏省卫生技术高级职称评委会委员、南京市卫技高级职称评委会中医组组长等职。获各级科技进步奖 12 项，并被授予"南京市六五期间优秀科技工作者"称号。从 1995 年起连续被遴选为第二、三、四、五批全国名老中医学术经验师承制导师、师承博士研究生导师、第四批师承优秀指导老师，1993 年起享受国务院政府特殊津贴。

晚霞夕照，愿景随行

五十年弹指一挥间，如今我已迈入耄耋之年，目前仍坚持在医教研一线工作。在临床上继续深入进行疑难病的诊治和理论研究，学习不止，汲取新知，开拓思维，创新理论，探讨其有效的治法和辨治规律，充分发挥中医学在此领域的特长和优势，企盼初步建立中医疑难病理论和诊治体系，进一步弘扬中医学的特色和优势，并为此而辛勤耕耘。此外，在我从医逾五十年之际，在学生们的协助下，整理总结撰写完成《刘永年疑难病辨治传心录》，期许或能对青年同道有些微助益。人才是关乎中医事业兴衰的大事，需要全体中医人的共同努力。作为中医药队伍中的一名老兵，我将竭尽所能，在有生之年，力争传授和培养出更多的临床高端人才，充实中医学术领军人才和骨干队伍，为圆我的良医梦，重振中医事业的辉煌而不懈努力。

追梦不已，感悟良多

五十年来在寻梦、追梦、圆梦的过程中，经历了多少风雨，跨越了多少坎坷，有苦涩，也有甘甜，同时也在从医之路中，积淀了较多感悟。

其一，人的一生是短暂的，要使生命有意义，每个人都应该为自己设定一个梦想，并让它插上腾飞的翅膀，成为你人生最大的追求。中医学殿堂广阔深邃，在探索其奥秘的过程中，必须付出艰苦的劳动，甚至是毕生的精力。"一分耕耘，一分收获"，既是常识，更是真理，历代有成就的医学家为我们做出了榜样。"天道酬勤"，愿与广大中医同道共勉。

其二，机遇在一个人的事业经历中，往往是一个重要的条件。然而，机遇绝不是天上掉下来的馅饼，等是等不来的，必须通过辛勤的努力，为之创造条件，一旦不期而遇，就要紧紧抓住，"机遇青睐有准备的人"，对此，我有深切体会。

其三，人的一生，应常怀敬畏之心。敬畏自然，敬畏生命，敬畏祖先，敬畏社会，除此之外，还应敬畏自己从事的职业。对于一个肩负救死扶伤使命的医者，只有对自己职业心怀敬畏，才能兢兢业业地终身为之奋斗。对待日常诊疗工作，不能有丝毫懈怠，而是"如履薄冰""如临深渊"。这样就将对患者的痛苦，感同身受，从而在任何情况下都会认认真真看病，心中永远牵挂着病人。医者对职业多一分敬畏，患者就会多一分安宁。

其四，医乃仁术，是一门活人性命的专业技术。操此仁术者必先怀仁心，所以说"无德不医"，这也是我们作为一名医生必须具备的道德操守。坚守职业道德，心无旁骛，淡泊名利，竭尽全力扶济患者危困，应该成为医者的终生追求。"帮助别人，快乐自己"，我们也可从患者的微笑中感受到幸福。

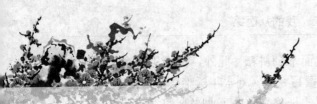

第2章 学术风貌

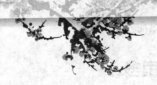

第1节 学术思想

一、释难解疑，治可从肝

疑难病系指临床中在辨证和施治上均感棘手的一类疾病，临床各科均可见到。其关键之处在于辨证之"疑"和施治之"难"。按常理和惯用思路对其辨治，常常收效甚微，必须另辟蹊径。然而，广博精深的中医理论却是能开启疑难病辨治大门的钥匙，优势明显。

《素问·举痛论》有云："百病皆生于气也"，叶天士亦明确提出"肝为起病之源"，不少疑难病从肝施治，或能于无从下手之际别开生面，颇有"山重水复疑无路，柳暗花明又一村"之感。盖肝为厥阴风木之脏，禀水而生，其子为火，介于水火之间，而处阴阳之分，体柔而用刚，其病理变化，可寒可热，可虚可实，复杂多端。肝主疏泄，调畅全身气机，疏泄太过则木气横逆，上僭可见头昏目胀，眩晕耳鸣，下迫可为泻痢，横乘脾胃则又为脘满腹痛，肝气窜络则见周身痛无定处，乍作乍止；疏泄不及则为郁。此外，尚有肝疏不稳，有时太过、有时不及，如神经衰弱、更年期综合征等患者：肝疏太过，气余化火，易出现情绪激动，狂躁易怒，多言不休，面红气粗，失寐而反精神不衰等兴奋状态；肝疏不及，气郁神伤，则又可见情绪低沉，表情淡漠，沉默寡言，目光滞钝，嗜睡神惫等抑制状态，更有面红升火，口干舌燥却又形寒凛冷、肢端不温；上身热躁如蒸，下肢畏寒如冰；女子经汛数月不至，有似血海枯涸，一旦来潮却又势涌如崩等，皆多肝之为病。

肝喜条达，以疏泄太过的机转常见，多实证。肝藏血，肝之虚证以血虚、阴虚多见，对于肝气虚，医籍较少述及。《素问·上古天真论》："七八肝气衰，筋不能动"，肝气虚可出现四肢懈怠痿软，屈伸不利，爪甲不荣，步履蹒跚，动作迟缓，毛悴色夭，目视昏渺，耳无所闻，神机呆滞等症，临床可见

8

之于慢性肝炎、甲状腺功能减退、帕金森病、衰老等。对于肝病之治法，历代医家立法繁多，王泰林治肝二十八法、李冠仙治肝十法素享盛名，禀承师门之训，继以疏（疏泄、条达）、抑（平抑、潜镇）、清（清泄、凉血）、养（滋柔、温养）四法统之，删繁就简，纲举目张。兹爰举例略而述之。

甲状腺位于颈之两侧，"经络所过，病之所主"，《灵枢·经脉》曰："肝足厥阴之脉……循喉咙之后，上入颃颡，连目系……"。《素问·金匮真言论》进一步指出"病在肝，俞在颈项"，可见甲状腺疾病与中医肝系密切相关。甲状腺素主要具有促进生长、发育的作用，这亦与肝生发条达之性相类似。甲状腺功能异常主要表现为甲状腺功能亢进（甲亢）和甲状腺功能减退（甲减）两种对立的形式。甲亢多表现为心悸失眠、烦躁易怒、多食易饥、眼突手颤，多属肝疏太过，肝心火旺，气火交并，宜以清泄潜镇；甲减表现为表情淡漠、动作迟缓、畏寒怯冷、黏液性水肿，盖为肝气不足，疏泄不及，阳气失于温煦所致，治当补益肝气，药多取酸甘温养之品。另有慢性淋巴细胞性甲状腺炎，早期除甲状腺肿大外，有的还表现为甲状腺功能亢进，后期因甲状腺纤维化及萎缩而出现甲状腺功能减退，暗合肝之热化、寒化之机，故在治疗其甲亢的同时，需要注意到匿伏着甲减的转机，在清泄的同时兼顾补肝。

再如，人体新陈代谢及内分泌功能之调节与肝脏的疏泄功能密切相关，某些老年糖尿病患者，罹病多年，血糖调控不稳，倏高倏低，有如"过山车"，且其反复出现心慌、汗出、指颤、疲软等低血糖症状。此际治疗并不单纯着眼于血糖之高低，转而求之于肝。如治刘某，女，62 岁，2 型糖尿病患者，反复低血糖 2 年。虽用胰岛素治疗，近两年血糖波动仍大（2.6～17mmol/L），长期情志抑郁，情绪又易于激动，脉细弦。乃认证为久病气阴交虚，肝体失养，肝用失调，阴阳失衡，投以太子参、山药、黄连、淫羊藿、地骨皮、白芍、景天三七、煅牡蛎、山萸肉、酸枣仁、茯神、淮小麦、乌贼骨、百合、绿萼梅等，养肝体，缓肝用，疏抑兼施，寒热并用，调燮阴阳获效。

此外，将此辨治思路用之于治疗郁证、顽固性失眠、痿证以及部分血证、多种难治性脾胃病、男性生殖功能异常等，每能收到良好效果。

二、化瘀通络，挑战顽疾

《黄帝内经》首次提出络脉的概念，汉代张仲景在《金匮要略》论述了黄疸、痹证、虚劳等病证的发生多与络脉瘀阻有关，清代叶天士提出"初为气结在经，久则血伤入络"、"百日久恙，血络必伤"、"久病入络"和"久痛入络"的学术观点，揭示了许多疾病由浅入深、由气及血的演变规律，形成了较系统的络病理论，对后世医家产生了巨大影响。

　　血瘀和络病是两个不同的概念，血瘀证重点是血液瘀滞、运行不畅的状态，络病则重点在于络脉的损伤，血瘀不能反映脉络自身的病变。结合西医学知识，络脉损伤可以表现为血管内皮的损伤和功能障碍，这似与免疫风湿病重要的病理变化——血管炎有相通之处。血瘀证和络病两者的内涵虽有重叠部分，即久病血瘀和络脉瘀阻，但更多的病理变化属于独立的病机范畴。如治疗虽有血液瘀滞又有络脉自身病变者，若从络病论治更能切中病机。络病治疗包括化瘀通络，依据络脉瘀滞轻重之不同，或以当归、鸡血藤等和血通络；或以桃仁、红花等养血通络；或以水蛭、土鳖虫等搜剔化瘀通络。此外，更多的治络方法如祛痰通络、辛窜通络、搜风通络、荣养络脉等，则不完全属于活血化瘀的治疗范畴。

　　当今许多疑难病（如干燥综合征、系统性红斑狼疮、类风湿关节炎、白塞综合征、血小板减少性紫癜、慢性肝病等）缠绵难愈，多可从络脉为病处治，毒瘀胶结、络脉瘀滞是这类疾病主要病机，散瘀通络乃为重要治法之一。从《内经》而张仲景到叶天士，络病治疗都突出一个"通"字，其目的为恢复络中气血的流通，一可使脏腑得养，再者可使得与瘀血胶结的邪毒孤立出来，易于清除。

　　由于发病因素不同，病理类型及临床表现各异，通络之法亦却各有不同。譬如肝病，稳定期其证可见胁下隐痛，面色不华，爪甲不荣，精神倦怠，舌质黯淡有紫气，脉细涩，宜健脾养肝，辛润通络（如用太子参、白术、丹皮、绿梅花、丹参、当归、芍药、茜草、橘络等），而活动期临床表现胁肋、脘腹胀痛，疲劳乏力，或衄血，或目黄，舌质偏红，或有瘀点瘀斑，脉弦细或数，湿热、瘀血、疫毒为患，究其要者则是湿毒蕴结而致肝络瘀滞。朱丹溪谓："血受湿热，久必凝浊"，亦即叶天士所谓"络脉中凝瘀蕴热"。可仿温热病入营伤络辨治，凉血散血通络（如用赤芍、丹皮、丹参、虎杖、土茯苓、生地等）；再者如血小板减少性紫癜，早期以血热扰络多见，起病急骤，热入营血，络损血溢，治当凉血散血宁络，犀角地黄汤为主，以大剂水牛角代犀角，重用生地黄，不宜见血止血，否则瘀阻络脉，缠绵难愈。后期虚实夹杂，常法宜以补益肝肾为主，此时参以活血散瘀通络之景天三七、卷柏、穿山甲，常可收提升血小板的疗效。风湿免疫病病因迄今尚未完全明确，关节疼痛是此类疾病最常见的症状，多参照"痹证"论治，络瘀毒滞是这类疾病的共同病机，解毒活血通络可为通用之法。根据中医取类比象的原则，常用鸡血藤、活血藤、络石藤等藤类药通络。对于干燥综合征，气阴亏虚，燥毒滞络是其基本病机，在益气养阴基础上参以散瘀通络之品（如赤芍、丹参、卫矛等）可以达到流津润燥的目的；对于类风湿关节炎，关节疼痛变形为主要临床表现，当以祛风通络蠲痹为主，或以桑枝、忍冬藤、络石藤等祛风通络，或以全蝎、蜈蚣、乌梢蛇等搜风通络。诸多疑难病证以此治疗而收效者众多，不胜枚举。

三、体质辨识，同中求异

体质是人群及人群中的个体在遗传的基础上，在环境的影响下，在其生长、发育和衰老过程中形成的功能、结构与代谢上相对稳定的特殊状态。这种状态往往决定着生理反应的特异性、对某些致病因子的易感性及所产生病变类型的倾向性。《灵枢·五变》说："肉不坚，腠理疏，则善病风"、"五脏皆柔弱者，善病消瘅"、"小骨弱肉者，善病寒热"都说明体质与病因之间具有易感性。所谓易感性，实际上与中医学"同气相求"的理论是一致的。如吴德汉在《医理辑要·锦囊觉后篇》中说："要知易风为病者，表气素虚；易寒为病者，阳气素弱；易热为病者，阴气素衰；易伤食者，脾胃必亏；易伤劳者，中气必损。须知发病之日，即正气不足之时。"这就可以解释为什么在同样的致病条件下，有人发病，有人不发病，在发病的人群中，又多具有某种相似的体质特征。这在干燥综合征、系统性红斑狼疮等结缔组织疾病中反映尤为明显。匡调元将人的体质分为正常质、晦涩质、腻滞质、燥红质、迟冷质和倦㿠质六大类型。归纳大量干燥综合征患者的表现，大多具有"燥红质"的临床特征。特禀体质是一种极其特殊的体质类型，主要包括过敏体质、遗传病体质。西医学认为，在决定过敏性疾病临床表现的因素中，体质因素排在第一位。在防治过敏性疾病的措施上，西医学多采用脱离过敏环境的被动防御措施，但是由于过敏原在自然界中是普遍存在的，且多数患者是对多种物质过敏，因此躲避过敏原的措施往往难以奏效，更重要的措施可能在于调控患者本身的过敏体质。体质秉承于先天，得养于后天，是可以调控的。因此，对待过敏性疾病的治疗，要重视过敏体质，改变治疗"过敏病"的观念，确立治疗"过敏人"的思想，通过调控过敏体质，从根本上来防治过敏性疾病。此外体质在发病中的作用，还体现在病邪"从化"上。病邪侵入人体而发病，随着人体阴阳偏颇，虚实差异，从而发生病证性质的变化，或由热化寒，或由寒化热，或由湿化燥，同一邪气致病，在不同的人身上可以表现出不同病证，甚至是相反的病证。明辨体质还有利于未病先防。"不治已病治未病"是《内经》的一贯思想。某种病理性体质的特点，预示了一旦发病，所患疾病的病理过程、病变趋势及表现证型。因此，积极改善体质，有利于防止证候的形成，从而减少相关疾病的发生，而疾病一旦发生亦可从改善体质入手，促进疾病的好转。

在辨证施治时，当顾及病人体质，区别不同体质进行治疗，《景岳全书》中说："当识因人因证之辨。盖人者，本也；证者，标也。证随人见，成败所由。故当以因人为先，因证次之。若形气本实，则始终皆可治标；若形质原虚，则开手便当顾本"，这正是中医整体观和辨证施治的具体体现。如阳旺多火慎用温热，阳衰体寒慎用寒凉，上盛体质不宜升药，下虚体质不宜泄药。针对不同体质，处方用药各有偏重，同是脾虚泄泻，法宜健脾祛湿，若偏于脾虚，应重用党参、白术、山药、莲子肉；偏于湿盛，应重用茯苓、苡仁、白扁豆、泽泻。再若干燥综合征，同为气阴交虚，燥毒滞络，治当益气养阴，滋燥解毒，流津通络。如素体气虚，体倦面㿠，大便不实，当以益气健脾，甘守津还为主，不可因口眼干燥而过用阴柔滋腻，以免药后滑肠之虞；药取太子参、山药、黄精、石斛、白芍、乌梅、葛根等；如为阳热之体，平素唇燥目赤，面红便结，则当重用滋阴解毒，泄热护津，药选玄参、地黄、菊花、丹皮、玉竹、龟板、黑大豆、绿升麻等。

四、辨察病势，平衡升降

升降理论源于《黄帝内经》，《素问·六微旨大论》指出："气之升降，天地之更用也……故高下相召，升降相因，而变作矣。"升降出入是人体气机运行的基本形式，亦是机体进行新陈代谢、维持生命活动的基本过程。气机升降失常是疑难病基本病理变化之一。因此明察病势所趋，调整气机，平衡升降失常应是治疗疑难病的重要法则之一。

脾胃居中焦，为人体气机升降的枢纽，如胃下垂，多因长期饮食失节，情志内伤，或年老体衰，劳倦过度诸因，导致脾气虚乏，失于托举，胃腑垂坠。临床上既可出现肢体倦怠等脾虚失升的表现，又可见到脘腹痞满，纳差少饥、嗳气呃逆、排便不爽等胃失和降的证候。此皆脾胃气机升降违和，浊踞清位使然。浊气不降则清气难升，若欲单以补中益气汤升阳举陷，非惟清气难升，恐徒增痞塞之浊气，胀增纳减，化源不及，脾气益虚，胃腑愈垂。"治中焦如衡，非平不安"，"病有宜补，以泻之之道补之"，治当调节中焦气机，升降并举，以降促升，于益气健脾之剂中参以枳壳、佛手、莪术之流，化浊降胃，推陈致新，胃肠动力始得以增强，如是胃气得降，清气得升，中焦升降有序，痞塞之气得通调，脾气升举，弛缓胃体乃有复位之望。

慢传输型便秘是功能性便秘中常见类型之一，系因结肠运动障碍，结肠内容物排泄减慢，粪便水分被肠黏膜大量回收，导致大肠干燥，排出困难。腑行不畅，浊气不降，大肠传导失职是其基本病变，张洁古首倡实秘、虚秘之别，主张实秘责物，虚秘责气。此类患者多病延日久，临床多表现为虚实夹杂，病机关键在于脾胃，大肠之传导变化亦受脾升胃降的影响。肾为胃之关，肾气有赖脾胃的充养。故治疗一般以通降为原则，仿济川煎（肉苁蓉、牛膝、当归、泽泻、升麻、枳壳）、通幽汤（生地黄、桃仁、红花、当归、升麻、炙甘草）方意，取调节升降之法，使肠道气机流通，恢复通降之常，清升浊降，大便得下。常用药物有黄芪、太子参、生白术、槟榔、生首乌、火麻仁、肉苁蓉、当归、升麻、柴胡、枳壳。然升麻、柴胡等升清之品用量不宜过大，避免喧宾夺主。

再如治疗眩晕，亦应重视其升降变化的特点。眩晕病位在脑，脑位居巅顶，为中精之府，诸阳之会，"六腑清阳之气，五脏精华之血，皆会于头，为至清至高之处……至清而不可犯也"。历代医家对眩晕病因病机的认识，多以虚实为纲，实证责之于风、火、痰、瘀，虚证责之于"上气不足"或"髓海不充"。前者多归于浊阴不降，邪害清空；后者多归于清阳不升，清窍失养。气机失调、清阳不升、浊阴不降概括了本病的重要病机特点。调节气机，平衡升降可使清阳得以上达巅顶，浊阴不再扰动清空，眩晕可止。从"升降失衡"立论，不仅可以涵盖虚实立论的病因病机，而且可以更加切合中医观察疾病重视"病势"，惯于逆势而治的特点，发挥中药升降浮沉的特色，利于升降的平衡，从而提高治疗效果。降逆之法包括平肝息风（如用天麻、钩藤、白蒺藜、稀豆衣），重镇潜阳（如用石决明、珍珠母、龙骨、牡蛎、灵磁石、代赭石），清肝泻火（如用桑叶、丹皮、栀子、槐米），息风化痰（如用天麻、半夏、白术、茯苓、竹茹、瓜蒌），活血化瘀（如用川芎、丹参、红花、桃仁、三七），清热通腑（如用大黄、黄芩、枳实、生山楂）等；"升清"之法包括补益中气（如用黄芪、太子参、白术），补肾填精（如用地黄、山萸肉、潼蒺藜、龟板）等，通络解痉（如用葛根、赤芍、丹参、川芎等）。常用升清药物有葛根、荷叶、桔梗，即所谓舟楫之品是也。升清降浊相反相成，不可截然分开。如治疗一老年女性王某，既往有高血压、糖尿病、高脂血症病史，经常发作性头晕目眩，视物旋转，伴呕恶，尤以体位改变时易作，无耳鸣，言语如常，四肢不麻，舌质偏红，苔薄白，脉细弦。血压 170/95mmHg，头颅 CT 示脑萎缩。辨证属肝肾不足，风阳上扰，治拟滋肾平肝，和血息风，施药：稀豆衣、天麻、葛根、菊花、枸杞子、熟地、荷叶、赤芍、白芍、石决明、生槐米、丹参、三七、女贞子，循此法出入，治疗 2 月余，眩晕发作明显减少。方中在滋补肝肾的基础上，既以天麻、菊花、石决明平肝潜阳息风，复以葛根、荷叶升清以降浊。

第 2 节　治学方法

一、广学多思，精研医理

吾自幼体弱多病，饱受疾病之苦，遂立志学医，在理想、兴趣的激励和支撑下，矢志不渝，在种种逆境中能够避风暴，静心思，锲而不舍，广泛涉猎中医典籍、历代名家方书医案及西医学文献。勤读精研，穷究医理，择善而从，从不人云亦云。"生命不息，习业不止"是吾治学的座右铭。不但从书本中汲取知识，更重视在临床实践及与同行的交流中学习。研习中医经典著作固然可以提高基础理论水平，而博览群书更能增加自己的知识面，扩大自己的视野，举凡文、史、哲，等亦在涉猎之列，平日多所积累，临证方能思路活跃，程门雪先生曾经说过"名医必然饱学，断无俭腹名医"。

古往今来，善于而且能够背书者不乏其人，但要学而有成，还必须要有一定的悟性，"医者，意也"可谓是对医者"悟性"的高度概括。脉候幽微，苦其难别，岐黄之道的奥妙，"意之可解，口莫能宣"，当"于会悟中而得其解"，《伤寒心鉴》《丹溪心法》《医学心悟》等医学名著的书名也都表达出作者的经验结晶皆是用"心"去感悟、去意会而获得。要做到善悟，就要善思。孔子说过："学而不思则罔，思而不学则殆"，勤思善悟是做学问最不可缺少的一个重要环节。对于叶天士《外感温热篇》所载："卫之后方言气，营之后方言血。在卫汗之可也；到气才可清气；入营犹可透热转气……；入血就恐耗血动血，直须凉血散血"，通过大量临床实践体悟到热入血分，容易导致瘀热搏结，迫血妄行，此时散血，其意有三：一则散除营血分中之伏热；再者瘀散热孤，邪去血络始得宁谧；其三血滞得以流散，津液随之复充，从而达到滋阴增液的目的。并以此理论指导特发性血小板减少性紫癜的治疗，宗犀角地黄汤出入，不止血而血止，此亦"通因通用"变法。再者如干燥综合征，其临床表现既不似外燥（如秋燥）有季节性，亦不全似热胜津伤、久病精血耗夺或汗、吐、下后亡津伤液之内燥，且病人可表现为邪犯脏腑，而具有"毒"的性质，故治疗又非单纯养阴生津所能奏效，常配以"解毒"之法始能收到一定的治疗效果，因此以"燥毒"来概括该病的病理特征。再者津液运行，依赖于气的推动，脏腑经络之气充足，方能有效推动津液运行，输布全身，濡养五脏六腑、四肢百骸、肌肤孔窍，若气虚失运，津液敷布亦随之障碍，此即气（阳）虚致燥之理。我遵从中医学传统的"天人相应"的理念，从冬令寒风凛冽，天冻地坼，湿气凝结而燥，一俟春暖花开，阳光普照，寒冰融化，则地气湿润，燥气自解的自然现象中受到启发，创立温阳散寒，活血流津润燥的治疗法则。

二、重视实践，勤于总结

师承授受是中医学延袭了几千年的传统学习模式。名师的指点，犹如醍醐灌顶，使学医者少走弯路，不失为治学的一条"捷径"。自古名医，亦大都得益于名师的指点和传授。如扁鹊学医于长桑君，李杲学医于张元素，朱丹溪学医于罗知悌。再者如近代程门雪先从安徽歙县名医汪莲石学习，后投孟河名医丁甘仁门下；章次公先师事丁甘仁和经方大家曹颖甫，后又问学于国学大师章太炎。于此我深有感触，在从医早期吾曾得益于傅宗翰、濮青宇、赵国英、严筱芗等诸位先生的谆谆教导，后正式拜傅宗翰为师，成为傅老先生的入室弟子，随其研习内科疑难杂病的辨治。

中医学是一门实践性很强的科学，古往今来，学习中医者都非常强调临证，注重理论与实践相结合。中医有很多名言，如"熟读王叔和，不如临证多"；"读方三年，便谓天下无病可治；及治病三年，乃知天下无方可用"等，都强调了理论联系实际的重要性。通过不断的实践、揣摩、再认识，久而久之，从书本上学到的理论知识才能逐渐形成自身的感性认识。临床是中医学赖以生存和发展的根本，是最大的实验室，也是中医理论的试金石，在临床中要善于总结经验教训，并升华理论，然后再反复验于临床，不断修正完善。步入杏林 50 余年，我一直从事临床一线工作，退休后仍不甘闲逸，坚持临床工作，在自己长期从事的临床医疗实践中，接触到诸多的病种、病证，从而积累了治疗各种疑难杂症的经验。

朱子诗云："旧学商量加邃密，新知涵养转深沉"。学医不仅要重视临床，且要勤于思考，善于总结。在繁忙的诊务之余，我常勉励自己，笔耕不辍，将几十年来潜心观察、研究所获得的点滴体会，用心记录。一则使自己的理论水平不断提高，再则可资同道交流或后学者参考。吾潜心干燥综合征研究30 年，通过临床观察积累，并结合患者体质特征等因素，将本病分为燥毒型、阴虚型、气（阳）虚型、双虚型（气阴亏虚）、涩滞型五个证型，在治疗上不囿于单纯滋阴生津的传统治法，而以益气养阴，解毒祛瘀，流津润燥为基本大法。总结积累撰成《干燥综合征的中医诊治与研究》一书，对干燥综合征的病名、病因病机、辨证规律和治则方药进行了深入的探讨和研究。再者如郁证，临床上可表现出一系列的症状，而与其他病证明显有别。它广泛见于多种疾病尤其是情志病中，往往不易辨识。吾从临床实践的案例中分析，总结归纳出"发病的广泛性"、"病位的多在性"、"病情的多变性"、"病机的矛盾性"和"禀赋的特异性"等五个临床特点，不仅可以提高本证的辨证诊断水平，且有助于对"肝郁证"实质的探索。

三、病证结合，扬长补短

辨病与辨证，互有短长，各有千秋，但确可殊途同归。辨病和辨证互参，其形式多种多样。如对于中晚期肿瘤的辨证治疗多从扶正御癌入手，其所选方药经现代实验研究可能对肿瘤细胞并无明显杀灭或抑制作用，但确能减轻临床症状，改善患者生活质量，延长生命，体现出传统医学的整体观念，而与西医学"带瘤生存"的治疗理念有相通之处。

"病"的诊断和"证"的辨别都缘于具体病人的体质、症状、体征及有关检查等方面的差异而有所不同，在某些情况下，病人虽已罹病，但"无"证可辨或"无"病能明确诊断，此所谓之"无"并非真正的"无"，只是根据目前的诊疗技术所取得的客观依据尚不足以明确诊断或明显地形成某一证候，但还是有某些迹象可循，作为有关疾病诊断或证候归类的线索。如高脂血症，病家多无明显不适主诉，临床亦不见明显的虚实形证，此时则从该病（证）的通常病理（病机）去认识和辨证，而从脾运失健，精微不从正化，脂浊停留，清从浊化，脂由痰生立论，投以健脾助运，激浊扬清之法。

西医学发展日新月异，检查手段层出不穷，弥补了中医四诊的不足。如胃镜可以看作中医传统望诊的延伸，治疗中常结合胃镜下所见进行微观辨证，胃镜下黏膜有红相，白相之分，红相多提示胃火（充血）、郁热较重，常参予清热泄胃之法，如：黄连、竹茹、四季青、蒲公英等；以白相为主的，多为病程较长，胃黏膜局部水肿、缺血，辨证以虚证为主，常予健脾补虚之剂，如太子参、白术、山药、当归、白芍等；病变后期，胃镜活检病理提示肠上皮化生或异型增生，腺体萎缩等较严重的病变，是为气血阻滞，痰瘀互结，久病入络，胃膜受损之象，应注意在健脾和胃的基础上参以活血消瘀，化痰散结之品如莪术、丹参、赤芍、三七、浙贝、苡仁、白花蛇舌草等，此类药物可抑制组织异常增生，调节局部血液循环，且多具有抗癌作用，暗合未雨绸缪之意。幽门螺杆菌不仅与胃炎、胃溃疡，甚至与胃癌的发生有一定关联，清除幽门螺杆菌成为治疗胃炎的重要内容，现代研究发现黄连、黄芩、大黄、蒲公英、白花蛇舌草、仙鹤草等具有抑灭幽门螺杆菌的作用，常在辨证施治的基础上参以使用，但此类药物多为苦寒之品，不可一味追求阴转而堆砌太多，过用苦寒，戕伐胃气。

四、不囿经道，勇于创新

《素问·举痛论》："善言古者，必有合于今……如此，则道不惑而要数极，所谓明也。"中医药学历代名医辈出，著作浩如烟海。随着数千年来环境的变化，社会的变迁，人文的进步，科学的发展，许多东西已不能适应当前的临床需要，正如张元素所言："运气不齐，古今异轨，古方今病不相能也"。中医药历代学术发展均离不开中医经典，后人只是在此基础上发扬光大，有所前进而已。费伯雄提出"巧不离乎规矩，而实不泥乎规矩"，只有师古不泥才能不断创新，中医才能够适应时代的需求，才有存在的价值和发展的空间。

譬如随着生物医学模式向生物-心理-社会医学模式的过渡，亚健康、慢性疲劳综合征为当前的热门话题，亚健康是指人体处于健康和疾病之间的一种状态，疲劳是亚健康状态中的最常见症状，慢性疲劳综合征是亚健康症状中最具有代表性的一种表现形式，常不同程度地伴有多种神经精神症状。疲劳在古医籍中常被描称为"懈怠"、"懈惰"等，临床上在遇到以疲劳为主诉病症时，往往将医者的思维导向"虚劳"、"脾虚"或"肾虚"，但深究之，多数患者虽然感极度疲劳但并无明显的纳呆、便溏、腰膝酸软、形体羸瘦、脉形细弱等脾肾虚弱的表现。这类患者只是表现出一种功能不展、协调紊乱的状态，在情志表现方面也有一种抑郁不舒的特征。此常为肝虚气郁所致。肝为罢极之本，主筋，"筋，肉之力也"。《素问·上古天真论》云："七八，肝气虚，筋不能动"。西医学认为日益加快的工作节奏、不良的生活方式、紧张的人际关系、不良的情志刺激等导致机体神经内分泌紊乱、免疫系统功能失调是慢性疲劳综合征发病的重要原因，强调了人体整体系统功能失调以及情志因素致病的特点。肝脏对各脏腑组织的气机升降出入间的平衡起着重要的作用。若肝气充足调达，则疏泄功能正常，气机调畅，气血和平，精力充沛，情志调畅。若情志、劳累等原因使肝气虚弱，或肝气抑郁，条达无力，疏泄不及则气机不畅，则表现为疲劳、抑郁等见症。因此益气疏肝则成为亚健康、慢性疲劳综合征的主要治疗原则。验之临床，亦常有效验。

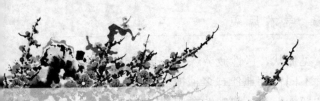

第3章 论著·经验

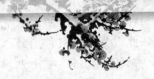

第1节 论 著

一、疑难病的辨证思路与方法初探

疑难病是指辨证和治疗方面均感棘手的一大类疾病，临床各科均可见到。按疑者，疑惑、疑似，即疾病在辨证上无从下手或似是而非，一时难以确定；难者，不易也，指疾病用一般方法治疗无效而需另辟路径。我国古代对疑难病早有认识，如《黄帝内经》、《伤寒杂病论》中就对许多当时的疑难病的辨证和治疗进行了讨论，并有"支满伏粱难治"、"真头痛"、"真心痛"、"不治"或"死"的记载；后世医家对内科"风劳臌膈"、妇科"经带胎产"及"产后三大症"、儿科"痧痘惊疳"、外科"七恶兼证"等疑难病，均有许多探讨。虽然当代诊断和治疗疑难病的方法和手段非昔可比，但疑难病仍然大量存在，并且出现了一些新的疑难病，因此探讨疑难病的临床特点和证治规律，对于促使疑难病研究早日成为单一化的学术体系，使其理论和临床进一步系统化、专门化，扩大中医药临床阵地，在更多方面弥补西医学的不足，具有十分重要的意义。由于疑难病有许多是因辨证不确而难以治疗或疗效不著的，因此正确的辨证尤为重要，故笔者不揣鄙陋，谈谈疑难病的辨证思路和方法，以就正于方家。

（一）疑难病的临床特点

1. 辨证难明

疑难病临床表现往往不循常规，有悖常理，使人难以捉摸，如胸痹（冠心病）主症当为胸部闷窒、疼痛不舒，却有表现为心胸不闷不痛而为牙痛、咽痛或胃脘痛者，极易误诊；有些宿疾顽症，虽亦属多发病，但按一段规律治疗却久治无功，如"难治性肾炎"、"难治性高血压"、"难治性糖尿病"，病机复杂，证候繁复，可以虚实并见、寒热错杂、阴阳逆乱；如中枢性尿崩症可出现五脏不和、阴阳气血皆虚、寒热虚实错杂等表现，常会导致疾病本质被掩盖；证候奇特，古往今来无病名、证名者，属怪病奇症之类，如干燥综合征、病态窦房结综合征；又有无症可辨之类，如 HBsAg 阳性、高脂血症等，历代中医对其未有明确认识，只是理化检验异常，有时并无症状表现，成为中医临床新课题。

2. 治疗棘手

还有许多疾病，目前无特殊疗法，或按常规治疗无效者，治疗宜充分考虑其特殊性。如有些宿疾顽症，诸如癌症、肝硬化腹水等病死率很高，消渴、中风后遗症无特殊疗效；又有先天性及遗传疾患，加上近几十年才命名的艾滋病、放射病及自身免疫性疾病，都有待寻求疗效确切可靠的治疗方法和手段。

以往中医界在对疑难病辨证论治方面，大都是循一般规律，按传统的理论从个别病种、个别病例的治疗进行摸索。在辨证上，有的从整体观念，有的从标本先后，还有的采用辨证加辨病的方法；在治疗上，有从肝、从脾、从肾者，有侧重平衡升降者，有从瘀、从痰者，也有扶正固本者或心理疏导、七情调摄者……见仁见智，不一而足。但均未能找出规律，更未升华为诊治疑难病的理论来而指导临床，故其还处于经验阶段。

（二）疑难病的辨证思路与方法

1. 详于问诊，蛛丝马迹可觅

临床常有疏于问诊，或学术水平所限而问诊不精，导致辨证不确者，自然治之乏效。如曾治"偏头痛"之张某，前医投以益气养血、安神镇静、祛风平肝等方药，反复治疗效果不著，来诊后又予吴茱萸汤，头痛发作仍频；追问病史，知其发病时头面及耳郭有风冷感，每遇受凉、疲劳、汗出当风即发，平时易患风疹，乃辨证为气虚卫弱，血脉弛张失度，予玉屏风散加减益气固表、调和营卫而愈，且疗效巩固。若非详于问诊，则往注疏漏极为重要的辨证线索，从而导致辨证失误。

2. 明察体质，辨证方向可循

不同个体有不同的身体素质，不同类型身体素质又成为其疾病的内在发病基础。如病态窦房结综合征常发于阳虚之体，曾治陆某，以头昏、精神不振就诊，前医曾投养心安神、平肝息风、益气升提诸法中药，治疗半年余无效，故来院求治；笔者不囿于其所苦头昏之症，察其有阳虚之质，平素畏寒、疲倦懒言、大便稀溏，及疑其有心肾阳虚之病窦，经 24 小时动态心电图证实，其平均心率为 62 次/分，夜间心率仅 41～44 次/分，遂以益气温阳、鼓动心搏，治疗月余而收效显著，头昏不再发作，最低心率提高至 52 次/分。干燥综合征多发于体质阴虚的女性，患者除口眼干燥等症状外，常合并有类风湿关节炎，而对此类疾病沿袭"三痹"治疗常法，效果往往不够理想。结合患者体质因素和疾病特征，从阴虚津燥、血行滞缓、脉络痹阻论治可以提高疗效。神经衰弱患者并非心失所养、痰热内扰所能概括，其平素敏感多疑、焦虑不安及特殊的语言、神态等，提示其存在肝郁素质，辨证从肝郁入手，常可获效。

3. 参合辨病，优势可以互补

辨证是从宏观整体入手，对于局部病理往往考虑不够，有失之于过疏、针对性不强的缺陷；辨病则多着眼于局部微观改变，其针对性虽强但常有忽略整体的不足。辨证结合辨病，辨病使辨证进一步深化，则更有利于疑难病的诊断和治疗。"古为今用"和"西为中用"的原则必须加以充分重视，应用西医学知识及中医传统辨证思路来丰富当今中医临床辨证内容，这需要拓宽知识广度。如眩晕一症，既往多从肝阳、痰湿、气血不足、肝肾亏虚等方面辨证，而颈椎病导致的椎动脉痉挛或狭窄、椎基底动脉系统供血不全所致的"颈性眩晕"，若以传统方法辨证虽不悖医理，但由于针对性欠强。以此引导治疗，效果可能不甚理想，结合辨病，则此病有瘀血阻络、脉络失畅、脑失奉养，治疗重点参入活血化瘀之法，并结合传统的全身辨证，对解除脑供血不足较为迅捷。又如颠倒综合征，中医典籍并无此病记载，乃胃切除术之并发症，该病症状奇特、繁杂，辨证上无成熟思路可循，临证之时颇有无从下手之感；结合辨病考虑则较为方便，此疾乃因胃疾术后，中土受损，脾阳虚弱，运化传输无力，以致水饮停于胃肠，水谷不得化为精微而畅布全身、上奉髓海，治宗温阳化饮、运脾升清，每能取效。再如结缔组织病等诊治过程中长期使用糖皮质激素易造成激素依赖，撤减困难，且常出现激素的副反应，如单纯依据传统辨证方法，以其多有形丰体胖、面赤烘热、多食善饥、汗多毛密而辨为肝火或肝阳亢旺，以泻火为主治疗，常易于偾事；参考西医学知识及中西医结合研究最新成果，则能很好地解决辨证问题。长期应用较大剂量糖皮质激素，导致对机体自身垂体-肾上腺皮质轴的严重抑制，当撤除外源性糖皮质激素时，因患者自身肾上腺皮质严重萎缩不能产生足够的内源性糖皮质激素，致使激素依赖；大剂量应用激素之初，激素阳热症状即使尚未表现出来，但产生此类症状的潜在因素已经形成，此时应用中药滋肾泻火法能够保护肾上腺皮质轴，减轻外源性糖皮质激素对肾上腺皮质抑制，使其免于萎缩，长期应用糖皮质激素对肾上腺皮质已造成抑制，并有严重萎缩，这时的阳热症状是外源性激素造成，撤除激素，这些症状仍然会持续一段时间；由于内源性激素的分泌不足，内在证型已转化为肾阳虚证为主，而外在表象仍有肝火偏旺，这时就不宜再用泻火，而正相反，应该用补肾温阳法治疗，兴奋垂体肾上腺皮质轴，促使萎缩的肾上腺皮质恢复功能。故在撤减激素时应辨证为肾阳不足而以温肾法治之乃为正治。许多表现不循常理的疾病，只有精于辨病，才能正确、完善地辨证。

4. 谨守主症，莫为他症所惑

每一病证均有一或两个主症，这是辨证的主要依据。与主症相伴的是兼症、次生症，或是其他疾病造成的症，属于主症之外的他症。有时他症表现也很突出，达到喧宾夺主的地步，易使辨证误入歧途，久治无功，所谓"大道以多歧亡羊"故也。曾治中枢性尿崩症之消渴，患者主症是多尿、尿清色白，乃肾阳虚馁，气化无权，津液有降无升，直趋膀胱之表现；但同时又有烦渴、肌肤干燥，甚至脱水、肢软乏力，为阴津脱失及气虚津液敷布不及的症状；以及心胸烦热、口渴饮冷、大便干结难解、舌苔黄腻等胃腑热盛症状；有时并发头痛晕胀、面赤升火等肝火偏旺症状，这些症状都是由主症次生（派生）而来。肾阳亏虚多尿是第一性的，它导致了阴津流失，如不及时补充则有脱水之虞；阳虚液脱，气随耗失，可致气虚，阴亏于下，津不上承，胃液干涸，易致胃失和降、食郁化热，则成胃热；肾阴亏甚则肝阳肝火无制，更易亢旺。辨证时抓住主症，认其为肾阳虚证为主．治以温补肾阳效果较好，而采用清胃养阴、滋阴降火等方法者效果甚差。这是症有层次，纵向辨证抓主症——原发症。同样，亦有同一患者身患多种疾病，原有疾病的症会干扰后患疾病的辨证，若不分主次，按全身整体辨证入手，往往见症庞杂、辨证累复，病机主线欠明，使治疗针对性削弱。如患者原患糖尿病消渴，又患颈椎病椎基底动脉供血不全的眩晕、晕厥，患者以治疗后者的愿望迫切，医师辨证时极易为消渴所表现的肝肾阴虚证所惑，将此眩晕，辨为肝肾阴虚甚或阴虚阳亢，从而采用滋肾平肝法治疗。虽然该法对改善消渴、增强体质有一定益处，但需久治经年，对急需解决的颈性眩晕疗效不好，因为没有抓住颈性眩晕具有的脉络阻滞、气血不能荣脑的根本病机。这是症有兼夹，横向抓主症——某特定疾病造成的症，亦不可不辨。

5. 顽疾沉疴，辨证勿轻易辙

顽疾沉疴乃疑难病中一大类疾病，常常是诊断已定，没有很好的治疗方法。辨证时常可见到纷繁的证候，如前述症有兼夹、症分层次之类。有时分明抓了主症，辨证无误，但由于治疗上的困难，往往治之数月"无功"。这时医患双方均会出现急躁情绪，患者认为医生乏术而更医，所谓"病急乱投医"是也；医师则认为此法不效须更张，导致重新辨证，致使治疗周期更长，难得效验，且使疑难病疑上加疑，难上更难，这在临床屡见不鲜。须知"病来如山倒，病去如抽丝"，"治慢性病如相"（蒲辅周先生语），医师在辨证顽疾沉疴时必须胸有主见，对疾病的发展趋势应有正确的、足够的估计，此类疾病的治疗当以年计，甚则终生治疗（如某些内分泌病、自身免疫病、遗传性疾病等），辨证不宜乱事更张，治疗应向患者说明以争取配合。这有赖于医师平时对专业知识的扎实掌握，同时亦须旁通心理学、社会学知识，只有多闻博识，才能如此胸有成竹、水到渠成。治疗狼疮性肾炎、多发性硬化症都是辨证明确、守法不更，坚持治疗数年而收效的。

6. 无证可辨，宜从显证推理

临床确有一些疾病仅理化检验指标异常而无明显的临床表现，从传统的中医理论来看尚属"未病"阶段，辨证时没有足够依据，导致治疗上无从下手，如 HBsAg 阳性、高脂血症、高黏滞综合征等。其实 HBsAg 阳性中的一部分患者在一定条件下可以发展为乙型肝炎；高脂血症、高黏滞综合征多在中老年期发生，与衰老有一定关系，可导致和加重动脉硬化、冠心病和脑梗死等多种疾病。这些检验指标的异常可以看作疾病的前奏，属于未显证或潜证，可从乙型肝炎的主要证型脾虚肝郁、血热夹毒来逆向推理，将这个辨证移置到 HBsAg 阳性患者的辨证中去，予益气、疏肝、凉血、解毒治疗。由于动脉硬化症、冠心病、脑梗死的共同病机脾肾两虚、痰瘀内阻、脉络不畅或阻滞，推测高脂血症与高黏滞综合征均为脾肾虚损、痰浊内生、血行涩滞、痰瘀互结，其中高脂血症偏于痰浊，高黏滞综合征偏于血瘀，其血液"浓"、"黏"、"凝"、"聚"有似于"恶血"、"污浊之血"，治疗总宜健脾补肾固本，杜绝内生痰浊及浊血之源，另宜化痰活血治标，均能取得良效。

二、疑难病的中医治疗思路与方法探讨

疑难病是指辨证和治疗方面均感棘手的一大类疾病。临床各科各系统均可见到。盖疑者，疑惑、疑似，即疾病在辨证上混淆多歧，一时难以确定；难者，不易也，指疾病诊断（辨证）虽已明确，但在治疗上缺少有效的方法或以常法治疗无效而需另辟蹊径者。因此疑难病包括难辨病和难治病两个方面。疑难病的病谱是随历史发展而变更的，如许多传染病是过去的疑难病而现在大多数病已有了较好的诊断和治疗方法，同时现在又不断有新的疑难病产生，如艾滋病、放射病、结缔组织病等。1984 年日本学者提出包括白塞综合征、系统性红斑狼疮、慢性肾炎等 48 种难治病[1]，希望从中医药寻求治疗途径和方法。国家中医药管理局初步拟定的疑难病约有 110 种[2]。概括而论，疑难病应包括罕见病、奇症怪病、变异型或难治型常见病，以及当代大量存在的新的难治病。对疑难病症的研究将会对中医理论提出新的问题和要求，而伴随着疑难病症论治规律的深入探索，中医理论自身亦必然会得到丰富、发展和提高。既往中医界在疑难病的治疗上进行了许多有益的探索，有从肝、从脾、从肾论治者，有从痰、从瘀论治者，也有强调扶正固本或攻逐祛邪者……见仁见智，各展其长，但均尚属各自的经验总结阶段，似未升华为有

共性的理论规律，以能普遍指导疑难病的治疗。为促进"中医疑难病学"早日形成独立的体系，笔者不揣浅陋，结合数十年诊治疑难病的经验体会，试对疑难病的治疗规律作初步探讨（《疑难病的辨证思路和方法初探》已发表于《中医药研究》1996 年第 3 期），待诸同道指正。

（一）创新理论，拓展传统治则

人类既往治疗疑难病的经验启示我们，疑难病治疗方法的突破，往往依赖对该病基础理论的深入研究。疑难病之所以难治，常常在于人们对这类疾病的病因病理等缺乏认识或认识不够全面。用传统中医理论指导治疗而无效，可能由于该理论不完善或有缺陷，更不能成为指导治疗的普遍治则。因此治疗疑难病首先应从该病的固有中医理论体系内提出新假说，创立新理论，开拓新治法。但是大量现代疑难病又常常缺乏相应的中医文献以资借鉴，因此更需要从临床实践中深入观察积累资料，分析探索，从而取得理论认识上的进步和治法上的开拓。如属结缔组织病范畴的干燥综合征，在中医文献中可借鉴者不多，从传统中医理论分析似应归属"燥证"范畴，但临床循此治疗，单纯滋阴润燥不少病例效果不彰，证之临床从而认识到本病干燥症状的出现，当归咎于"虚"、"瘀"、"毒"。虚者，或责之于阴，或责之于气。盖气虚则血流受阻，布途障碍；阴虚则津枯液涸，脏腑不荣，燥亦所由生也。因虚可致瘀，由瘀而成痹，均可致燥，非阴津亏损一端耳。燥之既成，盛则成毒，毒盛益燥。是以有"气（阳）虚致燥"，"血瘀致燥"之论，因而才能在滋阴润燥常法之外，开拓派生出益气温阳润燥、化瘀通络润燥、解毒活血润燥等新治法，从而建立和丰富了新的治疗途径，较好地提高了该病的治疗效果。

（二）辨质论治，顺应个体特征

体质是人群中的个体在其孕育和生长发育过程中形成的结构、功能和代谢上的特殊性。正是这种特殊性，常常决定其对某种致病因素的易感性以及产生病变类型的倾向性。体质与治疗关系密切，徐灵胎在《医学源流论》中指出："天下有同此一病，而治此则效，治彼则不效，且不惟无效，而反有大害者，何也？则以病同而人异也。夫七情六淫之感不殊，而受感之人各殊，或身体有强弱，质性有阴阳，生长有南北，性情有刚柔，筋骨有坚脆，肢体有劳逸，年龄有老少，奉养有膏粱藜藿之殊，心境有忧劳和乐之别，更加天时有寒暖之不同，受病有深浅之各异，一概施治，则病情虽中，而于人之体质迥乎相反，则利害亦相反矣。"临床对疑难病症情错杂、治疗方向难辨者，可明察体质之差异，因人施治，同病异治，或异病同治，务求治病求本。如曾治一顽固性胸闷心悸之女性，患者心电图检查示室性早搏、T 波低平。按一般胸痹施治，认为其有血瘀之象，遂从活血化瘀为主组方，治多不效，后察其形体羸瘦，面无华，怕冷脉细，又兼癌症化疗之后，乃属气虚体质，其症血脉不畅所致胸痹，良由心虚气弱，血循无力使然，遂从补气养心治疗而获显效。又如高脂血症符合中医学"痰浊"、"浊脂"范畴，皆因水谷精微输运转化失常，致使清从浊化，脂由痰生，病理涉及脾肾二脏，其虚证多由脾肾阳虚所致。但本症另见于阴虚者，则有显著的体质特征，患者形体干瘦、憔悴色苍、舌红脉细，呈现一派阴津不足之象，或兼阴虚阳亢，临床当从体质辨治，施以养阴生津，化浊降脂，始可奏效。

（三）不囿经道，勇破思维定势

疑难病患者往往病程长，症情复杂，就诊时已曾多处求医。久治不愈者多循一般传统理论治疗而无效。因此对这类疾病必须不囿经道，打破思维定势，拓展思路。如曾治1例特发性水肿，病程3年有余，屡治屡肿。究其原因，前医按水肿传统认识，归咎于肺脾肾三脏，所谓"其本在肾，其标在肺，其制在脾"，古训昭然，遵此定势，立法遣药。有鉴于此，遂突破此种定式思维而按水气理论辨治。盖水得阳则化为气，气得阴则化为水，气行水行，气滞水聚。而人身气之运行，肺脾肾作用固应肯定，但斡旋襄赞，莫不仰赖肝之疏泄。验之本例水肿时轻时重，或聚或散，改用疏肝以助疏泄，和脾以运水湿，乃获殊效。此后，治此等病症多循此法，每多治验。又如阳痿，传统认为"多由命门火衰，精气虚冷，或从七情劳倦，损伤生阳之气……亦有湿热炽盛，以致宗筋弛纵"（《景乐全书·阳痿》），治疗多从虚衰和邪热入手，温肾壮阳或清化湿热为治，但其乏效者恒多。盖肝主疏泄，而"疏泄又是肝之活动体现，并非局限于气机调畅而言，还涉及血液运行、物质代谢、精神活动、激素分泌、月经动态等一系列生理机能"[3]。据此认为，男子的房事活动举阳泄精是其正常的性生理功能的体现，固与肾脏功能密切攸关，但肝之疏泄亦莫不系之。而阳痿一证真正属于器质性病变者颇少，属功能性者居多，其因于情志怫郁者尤为多见，故对施以常法不效的顽固性阳痿患者，常以疏肝达郁治之颇能应手。

（四）平衡升降，明察病势所趋

升降出入是人体气机运行的基本形式，亦是机体进行新陈代谢、维持生命活动的基本过程。气机升降失常是疑难病基本病理变化之一。因此明察病势所趋，调整气机，平衡升降失常应是治疗疑难病的普遍法则之一。如对眩晕一症，古今医家对其病机的认识，有因风、因火、因痰、因虚之各异，但总不出升降平衡之乖违。如老年性动脉硬化或椎基底动脉供血不足之眩晕，多由于动脉硬化或狭窄、瘀血内阻、清气不升、脑失奉养所致，其病势在于清气不能上奉，故在治疗上宜助气升清与化瘀通络同时并行，冀使气充清升血活，气机升降恢复，眩晕可平，故主"眩晕升降失衡论"指导临床实践。再如胃下垂常见脘腹胀满、嗳气纳少等症，盖胃腑垂坠，虽缘脾气虚乏、托举无力所致，今临床诸症的出现乃系胃降失司、浊气上逆之征，是以形成清浊升降失燮之机。此时若只顾补脾升清，似将壅中滞气，增胀减纳，化源不及，脾气益虚，胃腑愈垂。若暂弃其本，权理其标，降胃之气，常能消胀增食，变化精微，充补脾气，反而有利于胃腑的升举，此乃"以降促升"之法。明察病势升降，愈病之又一例证也。

（五）借鉴西学，拓宽论治思路

随着现代科技的迅速发展，西医学对许多疑难病的病因病理逐渐阐明，认识不断深入，甚至出现了飞跃或突破。中医学从整体观出发，辨证求因，审证论治，虽有其优势与特长，但亦有其不足和局限，毋庸讳言，这对中医治疗学的发展，必然会产生一定程度的影响。若能结合西学之长，借鉴现代科技研究成果，融合微观察病方法，延长或扩充四诊内涵，必将能够增强治疗的针对性，拓宽治疗思路，促使固有治疗方法的变革、更新和发展，有利于临床疗效的提高。如慢性胃炎，通过胃镜下黏膜相的微观所见及病理改变，有助于对该病虚实寒热、轻重深浅的辨认，为治疗法则的确立和选择提供更为准确细腻的依据，特别是幽门螺杆菌的发现及相关的研究成果，不仅客观地印证和支持某些传统治则治法，而且能够为该类胃病（幽门螺杆菌感染性胃病），开拓新的治疗途径，无疑可以推动中医学在此类疾病中的治疗成效，实践已充分证明了这一点。再如治疗乙型病毒性肝炎，从其临床特征结合乙型肝炎病毒的生物学特征及其传播途径的认识，了解到乙型肝炎的病因病机，它的某些临床表现（如鼻衄，龈血、皮肤红丝赤缕等）与甲型肝炎等湿热之邪有别，其邪多隐伏潜踞于营血深僻之处，遂有学者创立"乙肝病毒藏营"之论[4]，有似于温病的伏邪，含意相仿，从而开拓了清热解毒、凉血散血、搜剔营络治则，选用犀角地黄汤、三紫汤（紫草、紫竹根、紫丹参）等方化裁，长期实践观察疗效较前明显提高，而且已成为治疗乙型肝炎此类证候的常用治法，为现代中医所共识。

（六）综合施治，发挥各法所长

疑难病其治不易，单一药物疗法往往疗效难以尽如人意。因此，在治疗中除用内服药物疗法外，常结合运用外治法，如药物外敷、针灸、推拿、按摩、药浴等，内外合治，发挥各法所长，以补充内服疗法之不及。外治法是中医特色优势之一，具有药物直达病所、使用方便、取效迅捷、不碍脾胃、毒副作用少等优点，使用得当与内服药物可以起到相得益彰之效。如结缔组织疾病口腔溃疡内服药物同时，结合中药煎汤漱口（白残花、银花、黄柏、生甘草）、外敷药散，每能较快地痛敛疮，加强了内服药物的疗效。饮食治疗是中医又一传统疗法。自古药食同源，许多中药既是药品又是食品。疑难病的治疗尤需结合食疗，指导病人明辨食物的性味与功效，分清宜忌，或补或泄，各取其宜，用之恰当，收效颇佳。如治干燥综合征，患者口眼唇咽干燥，皮肤干糙者，仿仲景"猪肤汤"法，辅以皮肚煮汤佐食，养胃生津润燥，颇有效验。此外，心理治疗是通过语言或行为方式来治疗由不正常情志所致或与之有关的疾病的一种方法，也是中医治疗疑难病的常用方法。前贤以调畅七情而愈顽疾难者屡见不鲜。如治疗男性病中阳痿、不射精等，多数患者无器质性损伤，而常与情志怫郁因素有关，正确采用暗示疗法，只要使用恰当，常可胜之以药。

（七）变守抉择，各随病情而宜

疑难病常具有病程漫长、取效较慢或病情多变、反复发作之特点。临床辨证施治有时虽然辨证准确、方药精当，但亦不易迅速起效，此时症情如无变动则需守方有恒，坚持施治，方能见功。所谓患者需有耐心，医者要有信心。听其药物不断积累，缓缓生效，所谓"功到自然成"是也。此时如轻易频频更方，往往前功尽弃，自乱阵脚。如曾治一肾病综合征患者，持续蛋白尿和浮肿不消，临床辨证明确无误，遂治以益肾健脾、活血利水，蛋白尿虽有减轻但持续数月不消，患者焦虑不安，而再次详察病情，确认论治方向不谬，遂不为所动摇，劝其耐心服药，调治年余，诸症消失，各项化验指标转为正常，终能守法见功。相反，有些疑难病症虽需坚持长期治疗，但在治疗过程中，每每出现阶段性变化，此时证情有所变动，治法则当随之变动，即"证变治亦变"，若仍固守成法，以"不变应万变"，则无异于胶柱鼓瑟，刻舟求剑，不仅寸效难求，反易贻误病家，徒招悔怨。如系统性红斑狼疮，活动期表现为邪热炽盛，侵犯营血，内舍脏腑经络，外发肌肤皮毛，治疗当以清热凉血、解毒化斑为主，但在其转入缓解期则以本虚为主或本虚标实，又宜转为补肾顾正为主。或守或变，皆以病情为转移，而无固定之模式。

参 考 文 献

[1] 巫君玉，白永波. 现代难治病中医诊疗学 [M]. 北京：中医古籍出版社，1993：1.
[2] 巫君玉，白永波. 现代难治病中医诊疗学 [M]. 北京：中医古籍出版社，1993：2.
[3] 南京市中医院. 傅宗翰医术集锦 [M]. 1982：6.
[4] 南京市中医院. 傅宗翰医术集锦 [M]. 1982：112.

三、中医对结缔组织病的认识概述

结缔组织病（CTD）是一组严重威胁人类健康，病变广泛，常有系统损害的全身性疾病，目前对其确切的发病机制尚不清楚，因而尚缺乏特异性的治疗方法，属于难治性疾病范畴，也是当今世界医学领域开展研究最多的热点之一。近30～40年来，由于世界医学特别是免疫学的进步，中医学对结缔组织病的涉入逐步深化，在运用中医、中西医结合方法进行专科专病的治疗研究方面，积累了较多的临床经验，探索了不少有效方药，并逐步形成了具有中国特色的诊疗结缔组织病的新理论和新途径，引起了世界医学界的关注和重视。

（一）结缔组织病的概念

结缔组织是人体分布最广泛和最庞大的组织之一，包括骨、软骨、肌腱、韧带、筋膜，是组成皮肤、关节、关节囊和血管的大部分成分，它对人体各组织起支撑和集合、联系、网络的作用。因此，顾名思义，凡上述结缔组织发生病变均可以结缔组织病称之。由于结缔组织在各器官系统中均存在，因此其病变涉及范围颇广，如心血管、消化、呼吸、泌尿、血液、皮肤、内分泌、免疫等系统都可涉及，在西医各科分科越来越细的发展趋势中，结缔组织病的各系统表现往往与各专科疾病混杂在一起，必须对各种疾病的类似表现深入剖析才能做出明确诊断。

结缔组织病旧称胶原病，此后由于胶原病概念的变迁，目前已将胶原病归于全身性自身免疫性疾病范畴。1969 年有人提出比胶原病概念范围更广泛的结缔组织病的概念。因此，在 1969 年前所称结缔组织病是胶原病的同义词，或可称为狭义的结缔组织病，1969 年后提出的是广义的结缔组织病即体内结缔组织发生各种疾病的总称，随着胶原病的概念范围逐渐演变，因此结缔组织病遂有广义和狭义之分：广义的结缔组织病包括原发性侵犯结缔组织结构的一组疾病；狭义的结缔组织病只包括由于明显的免疫性和炎症性反应引起的一组疾病如类风湿关节炎、系统性红斑狼疮、皮肌炎、硬皮病、干燥综合征、白塞综合征等。现在，所讨论的只是结缔组织病一类疾病。同时，由于风湿病的范畴也在不断变迁和扩大，因此结缔组织病的概念与风湿病的概念即发生较多的重叠。

（二）中医对结缔组织病的认识

1. 关于结缔组织病的中医病名

中医对疾病的认识多从临床表现开始，根据临床表现推断病因病机，拟定理法方药而辨证施治，故常缺乏对该结缔组织病的整体和系统认识。然而，根据结缔组织病中各个病种的各自临床表现，则在浩繁的中医学文献中可见散在叙述。例如在中医学文献中，虽无结缔组织病或胶原病的病名，但从关节肌肉、筋骨游走不定的肿胀疼痛这一共性症状看，可归属于"痹证"范畴。如类风湿关节炎可归属"顽痹"或"尪痹"；而皮肌炎、硬皮病可属"皮痹"或"痿证"，《诸病源候论》："风湿痹病之状，或皮肤顽厚，或肌肉疼痛……"；干燥综合征（SS）类似"燥毒"、"泪枯"、"发颐"（腮部肿痛）、"痰核"等，而以肌肉关节疼痛症状明显者，又属"燥痹"或"阴虚痹"；系统性红斑狼疮（SLE）类似

"马缨丹"、"红蝴蝶斑"、"猫眼疮"、"阴阳毒"、"鬼脸疮"、"日晒疮"、"温毒发斑"、"血证"、"虚损",而当以关节肌肉疼痛为主证时,也属痹证范畴;白塞综合征类似"狐惑";多发性大动脉炎有晕厥、头痛、乏力、脉沉细或无脉、跛行肢凉等症状时,多归属"痹厥"或"脉厥"、"伏脉"等范畴。而当结缔组织病病久不愈,出现一派虚象时,又可归属于"虚损"门,至于结缔组织病导致有关脏器功能障碍时,又分别可以"水肿"、"怔忡"、"眩晕"、"咳喘"、"黄疸"、"癥瘕"(肝脾肿大)、"痰核"(淋巴结肿大)等名之。

2. 结缔组织病的病因

中医理论认为,疾病的发生往往是多方面综合因素作用的结果,结合结缔组织病所属各病种的特点而论,主要归纳为以下几个方面:

(1) 先天禀赋缺陷(体质因素):体质在结缔组织病的发病学上有重要意义。中医学认为人的体质强弱与否,是发病的重要依据,并认为,由于体质不同,对病邪作用于人体的反应状态和转化规律也会随之而异。还认识到疾病的发生和发展,是以人体内部阴阳矛盾的倾向性,亦即体质的特殊性为主要依据的,体质强弱决定着外邪的感受与否,具体的条件又决定着发病的类型。

此外,个体体质的特殊性,往往导致某种致病因素的易感性,如《灵枢·五变》篇论:"肉不坚,腠理疏,则善病风……五脏皆柔弱者,善病消瘅,……粗理而肉不坚者,善病痹"。凡此,说明脏腑组织有脆坚刚柔的不同。故不同体质的人对病邪的反应性亦不一样,发病情况就有差别,此即体质因素对致病因子的易感性。证之临床,如 SLE、SS 可多见于年轻女性或中年以上妇女之阴虚质或燥红质体质,或血热偏盛者。

(2) 邪毒为患:此处之邪,不仅来自外环境的侵袭(如细菌病毒、日光暴晒、药物过敏等),亦可来自内环境的影响(如精神创伤、饮食偏嗜、劳累过度、房帏纵欲等)而致蕴寒、积热、酿湿、化燥,其邪气盛者而成毒。毒邪既成,久而不祛,外阻经络,内攻脏腑,以致阴阳气血失之平衡,气血运行不畅,经络阻隔,脏腑病损,邪盛正虚,临床乃见寒热错杂,燥湿互见,时急时缓,病情交错的复杂现象。

3. 关天结缔组织病的病机

结缔组织病病情错杂,缠绵不愈,一则与上述致病因素有关,二则邪伤于阴,入于脏。中医认为脏者藏也,藏精气而不泄,藏邪气也难愈,邪入阴血,血能濡养脏腑、四肢百骸,周流全身,血分受邪,致病变多端。女子属阴主血,故本类疾病女性多见。

在致病因素的作用下,结缔组织病的病机亦随其病种的特点而有差异,但归纳起来可概括为:邪毒侵扰,气血瘀滞,脉络痹阻,日久则耗伤气血,损及脏腑。大部分结缔组织病的临床表现，以肌肤关节疼痛多见，属于"痹证"范畴。乃因邪毒侵袭，气血运行失畅，血滞为瘀，阻塞经络而致痹，是以肌肉关节麻木疼痛，肿胀甚至溃疡。

邪毒久留，耗伤气血，气血亏虚运行不畅而成瘀，此为邪毒伤正而酿虚损，亦为致虚之由，即"因虚致瘀"。盖虚者，或责之阳（气），或责之阴（血）。阳气虚则血循受阻，阴津凝滞，阴血虚则血液浓滞，均可导致脏腑组织失荣，而出现"因虚致瘀"、"因瘀致痹"的证候，因此结缔组织病中的许多病种如 SLE、SS、硬皮病等，常按虚损论治，其理即在于此。

痹证迁延日久，病邪留而不去，不独损伤正气，耗伤气血，亦且内侵五脏，遂发生五脏痹，而成虚损之症，此与结缔组织病的多脏器损伤相符。五脏六腑皆可受累，肾脏尤为突出。

4. 结缔组织病的临床表现特点

（1）结缔组织病临床多表现为活动期和缓解期交替出现。活动期症状多急迫而显著，多为实证或虚实夹杂；缓解期以虚证为主或虚中夹实，症状多较缓。

（2）常见主症

1）皮肤损害：临床最多见的主症之一，临床可见皮疹、红斑、结节等，其发生常是毒热侵及营血，损伤血络，血热外溢，凝滞肌腠，或是气营两燔而成温毒发斑；亦有因阳气虚损，推动无力，血凝气滞，瘀阻脉络而致者。

2）肌肉关节病变：可见关节肿胀疼痛、肌肉无力等。

3）脏腑损伤：

毒邪伤肝：黄疸、胁痛、癥瘕、单腹胀（与肝损害相近）；

毒邪伤心：心悸、怔忡、胸痹、喘证（与心肌损害、心包炎、心包积液相近）；

毒邪伤肾：水肿、腰痛、多尿（与肾损害相近）；

毒邪伤肺：反复外感发热、咳嗽、喘证、肺痿、咳血（与肺损害相近）；

毒邪伤脾：胃痛、腹痛、腹泻、便血（与胃肠道损害相近）。

4）全身症状：常见发热，多为不规则发热，高热或缠绵低热，另可见乏力、自汗、盗汗、畏寒、纳差、月经不调等。

5. 结缔组织病的治疗

（1）治疗原则

1）辨证辨病相结合：结缔组织病是由一系列不同的疾病所组成，这些疾病在临床表现、发病机制以及中医的病机特点方面各不相同，因而在治疗方法上各有侧重，如果在临床上首先通过西医学的诊察手段，明确诊断，再按照中医的辨证，参照结缔组织病各病种病理变化对其进行辨证论治，则能做到有的放矢，提高疗效。如干燥综合征是一种以外分泌腺受侵害为特点的自身免疫性疾病，临床以干燥为主要表现，中医认为是"燥毒"为患，治疗上要重视"养阴生津"。再如白塞综合征以口、外阴溃疡、眼炎为主要表现的疾病，中医认为是"湿热酿毒"为患，治疗上要"清热除湿解毒"。

2）辨活动期和缓解期：结缔组织病常表现为活动期和缓解期交替出现，活动期以实证或虚实夹杂为主，治疗上强调驱邪解毒治其标；缓解期以虚证为主或虚实夹杂，治疗上要重视扶正治本或扶正驱邪。

（2）常用治法

1）清热解毒法：中医认为"邪盛成毒"，在结缔组织病的早期或病程中出现病邪亢盛正气未伤的实证或虚中夹实证，通过及时清热解毒驱除病邪减轻症状，达到安抚正气的作用，从而减轻或阻止病情的发展，减少邪毒内舍对脏腑的损伤，多用于结缔组织病如系统性红斑狼疮、干燥综合征、白塞综合征等的活动期阶段，有抗感染、抗病毒，调整免疫的作用。

临床表现多比较明显而急迫，全身症状较重，多见发热、关节肿痛、口渴汗出、溲黄便结、苔黄脉数，或见皮肤黏膜损害（红斑、溃疡疼痛）、出血、夜间热甚，苔黄舌质红绛脉数为邪热壅阻气分或热陷营血，此类表现多见于疾病的活动期。

常用的清热泻火药有：石膏、知母、银花、连翘、板蓝根等，方如白虎汤；清热凉血药：生地、丹皮、犀角（用水牛角代）、地骨皮等，方如犀角地黄汤、清营汤、化斑汤；清热解毒药：白花蛇舌草、贯众、紫草、山慈菇，方如犀黄丸、芦荟丸等。

使用注意：要审证准确，寒证患者禁用本法；气血亏损，脾胃虚弱者亦当忌用；重视体质因素，虚寒体质患者，即使有热证表现，也须随时观察病情演变，该用而不可过用，当权变处之。

2）活血化瘀法：活血化瘀是中医学临床治疗学中的一个非常重要的独特的治法，在结缔组织病的诊治中有着广泛的运用。盖瘀者，积血也，凡血液不循脉道妄行离经又未流出体外之血，或血运过缓，循环不畅，郁积留滞于脏腑组织中，统称瘀血。所以血脉瘀滞不畅即是瘀血。瘀血既是疾病过程中的产物，又是病症产生的病因（第二致病因子），或发病机制中的一个病理环节，结缔组织病所属病种中多有"瘀血"存在，瘀血的形成和寒凝、气滞、热毒、情志失调、久病等有关，如系统性硬化症患者常有雷诺现象，多为阳虚寒凝，络脉瘀滞；如系统性红斑狼疮表现为面部红斑、发热、口腔溃疡等多为热毒滞络所致等等。中医学认为结缔组织病的病理学改变的共同特点是"气血瘀带，脉络痹阻"，西医学也认为结缔组织病患者存在广泛性血管炎，所以活血化瘀药是治疗的首选药物，且可贯穿运用于结缔组织病的全过程。

结缔组织病的瘀血证除具有瘀血证的共性特点外，还具有多个不同病种的特殊表现，尤其在皮肤黏膜血管异常及出血方面。如系统性红斑狼疮见面部红斑，白塞综合征见有反复口腔溃疡、下肢结节性红斑，干燥综合征表现为皮肤干燥、肌肤甲错，结缔组织病导致血小板减少而出现的口鼻黏膜及皮下出血等。

对结缔组织病来说，活血化瘀治法是针对瘀血证而设的一种既能消除局部病理变化（瘀血），又能调整全身病理反应的治法，是平衡血气乖违的一种手段。可以祛除瘀滞，流畅血脉，从而促使气血运行流畅，减少脏腑损害或使已经受损的脏腑功能得到减轻或恢复，有利于人体的正气恢复和病邪的消除，控制病情的发展。具体来说，运用它来治疗结缔组织病可因病种病证的不同而起着不同的治疗作用：对于瘀血邪毒闭于肌腠关节，经络阻滞，不通则痛所致的痹证，有通络驱邪、蠲痹镇痛之功；对于因血瘀络阻形成的癥瘕结块，有通络软坚散结之效；对于因瘀血滞络，津液敷布受阻产生的口干燥渴，则有通经畅络、流津润燥之能；对于瘀热邪毒交结为病的热亢邪张，尚能祛除络中之瘀，使邪无所附，无形之热孤而易解；对于因瘀血阻滞络道，新血不能归经所致的动血诸症，常有瘀去络安血止之机；对于瘀血阻滞，营卫闭塞，阳阻寒生所现皮肤硬肿不仁，指端肤冷，肤色苍白青紫每可收通阳散寒，络展瘀消，复使肤色红润之效；对于因瘀血久滞络道，郁而化热，耗伤阴液出现的午后潮热，持续发热或肌肤灼热，又有清热护阴之力；瘀血久滞络间，阴阳气血耗损，脏腑受戕形成虚劳、劳损之候，用之又能促使瘀去正复……种种功效，不一而足。

活血化瘀法可应用于结缔组织病的全过程，即活动期和缓解期均可应用，并应视其瘀血的成因及结缔组织病的不同病种和不同病情（证候表现）配合其他治法合用。常用的活血法有：止血活血法（方如化血丹、牛角腮丸）；养阴活血法（方如通幽汤加琼玉膏）；益气活血法（方如补阳还五汤）；通痹活血法（方如身痛逐瘀汤）；温阳活血法（方如急救四逆汤加减）；散寒活血法（方如愈痛散或当归四逆汤加减）；清热解毒活血法（方如犀角地黄汤、化斑解毒汤）；行气活血法（方如血府逐瘀汤）等。

在对结缔组织病的治疗中，如能正确恰当地协调运用活血化瘀法，常收事半功倍之效。参验西医学实验研究及临床实践结果，活血化瘀法在结缔组织病的治疗中常有改善结缔组织代谢，抑制胶原纤维增生，既能促进增生病变的转化吸收，又能使萎缩的结缔组织康复；此外，还能调整机体免疫功能，并可对已沉着的抗原抗体复合物有促进消除的作用，而且这些作用又都是通过改善毛细血管通透性，增加血流量即"流通血脉"这一共同途径来实现的。此种认识与中医治疗结缔组织病的理论不谋而合。

使用注意：严重大出血者，妊娠，经期或月经过多者，有凝血障碍出血倾向者，年老体弱者，炎症尚未局限者，癌症有扩散趋势者，严重贫血或有白细胞、血小板减少者均应禁用或忌用。

3）养阴法：由于结缔组织病病久或继发感染所致长期发热，多汗或出血，治疗不当或药物副作用及素体阴虚者均能损伤内脏，灼耗津液。因此阴虚证候在结缔组织病的很多病种中较多见。

临床上除表现有阴虚证的共性证候如低热、口干、消瘦、盗汗、舌红苔少或光红无苔等表现外，常随病种不同而有其自身的特殊表现，在结缔组织病中的阴虚证，尤以干燥综合征、SLE为突出。此外，随着疾病对不同脏器的侵犯而有不同的证候表现，如腰酸、尿频遗精等泌尿生殖系统的症状（肾阴亏损），可见于结缔组织病病人内分泌紊乱；干咳气促胸痛（肺阴亏损），可见于干燥综合征所致的继发感染、间质性肺炎、肺纤维化等等。养阴生津法在结缔组织病的治疗中有着非常重要的地位，它不仅可以生津增液，培益正气，增强抗病能力，祛除病邪，遏制病情发展并可祛除瘀滞，促进血循，维护脏腑功能，减少损伤。据现代研究滋阴药具有调整免疫，抑制免疫损伤维持代谢平衡，以及抗菌消炎抗病毒的作用。

常用的滋阴法有：滋阴补肾法（如六味地黄丸、左归丸）；滋阴润肺法（如百合固金汤）；益胃生津法（如益胃汤、沙参麦冬汤）；补益心阴法（酸枣仁汤、补心丹）；柔肝缓急法（如一贯煎、芍药甘草汤）。

使用注意：阳虚证候或禀赋阳虚气弱，或血循障碍水液潴留，滋阴方药会加重病理失调，应当禁用；脾胃虚寒运化不健胸腹胀满，胃纳呆滞者亦当忌用。

4）补气法：病程日久，长期发热，不仅伤阴而且耗气（阴伤及阳），导致脏腑功能损伤，脾胃虚弱生化不及，或久病药毒伤害，均可导致气虚证候的出现。本法尤多用于结缔组织病发病慢性迁延累及重要脏器损伤患者，可补益正气抗御病邪，维护和修复脏腑功能，运血化瘀，流畅脉络，达到生津益阴的目的（阳生阴长）。

临床上除具有气虚证的共性证候外，常随结缔组织病病种的不同而有不同的症状。如结缔组织病影响血液系统而出现贫血，白细胞、血小板减少；伤及肺脏，导致肺纤维化可见胸闷、活动后气喘；伤及肾脏，出现肾功能不全可见气短乏力、小便清长或下肢水肿；伤及消化系统可见腹泻、便溏、纳差等。

常用补气法有：补益肺气（玉屏风散、保元汤）；补益心气（生脉散、归脾汤）；益气健中（参苓白术散、黄芪建中汤）；固摄肾气（桑螵蛸散、缩泉丸）；补气固脱（独参汤）。

使用注意：结缔组织病活动期，邪热充斥，阴伤液耗，肝阳上亢或内有癥瘕胀满及湿热凝聚邪实络痹均当禁用。结缔组织病缓解期，虽有邪热瘀毒未尽，而元气已虚，祛邪扶正，兼顾用之。

5）温阳散寒法：素体阳虚，感受寒邪，或过用寒凉药物，或久病气虚及阳，以及免疫抑制剂的副作用导致的胃肠、骨髓、肝肾功能、性功能等下降，均可导致阳气虚损，寒邪痹阻。临床表现除有阳虚寒凝的一般共性外，常随结缔组织病病种的不同而有不同的症状。如可表现为类风湿关节炎的寒痹证；系统性硬化症的皮肤硬化发紧、雷诺病；皮肤风团、寒冷性荨麻疹；狼疮性肾炎的畏寒、水肿；免疫抑制剂导致的性功能下降等。

本法常用于疾病缓解期，以阳气虚损为主要矛盾，或在疾病的发展过程中，阳气亏虚，复受寒邪的正虚邪实证。温阳散寒法具有活血通络，利水消肿，散寒止痛，通阳布津的作用。

常用方药有：温经驱寒（乌头汤、当归四逆汤）；温补肾阳（金匮肾气丸、阳和汤）；温肾利水（真武汤）。

使用注意：在疾病的活动期见湿热内盛、阴虚阳亢时当禁用，临床使用中当掌握尺度，防止过用伤阴。

6. 结缔组织病的预后

本类疾病属于难治性疾病，往往病程迁延，经久难愈，需要长期系统的治疗。本类疾病初期病变多局限在皮肤、肌肉、筋骨间，局部症状为多，病位尚浅，当较易治。随着疾病的发展，当出现内脏损伤，甚至出现脏器功能衰竭时，多属难治，预后不良。《内经》："……短气不乐，不出三年死"，又云："其入脏者死，其流连筋骨间者痛久"。疾病的预后不仅和治疗的成败有关，尚且与病邪的性质及禀赋的差异、正气的盛衰有关。由于结缔组织病不同的病种，其临床表现、转归、预后各有不同特点，须区别看待。

（本文系由20世纪90年代末南京市中医药学会中医继续教育提高班讲稿整理）

参 考 文 献

[1] 张凤山，于松．结缔组织病［M］．天津：天津科学技术出版社，1982．

[2] 黄帝内经［M］．北京：科技文献出版社，2001．

[3] 张仲景．伤寒杂病论［M］．南宁：广西人民出版社，1980．

[4] 徐宜厚，张生录，周双印．结缔组织病中医治疗指南［M］．北京：中国医药科技出版社，1992．

[5] 宋鹭冰．中医病因病机学［M］．北京：人民卫生出版社，1987．

[6] 匡调元．中医病理研究［M］．上海：上海科学技术出版社，1980．

[7] 邱德文，张常川. 中医治法十论［M］. 贵州：贵州人民出版社，1981.

四、干燥综合征的中医理论认识与探讨

（一）病名

1. 探讨干燥综合征中医病名的意义

凡正确的病名，能够在总体方面不同程度地反映着疾病的本质，构成比较清晰而完整的中医诊断概念，可以提示某种疾病的总体治疗方向。例如"伤寒病"指寒邪侵袭所致的一类疾病，寒为阴邪，易伤阳气，故初起治疗总以辛温解表为主。若寒邪入里化热之后，方用甘寒或苦寒之品以清邪热，并当注意护卫人体阳气。"温病"则与之相反，温热之邪，其性属阳，每易伤阴，故初起治疗原则应当辛凉解表为主，当予辛寒（凉）、苦寒、甘寒、咸寒等清气凉血，并时需养阴护液。因此，前人总结有伤寒病"发表不远热，攻里不远寒"，温病"泻阳热之有余，补阴液之不足"之说。再如"胸痹"、"真心痛"、"痄腮"等病名，均从不同侧面揭示了这些疾病的主要特征，对认识和治疗这些疾病有指导作用。

干燥综合征是西医学病名，中医无与此相应的疾病名称，从中医学角度深入探讨干燥综合征的中医病名，目的就是希望能够最大程度上反映本病的病因病机实质。它既能反映当代中医学对本病的研究水平，亦是进一步深入研究的基础。统一的诊断命名，有利于经验总结，有利于学术交流，有利于前瞻性研究，有利于多中心的临床合作研究。中医疾病名称的确立，是随着医学科学和相关科学的发展而发展并不断得到完善的，其中需要经历一个漫长的认识和探索过程。一个统一的病名对中医学深入研究本病是必不可少的，有必要深入全面地探讨。

2. 中医文献回顾

中医文献中无与干燥综合征对应的病名记载，更未提及这一单独的疾病。仅对其复杂的临床表现及相关的病因病机有一些类似的描述，主要见于"燥证"、"虚劳"、"痹证"、"渴证"等篇目中，难以将其归属于某一疾病。《素问·阴阳应象大论》云："燥胜则干"。《金匮要略》设有"血痹虚劳病"专篇，并创立大黄䗪虫丸治疗因瘀血所致的肌肤甲错之皮肤干燥症。金代刘完素在《素问玄机原病式·燥论》中补充病机十九条曰："诸涩枯涸，干劲皴揭，皆属于燥"。张景岳在《景岳全书·传忠录·表证》明确指出了燥邪内伤和外感燥邪的不同，治法亦异。清代王孟英更从五气方面将燥邪分为"温燥"和"凉燥"。叶天士则从上下及气血部位的不同，论述了燥邪致病的情况与治疗的不同，提出"初起治肺为先，延绵日久，病必入血"，"上燥治气，下燥治血"等观点。唐容川在《血证论》中首次论述了血瘀所致"血渴"的特征，

即"但欲漱水而不欲咽"。

至于本病的肌肉、关节、筋骨、血脉病变等，《内经》称之为"痹证"、"风湿"、"历节病"等，根据临床表现分为"行痹"、"痛痹"、"著痹"、"周痹"、"众痹"；《金匮要略》称之为"历节"，后世医家又有"白虎历节"、"痛风"、"鹤膝风"、"鼓槌风"、"漏肩风（肩凝风）"、"顽痹"等诸多名称。又可根据痹痛的病因而称作"风寒湿痹"、"风痹"、"寒痹"、"湿痹"、"湿热痹"、"寒湿痹"、"热痹"等。

近代中医学对本病的认识，初始于 20 世纪 70 年代，多依据干燥综合征的证候特点，将其归属于"燥证"范围。许多学者因本病有显著关节病变而将其归为"痹证"，并可根据其不同表现，如累及周身者称其为"周痹"，因其脏腑损害而有肝、肾等受损者，称之为"脏腑痹"，全国中医痹病专业委员会所著《痹病论治学》则称本病为"燥痹"。还有根据临床证候的轻重主次，结合专科局部主症的命名方法，如根据口眼干燥为主而名之为"燥证"或"内燥证"；或根据腮腺肿大而名之为"发颐"；或根据眼部角膜炎、结膜炎干涩无泪而名之为"翳眼"、"白涩症"、"泪枯症"；或根据关节炎而名之为"痹证"；或根据各种虚损证候明显而名之为"虚劳"等。

3. "燥毒症"中医病名的提出

中医学对疾病的命名一般遵循二种规则：一是证候命名法，即以某一特征性证候来命名疾病，如"真心痛"、"喘证"等；二是病因病理命名法，即根据疾病的病因或病理特征来命名疾病，如"痨瘵"、"中风"、"风温"、"虚劳"等。结合到干燥综合征中，若以"痹证"、"燥痹"、"脏腑痹"作为干燥综合征的中医病名，是将本病归属于"痹证"范畴，然而"痹证"仅是本病临床表现的一个方面，并非本质特征。若以"虚劳"作为病名，虽然本病多是一种本虚标实或虚多实少的病证，但本病的病机和临床表现并非纯属正虚，尤其在疾病的早期或活动期，邪实可能成为疾病的主要矛盾，故以"虚劳"作为病名只能代表本病某一阶段的临床特征，且有过于笼统之嫌。以"燥证"为病名，确能突出本病临床证候存在口眼干燥等的主要特征，亦能以"燥"涵盖本病的病因病机一面，故这一病名很长一段时期里似已成为大多数中医学者的共识。

随着对本病认识的深入，人们认识到：①本病之燥非六淫之外燥，也与一般内燥之证有别；②本病是一种全身性自身免疫性疾病，临床表现复杂多变，从筋骨到脏腑，从局部到全身，且其主症常随疾病的不同发展阶段而变更转移，因之难以用单一主症概括，因其不能反映本病的本质特征，故本病的病名若采用主症命名的方法，恐不可取。

如能以既体现本病的临床特征又能反映本病病因病机特点的命名法，无疑将是可取的。1983 年，南京市中医院以已故全国名老中医傅宗翰为领导的研究小组在全国首先提出以"燥毒症"作为本病的中医诊断病名，嗣后，近二十年来又经过大量病例的临床观察资料分析和反复研讨与印证，认为以"燥毒症"作为干燥综合征的相应病名，比较贴切，并进一步深化了对它的认识，扩大了它的内涵。"燥毒"的名称由来，乃取自《内经·五常政大论》中："太阴在泉，燥毒不生"，因其燥胜而成毒，邪虽似而义相殊。以"燥毒症"来命名的依据是：干燥综合征既归"燥"之范畴，临床必有"燥"的表现，故其临床证候总以一派干燥之象为其特征，然而无论从其燥的程度或致燥之源，又均非一般常见燥证（外燥或内燥）可比。按中医传统理论对病邪的认识，多有"邪胜成毒"之论，即指病邪猖獗之势，远非一般机体正气所能抗御者，姑谓之毒，"燥毒"病名的涵义，乃循此而来。

干燥综合征在"燥"的表现方面确有其独特之处，乃燥证中之异类者，以"燥毒症"命名，体现本病以下特征：①起病隐袭，辨识不易，易致误诊漏诊；②邪气深潜，邪踞之处隐僻幽深，或留肌腠，或滞络间，或犯营血，或居一隅，深伏痼结，日渐月积，蕴酿久蓄，暗耗正气，致使气蔽邪张，耗津伤气；③病程冗长，根深蒂固，或显或伏，反复发作，难以根治；④部分干燥综合征患者在临床表现上，又常有与"燥"的一般属性相悖的症状，如口舌干燥但无渴饮，或仅喜润漱而已，浮肿便溏，面色清癯，舌不干红边有齿痕等，此等非燥证候又与"干"的症状并存，在病机上多有矛盾之处，远非一般燥证所常具的特征，显系燥中异类的又一依据；⑤干燥综合征所现之燥证，又非应用单纯清滋柔润，养阴生津单一传统治法所能奏效，常需将"解毒"之法引入于该病的治疗之中，且贯穿于治疗的全过程，始能收到一定的治疗效果。此外，对部分干燥综合征患者，由于辨证施治的需要，又常需选用辛甘温润之品方能得益，有似"以燥治燥"之法则，又与一般治燥之常法大异。

对于该病病名的探讨，并不是必定要求寻找干燥综合征与中医学中的某个病名完全对应起来，更不能认为中医文献中的某个疾病即今之干燥综合征，而是要通过探索，借鉴古代病名证名内涵的理解，借此深入研究和掌握干燥综合征的本质，并将积累的临床实践认识加以总结升华，提高对该病本质特征的认识，从而有助于掌握干燥综合征的辨证和治疗规律，丰富和拓展中医学中燥邪致病的理论，并将解毒诸法引入干燥综合征的治疗，实践证明在一定程度上提高了对干燥综合征的治疗效果，进而开辟了认识干燥综合征的新境地，对其他结缔组织病的理论认识和临床实践或许也有一定的借鉴意义。

我们于二十年前提出了"燥毒症"的名称作为干燥综合征的相应中医病名以后，目前，这一病名已经得到了国内不少免疫风湿病专家学者的首肯和认同，并被一些中医诊治干燥综合征的专篇论著所引录，如《实用结缔组织病学》、《免疫性疾病的中医治疗》、《实用中西医结合免疫性疾病学》、《结缔组织病的中医治疗指南》等，并给予了高度评价，谓其既具有认识上的开拓性，又颇具临床实际意义，将对此继续深入探索。

参 考 文 献

[1] 蒋明，朱立平，林孝义，等. 风湿病学［M］. 北京：科学技术出版社，1997.

[2] 路志正，焦树德，严孝诚. 痹病治疗学［M］. 北京：人民卫生出版社，1989.

（二）病机

干燥是干燥综合征的基本特征，然而本病燥从何来，何以致"干"？这当然要归咎于津液的荣枯流塞，这涉及津液的虚亏和敷布两大方面，人体精血津液不足可以致燥，而津液输布障碍亦是产生燥证的另一主要原因。我们认为燥毒蕴袭是本病形成的始动因素，毒虚瘀交互为患是疾病演变、发展的病理关键，津伤液燥是主要病机特点，病变部位主要和肝脾肾有关。

1. 燥毒蕴袭是始动因素

中医认为"邪胜成毒"，邪气侵入人体得不到及时的清除，日久积聚，可以转化为"毒"。本病的发病根本在于"燥毒"为患，但非"三因"之外别有一种致病邪气名为燥毒，其缘乃由多种致病因素在一定的条件下转化演变而来。燥毒的产生与先天禀赋缺陷和后天邪毒蕴袭密切相关，其来源有二：一是阴虚燥热之质，反复外受温热燥邪侵袭；二是由于多种因素日久酝酿孳生而成燥毒，如职业影响接触有毒物质，或药毒久蓄，或五味偏嗜，或七情所伤，或劳倦过度，或久病误治等。燥红质体质的病人多阴液不足，燥热内盛，摄生不慎，六淫外邪乘虚而入或因饮食劳倦、情志违和导致脏腑功能变动，痰浊瘀血内生，二者或从燥化，进一步耗伤阴液，或影响津液的输布，正虚邪恋，迁延不愈，日久蕴酿而成。临床经常可以看到一些病人，早期仅仅表现为反复的低热、关节疼痛等卫表症状，经过一段时间，才开始出现干燥综合征的一系列临床症状和西医学中多种相关的自身抗体，不同程度地提示外邪化燥酿毒的存在。

干燥综合征的临床症状复杂严重，发病初起每可出现一派燥毒炽盛而从热化之象，并可出现脏腑功能的异常，此外还常常表现为病情反复发作，起伏不定，病期冗长，难于根治。借鉴伏气温病的观点，认为这是燥毒伏藏于脏腑经络之间演绎变化的结果。干燥综合征的临床过程实际上就是伏藏的燥毒与人体正气相互斗争，虚实消长的过程。邪正俱盛，正邪交争剧烈，临床就表现为发热、关节痛等急性发作的活动期症状；如邪盛正虚则病进，出现脏腑功能进一步受损；如正虚邪不盛，则表现为临床症状相对稳定的缓解期。

大多数干燥综合征病人，经过适当的治疗，临床症状改善，但自身抗体长期不消失，或因某些感染导致病情反复，可认为是燥毒伏藏于内，外感引动伏邪，是对伏邪致病的佐证。西医学认为本病的发生与病毒感染（如 EB 病毒）后产生免疫反应有关，但并非感染后即发，而是一定时间后才演变发生，这与外邪化毒伏藏亦似有着相通之处。

2. 毒虚瘀交互为患是疾病演变、发展的病理关键

（1）因毒致燥：燥毒为害是本病的起始动因和致燥之源，它侵袭人体并非立刻发病，而是蛰伏于机体之内，有一个量的累积过程，其邪或匿藏于经络之中，或淹埋于脏腑之内，幽僻深邃，难于驱逐。经络是经脉和络脉的总称，《医学入门》中说："经者，径也；经之支脉旁出者谓络。"指出络脉为经之分支，纤细多歧，具有网络之意。清代叶天士将《内经》的经络理论加以深化，引入到内伤杂病的病机阐释之中，其谓"经主气，络主血"，"初为气，结在经，久则血伤入络，"遂有"久病入络"之论。经络是气血津液循环输布的通道，一旦燥毒侵犯，必然引起经络闭塞，气血壅滞，津液输布不畅，因毒致瘀，燥象丛生；此外，燥毒炽盛，化热耗津，更属必然。久羁不去，不独伤津耗血，亦可阴损及阳，而致阴（气）阳交虚（因毒致虚）。阳气不足，则阴血化生无权；阳虚生寒，导致津滞血凝，气行迟缓，煦濡不及，久则损伤脏腑，败坏形体，变生诸种干燥重笃之证。

（2）因虚致燥：虚，有气虚、阴虚、阳虚之别，临床所见燥证并非一派单纯阴虚液燥之象，气（阳）虚或气阴两虚之证并不鲜见。阴虚致燥不难理解，而气（阳）虚致燥尚需重视。产生气（阳）虚致燥的原因在于禀赋不足阳虚气弱，或病程日久，迁延反复，或治疗不当等。盖气与津液有着密切的关系，一方面气能生津，尤其脾胃气充，则能不断从水谷中化生津液充养机体，反之，若阳气虚馁，脾胃运弱，则水谷精微化生障碍，津液化源不足，必然出现津亏液燥的征象。另一方面，气能行津，人体津液运行，依赖气之推动，脏腑经络之气充足，方能有效推动津液运行，输布全身，滋润和濡养人体脏腑组织、四肢百骸、肌肤孔窍。若因各种原因导致气（阳）虚失运，则津液敷布亦随之障碍，其临床主要表现为口干咽燥，无唾少津，黏而且渴，不欲多饮，眼鼻干涩，视物模糊，无泪无涕，饮食减少，吞咽食物每喜夹汤带水，食后胃脘胀满不适，倦怠乏力，大便溏软或干如羊屎或解而不畅，女子则见月经不调，阴道干涩，外阴瘙痒，性欲冷淡，舌体淡胖或有齿印，苔白，脉濡迟缓等一派气（阳）虚之象。气（阳）虚致燥也非如一般认识，必须阴虚在先，阴虚及阳（气），产生阴阳两虚，在病之后期方现气（阳）虚而弱，而有部分患者起病之初期即出现气虚征象，而阴虚内燥之象同时显现或

较轻微，根据大量的临床资料统计，本病有疲乏无力、少气懒言、面色无华等气虚征象者约在 30％～50％，部分患者可以出现肢端不温，皮肤苍白或紫黯、大便稀溏、浮肿等阳气亏虚之象。

（3）因瘀致燥：瘀血内生，气机受阻，水津不能敷布是导致本病燥之所生的又一重要病理机制。验之本病，患者可表现为一系列瘀血内阻的特征，如：①口虽干渴，但渴不欲饮，或饮不解渴，并有眼、鼻等孔窍干涩；②四肢关节疼痛，夜间或晨起明显伴僵硬，或见关节肿大畸形，或腮腺漫肿；③肌肤甲错，或皮肤黧黑，或毛发干枯稀疏；④皮肤紫斑，或反复或持续的雷诺病，或齿、鼻衄血；⑤女子月经量少或闭经，阴道干涩；⑥舌质黯紫，或有瘀点、瘀斑，或舌下筋脉曲张，增粗色黯；⑦脉象细涩、沉弦或结代；⑧血液流变学检查见：高全血比黏度，高纤维蛋白原血症等。究其致瘀之由，有因虚致瘀和因毒致瘀两个方面。①因虚致瘀。本病虚损主要责之于肝肾脾三脏亏损，三脏的虚损，主要表现为气虚、阴虚和阳虚。气虚则血行不畅成瘀，诚如《读医随笔·虚实补泻论》所云："气虚不足以推血，则血必成瘀"；气血的运行仰赖阳气的温煦和推动，脾肾阳虚，寒从内生，寒凝血脉则涩滞不畅而成瘀；阴虚血少，津液不足则血涩成瘀，或因阴水亏乏，相火偏亢，煎熬阴液，血液浓聚，滞而成瘀。②因毒致瘀。燥毒蕴结，损伤脉络，络伤成瘀；毒邪久聚，耗伤气阴，阴损及阳，因虚致瘀。

（4）毒虚瘀交互为患：毒虚瘀相互影响，相互联系，其中燥毒形成是始动因素，因毒致虚，因毒致瘀，因虚致瘀，毒虚瘀相互交结，正虚邪恋，迁延日久，难以驱逐，推动了疾病由浅入深，由表入里不断发展，深入脏腑，壅滞经络，久则脏腑受损，形体衰败，而成危笃之症。

3. 津伤液燥是主要病理特点

津液不足涉及人体津液的生成、敷布和转化的整个过程。津液不足包含两个方面的含义，一是由于津液耗损，一是由于津布受阻，两者均可造成全身或局部津液的绝对或相对不足，从而形成"津供不全"，燥象乃生。本病的第一大证候在口。按口为脾之外窍，内纳齿舌，诸种腺体（唾液腺、颌下腺、腮腺等）均分布于此。舌为心之苗，下系金津玉液，犹井泉灌溉之渠道；齿为骨之余，因肾所生，赖肾阴以充养。脾为后天之本，口中津液仰赖脾之化生，方能源源不断，保持口腔湿润。肾为先天之本，藏精而主五液，更系周身阴液之源。验之本病，但凡脾肾病变，气血阴精亏乏，其源不充，其流必涸，津少液竭，不克潮奉，而致燥火上炎，则口燥唇揭、舌体光瘦而红、齿脆松落，诸症蜂起。本病的第二大证候在眼。按目为肝之外窍，五脏精气皆上注于目，目睛娇嫩，随时仰赖人体津液化生之泪液以润养。肝脏体阴用阳，内寄相火，其性易动易升，在病理上阴血不足则易于热化燥化，熏灼上炎出现眼部干燥症。本病的第三组证候常表现为皮肤、肌肉、关节等方面的症状，尤以关节炎症状为多见，每以关节疼痛为著，传统认识多将其归属痹证范畴。其所成者多因三气郁而化热或素体阳盛，或内蕴积热，或过服辛热香窜之剂，致使阴伤燥成。概括其病机主要在于肝肾不足，阴血亏虚，津枯液涸，不足以调营载血，血液浓浊，流行瘀滞，是以筋脉失荣失通。从而导致血燥生风或阴伤血滞，经络闭阻，风淫于肢节筋骨，痹证乃生。因此，有现代中医学者称本病之痹为"燥痹"者，良有以也。

4. 病变部位主要和肝脾肾有关

虽然人体津液无处不在，燥之为病固可涉及全身各个脏腑经络与组织器官，但从临床实践来看，肝肾脾三脏是本病燥证产生的根蒂所在。

生理上，津液来源于水谷，经过胃的受纳、腐熟，化为精微，再经脾的吸收和运化、输布，肺气的通调宣发，肾的摄纳、蒸腾和三焦阳气的温煦流行，从而运行分布于人体的上下内外。津液在全身发挥濡润滋养作用之后，则下达于肾，经肾气"济泌别汁"和分别清浊，一方面将其中清的部分，经肾阳蒸腾上达于肺，再由肺气宣散敷布于全身；另一方面，又将其中浊的部分下注膀胱，成为尿液，通过小便排出体外。《素问·经脉别论》把津液的这一气化过程概括为："饮入于胃，游溢精气，上输于脾，脾气散精，上归于肺，通调水道，下输膀胱，水津四布，五经并行"。另一方面津液的正常敷布有赖于肝主疏泄功能的正常。这反映在肝的疏泄可以调畅三焦气机，三焦气机调畅有助于脾胃的升清降浊。肝气调达还是输津于目的保证，虽然目与五脏六腑都有联系，但肝与目窍的关系尤为密切。因为肝司疏泄，贮藏血液，其经脉上连目系，目之所以能够视物，肝气的疏泄适度和肝血的充盈畅达是其重要保障。

病理上，肝藏血，肾藏精，内寓元阴元阳，燥毒侵犯人体，首先耗伤人体阴液，竭耗肝肾之阴。燥毒容易深入经络，壅滞气血，气机因此不畅，肝气因此不疏，津液敷布出现障碍。叶桂《临证指南医案》中有"肝络"、"肾络"等名称，观其意多指脏腑深部的络脉，肝肾同居下焦，燥毒深伏肝肾之络，毒瘀互结，正虚邪恋，导致病情缠绵难愈，变证蜂起。燥毒还容易损伤脾气，导致脾气虚衰，脾运失健。表现为干燥综合征患者疲乏，口干多饮不解燥，运用甘寒滋腻养阴之品，稍有不慎，就会出现大便溏薄等症状。由是观之，肝肾脾三脏在本病的病理变化过程中起着关键性的作用。

参 考 文 献

[1] 宋鹭冰．中医病因病机学［M］．北京：人民卫生出版社，1987．

[2] 雷燕. 络病理论探微 [J]. 北京中医药大学学报，1998，21（2）：18-23.

[3] 雷燕，黄启福，王永炎. 论毒瘀阻络是络病形成的病理基础 [J]. 北京中医药大学学报，1999，22（2）：8-11.

[4] 方药中，邓铁涛，李克光，等. 实用中医内科学 [M]. 上海：上海科学技术出版社，1985.

[5] 傅宗翰. 论肝 [J]. 中医杂志，1980，21（6）：404.

（三）临床特征

1. 发病率

既往认为干燥综合征是一种罕见病，近 20 年来该病引起广泛重视，随着医学科学的发展，对本病有了较多的认识和警惕，因而误诊、漏诊大为减少。临床报告的发病率有上升趋势，开始了罕见病向常见病的转变。1933 年 Sjögren 指出在 2000 名眼病患者中有 1 例干燥综合征，1977 年北野等报告 62 例类风湿关节炎患者中有 27.4% 合并干燥综合征，由此可见干燥综合征发病率之高。据国内外大部分有关报道，干燥综合征在结缔组织病中的发病率大约仅次于类风湿关节炎，位居第二[1]，国内调查证实人群中患病率为 0.29%～0.77%[2]，在我国并非罕见，是结缔组织病中的一种常见病和多发病。

2. 年龄

发病年龄以中老年为多，40～60 岁占绝大多数。在老人中，因其免疫功能的缺陷，发病率有明显的升高，随着年龄的增长，发病率逐渐增高，可高达 3%～4%[1]。据观察 93 例患者的平均年龄为 46.97±11.04 岁。大部分起病年龄为 30～40 岁，最小为 9 岁。

3. 性别

绝大多数患者为女性，占 90% 以上，男女比例为 1：（9～17）。400 万美国患者中 8 成是女性。我们的 93 例观察组中男性仅 4 例，占 4.3%。

4. 发病及病情演变特点

本病多由积渐而来，起病多呈隐袭状态，患者常难以说清具体罹病的时间，只能以月，甚至年的概念来描述病程。干燥综合征病程漫长，在其疾病发展的过程中活动期（发病期）与缓解期（静止期）常交替地出现，给患者造成长期的病痛。缓解期口眼干燥的症状亦不同程度地持续存在，患者必须保持有异于常人的一些生活习惯，而活动期或因肾、肺、肝或关节的多种并发症的存在，患者又不得不中断正常的工作与学习生活，多次住院或急诊，严重影响患者的生活质量和持久的经济负担。因不同患者或同一患者在不同阶段，其证候表现多有侧重，往往被误诊为相关疾病（如病毒性角膜炎、类风湿关节炎、腮腺炎等）。其首发症状以口干、眼干和关节疼痛为多。从中医证候特点来看，本病在不同阶段，邪正虚实表现出不同特点，活动期症状急迫而显著，邪盛为主，多可见实证或虚实夹杂证；缓解期以虚证为主或虚中夹实证，症状多较缓而轻，这是本病在病程演变过程中的又一大特征。

5. 症状特点

干燥综合征的临床症状复杂多变，除唾液腺、泪腺等腺体受累而出现口干、眼干等相应症状外，还可累及全身多系统多脏器，不同患者有不同系统和器官的损害，其症状的轻重程度差异亦较大，因此在临床中须仔细识别，具体表现可分为局部症状、全身症状和内舍脏腑症状。

（1）局部症状

1）口腔症状：口干，往往不欲多饮，纵饮亦只能暂缓片刻，终不解其燥，每多频频饮漱，但不欲咽以求湿润而已；口腔黏膜常可发生单个或多个溃疡，此起彼伏，反复发作；牙龈胀痛易于渗血，牙齿浮松燥脆，呈小块状破碎脱落而只留下残根，形成"猖獗龋"；一侧或双侧腮颊漫肿，酸胀疼痛；口唇干燥起皱，唇色鲜红或黯。

2）眼部症状：双眼干燥，欲哭无泪，目涩疼痛，或伴沙砾感、烧灼感，眼前如幕状遮蔽，眼睑沉重，视物疲劳。

3）其他症状：关节肿胀或有压痛，游窜不定，多见于手指、腕、跖趾及肩、膝关节，较少有关节畸形破坏，其症状多为酸痛，痛感不剧；肌肉疼痛者亦不少见，少数患者肌肉萎缩，形瘦日重，并多伴有乏力；皮肤干燥，甚者肌肤甲错，或见下肢紫癜性皮疹、结节性红斑、双手"雷诺现象"；鼻腔干燥结痂，常有痒感，嗅觉欠敏，偶见鼻衄；另外尚有阴道黏膜干燥和萎缩，有涩痛感或烧灼感，白带减少，甚或全无。

（2）全身症状：干燥综合征的全身症状有发热、疲劳、月经不调、消瘦等。发热多为低热，有时也出现高热（体温达40℃以上），伴有气分或营血分症状，常提示本病病情有进展活动的可能。疲劳亦称"疲乏"或"倦怠"，其临床特征是"未劳而累"，患者精神萎顿，自感周身倦怠困乏，懒于活动和言语，每每休息而不能缓解。女性患者常出现月经不调，其临床特征是经行后期，经色或淡或黯，经量减少，常数月一潮，甚至经闭者。消瘦是本病多数患者的形体特征之一，多伴有皮肤粗糙，手掌鱼际干瘪，肌肉松弛而少弹性，面容憔悴、色黯苍老等一系列气血津液消灼耗伤的虚劳见证。舌象多表现为舌面干燥，缺津欠泽，舌质或红或绛，或有紫气，或见瘀斑瘀点，部分病人舌下络脉粗黯，舌体多见瘦瘪且薄，苔少或光如镜面，以阴虚舌象表现较多，也有舌面湿润，苔白而滑，舌体肿大边有齿痕者，多见于禀赋阳虚，脾气不足者。脉象多见沉细小涩，细脉如丝而软，涩脉往来难按，沉小多属虚损，提示了本病的正气虚耗，津供失常，络阻气结之病理特征。

（3）内舍脏腑症状：燥毒内舍脏腑的表现相当于西医学的该病的各个系统的合并症，内舍脏腑证候的出现与疾病的转归及预后密切相关。这种变证的出现决定于燥毒的轻重、体质的强弱、治疗的当否。

1）脾胃：脾胃受累为燥毒内舍脏腑中最为常见，患者常出现脘腹隐痛，痛势绵绵，脘嘈灼热，时作时缓，纳呆口干，或大便溏泻，腹部鸣响，夹有完谷，稍摄生冷油脂症状加重，更不耐生津濡润之品。

2）肺：燥毒内舍每易波及肺与气道，多表现为咳嗽咳痰，胸闷气喘，时轻时重，缠绵难愈，有似经久咳喘，初期一般较轻，后期可见胸闷气急，喘息不平，面浮肢肿，小便短少。

3）肝（胆）：燥毒症患者约有 1/4 累及肝脏，燥毒伤肝临床可表现为肤色晦黄黯滞，面容憔悴，胁痛隐隐，遇劳加重，神疲畏寒，食欲不振，日久气滞血瘀，凝结肝络，而成癥积，癥积日久，气血水相因为患，每可出现臌胀（腹水）。

4）肾：肾脏损害复杂而多变，若肾阴亏损，热与湿结，膀胱气化受阻，表现为腰痛溲短，尿频涩痛，或见尿血；若肾阳（气）亏损者则尿频量多，溲清而长，腰酸足软，懈惰异常；若肾虚络阻，精微失摄，筋骨肌腠失于濡养，患者反复发生痿证，表现为软瘫，四肢肌肉无力，甚至呼吸困难危及生命。

5）心：干燥综合征燥毒内舍于心，主要伤及心气心血（阴）和瘀阻脉络，患者可见心悸怔忡，胸闷胸痛，气短动则为甚，下肢浮肿，小便短少，甚则出现水饮凌心之证。

6. 燥证之另类

中医传统的燥证理论是干燥综合征辨病及辨证的基础。但干燥综合征所表现出的"燥证"与传统燥证相比，在发病原因，起病形式，临床特征，转归预后等方面均有其"特异"之处，可以说是燥之"另类"。

（1）干燥综合征有别于外燥：干燥综合征的燥证与外燥有一定的相似和联系，如在其病程中有经常或反复出现的不规则发热，伴恶风或（和）腮腺肿胀，颌下淋巴结肿痛等症，类似外感风热证。所以有人在对干燥综合征的分型中有将其列为风热型者。西医学也认为干燥综合征的发病原因之一是可能与某些病毒（如 EB 病毒）感染有关，但尚无确切证据说明此种感染与该病的发生有明显的因果关系。但干燥综合征的发病学和流行病学表明其发生与季节及气候没有明显的相关性，更无外燥侵袭的起病方式与病机转变过程。说明干燥综合征的燥证有其独特性而与外燥（秋燥）显然不同。

（2）干燥综合征与内燥也明显相间：至于内燥之由，谢利恒在《中医大辞典》中说："大病而剋伐太过或吐利而伤亡津液，或养生而误饵金石，或房事服补阳燥剂，以及醇醉炙肉，一切辛热之药，皆能偏助邪火，损害真阴，日渐煎熬，血液衰耗……"其内燥证的发生，常由于多种原因导致了体内阴液耗伤，津失濡润。而干燥综合征的发病原因则更为复杂，起病隐袭，病程绵长，其干燥程度也较一般内燥证、消渴及热病伤阴所致干燥要严重得多，亦较难恢复。

（3）症状重笃而乖戾：从中医辨证角度分析干燥综合征的临床表现还有一些自身的特点，本病干燥的程度较重，表现为以唾液，泪液，汗液等体液分泌显著减少或受阻；此外本病同时伴有一系列具有"痹证"特点的表现，如关节肿痛，晨僵；其久延不愈常可影响脏腑，多为邪阻经络，脏腑失荣所致，多变而复杂；燥胜成毒，气阴随耗，每又导致邪盛与正虚并见，出现黄疸，心悸，咳喘，多尿，癥积等多种证候。此种临床表现，远非一般燥证（外燥或内燥）所具有，乃系燥毒炽盛，燥邪由量变到质变的结果。

（4）与一般燥证不同的病程和转归：干燥综合征的病程较长，经年累月，燥久不已，在脏腑功能衰减，正虚邪盛的情况下，每多内舍脏腑而可见种种合病，导致有时较为笃险，如癥瘕，喘息，怔忡，痿躄、尿崩或水肿等，因此在疾病的转归上又与一般燥证不可相比。

（5）干燥综合征特殊的临床表现与燥的特性有异：本病除与阴虚失布有密切的因果关系外，有时还可表现出一些特殊的临床症状，从表面上看似乎与其阴虚液燥的基本病机相悖，如大便稀溏，口淡不渴，面浮肢肿，乏力怕冷，舌质淡胖等，多与本病患者个体的特异性体质（阳虚质）或病情异常演变（如从阴虚演变为阳虚或气虚）有关，此又为一般燥证所罕见。

（6）常法治疗难以取效：清燥润燥，养阴生津，是一般治燥的常法，每每用之即可见效，而对干燥综合征的燥证来说，有时效果不彰，必须以润燥配合益气，解毒，活血诸法合用始得应手，这又是本病与一般燥证的不同之处。

（四）中医诊断标准

通过对干燥综合征的多年临床实践资料的分析研究，认为干燥综合征是具有其自身独特性质的一类燥证，因此遂用"燥毒症"以名之。最初，是借助西医干燥综合征的诊断标准应用于中医临床并确诊病例，随着观察病例的增多和经验的积累，很自然地逐渐形成了一套中医自己的初步辨识燥毒症的诊断标准。验证临床并与西医标准对照，有较高的符合率，因此，应当而且能够以中医理论为指导，遵循该病自身的发病规律和特点，利用中医四诊的特有方法，在中医的辨识体系内建立与以西医学命名的干燥综合征有类似要求的中医诊断标准，这种做法不仅可以提高中医对疾病的认识和诊断水平，充分显现中医独特诊断技能的特色，符合中医临床诊治要求，而且对中医疾病诊断的科学化和现代化亦有着现实的和深远的意义。此种思路和方法对燥毒症（干燥综合征）进行判识，尚属初步探索研究，利弊可否，有待更多临床验证与同道评议改进。

燥毒症的中医诊断标准

（1）主要表现

1）流行病学特点：患者为女性，年龄大于40岁（但不绝对）；

2）体质（禀赋）缺陷：多数患者个体具有特异性体质，多为阴虚质或燥红质，少数病例为典型的阳虚质；

3）典型的津亏液燥、失荣失敷的临床表现：口干，眼干，鼻干，咽干，皮肤干燥，外阴干涩；

4）有其他相关疾病（如尪痹、狐惑、阳毒发斑、肌痹、皮痹等）的临床症状；

5）反复不明原因的不规则发热，异常倦怠（不劳而累）；

6）舌脉：舌苔干红或红绛，少苔或无苔，或如镜面，舌体薄瘦；脉细无力，或细数，或涩。

（2）次要表现

1）起病隐袭，病程绵长，至就诊时其典型症状（如口干，眼干，关节肿痛等）出现半年以上，有反复招感外邪，药毒伤害，不良饮食习惯史；

2）多发性龋齿，皮肤结节红斑，肢端阵发性苍白青紫，反复出现腮腺肿痛，瘰核等；

3）有内舍脏腑的特殊临床表现：如黄疸、癥积、反复咳嗽、咳痰、纳少、消瘦便溏、尿多烦渴、肢体瘫软无力等；

4）治疗史：按一般燥证单纯滋阴润燥治疗，效果不佳。

有三条主要表现，三条次要表现者可诊断燥毒症；而有两条主要表现，三条次要表现者为可能燥毒症。与西医干燥综合征的诊断标准相参照，符合率较高。

参 考 文 献

[1] 蒋明，朱立平，林孝义．风湿病学［M］．北京：科学出版社，1997：1113.

[2] 张乃峥．原发性干燥综合征的流行病学调查［J］．中华内科杂志，1993：32.

（五）辨证分型规律

1. 证候分型的意义

辨证论治是中医理论和临床诊治的精髓。在尚没有确切的科学方法将中西医两种医学体系完全融会贯通的情况下，用中医传统理论对干燥综合征进行辨证，进而指导治疗是中医诊治的特色，也是当代中医诊治干燥综合征的研究重点，这直接关系到该病的治疗效果。

古人对燥证分类，按病邪来源分为外燥和内燥，按性质分为凉燥和温燥，干燥综合征既属中医"燥证"，又是"燥证"的"另类"，所以其临床特征有待人们从临床实践中去认识和积累。

20世纪80年代开始，中医文献报道本病以个案为多，我们也是从众多个案的临床表现中逐步积累对干燥综合征的认识的。由知之甚少到知之较多，由粗浅了解到深入认识，在此基础上，深入比较干燥综合征与传统燥证的异同。干燥综合征在其发生发展过程中，临床表现有很大变化，它在不同阶段所现症状亦各不相同，据此，依其病情的演变，将其归纳为不同的证候类型。并按中医传统的"审证求因"理论，探讨其病因病机，寻求其病情的演变规律，掌握其临床特征，为认识干燥综合征的病理本质和确立治疗原则奠定基础。

2. 证候分型的依据

对疾病进行证候分型是人为的，往往带有较强的主观性，对干燥综合征也不例外。不同医家对干燥综合征从不同角度观察，见仁见智，可以有不同的证候分型，名称繁多，不一而足。对一个临床表现复杂的疾病的证候进行比较客观的分型，主要看它是否符合该病实际病情演变的规律。对干燥综合征的证候分型，主要依据的原则有三：即该病自身的演变发展规律，不同的病因，以及患者体质因素的特点，将此三者综合起来分析，在燥毒症发生发展过程中，邪正消长转化贯穿其疾病的全过程。在干燥综合征的病程中，也和其他免疫性结缔组织病一样，有发作期（活动期）与缓解期的明显不同，发作期以邪实证候为主，缓解期以正虚证候居多。病因之燥毒也有外侵与内生的区别，其邪毒虽都为积渐而成，但邪之中人也定有深浅轻重之分，而人体禀赋还有阴虚与阳虚之殊，故在受邪之后，当有阴虚，气（阳）虚转化之异。

以往对干燥综合征辨证分型的研究分为两种方法，一是从四诊，尤其是舌诊，所搜集的各种临床表现，作为辨证分型的主要依据；另一种则是从发病机理及其发展过程着手，抓住几个阶段的主要病机特点，综合四诊的临床表现进行分型。各医家对本病的病因病机有不同的认识，从而围绕着不同的病理中心，或燥毒，或阴虚，或虚劳，或瘀血，或湿热，各种不同辨证方法形成不同的分型，其中不外虚实两端，实证为活动期，为燥毒，为湿热，为风热，为热盛，为血瘀，为气滞。虚证为缓解期，为气虚，为阴虚，为阳虚，为血虚，其中正虚（阴虚），毒盛，瘀血是最常见的分型依据。

干燥综合征的证候分型是其治疗的基础，但分型过多过粗均会使治疗上难以规范，不能起到执简驭繁的作用。1987年我们[1]通过多年来对燥毒症的观察积累，从本病的病机和病情演变出发，将其分为四个基本证型：燥毒型、阴伤型、气虚型、涩滞型。从中可以反映津伤液燥是燥毒症的病理基础，正虚邪实是燥毒症的临床特点。

随后十余年的临床探索，发现相当一部分病人同时具有阴伤型和气虚型的表现，这部分病人多为病情发展的中后期，相对病程较长，虚象明显，虚多邪少，常常合并脏腑病变，在诊疗上都很有特点，因此在原有分型的基础上加入了双虚型（气阴亏虚），成为五个证型。

3. 辨证分型

我们的分型综合了本病的病因病机特点，患者体质，起病特征，病程与临床表现，分为以下 5 个证型[1]：

（1）燥毒型：本证型多见于干燥综合征的疾病初起或活动期，正气未衰，燥邪炽烈，邪正交争，症状表现急而重笃，病程多较短暂。

证候特征：口干舌燥，目涩泪少，唇燥起皱，肌肤甲错，肌肉消瘦，舌体光瘦，脉形细涩等一派燥涩之象。此种燥证多为一系列综合症群，常系全身性表现，涉及面宽，证候表现复杂多样。

证候分析：燥乃无形之邪，其为病者，机体上部表现症状较多，且易耗伤人之阴津，故与湿邪相对而有阳邪阴邪之别，这里"阳邪"是从其致病特点来确定其属性的。《中华大字典》有"燥音燥，其旁从火"，故古有"燥乃热之渐"之说，犹草木之枯燥而易火燎者然。燥象既盛，变而成毒，极易从热化火，而为燥热。《易》曰："燥万物者，莫熯乎火。"火热系属阳邪，二阳相并，犹易伤阴动血，因此与燥象同时出现的有肌肤燥热，面红烘热，低热羁留，牙龈溃痛，齿衄鼻血，目红多眵，口渴溲热，脘嘈喜冷，唇色樱红，舌质红绛碎痛，苔少或黄等症。但又与单纯阴亏或燥胜者有别是其特征，此等证型系属燥邪猖獗，邪盛酿毒，毒壅化热，热极生火，火燎益燥，互为影响。临床所见，本型以邪实为本，以实证或虚中夹实为多，常见于病程较短或素体阳热偏盛者，病久不去，必将耗阴损气，而向阴伤气虚转化，也就由实转虚了。

（2）阴伤型：本证型是干燥综合征病程中最为常见的基本证型，可由燥盛化火，日久耗灼阴津发展演变而来，亦可见于素质阴液亏虚者，证属虚象或虚中夹实之候，可见于本病的全过程，但以缓解期为多见。

证候特征：口干咽燥，入夜尤甚，唇干燥裂甚或起揭，目涩视昏，肌肤甲错，形瘦色苍，颧凸肉消，鱼际瘪陷，头晕耳鸣，腰膝酸软，倦怠无力，午后潮热，干咳音嘶，五心烦热，纳少便结，齿浮松脆易落，男子遗泄，女子经少经闭，舌体瘦红苔少或光如镜面，脉形细数等。

证候分析：津液是人体一切正常水液的总称，由机体摄取饮食物的精微所化生，主要是指人的体液而言。推而广之，还包括汗液、涕液、唾液、泪液、胃液、肠液、尿液等分泌液和排泄液，有渗灌、滋填、充养、滑润、排泄等作用。在人体脏腑功能活动作用下，津液为水液衍化而成。其性有形，类水属阴。它在人体的代谢过程中，又与人体的"火"二者之间维持着微妙的动态平衡。津液主柔主濡，故人体各脏器组织四肢百骸无不受其惠养。津充则润，津亏则燥，燥则耗阴，是以内燥与阴虚二者有着密切的因果关系。津伤不行固可致燥，燥盛化火又必灼津，津耗则燥益甚，且能在阴伤的基础上，导致水火平衡失调，虚热内生，而既生之虚热，又每常进一步灼伤阴津，形成病理循环，出现一系列阴伤内燥之征，故阴伤失调，津燥失敷是本病的主要病理基础。阴津既伤则失润失敷，外不能润泽皮毛，内不能滋灌脏腑，为此孔窍失润，关节失利，骨空失填，脑髓失养，故诸症丛生。

（3）气（阳）虚型：本证型多见于禀赋阳虚气弱素质患者，或由病程久旷，燥毒郁热损阴耗气，或由阴液亏虚，阴损及阳（气）转化而成，临床每见病程久延，体质羸弱，全身脏腑功能衰退的特征。从病情上看，远较单纯阴伤者为重。

证候特征：除见一派干燥症状外，多同时伴见一系列气虚症状，如气短心悸，懒惰无力，纳少便溏，面色浮㿠，口干少饮，肢端欠温，甚则畏寒凛冷，指胀胫肿，肢节困重酸楚，苔薄滑舌质淡胖边有齿痕，脉濡而细，其临床表现与一般阴伤内燥者迥异，自属特殊。

证候分析：人身气之与津，犹风之与水，风无水不生，水少风不动，其在人体则气无津不养，津无气不布，是以气足则津充，气运则津流。今气虚脾弱，津液缺少气之推动，则当升不升，当降不降，当灌不灌，当滋不滋，转输敷布受阻，抑且有失匀调。由于此等证候常由阴津亏虚转化而来，阴津亏损于先，气虚津燥于后，或与阴津亏乏并存，是以机体阴阳之平衡，水火之互济有失常态，出现燥者自燥，湿者自湿，二者并存之矛盾现象。气为人身津血流行的动力，能量的泉源，故气虚者阳弱，脏腑功能衰减，不独可以出现一系列虚寒之症，而且能够凝津滞血，从而出现水饮、痰浊、瘀血等第二致病因子，进而产生出各种不同的相关证候。

（4）涩滞型：本证型难拘定格，或以瘀为主症，或以痰为主症，多系"第二致病因子"在起主导作用。因此，其临床所见除均有燥证特征外，还可见到由瘀、痰所派生出来的诸种证候表现。其症多为虚实夹杂，种种变证不一而足，出现时间亦常不定。

证候特征：其偏血瘀者，乃气血阻滞，脉络不利所致，可见关节肿胀疼痛，部位相对固定，甚则畸形，活动受限，或肢端麻冷疼痛，肤色或白或紫，有失红活，或见皮下结节较硬，触之疼痛；或见面色晦黯，形瘦憔悴，肌肤甲错，经少或闭经，舌有紫气或有瘀斑瘀点，舌下筋脉粗黯，脉涩；其偏痰者，乃津滞凝痰，隧络阻痹所致，可见久咳咯痰，胸闷气急，或咽喉阻塞不畅如有异物，或肌腠之下痰核，或腮颊漫肿无时，酸胀疼痛，苔腻脉滑等。

证候分析：津液为人体脏腑功能活动的物质基础，周流匀布乃其常，凝滞壅聚是其变，其贵在随气血周流。机体各部脏器组织因之各得其所，则津血匀调，滋而不燥，通而不滞。一旦气虚失运，津液布途障碍，流径受阻，或由于阴虚生热，凝津不行燥结成痰，阻塞孙络，结而成形，是以或为发颐（腮腺肿胀），或为瘰疬痰核（淋巴结肿、甲状腺疾病）。津液又是人体营血的有机组成部分，有助于营血的流畅以行以养，其或因气弱不布，或因热壅气滞，均可导致阴伤血瘀、津燥凝涩，而使津不运血，血不载气。外不能布达四末，内不克濡煦筋骨，是以经脉失荣失通，肌肉关节酸痛无定，肢端寒冷色白紫黯有失红活，种种阻塞凝痹之症丛生。

（5）双虚型（气阴亏虚）：本证型亦为干燥综合征的常见证型。患者既有阴虚，同时又有气虚的表现，气虚阴亏并存，是阴虚型和气虚型的复合证型，证候表现邪少虚多，以虚证为主。其临床表现因阴虚或气虚的程度而各有侧重。远较单纯阴亏或气虚复杂且重。以缓解（静止）期多见，亦或合并内舍脏腑病变。

证候特点：目涩而干，口干咽燥，关节疼痛，神疲乏力，少气懒言，形体瘦弱，面容憔悴，或有低热，反复外感，肌肤干糙，肢端易紫，舌红少苔或舌质淡胖边有齿痕，脉细无力，或数或涩。随内舍脏腑的不同，而有相应的证候表现。

证候分析：燥毒伤阴，津亏液燥是干燥综合征的基本病理，根据阴阳互根的原理，阴伤及阳（气），常常导致阳气亦虚，形成气阴俱损之证，多见于禀赋薄弱，素体亏虚的患者，是以阳（气）虚与阴（津）伤互见。

参 考 文 献

[1] 傅宗翰，刘永年. 干燥综合征的辨证施治规律［J］. 南京中医学院学报，1987，3（3）：11.

（六）治疗原则

干燥综合征临床症状复杂多变，除唾液腺、泪腺等腺体受累而出现口干、眼干等相应症状外，还可累及全身多系统多脏器。不同患者有不同系统和器官的损害，其症状的轻重程度差异亦较大，因此在临床工作中须仔细识别。对干燥综合征的辨识应是动态而非静止的，随着疾病的发展和邪正的消长，常见活动期与缓解期间隔交替出现，在不同的时期辨证的内容亦有相应变化，虚实、邪正相互错杂，这是本病在病程演变过程中的一大特征，故在治疗中应遵循以下原则：

1. 整体化原则

整体观是中医学的特点之一，在对疾病治疗上也必须时时处处遵循这一原则。干燥综合征是容易导致全身性多脏器组织损害的免疫性结缔组织病，但也常在它的病程中某个阶段出现突出的局部临床表现，对此如何给予恰当的治疗，也就突出了标与本、现象与本质、局部与整体的关系问题，为此，应当把这些局部突显的临床症状放在整个疾病过程中去考量，才不致陷入舍本逐末、见树不见林的狭隘被动境地，例如有的干燥综合征患者在某个阶段或自始至终以痹证为主要临床表现，这时应当将其与单纯的"三痹"进行比较分析，从而认清此二者的重要区别，不去做祛风化湿、散寒逐痹的简单处理，从整体考虑其病因病机及临床特点，把"蠲痹"融化在润燥流津，解毒通络等针对其病因病机本质的治法之中，实践证明往往可以避免误入治疗上的歧途，收到较好的效果，对于干燥综合征，患者的其他突出的局部临床表现也同样如此。

2. 动态化原则

矛盾运动是事物的普遍规律，这一规律也贯穿在中医的治疗学中，从中医的临床实践中认识到干燥综合征与其他大多数免疫性结缔组织病一样，在其整个病程中，充斥着邪正交争，彼此消长的变化，亦即存在着疾病活动期和缓解期交替出现的特征，充分重视这个动态变化规律，不仅可以确切认识某个阶段疾病的临床特征，及其邪正消长变化的情况，如活动期症状急迫而剧烈，多出现实证或虚实夹杂，治疗上当以祛邪为主；缓解期每以虚证为多，症状多较平缓，每以虚证为多或虚中夹实，治疗上多以扶正为要。这样才能够比较冷静地观察疾病的发展演变及转归预后，并采取切合病情的治疗方法，从而取得更好的治疗效果，做到寓防于治，从容地控制病情的发展进程。

3. 个性化原则

矛盾的特殊性寓于矛盾的普遍性之中，干燥综合征被认为是燥证中的异类，是以其在燥证的一般规律之外，还必然有其独特的表现，因而在治疗上必须给予格外重视，《内经》云："燥者濡之"，"以甘缓之"，前人治燥立法多本乎此旨，总不出"滋润"而已，但在很多情况下，以治燥常法治疗干燥综合征多难合拍。李梴在《医学入门》中指出"燥者血涩而气液为之凝滞，润者血旺而气液为之流通。"津液滞涩或因血虚，或因瘀阻，或因气病，或因毒蕴，或因络痹，不一而足。单纯滋柔濡润，难中肯綮。清喻嘉言"但以润治燥不求病情，不适病所，犹未免涉于粗疏耳"之论足堪借鉴。此外，对于干燥综合征患者来说禀赋有不同，体质有强弱，阴阳有偏胜，因而同属一病临床表现纷繁复杂，有属热属寒之殊，在气在血之异，亦需详加参合，知常达变灵活处之。

4. 病证合参原则

干燥综合征与传统"燥证"密切相关，因此应用辨证论治原则，是治疗干燥综合征的基础，但由于辨证论治原则在治疗该病方面存在的某些局限，加之西医对该病研究成果的进展，足以供我们参考和借鉴。所以采取辨病与辨证相结合，辨证论治与专方专药相结合，又是需要遵循的另一原则。这种方法不仅可以提高治疗效果，而且可以避免和减少治疗上的误区。

（七）治疗方法

干燥综合征由于其有突出的干燥症状，因而中医治疗一般常从"养阴生津"入手，但若仅限于养阴，则会发现许多病例疗效难以满意。常需以润燥配合益气、温阳、解毒、活血诸法合用始得应手。因此"流津润燥"是干燥综合征治法的核心。流津，即使津液正常敷布流通，在治疗中通过养阴、补气、温阳、活血、解毒等方法，来达到使患者津充气足，脉道通利，津液流布，从而使津液能上承于口眼，润泽于肌肤，充养于五脏，则"燥"也自然得解。现以流津润燥为核心将干燥综合征的主要治法简介如下：

1. 滋阴法

适用于阴津不足，燥盛于内者，干燥综合征以各种干燥症状为突出表现，本法自然是治疗最常用的基本治法。但在使用时还应辨别各种病理变化。阴虚与内燥二者有着密切的因果关系，津液不足可致内燥，同时燥胜化火又可灼伤津液。代表方有增液汤、六味地黄丸、二至丸等，药采玄参、生熟地、天麦冬、生山药、枫斗石斛、玉竹、花粉、黄精、墨旱莲、女贞子、龟甲、白芍、乌梅等，其兼有燥火内热者，可酌加知母、黄柏、丹皮；虚热内扰，低热缠绵者加地骨皮、白薇、银柴胡、功劳叶、青蒿等以除蒸热。在使用滋阴药物时，应注意询问病人排便等情况，如病者便溏，可能伴有脾气虚弱，则滋阴药不可过强，应配合健脾益气药物，如山药、茯苓、制黄精等。

2. 解毒法

"燥毒为患"，是本病的启始动因和致病之源，"燥毒"的形成与先天禀赋缺陷和后天邪毒蕴袭密切相关。禀赋的差异造成了特定体质的人群对某种致病因素及某种疾病的易感性。六淫外袭、饮食劳倦、七情内伤、职业损伤等多种致病因素作用于人体，在体内经过一段时间的积聚酝酿、滋生转化，逐渐演变为"燥毒"。燥毒一旦形成，则深藏于脏腑经隧之中，难于驱逐。经络是气血津液运行的通道，燥毒内蕴，损及脉络，耗伤气血，则津液布运受阻，故治疗上当重视解毒驱邪，通过以剿代抚，以清促滋，以达邪去正安，断其传变之目的，临床可选用清燥救肺汤、沙参麦冬汤、加减玉女煎等，燥毒化火，伤及营血者，又多以清燥解毒，泄热降火为其大法，选方犀角地黄汤、三紫汤、白虎汤加减，药用水牛角、地黄、玄参、天冬、玉竹、紫草、绿豆衣、土茯苓、白花蛇舌草、连翘、知母、贯众、黄芩等。

3. 补气法

人的津液运行，依赖于气的推动输布，脏腑经络之气充足，方能有效推动津液运行，输布全身，滋润濡养脏腑组织、四肢百骸、肌肤孔窍，若各种原因导致气虚失运，津液敷布亦随之障碍，则会出现口干咽燥，无唾少津，渴不多饮，双目干涩，视物模糊，纳食减少，倦怠乏力，大便溏软等气虚之象。气足则津充，气运则津流，盖气虚可因禀赋阳气虚弱，或燥毒邪热损津耗气，阴虚及阳（气）所致。故当补脾以生气，益气以流津，一如风助浪行，总冀达到气旺津充，周流灌溉之目的。补气可选四君子汤、七味白术散等，临床常选用党参、黄芪、太子参、白术、葛根、荷叶、红枣等药。

4. 温阳法

气虚的病人，常表现阳气不足，中医认为，阳虚则生寒，寒则津凝，犹如冬令寒风凛冽，天降白霜，大地冻裂，一片寒燥之象，一俟春暖花开，阳光普照，寒冰融化，则地气湿润，燥气自解，故在治疗中，对气虚症状较明显或兼有阳虚的患者，怯寒面䏊，神倦乏力，下肢凉冷，肢端肤色苍白黯紫，皮肤粗糙皲裂，甚则甲床周围干裂，溃疡坏死结痂等，在补气的同时常酌加温阳祛寒药，如菟丝子、鹿角片、巴戟天、桂枝（或肉桂）、熟附片、鹿衔草、淫羊藿等，能起到温阳益气，蒸腾气化，促进津液生化或流动的作用，但使用中应注意用量适宜，以免过用助热生燥。

5. 活血法

脉络是津液运行的通道，脉络瘀滞，津道不通，则津运受阻。临床常发现一些患者：虽有口干燥渴，却"但欲漱水而不欲咽"，渴而不饮，或饮不解渴，与《血证论》中所论瘀血所致"血渴"相似，这是由于瘀血阻滞津道，水津不能敷布所致。瘀血可见于本病的全过程，探讨瘀血产生的缘由，燥毒蕴袭是首因，燥毒隐袭，损伤脉络，则络阻经闭。燥毒久蕴，耗伤气血阴津，气虚血行无力，则停而为瘀；津血同源，血虚津亏，血液浓聚，滞而成瘀。治疗当以活血祛瘀，疏通津道，一旦瘀去络通，津液流布，燥也荡然无存。临床可选桃红四物汤、大黄䗪虫丸等加减，药用桃仁、红花、丹皮、赤芍、当归、地鳖虫、丹参、鬼箭羽等。

总之，在干燥综合征形成"干燥"的发病机制中，"燥毒"是"因"，"气虚"、"阳虚""血瘀"是"果"，在临床表现上，早期或以"因"为主，进一步发展可以"果"为主，或"因"、"果"表现兼而有之，在治疗上当根据病理变化的先后、侧重的不同而灵活施治，将流津润燥寓于补气、温阳、活血、解毒之中，可使气旺津充，瘀去络通，津液输布畅达，燥证得解。

病案举例

李某，女，65 岁，2005 年 7 月 28 日初诊。主诉：口干、眼干 2 年。既往有浅表性胃炎病史。2 年前因感觉口干、眼干，于 2003 年 9 月在某西医院检查，被诊断为干燥综合征，一直服用羟氯喹、注射胸腺肽等治疗，症状改善不明显，转而求助于中医。刻下：自觉神疲乏力，动则出汗，口干舌燥，不欲多饮，双目干涩，大便时干时溏，关节偶痛，龋齿多枚，腮腺不肿，查白细胞总数 3.6×10^9/L，血小板 67×10^9/L，苔薄舌淡红有细裂，脉细，病机为燥毒蕴袭，气虚血滞，津液不布，治以益气活血，解毒润燥。处方：黄芪 15g、太子参 15g、山药 12g、生炙甘草各 3g、炒白芍 10g、葛根 10g、白术 10g、鬼箭羽 10g、虎杖 12g、鸡血藤 12g、乌贼骨 12g、丹参 10g。

2005 年 9 月 12 日二诊：口干渐润，有时眼涩无泪，疲乏已有改善，日前因外感咳嗽 3 天，干咳痰少，肩臂酸痛，大便成形，苔薄白舌有细裂痕脉细，治用原法。处方：黄芪 15g、生白术 15g、太子参 15g、葛根 10g、生炙甘草各 3g、赤白芍各 10g、黄精 12g、鬼箭羽 10g、丹参 10g、虎杖 12g、鸡血藤 12g、木瓜 10g、乌贼骨 12g、杏仁 10g、枇杷叶 10g。

2005 年 10 月 17 日三诊：入秋以来口干唇燥明显，咽干疲乏，胃纳尚好，晚间目涩而泪少，肩关节时有酸痛，大便自调，苔薄舌红脉细。处方：黄芪 15g、山药 12g、生炙甘草各 3g、赤白芍各 10g、虎杖 12g、鸡血藤 12g、菟丝子 12g、穿山甲 5g、黄精 12g、女贞子 12g、谷精草 12g。

2006 年 3 月 23 日，口干显著减轻，眼干亦较前好转，大便时干时软，白细胞偏少，腿酸乏力，苔脉同前，治用原法，前方继服。

按语：该患者主要表现为神疲乏力，动则出汗，口干不欲饮，舌淡红，络滞脉闭，津液失于输布，故出现口干眼干等症状。本病例的治疗没有一味地单纯养阴生津，而是重在益气活血，解毒通络，布津润燥，故方中以黄芪、太子参、山药、白术、炙甘草益气健脾，赤芍、鬼箭羽、虎杖、鸡血藤、丹参、穿山甲、生甘草活血解毒，疏通津道，菟丝子温运阳气，温而不燥，以助津液流通，如此可使脾旺气充，血运津布。该患者三诊过后，口眼干燥症状已明显改善，神疲乏力已明显好转，前方加减继服，间断服药 2 年余，诸症相继缓解，复查血、尿常规，肝肾功能在正常范围。因此，我们认为临床辨治干燥综合征，当灵活运用益气、温阳、活血、解毒之法，不可见燥治燥，一味养阴生津，方能掌握本病的治法精髓。

第2节 经　验

一、干燥综合征的诊治经验

余从事干燥综合征的理论研究和临床诊治 30 余年，早年曾襄助全国名老中医傅宗翰先生，在全国率先较完整地阐述了该病的中医理论框架和诊治体会，为中医认识和治疗该病奠定了一定的基础，此后，在此基础上不断实践总结，并有所开拓和发展，积累了一定的经验。

1. 拓展理论，指导临床

临床医学是一门经验科学，医疗实践的过程是一个从实践上升到理论，再由理论指导实践的螺旋上升过程。作为一个医者，认真研究前人从长期的临床实践中总结的理论精华，结合自己的经验及体会，用以规范和指导自己的医疗行为，这也正是目前循证医学所遵循的医疗模式，《医宗金鉴》有："医者……理不明则识不清"的论述，明确指出只有明理才能识证，识证才能立法，立法才能遣方用药，因此，要深研理论，探讨疾病发生发展的规律，以便更好地认识和治疗它，我们对干燥综合征的认识和研究就是遵循这条路径走过来的。

我专攻中医结缔组织病，特别潜心研究诊治干燥综合征 30 余载，对其病名、病因、病机、分型规律和治则方药，进行了深入探讨和研究，在国内率先提出了该病较为完整的理论，突破了单纯滋阴生津的治法，为中医认识和治疗该病奠定了一定的基础，并总结出有较好疗效的系统治法和方药，积累了一定的经验。

本病的病因有先天禀赋异常和后天邪毒侵袭两个方面，乃因患者禀赋缺陷，素体肝肾阴虚，肺胃津液不足，复受燥毒之邪侵扰，重灼津液，壅滞经络，内不能濡润脏腑，外不能滋养皮毛所致。邪正互相影响，形成病理循环，以致促发本病。干燥综合征病人多表现为病情起伏不定，病期冗长，难于根治，经过适当治疗，临床症状虽有改善，但自身抗体长期不消失，或因某些因素常可导致病情反复，甚或进而内舍，造成脏腑损伤，这是燥毒伏藏于脏腑经络之间，演绎变化的结果，又颇符合伏邪学说的观点，可认为是燥毒伏藏于内，外因引动伏邪，是对伏邪致病的佐证和拓展。

津伤液燥是本病的重要病理基础，其燥之为病除阴津耗伤外，又常因于布津之途障碍，每应当责之虚损和瘀血。盖虚有气（阳）虚、阴（血）虚之分，气虚则血运受阻，阴虚则津液枯润。验之临床本病并非一派阴虚燥热之象，而常现气阴两虚之征，甚至脾肾亏损，出现阳（气）虚阴凝而燥的征象。

此外，血瘀是造成布津之途障碍的另一重要因素，究其致瘀之由，或缘于淫邪之侵，或由于气病及血，或咎之于脏腑阴阳先伤。瘀血致燥，乃缘瘀血阻络，不能载津滋润之故，与唐容川《血证论》中所谓瘀血所致"血渴"相吻合，并与《金匮要略》大黄䗪虫丸证类似。

本病"毒、虚、瘀"交相为患，成为发病的关键所在。是以本病致燥之因虽有多种途径，但尤以"瘀血"和"虚损"为重要，进而拓展了"邪毒致燥论"、"瘀血致燥论"和"（阳）气虚致燥论"，补充与发展了中医学对本病的认识，为临床运用解毒治燥、活血治燥、益气（温阳）治燥奠定了理论基础。

2. 辨证辨病，相辅相成

应用辨证论治原则，是治疗干燥综合征的基础，但由于辨证论治原则在治疗该病方面存在的某些局限，加之西医对该病研究成果的进展，足以供我们参考和借鉴。所以采取辨病与辨证相结合，辨证论治与专方专药相结合，是我们需要遵循的一个原则，这种方法不仅可以提高治疗效果，而且可以避免和减少治疗上的误区，不落见燥治燥，单纯养阴生津之窠臼。

干燥综合征作为燥证中的异类，有其自身特点：病因复杂，起病隐袭，病程绵长，变化多端，易内舍脏腑，难以根治。燥之形成既非单纯外燥所导致，又与一般内燥有别，而另有蹊径，其中邪毒为害是本病的起始动因和致燥之源，津伤液燥是主要病理基础，津液不足存在于疾病的全过程，津液不足包括两个含义：一是津液耗损，一是津布受阻，两者造成"津供不全"，燥象乃生；"毒、虚、瘀"交相为患，内舍于脏腑，则变证丛生，病情重笃。

结合致燥之由和临床表现，将其分为五个证型。①燥毒型。本证型多见于干燥综合征的疾病初起或活动期，正气未衰，燥邪炽烈，邪正交争，症状表现剧烈重笃，病程多较短暂。②阴伤型。本证型是干燥综合征病程中最为常见的基本证型，可由燥盛化火，日久耗灼阴津发展演变而来，亦可多见于素体阴液亏虚者，证属虚象或虚中夹实之候，可见于本病的全过程，但以缓解期为多见。③气（阳）虚型。本证型多见于禀赋阳虚气弱素质患者，或由病程久旷，燥毒郁热损阴耗气，或由阴液亏虚，阴损及阳（气）转化而成，临床每见病程久延，体质羸弱，全身脏腑功能衰退的特征，从病情上看，远较单纯阴伤者为重，临床表现与一般阴伤内燥者迥异，自属特殊。④涩滞型。本证型难于定格，或以瘀为主症，或以痰为主症，多系"第二致病因子"在起主导作用。因此，其临床所见除均有燥证特征外，还可见到由瘀、痰者所派生出来的诸种证候表现。其症多为虚实夹杂，种种变证不一而足，出现时间亦常不定。⑤双虚型（气阴亏虚）。本证型亦为干燥综合征的常见证型，患者既有阴虚，同时又有气虚的表现，气虚阴亏并存，是阴虚型和气虚型的复合证型，证候表现邪少虚多，以虚证为主，其临床表现因阴虚或气虚的程度而各有侧重，远较单纯阴亏或气虚复杂且重，以缓解（静止）期多见，亦或合并内舍脏腑病变。

3. 早期诊治，改善预后

本病由有积渐而来，起病多呈隐袭状态，通过临床观察发现，患者从发病到就诊时间，短者有数月，长者达 20 余年之久。本病治疗过程漫长，在其疾病的发展过程中，活动期和缓解期常交替出现，给患者造成长期病痛。而有的患者脏腑组织及功能损害严重者，甚至会危及生命。

本病临床表现复杂多变，患者的就诊主诉具有多样性的特点（粗略统计的有近 20 种之多），且少特异性，多不为人所重视，亦极易造成误诊和漏诊，而且除唾液腺、泪腺等腺体受累而出现口干、眼干等相应症状外，还可累及全身多系统多脏器。不同患者有着不同系统和器官损害，其症状的轻重程度差异亦较大，因而在患者的诊治过程中，常因某些局部症状较为突出而被误诊，诊治上被诱入歧途，而长期得不到正确的治疗。如有患者以反复口腔溃疡为主要表现的，被当作普通的口腔黏膜病变来治疗；以反复腮腺肿痛为主要表现的，被当成一般病毒性腮腺炎来治疗；以关节炎症为主要表现的，而被误诊为类风湿关节炎；因眼干目涩而被误诊为病毒性角膜炎；因颈前结块肿大而被当作单纯淋巴结炎等等。此外，由于内舍于不同脏腑组织，每有相应的临床表现，必须做相关诊察，以及时明确诊断，以免贻误治疗时间而加重病情。

曾经接诊一位瞿姓女患者，一段时间常感疲乏并伴四肢关节肌肉酸痛，因其在某省级三甲医院工作之便，及时做了相关检查，发现血沉增高，抗 SS-A、SS-B 抗体阳性，遂诊为干燥综合征，给用相应的中药治疗年余，始终稳定在亚临床状态。而另一位颜姓患者，疲惫伴经常不规则低热、关节痛，血沉快，当时未接受医生建议系统正规治疗，致两年后出现反复不规则高热，多次住院，确诊为"重叠综合征"（干燥综合征与系统性红斑狼疮），以致全身多脏器损害，濒临危象。患者追悔莫及，医者亦深以为憾。

因此，在充分认识本病特征的基础上，提高对本病的警惕性，中西合参，做到早期诊断，早期治疗，对缓解症状，防其传变，保护脏腑功能，改善预后具有重要的意义。通过多年的临床实践，有着深切的体会，略于呈述，谨供同道参酌。

4. 益气温阳，另辟蹊径

传统治燥多从养阴生津着手，津充则润，津亏则燥，燥则耗阴，燥甚与阴虚二者有着密切的因果关系，阴伤失润，而津燥失敷是本病的主要病理基础。但燥之为病，除由阴津耗伤所致外，气虚阳弱亦为病机一端，属此证型者除见一派干燥证候外，多同时见气短心悸，懈惰乏力，面色浮晄，纳少便溏，肢端欠温，甚至畏寒凛冷，指胀胫肿，肢节困重酸楚，或指端肤色苍白黯红，舌苔薄滑质淡胖边有齿痕，脉濡而细等，其证候表现与一般燥证阴伤者迥异。

本证型多见于阳虚气弱素质患者，临床每见病程久延，体质羸弱，全身功能衰退的特征，从病情上看远较阴伤而燥者为重。盖气虚则津运缺少推动，阳弱则津液失于温化，寒盛则阴凝结燥，当升不升，当降不降，当灌不灌，当滋不滋，传输敷布受阻，抑且有失匀调，由于此等证候常由阴津亏虚转化而来，阴津亏损在先，气虚阳弱在后，或与阴津亏乏并存，是以机体阴阳之平衡，水火之互济有失常态，出现燥者自燥，湿者自湿，二者并存之矛盾现象。

气虚阳弱在本证中占有重要位置，因此在治疗上亦不能囿于"阴虚者必燥，燥甚者伤阴"的常理而一味滋润，是当另辟蹊径，从益气温阳润燥方面着眼，补脾以生气，养气以流津，温阳以解凝，一如自然界风助水行，日照冰融，冻土转湿，以冀达到气旺津充，周流灌溉的目的。方选七味白术散、四君子汤加附子、桂枝等温阳之品。药用潞党参、黄芪、白术、山药、炙甘草、葛根、苡仁、菟丝子、淫羊藿、鹿角片、巴戟天、芡实、煨肉果、炮姜、桂枝、熟附片等。对此辨证必须细微准确，对燥证而不伴见脾虚气弱阳微者，辛散温热之药不可妄投，需要注意的是，此型即使辨证不舛，选方用药亦应全面斟酌，如补脾宜免壅滞，益气需避刚燥，补阳宜乎温润，除寒当防过热，滋燥尤防阴腻，此为关乎疗效之机窍也。

5. 精选方药，彰显特色

治疗本病获效的关键在于早期诊断，精确辨证，同时抓住三个治疗重点，即重解毒润燥、重活血祛瘀、重益气温阳，而非仅养阴一途。解毒常用鬼箭羽、玄参、大黑豆、升麻、紫草、贯众等；活血祛瘀常用丹参、三七、红花、赤芍等；益气温阳常用黄芪、党参、山药、桂枝、淫羊藿、附子等；生津润燥常用玉竹、乌梅、荷叶、葛根、枫斗石斛等。其中鬼箭羽一味，为卫矛科植物，性甘辛寒，归肝脾经，主要功能有破血祛瘀，解毒消肿，杀虫，现代药理研究具有一定的免疫调节作用，应用于干燥综合征的原理主要针对疾病的主要病因（毒、瘀）及主要病机（络脉瘀滞），不论辨病或是辨证均与之合拍。运用鬼箭羽的临床指征在于"瘀"和"痹"，其主要表现有：①脉沉细或细涩，舌有瘀点瘀斑，质黯不鲜或紫；②常有不同程度的肌肉关节疼痛或肿胀；③常有不规则发热或低热；④病情常有时缓时剧的特点，病程多长（久病属瘀）；⑤常有斑疹或肌肤甲错，或黏膜损害；⑥顽疾缠绵，病情复杂，变化多端（所谓怪病属瘀）。此外相应的免疫学及微循环等检测指标可做参考。

鬼箭羽治疗本病常需长期坚持服用，此药有小毒，剂量不宜过大，对久病体弱者尤需注意配伍运用，正邪兼顾，不失偏颇，方能获得良好效果。

作为一种疾病，必然有其内在的规律，病因病机有其特点，其治疗也必然有规律可循，因此在辨证论治的基础上，强调结合专病专方始能提高疗效。通过反复的临床实践，筛选药物，总结制订了有较为稳定疗效的专方——燥毒清，其药物组成主要有黄芪、玉竹、鬼箭羽、赤白芍、生甘草、紫丹参等九味组成，本方具有益气养阴、解毒祛瘀、生津润燥的作用，适用于干燥综合征燥毒滞络，气阴亏虚证，其临床指征多见口干唇燥、频喜漱水、目涩少泪、齿浮松脆或有腮肿、关节肌肉游窜疼痛、肌肤甲错、指端肤色苍白或暗红、形瘦疲乏、或有低热、舌红少苔或舌质淡胖边有齿痕脉细涩等。运用中抓住"毒、虚、瘀"的特征，结合病情加减运用，气虚甚者加党参、白术、黄精、茯苓、葛根、山药等；阴虚甚者加地黄、女贞子、天麦冬、玄参、龟板、花粉等；瘀血阻络甚者加大黄、丹皮、红花、水蛭、茺蔚子、䗪虫等；关节痛者加秦艽、防风、金刚刺、木瓜、鹿衔草等；腮腺肿大者加玄参、浙贝、牡蛎、山慈菇等；低热者加白薇、鳖甲、青蒿、银柴胡等；阳虚者加菟丝子、巴戟天、仙灵脾、仙茅、鹿角片等，少用附子、肉桂等大温大辛之品，以防助燥伤津。

二、系统性红斑狼疮的诊治经验

1. 毒热为患，清剿为先

中医古代文献无系统性红斑狼疮的病名，从临床特点看似属"阴阳毒"、"日晒疮"、"蝶疮流注"、"温病发斑"等范畴。《金匮要略·百合狐惑阴阳毒病脉证治》："阳毒之为病，面赤斑斑如锦纹，咽喉痛，吐脓血"；《诸病源候论·瘟病发斑候》："表证未罢，毒气不散，故发斑疮……至夏遇热，温毒始发于肌肤，斑烂隐疹如锦纹也"，这些显然是系统性红斑狼疮的典型症状。本病的病因病机也可以从以上的文献中得到一些启示。本病的病机为体禀缺陷，毒热为患，瘀滞脉络，毒热是关键所在。毒热的产生可以源于先天禀赋，也可以是平素摄生不慎，冒受温热邪毒，或日光暴晒，热毒内侵，或饮食失节，过食辛辣，或药毒久蕴，或五志化火，诸邪留滞经络，伏而不去，蕴久热盛成毒。本病虽然在病程中多数阶段表现为毒热入营，但与温病的热入营血不同，本病是先由于素体血中伏热蕴毒，复因风热日晒，或恣食腥膻发物，或情志内伤，两阳相合，内不能疏泄，外不能发越，燔灼营血，充斥体肤，怫郁肌腠，发为本病。毒热入络，随经络流注变化，脉络受损，瘀滞不通。毒热熏灼血络，充斥肌肤，则见面颊部蝴蝶状赤红斑疹，迫血妄行则见便血、尿血，手掌足趾瘀点。毒热滞于关节肌肉，则关节肌肉酸痛，活动不利；毒热滞于心络则心悸胸闷气短，甚则昏谵烦乱、肢冷脉微；毒热滞于肝络，肝胆疏泄不利则胁痛目黄，引动肝风，可见手足抽搐；毒热滞于脾胃之络可见口舌生疮；毒热滞于肺络，肺失宣肃，咳嗽气喘；毒热滞于肾络，肾不制水，水邪泛溢肌肤为肿；热伤气阴则乏力、倦怠。

　　针对毒热为患，其治要在祛邪，因其毒热踞潜营血深僻之处，故应掌握清营凉血，解毒剔邪的原则。挫其嚣张之势，断其传变之源，始可控制病程发展，冀以减少脏腑正气之损伤，乃祛邪所以安正也。对于系统性红斑狼疮早期或活动期，一派阳热亢盛之象，主张清剿为先，前人所创之犀角地黄汤、清营汤有一定的代表性。其中犀角常以水牛角代之，入煎剂量须重，当在30～60g 之间，此时常配大黄、鬼箭羽、贯众、蚤休、大青叶、白花蛇舌草、生甘草等襄助。其中大黄具有泄热解毒泻浊之功，常用为泻毒之要药，用之恰当，确能起到撤毒祛邪之效；鬼箭羽亦有解毒通络活血作用，与雷公藤、昆明山海棠等为同一科属，据文献报道有调整免疫功能的作用[1]。而蚤休、贯众、大青叶、白花蛇舌草等均为清热解毒要药，合用有协同增效之作用。若症见气营两燔征象，则可酌加生石膏、知母、银花、连翘等。

　　2. 祛瘀通络，贯彻始终

　　毒热之客于络脉，与络中气血相搏结，则很容易阻碍气机成滞，熏蒸血液成瘀，影响络中气血的输布环流，导致络中气滞血瘀的状态。若毒热蕴久而不解，又势必伤阴耗气，气虚行血无力则血液瘀滞更甚。毒热之邪耗损肝肾之阴，阴液耗伤血液黏稠则络中血液浓浊更易凝滞。病久阴损及阳，阴寒内盛，寒凝亦会引起络中血瘀。终至毒瘀胶结不解，深入脏腑之络，使得系统性红斑狼疮病程漫长，久而不愈。临床所见反复发热（高热或持续低热）面颊及皮肤红斑赤缕，关节肌肉疼痛麻木，肌肤肿胀，指端苍白紫暗溃疡，毛发枯燥脱落，龈血鼻衄，月经量少或闭止，舌质黯紫或瘀斑瘀点，脉细涩不畅等，结合血中多种自身抗体之存在及血流变检测之异常，均提示瘀血阻络存在。由于毒瘀滞络贯穿于系统性红斑狼疮病程的全过程，所以祛瘀通络亦当贯彻治疗始终。具体而言，系统性红斑狼疮初期毒热亢盛，络中瘀滞，故首当清透络中毒热之邪，俾热去络宁，在清热解毒药物基础上，配以散瘀通络之品，药选赤芍、丹皮、丹参、紫草等。若病情由活动期进入缓解期，但毒瘀胶结久而不解，气阴耗伤，可以适当在原来治法的基础上配合益气养阴，气虚者补气通络，常选用的药物有：黄芪、太子参、白术、山药；阴虚者养阴通络，可酌选黄精、南沙参、麦冬、玉竹、石斛、龟板、女贞子等。病至后期，阴损及阳，络中寒凝，则以温补脾肾为主，常用药物有菟丝子、淫羊藿、鹿角片、鹿衔草、桂枝、熟附子等，且总宜适当配伍散瘀通络之品，如卫矛、丹参、红花、三七、桃仁、红藤、鸡血藤等。

3. 重视护肾，补阴顾阳

肾为先天之本，内寓元阴元阳，张景岳云："五脏之阴非此不能滋，五脏之阳非此不能发"。系统性红斑狼疮系毒热之邪为患，热灼津伤，肾阴必当受累。《景岳全书·虚损》云："虚邪之至，害必归肾；五脏之伤，穷必归肾。"验于临床，这与系统性红斑狼疮患者容易发生肾损害相一致。毒热伤肾，包含了西医学中系统性红斑狼疮伴有狼疮性肾炎。系统性红斑狼疮患者 25%～50%在临床早期就有肾脏功能的异常，而晚期患者可达 60%[2]。系统性红斑狼疮起病后 5 年内几乎所有患者均有不同程度肾小球功能异常，导致狼疮性肾炎者高达 40%～75%[3]。陈惠萍等[4]回顾性分析南京军区南京总医院 10594 例因肾脏疾病行经皮肾活检者的病理资料，证实继发性肾脏病以狼疮性肾炎多见，比例高达 60.2%～54.6%。

《灵枢》云："上工刺其未生者"，"下工刺其方袭者"。最虚之处，便是容邪之地。肾阴不足既是本病之关键，滋阴护肾当是重要治疗原则。在疾病稳定期，多表现正虚邪恋或邪退正虚的虚象，此时应以扶助正气为主，更加强调滋肾固本。滋补肾阴，首推地黄，《本草经疏》曰："地黄乃补肾之主药"，《本经逢源》曰"内专凉血滋润，外润皮肤荣泽，病人虚而有热者宜加用之。"故此几乎每例系统性红斑狼疮均投此药，临床上一般邪毒阳热甚者用生地黄，本虚肾亏为主者多用熟地黄。滋补肾阴除地黄外，常用药物尚有天冬、石斛、女贞子、枸杞子、龟板等。肾为水火之宅，阴阳互根，病程日久，阴损及阳，出现气阴两伤证候，表现为神疲乏力、心悸气短等症，重则可出现气虚阳微、阴阳两虚的证候。另外，大剂量或长期使用皮质类固醇和免疫抑制剂也可导致阳气虚衰。病情发展到阳虚气衰，治当益气补阳，药物常用党参、白术、黄芪、山药、黄精、菟丝子、桑寄生、鹿角片、巴戟天、淫羊藿等。

4. 提炼专方，抑狼化斑

系统性红斑狼疮病情复杂，其证候缓解与恶化常常交替出现，有鉴于系统性红斑狼疮在发病学上的特点，结合长期临床观察积累，针对该病急性活动期毒热炽盛的证候特点，从常用方药中提炼出专方"抑狼饮"，其组成药物有水牛角、生地、丹皮、赤芍、鬼箭羽、玄参、生甘草等。其中水牛角为君药，清热解毒，凉血散瘀。生地清热凉血、养阴生津。动物实验证明，生地能对抗连续服用地塞米松后血浆皮质酮浓度下降，并能防止肾上腺皮质萎缩，促进肾上腺皮质激素合成同时，若与糖皮质激素合用，可减少激素引起的阴虚阳亢的副作用[5]。玄参滋阴降火，清热解毒。赤芍、丹皮凉血散瘀。鬼箭羽味苦性寒，破血散瘀。多年来以此为基本方用于临床，具有较好的疗效。但在临证时，既强有针对性地辨病论治，又注意根据整体病情的不同表现辨证选药，灵活化裁。如发热明显者，常加生石膏、知母等；低热绵绵不退者，常加南沙北参、青蒿、鳖甲、银柴胡、地骨皮等，以增强滋阴清热之力；颜面部红斑皮疹者，加紫草、升麻、连翘、土茯苓；出血明显者加白茅根、墨旱莲、景天三七、侧柏叶；口干明显者，加石斛、玉竹；四肢关节疼痛明显者，加参三七、制没药、乌梢蛇、海风藤等；周身肌肉酸痛者，加鸡血藤、当归、木瓜、金刚刺等；腰部酸痛者，加川续断、炒杜仲、桑寄生、怀牛膝；疲乏无力者，加太子参、黑大豆、枸杞子；水肿明显者，加泽兰、玉米须、猪茯苓；闭经者，加当归、益母草、凌霄花；伴见肢凉怕冷等脾肾阳虚见症者，加黄芪、菟丝子、桑寄生、淫羊藿、鹿衔草；结合化验检查：若尿蛋白阳性者，加黄芪、玉米须、六月雪、石韦、覆盆子、金樱子；尿中有红细胞者，加大小蓟、藕节炭、仙鹤草、墨旱莲、白茅根；白细胞、血小板减少者加虎杖、鸡血藤、卷柏、黄芪、熟地黄；转氨酶升高者，加醋柴胡、五味子、赤白芍、郁金、平地木、糯稻根。

5. 撤减激素，严防反复

系统性红斑狼疮对激素敏感性高，但长期服用极易出现很多副作用。在长期的临床实践中发现在疾病急性活动期，激素配合中药治疗，不仅可以较快改地善症状，控制病情发展，还可以减少激素用量，减轻激素的副作用。在稳定期，配合中药治疗，能够巩固疗效，达到平稳撤减激素，减少病情反复的目的。

从临床应用后的反应来看，激素颇具"阳热"之性，有似中医大辛大热之药，"壮火食气"，久用必伤阴耗气，进而导致阳气耗散，据报道此与往造成长期或大量使用口服激素反馈性抑制下丘脑-垂体-肾上腺皮质轴功能抑制造成肾上腺皮质储备能力下降有关。因此在疾病活动期，激素初治或冲击阶段，临床多表现有阴虚内热症状，此虽属假象，治疗上亦应注重清热泻火滋阴，以减少阳气的耗散，药用大青叶、黄柏、栀子、丹皮、白花蛇舌草、青蒿、鳖甲、龟板、生地、女贞子等；随着疾病转入稳定期，激素用量应逐步减少直至停用。为避免因激素减量导致病情反复，在激素撤减之前，应在方中参以益气温阳之法，常用药物有黄芪、党参、白术、制黄精、巴戟天、淫羊藿、补骨脂、杜仲、桂枝、菟丝子等，总宜温润平和，"微微少火，以生元气"，补阳而不劫阴，不悖本病治疗滋阴解毒之要旨，以利于激素撤减。激素撤减务必慎重，不可操之过急，撤减过程宜乎缓慢为要，需步步为营，边减边看。

总之，在撤减激素前，应对患者病情做细致观察和全面评估，既要重视激素的副作用，更要注意系统性红斑狼疮的发病特点和当前病情的稳定状况。对减量过程中可能出现的问题有冷静妥善处理的充分准备。另外，中药作用温和缓慢，需要经过一段时间才能显现出疗效，所以对于已长期应用激素治疗的患者，在刚接受中药治疗时不宜立即撤减激素，更不可立即停用激素，否则容易出现病情反复。

6. 典型病例

患者王某，女，21 岁，2010 年 1 月 7 日初诊。关节疼痛伴面部红斑 1 年。患者 1 年前无明显诱因出现双手关节肿痛，活动受限，面部红斑，全血细胞减少，住院予环磷酰胺、强的松、羟氯喹等治疗，出院诊断为"系统性红斑狼疮、狼疮性肾炎"，7 月后因抽搐、意识障碍考虑"狼疮性脑炎"再次住院治疗，目前患者服用强的松 10mg/日，羟氯喹 0.2/日，来氟米特 20mg/日。颜面稍浮，晨起手指微胀，时有关节酸痛，不发热，无口腔溃疡，食纳尚可，二便调，夜寐安，月经如期而潮，量稍多。舌边尖稍红，苔薄，脉细滑稍数。血常规：白细胞 4.5×10^9/L，血小板 123×10^9/L；尿常规：蛋白（＋＋＋），隐血（＋）。血分蕴毒，肾气耗伤。治以凉血散瘀，解毒益肾。玄参 10g，生地 10g，丹皮 10g，丹参 10g，水牛角 15g，猪茯苓^各 12g，泽兰 10g，山药 12g，黑大豆 10g，女贞子 10g，墨旱莲 10g，秦艽 10g，三七 3g，白茅根 12g。二诊：关节痛缓，面浮指胀渐消，尿量不少，复查肾功正常，口唇微干，苔薄腻脉小弦。治用益肾解毒活血法。玄参 10g，生熟地^各 10g，丹皮 10g，赤芍 10g，水牛角 20g，大黑豆 15g，泽兰泻^各 10g，土茯苓 12g，猪苓 12g，卫矛 10g，鸡血藤 10g，三七 3g，女贞子 12g，杜仲 12g，生甘草 3g。三诊：面浮指胀均缓，尿量如常，复查尿常规正常，有时脘腹痞胀，食欲如常，大便偏软，日解 2 次，关节肌肉不痛，苔薄黄，边质偏红，脉小弦。治用解毒活血护肾。太子参 12g，玄参 10g，干地黄 10g，赤芍 10g，丹皮 10g，猪茯苓^各 12g，生甘草 3g，泽兰泻^各 10g，女贞子 12g，杜仲 12g，卫矛 10g，陈皮 10g。四诊：目前症情稳定，尿常规正常，苔薄舌质偏红，治再原意出入。黄芪 12g，生熟地^各 10g，山药 12g，山萸肉 10g，丹皮 10g，泽泻 10g，猪茯苓^各 12g，卫矛 10g，丹参 10g，三七 3g，大黑豆 15g，白花蛇舌草 15g，菟丝子 12g。

按语：SLE 是一种自身免疫性疾病，病情复杂，病势沉重，疾病发展常呈现发作—缓解—复发—缓解的慢性迁延形式，单纯西医治疗很难达到理想控制病情，而在激素递减的过程中，病情常易发生反跳现象。经过多年的临床实践，认为通过积极的中医药治疗，能有效控制病情的发展，减轻疾病对脏腑的侵害，改善患者生存质量。

本例患者初诊时，毒热炽盛表现并不严重，但仍可见舌边尖红，脉细滑数等阳热表现，遵"先其所主，伏其所因"之旨，清营凉血，解毒剔邪，予犀角地黄汤加减，因邪毒内陷，肾气耗伤，出现面浮指胀、血尿、蛋白尿，故参以益肾清利，复诊时初见效机，邪毒未尽，继循原法，解毒活血益肾，至此疾病明显缓解，转而扶正固本为主，以六味地黄丸为主方，但不忘清剿毒热之邪，于健脾益肾中，参以玄参、大黑豆、白花蛇舌草等清热解毒。

参 考 文 献

[1] 陈云华，龚慕辛，卢旭然，等. 鬼箭羽及同属植物主要药理作用及有效成分研究进展 [J].2010，29（2）：143-147.

[2] Cameron J. Lupus nephritis [J]. J Am Soc Nephrol，1999，10：413.

[3] 张乃峥. 临床风湿病学 [M]. 上海：上海科技出版社，1999：194.

[4] 陈惠萍，曾彩虹，胡伟新. 10594 例肾活检病理资料分析 [J]. 肾脏病与透析肾移植杂志，2000，9（6）：501-509.

[5] 查良伦，沈自尹，张晓峰，等. 生地对家兔糖皮质激素受抑模型的实验研究 [J]. 中西医结合杂志，1988，8（2）：95-97.

三、慢性胃病的诊治经验

1. 谨守病机，顺应特性

顺应特性者，乃顺应胃府之固有特性也。胃为六腑之一，胃主受纳、熟腐水谷的生理功能即为"胃气"所主。饮食入胃，经胃的腐熟后，必须下行到小肠，进一步消化吸收。胃的生理特点有三：①胃主通降。胃以通为用，以降为和，胃的通降是降浊，降浊是受纳的前提条件，所以胃失和降，功能失调，主要是受纳障碍和腐熟水谷功能的异常，以及出现胃失和降，浊气上逆的病理表现。②胃与脾的关系。胃主受纳熟腐，脾主运化；胃主通降，脾主升清，胃的功能离不开脾气的资助和配合，脾气一虚，或为邪所困，必然会使胃的功能受累，只有脾和胃相互协调配合，才能完成胃的受纳熟腐水谷的功能和保持通降的特点。③胃喜润。胃为阳土，喜润恶燥，胃的生理功能离不开胃中阴液的濡润。故邪气犯胃，胃体受病，往往影响胃的生理功能，导致脾胃虚弱，胃阴受损，临床出现脘腹痞满，腹胀腹痛，恶心纳差，嗳气泛酸，或脘腹坠胀，疲乏无力，或胃痛隐隐，口干咽燥，舌红少津等表现。

慢性胃病是临床常见病和多发病，无论虚实寒热多以邪气犯胃，胃失和降，脾胃薄弱为其根本病机；本虚标实，虚实夹杂，经久不愈为其临床特点。五脏尤与肝脾相关，肝体阴而用阳，主疏理一身之气机，尤关脾胃之升降。肝失疏泄，肝气郁结，久则气滞，郁而化火，肝火犯胃，灼津耗气，煎熬津液则成痰；气滞日久，血行不畅，产生血瘀，痰瘀交结，久成癥积。在治疗上当根据病机特点，顺从胃的自然特性，采取相应治疗，如养益胃气、理气和胃、升清降浊、疏化湿热、化痰祛瘀、护膜止痛等。

2. 辨证辨病，相得益彰

慢性胃病，包括慢性浅表性胃炎、慢性萎缩性胃炎、胆汁反流性胃炎、消化性溃疡、胃下垂等，属中医"胃脘痛"、"痞满证"、"嘈杂"、"吐酸"等范畴，临床缺乏特异性的症状和体征，其共同症候群多以胃脘痞痛，胀满不适，嗳气泛酸，烧灼感，食欲不振，恶心呕吐为主要临床表现。慢性胃病的治疗应在辨证的基础上结合胃镜下胃黏膜的微观结构情况及病理检查结果，互相参照，灵活用药，做到辨证辨病相结合、宏观微观相结合。

浅表性胃炎的临床表现比较多样化，或胀、或痛、或伴有嗳气纳差、嘈杂不舒，时轻时重，时作时止，多在饮食不当、劳累受寒或情志恚郁时发作或加重。病机上多表现为肝胃失和，郁热气滞。在慢性浅表性胃炎急性活动期，镜下胃黏膜象以红象为主，提示胃内炎症明显，胃火、胃热较重，常酌用清泄胃热药如：丹皮、赤芍、黄芩、黄连、四季青、蒲公英等。

慢性萎缩性胃炎，传统观点认为"缺酸"，属胃阴亏虚，但过用滋养胃阴之药，结果患者往往症状不减，反而加重脘腹痞闷之感。这主要因为过去条件所限，患者诊断为萎缩性胃炎时，往往疾病已发展至后期严重阶段，腺体明显萎缩，证见消瘦、贫血、形容憔悴，口干纳少、胃痛隐隐、舌红少苔等，表现为"胃阴虚"的证候较多。随着医学的发展，胃镜的普及和人们健康意识的增强，现在患者多能及时就诊，发现萎缩性胃炎时，多处于早、中期阶段，临床特点与过去的已有所不同，缺酸不明显，患者就诊者多数仍以胀、痞、痛、嗳气、泛酸为常见，病机方面多在中虚的基础上，夹有气滞、痰湿、肝郁等表现，治疗上应分别予理气和胃、健脾化湿、疏肝解郁治疗。所以对于慢性萎缩性胃炎，不能仅根据胃镜报告一概认为"胃阴不足"，应重视辨证。临床上理气和胃常用苏梗、陈皮、橘叶、玫瑰花、枳壳、砂仁、蔻仁、木香等；健脾化湿常选用陈皮、半夏、太子参、白术、茯苓、苡仁等；疏肝解郁常选用柴胡、枳壳、香附、绿梅花、佛手等。

胆汁反流性胃炎，是由于胆汁及十二指肠液反流入胃及食道，引起胃或食道黏膜损伤的疾病，临床多见胃脘或食道灼痛，嘈杂似饥，有烧心感，口苦泛酸，嗳气纳差等表现，中医多属胆气犯胃，胃失和降，痰热内蕴，胃膜受损。治疗上当予降逆和胃，清热豁痰，护膜缓痛。方选青蒲饮、旋覆代赭汤、温胆汤加减，药用：四季青、蒲公英、陈皮、半夏、枳壳、竹茹、代赭石、乌贼骨、枇杷叶等。

胃及十二指肠溃疡，临床特点多表现胃脘疼痛，常有一定节律，或胀或不胀，或空腹痛甚，得食痛减，中医辨证多属中虚膜络受损，治疗上当建中补虚，护膜止痛，可选小建中汤、黄芪建中汤、当归芍药散、金铃子散、失笑散加减，疼痛较甚者可用芍药甘草汤或重用饴糖、蜂蜜甘缓止痛。

胃下垂，常见于素体瘦弱之人，患者脘腹坠胀，食后明显，久立更甚，常需食后躺卧片刻方觉舒适。传统认为胃下垂患者属中气不足，气虚下陷，无力升举，常予补益中气、升阳举陷治疗，但一味补益升提，往往胃气愈加壅滞，导致胀痛、痞满等症状加重；若一味消导疏通，又令加重气虚下陷之症，故治疗中应注意通补兼施，升降并调。治疗上先以降气和胃之品改善其消化功能，促进胃蠕动，增强胃张力，"以通为补，以降促升"，达到"降逆和胃以助运，吸收精微励升提"，再以益气升阳之品建中固本，使得升与降相辅相成。总之均宜遵守"胃宜降则和"之病机。临床通过调畅气机、和胃通降、升降并举治疗，常能获得满意疗效，临床常选用补中益气汤或香砂六君汤、枳术丸加减，药用炙黄芪、炙升麻、炒柴胡、当归、陈皮、半夏、枳壳（实）、槟榔、白术、太子参、砂仁、茯苓、鸡内金、神曲、山楂、谷芽等。

3. 衷中参西，增强疗效

（1）幽门螺杆菌（HP）感染：西医学认为幽门螺杆菌感染是慢性胃炎的主要发病原因，长期的幽门螺杆菌感染，可发生胃黏膜萎缩，肠上皮化生。临床 HP 感染的阳性率较高，症状表现不一，症情或轻或重，从中医理论角度来看，认为这是"邪气"所致。邪气滞留胃腑是疾病发生的重要条件，在一定条件下甚至能起主导作用。发病有虚实两端，实证有气滞、痰湿、食滞、郁热、瘀血等；虚证有阳（气）虚、阴（血）虚，无论虚实均为邪滞胃腑，阻碍脾胃之运化，使胃失和降。治疗上当以降逆和胃，应用苦辛通降之药物，以祛滞留胃腑之邪，使邪去正安。据实验研究黄连、黄芩、大黄、蒲公英、白花蛇舌草、青木香、赤芍、甘草、槟榔等药物具有杀灭幽门螺杆菌的作用，临床可酌情选用。在临床治疗中尚需注意两点：①不要一味追求杀灭 HP 的效果，当注重增强患者的体质，改善患者的症情。HP 感染只是发病的一个条件，并不能代表胃病全部，HP 转阴也不代表胃病的痊愈；且抗 HP 中药多性味苦寒，戕伐正气，过用易损伤胃气，加重患者的不适症状。②HP 感染易复发。临床会发现，经过治疗后 HP 常可转阴，但一段时间后易再次转为阳性，灭而不亡，这和脾胃气弱有关，中医认为"正气存内，邪不可干"，治疗上当注意益养胃气，扶正祛邪。

（2）肠化和异形增生：肠化和异型增生被认为是癌前病变，和幽门螺杆菌感染具有相关性，西医认为由于长期的幽门螺杆菌的慢性感染，导致腺体萎缩，出现肠化和异型增生。这是由于邪气（幽门螺杆菌）留滞胃腑，湿热久蕴，气滞血瘀，湿、热、瘀、滞交互为患，导致胃膜受损。胃膜脉络失养，兼受邪滞腐灼损害，导致胃功能和微观结构异常。初则气滞而痛，受纳失常，胃失和降，出现排空障碍、胃潴留、胆汁反流，继则气血失调，胃络瘀阻，痰瘀互结，日渐成积，形成久病入络，久病必瘀，出现腺体萎缩、肠上皮化生或异型增生、甚至恶变。治疗应在原有行气化湿，和胃护膜的基础上，加入解毒散结，化痰祛瘀之品，如白花蛇舌草、三棱、莪术，生薏苡仁、丹参、赤芍、黄连、大黄、三七等，可起到清除胃黏膜炎症，杀灭病原体，抑制肠化和异型增生，防止癌变的作用，这也是贯彻"治未病"的思想，起到既病防变的作用。临床需注意：①解毒破瘀之品大多味苦性寒力猛，不可因一味追求病理学上的效果，而过量使用，以免戕伤正气，影响脾胃升降功能。②注重辨证论治，整体治疗，处处以养胃气为先，培固后天之本。

（3）护膜药的运用：书云："胃主磨谷"，胃在磨谷中极易受到内外因素的影响，如饮食不当、药物损伤或情志失调均可导致胃膜受损。西医学也认为胃膜受损是由于胃黏膜攻击因子和防御因子平衡被打破所致。由于防御因子减弱，黏膜屏障功能降低，上皮细胞再生失调，胃黏膜血液循环障碍等，再加上 HP 感染或胆汁反流，便可产生水肿、糜烂和溃疡等一系列炎症反应，从而出现胃胀、胃痛、嗳气、泛酸等症状。胃膜受损是胃气虚弱，受纳熟腐水谷功能障碍的病理基础，故在治疗胃病时，要重视对护膜药的应用。常用护膜药有凤凰衣、乌贼骨、白及、鸡内金、刺猬皮、四季青等。凤凰衣养阴润肺、补虚宽中，用于慢性萎缩性胃炎能起到护膜生新的作用；乌贼骨长于收敛固涩、制酸止痛；白及富含黏液质，能收敛止血、消肿生肌，对胃黏膜的损伤具有较好的保护作用，和乌贼骨合用，可用于消化道溃疡出血，促进溃疡的愈合；鸡内金能消食和胃，是一味作用较强的消食药，尚具有祛腐生肌，护膜敛疮的作用；刺猬皮含有胶原和角质蛋白，其味苦泄，性善收敛，具有收敛止血、护膜止痛、和胃降逆的作用；四季青长于清热解毒、凉血敛疮，常用于水火烫伤，将其移用于慢性胃炎、胃溃疡患者，能起到护膜止痛，促进胃黏膜修复之效。临床治疗每每在辨证的基础上选其一二，常能获得良效。这类药物一方面能制酸、敛疮，加速上皮细胞再生，调节血液循环，修复损伤的胃黏膜；另一方面促进黏膜防御因子的功能，增强屏障作用，保护正常的胃黏膜免遭侵蚀，改善机体的内环境，增强抗病能力。

（4）中医胃动力药：胃肠通过一定节律的蠕动推动着饮食物在胃肠道中运行，消化吸收，这种单一方向的运动犹如路面交通的单行线，此即"胃主通降"，"胃以降则和"的寓意。如果胃的蠕动能力减弱，动力下降，则会出现胃脘胀满，纳差嗳气，恶心呕吐，这时则需要使用胃动力药。中药中也有许多"胃动力药"，大多数理气药都具有促进胃肠蠕动的作用，如青皮、陈皮、枳实、木香、槟榔、乌药、厚朴、砂仁、佛手、香橼、玫瑰花等。促进胃降，不独"理气"，其他如补脾益气，养益胃津，活血和络之类药物也具有直接或间接类似促进胃动力的作用，如太子参、黄芪、麦冬、沙参、白芍、赤芍、郁金、当归等。理气药大多辛香走窜，过用易耗散气阴，不可久用，临床可根据辨证适当配伍补气、养阴、活血之品。临床具有促胃肠动力作用的常用方剂也很多，如二陈汤、枳术丸、香砂六君汤、四磨汤、旋覆代赭汤、枳实导滞丸、木香槟榔丸等，当根据临床辨证，酌情加减选用。中医的所谓胃肠动力药，不同于西药的胃肠动力药，从药理上来看，大多具有双向调节的作用，一方面能使抑制状态的平滑肌兴奋性提高，活动频率增加，促进胃肠道的蠕动，从而达到消除或缓解胃肠胀满的症状；另一方面对兴奋的胃肠平滑肌具有抑制作用，降低胃肠平滑肌的张力，使其活动节律减慢。中医的促胃肠动力药不仅具有行气除满的作用，而且还能和胃止痛，消食助运，因而较西药具有更宽的适用范围。

4. 遣方择药，圆机活法

（1）健脾助运以固本：脾和胃一脏一腑互为表里，其功能相辅相成，胃的"磨谷"功能的正常，依赖于脾气的健运，脾的运化水湿的功能有助于小肠的泌别清浊，并能减少痰湿等病理产物在胃中的积聚，故诸多慢性胃疾的治疗，亦当重视健脾助运。脾运失健临床可见面色萎晄无华，脘痞纳差，食少便溏，舌淡苔白，舌边可见齿痕，脉濡等，治疗常以七味白术散加减，药用太子参、茯苓、白术、炙甘草、山药、白扁豆、葛根、陈皮、砂仁、鸡内金等。气虚明显者可加炙黄芪、红枣等；若痞胀较甚，加青皮、枳壳、莱菔子；腹痛加延胡索、佛手、沉香等。

（2）辛开苦降除湿热：湿热蕴结中焦，症见脘腹胀痛，口苦纳差，舌苔黄腻，心下按之疼痛，当用辛开苦降法，方选连苏饮、黄连温胆汤、青蒲饮加减，药用黄连、吴茱萸、苏梗、陈皮、半夏、枳壳、竹茹、蒲公英、青木香等。方中黄连、蒲公英苦寒通泄，清热化湿，苏梗、半夏、青木香辛散温通，理气除满，辛开苦降，如此则湿热得清，胀满可除。配合陈皮、枳壳、竹茹理气化痰，降逆止呕，起佐助作用。

（3）疏肝达郁调气机：对于慢性胃病表现为气机郁滞，肝胃不和者，临床症见脘腹痞满，食后尤甚，纳少，或两肋作胀，嗳气频作，舌淡苔薄，脉弦等症，所谓木郁土壅者，其病在胃，而因在肝，常用疏肝和胃法，可用柴胡疏肝散、香苏散、枳术丸、枳实消痞丸加减，药用柴胡、郁金、苏梗、橘皮、橘叶、枳壳、绿萼梅、玫瑰花、佛手、娑罗子、麦芽等。如胃脘隐痛加白芍、当归、延胡、川楝子等。

（4）药忌辛燥护胃阴：胃为阳土，喜润恶燥，胃病日久，气郁化火，湿郁生热，常易耗伤胃液，导致胃阴不足，营阴涩滞，若过用辛燥香窜之品，更易却伤胃中津液，症见胃脘隐痛不适，嘈杂纳少，口干乏力，舌红苔少，临床治疗当宜濡养胃阴为主，用药忌过于辛燥，方选沙参麦冬汤、当归芍药散、芍药甘草汤合一贯煎加减。药如：当归、芍药、甘草、丹参、沙参、石斛、麦冬、玉竹、凤凰衣、生谷芽等，疼痛明显加元胡，脘痞加绿梅花、佛手。

（5）力避苦寒保中阳：胃腑受纳熟腐水谷的功能，依赖脾胃阳气的推动作用才能得以进行，"阳气"是脾胃运化的动力，盖寒主收引，治疗中若过用久用苦寒之品，不独损伤阳气，影响脾胃运化功能，而且阳气易被阴寒所遏，致气滞阴凝，常使胃痛增剧，口淡多涎，纳减腹胀，苔薄脉弦，用药当力求平和，避免过度使用苦寒峻猛之品，处处以顾脾胃阳气为要。

5. 变守相宜，治养结合

慢性胃病属慢性疾病，其特征缠绵反复，难以根治，在治法上当注意变守相宜，治养结合。在临床辨证治疗中当根据疾病的不同阶段，不同的证候，应使治法随之有所变化，方药有所改变，这是"变"，不能一方到底，一成不变；但在获得一定疗效时则需守方治疗一段时间，不宜频繁更动，以保证药效的持续性。"守"有"守法"和"守方"的不同，既已获效，当守方巩固，但在临床常发现同一方药使用一段时间后，疗效会有所下降，这是由于机体对药物产生了耐受性的缘故，此时当在治法不变的情况下，对所用方药进行适当调整，常能使疗效得到持续发挥。在后期证情稳定的情况下，为了避免患者长期服药产生厌恶情绪，亦可改服中成药，可随证选用胃复春片、胃乐宁、维酶素、山海丹、左金丸、枳术丸、香砂六君丸等善后，巩固已获之疗效。

慢性胃病在药物治疗的同时，尚需注意生活调理，如在胃病缓解期应注意起居有致，饮食清淡，饥饱适宜。在胃病发作期，更应嘱咐患者细嚼慢咽，少食多餐，温和食谱，搭配合理，尽量减少胃的负担与发挥唾液的功能；忌食辛辣，戒烟、茶、酒、咖啡之品，除去对胃黏膜产生不良刺激的因素，创造胃黏膜修复条件；多给生物利用价值高的蛋白质和含维生素丰富的食物，保持食物的酸碱平衡。此外胃病在饮食调补中当注意"胃以喜为补"的原则，选择适合自己的食物，切不可乱投补品，有害无益，此举对胃病的恢复起着至关重要的作用。

慢性胃病常迁延难愈，部分患者因对萎缩性胃炎、肠化、异型增生等心生恐惧，因病致郁，或到处求医，或心生悲观，闷闷不乐，对这类患者当配合心理疏导，消除恐惧，去除心理负担，方能有利于胃病的康复。另一部分患者，常走向另一极端，轻忽病情，不认真治疗，不定期复查，最终导致病情恶化，对这类患者当告知疾病的一般演变规律，树立对疾病的正确认识，重视正规治疗，配合饮食起居的调养，才有可能使疾病早日恢复。

四、从"平衡升降"治眩晕的经验

1. 概述

眩晕既是病名，也是症状，可见于内、外、妇、儿、神经、五官、骨伤等各科，以患者自觉头晕目眩，或视物旋转，如坐舟船，常伴有恶心、呕吐、出汗等症状，西医学亦有将其纳入运动病者。根据多年临床经验，认识到眩晕的发生，与人体"升降失衡"密切攸关，提出了"平衡升降"治疗眩晕的理论，现简要阐述以广交流。

2. 历代医家对眩晕的认识

《黄帝内经》早就对眩晕的病因病机就有了较深刻的认识，《素问·至真要大论》提出："诸风掉眩，皆属于肝"，《素问·六元正纪大论》云"木郁之发……甚则耳鸣旋转"，《灵枢》中提出："髓海不足，则脑转耳鸣"（《灵枢·海论》），"上气不足，脑为之不满，耳为之苦鸣，头为之苦倾，目为之眩"（《灵枢·口问》），指出了眩晕的发生不仅和"肝"有关，肝气郁滞、肝风内动能导致眩晕的发生，而且和"虚"有关，"髓海不足"，"上气不足"亦能致眩。

《金匮要略》中则以"痰饮"立论，在《金匮要略·痰饮咳嗽病脉证并治》中有："心下有支饮，其人苦冒眩，泽泻汤主之"，"心下有痰饮，胸胁支满，目眩，苓桂术甘汤主之"，"假令瘦人，脐下有悸，吐涎沫而癫眩，此水也，五苓散主之"三条条文，其中的冒眩、目眩、癫眩即眩晕，提出了水饮留滞，阻遏清阳，浊阴上逆导致眩晕发生的机理。

金人刘完素则在《素问》所论之眩晕的基础上，提出"风火"论的观点："风火皆属阳，阳多为兼化，阳主乎动，两动相搏，则为之旋转"。元代朱丹溪则以"痰"立论，提出"无痰则不作眩"的主张，强调"治痰为先"。明代张景岳则以"虚"立论，强调"无虚不能作眩"的观点，并在《景岳全书·眩运》中指出："眩晕一证，虚者居其八九，而兼火兼痰者，不过十中一二耳"，提出"当以治虚为主，而酌兼其标"。

总之，历代医家对眩晕的认识总以虚实为纲，其病理致病因素不外有风、火、痰、饮、虚，关乎肝、脾、肾等多个脏腑。

3. 头（脑）的病理生理特性

（1）眩晕的病变部位：眩晕的病变部位在头（脑），脑由髓汇聚而成，为元神之府，主宰人体的生命活动。脑居颅内，位于人体的最上部，易受邪扰[1]，风火痰饮诸邪上扰清空，或气血阴精亏虚，清阳不升，脑失所养，则会产生眩晕的症状。

（2）脑的功能主感觉运动，与五官、五脏关系密切：人的苗窍位于头部，与脑相通。脑为元神之府，与人的五官功能活动及肢体的功能均密切相关。脑的功能失常，会产生视听言动及肢体功能异常，如出现头晕、目眩、耳鸣、肢体无力等症状；反之五官的病变也能影响到脑产生眩晕，如《灵枢·大惑论》曰："邪中于项，因逢其身之虚，其入深则随眼系以入于脑，入于脑则脑转，脑转则引目系急，目系急则目眩以转矣"。

脑的功能与五脏也密切相关，中医将脑的功能归于心而分属于五脏。五脏功能正常，气血和调，肾精充足，脑得所养；五脏功能失常，邪气内聚，清阳不升，浊阴上逆，脑失所养，则脑转耳鸣。

（3）脑的生理特性[2]：脑位于颅内，位置最高，脑藏精气而不泄，喜盈恶亏。脑为髓之海，以精气为物质基础，并赖后天之水谷精微的不断充养，才能发挥其正常的生理功能。

脑为中精之府，清灵之脏，至清至纯，不能容邪，不受浊气冲激；又为纯阳之脏，手足三阳经及督脉皆通于头，赖阳气以通达，才能发挥其正常功能。

脑喜静恶扰。脑喜清静和谐，如人的气血调畅和谐，升降出入因循有序，脑才能发挥其主神明的功能；如气机升降失常，浊邪上扰清空，清阳不能上达，则导致脑病的发生，出现感觉、运动、神识方面的异常。

4. 机体升降失衡是眩晕的发病基础

人体是一个统一的有机整体，在人体内部，只有气血阴阳、五脏六腑的功能维持着动态平衡，人体才能保持健康的状态。如果气血失调、阴阳失衡、脏腑升降无序，则会导致疾病的发生而产生眩晕。

（1）气血升降失衡：气是人体生命活动的动力，升降出入是气化运动的基本形式，脏腑气化功能升降正常，出入有序，方能维持"清阳出上窍，浊阴出下窍；清阳发腠理，浊阴走五脏；清阳实四肢，浊阴归六腑"的正常生理活动。血是构成生命活动的物质基础，流于脉内，循行全身，营养全身的脏腑组织，也为元神之府正常功能提供营养物质。气为血之帅，血为气之母，气血相互依存，相互影响，气血发生病变，升降失常，则会产生气血郁滞、气逆上冲、气血亏虚等病理变化。气血郁滞，阻遏清阳；气逆向上，扰乱神明；气血亏虚，清阳不升，神明失养，都会导致眩晕的发生。如情志过激之人，因受外界刺激，导致肝气上逆，气火上冲而出现眩晕；久病虚损、术后、产后、失血、肿瘤放化疗等患者，常因气血亏虚而出现眩晕。

（2）阴阳升降失衡：在人体内，阴和阳相互对立、相互依存、相互转化，维持着动态平衡。阳主动，阴主静；阳主升，阴主降，人体阴阳的矛盾运动过程，也是阴阳的升降出入过程。阴阳的升降出入正常，则生命活动正常，反之，生命活动便异常。在人的生命活动过程中，如出现阳偏亢或阴虚不能制阳导致阴虚阳亢，阳化风动，上扰清空，则会导致眩晕的发生。例如更年期患者常出现头昏头晕，五心烦热，动则出汗，失眠多梦等表现，多为阴阳失调，阴虚不能制阳，阳气亢逆升腾所致。

（3）脏腑升降失衡：气的升降出入运动，是通过脏腑经络的生理活动才能体现出来，一般来讲，五脏藏精气，宜升；六腑传化物，宜降。心肺在上宜降，肝肾在下宜升；肝主升发，肺主肃降；肾藏元阴元阳，肾中阴阳又维护着全身阴阳的协调平衡；脾居中州，为气机升降之枢纽，脾胃又为后天之本，气血生化之源，脾主升清，胃主降浊，人体脏腑之间升降运动在相互制约、相互为用中保持着动态平衡。如果脏腑的升降运动失去平衡，则会出现疾病状态。眩晕的发生主要和肝脾肾三脏有关。肝体阴用阳，以血为本，以气为用，肝气升发太过，气火上逆，则出现头痛、头晕、胸闷、恶心等症状；素体阴虚，水不涵木，肝阳上亢，或情志过激，化火伤阴，阴虚阳亢，则出现头昏、头晕、耳鸣、腰膝酸软、五心烦热等症状。脾主运化而升清，统摄血液运行，营养全身；脾气不足，功能减退，升清降浊失司，清气不升，脑失所养；脾气虚损，运化失常，气血生化乏源，不能濡养脑髓，则出现头晕目眩、倦怠乏力、面色无华、食少便溏等症状。肾为先天之本，脏腑阴阳之根，肾藏精生髓，脑为髓之海，肾精不足，脑失所养，则会出现眩晕耳鸣；肾的阴阳失调，肾阴不足，阴不制阳，虚阳上扰神明，则会出现眩晕、潮热、盗汗、失眠等症状。如临床常见高血压急症患者，常因情志刺激出现头痛头晕，面赤恶心，肢麻乏力，多由气火上逆，肝阳上亢所致。某些心律失常患者如心动过缓、病窦综合征、频发早搏等常表现为心脾两虚、气血不足而出现眩晕。

（4）痰饮瘀血与升降失衡：痰饮、瘀血是机体代谢障碍所形成的病理产物，也是导致眩晕的重要原因。痰饮的形成主要和肺脾肾三脏有关，肺主气，通调水道，脾主运化水湿，肾藏元阴元阳，主司水液代谢。肺脾肾三脏功能障碍，则水液停聚，变生痰饮。痰随气行，无处不到，流窜经络，则阻碍气血运行；痰浊内扰，蒙蔽神明，清阳不展，可致眩晕，故有丹溪的"无痰不作眩"之说。如有些脑动脉硬化、脑梗死、高脂血症、倾倒综合征患者所出现的眩晕症状，亦常与此有关。水饮内停，阻遏气机，气机升降失衡，清气不升，浊阴上逆，则产生"冒眩、目眩、癫眩"之证。瘀血常为多种慢性疾病的致病因素，在疾病过程中，脏腑功能失调，导致气血运行障碍，故有"久病多瘀"之说。另外跌仆损伤，头颅外伤，瘀血停着，阻滞经络，气血不能上荣头目；或瘀阻胸中，迷阻心窍，心神不定；或妇人产时感寒，恶露不下，血瘀气逆并走于上，扰乱心神，干扰清窍，皆可发生眩晕[3]。如脑外伤或脑震荡后遗症，妇人产后血晕，心源性眩晕，皆与瘀血内阻有关。而浊脂偏盛，胶着于经脉之中，久而形成瘀垢，致使脉道循行滞缓，也为眩晕之由。凡此瘀血停滞，血停气阻，脉络不通，气血运行不能畅达，脑窍失养，则会产生眩晕。

5. 平衡升降是眩晕的重要治则

平衡升降主要包括升法、降法和消法三个方面。凡是不足下陷的，使之充沛上升，亢逆有余的使之平抑下降，壅滞不通的使之调畅通达，如此则气机调畅，络脉通顺，阴阳平衡，升降有序，机体自然康复，眩晕自然好转。升法包括补气升阳、益气养血、补肾填精；降法包括清肝泻火、平肝潜阳、泻浊化饮；消法包括疏肝理气、化痰祛浊、祛瘀通络等。

（1）升法

1）补气升阳：升阳即升发脾胃清阳之气，脾主升清，脾气健运，气血充沛，清阳得升，脑得所养。本法适用于脾阳不振，脾气不足的患者，症见头晕目眩，倦怠乏力，脘痞纳差，便溏，舌淡苔薄，脉濡等，方选补中益气汤加减，常用太子参、黄芪、白术、茯苓、葛根、荷叶、升麻、柴胡、陈皮、蔓荆子、川芎、桑寄生、潼白蒺藜等药。

2）益气养血：本法适用于气血亏虚的患者。多见于素体脾虚，气血生化乏源或久病气血耗伤，或失血病人，症见面色萎黄少华，心慌气短，倦怠乏力，舌淡苔白脉细，方选归脾汤加减，药用黄芪、党参、白术、炙甘草、当归、熟地、川芎、阿胶、陈皮、茯苓、首乌等。

3）补肾填精：适用于肾精不足，髓海空虚的患者。症见头目眩晕，腰膝酸软，神疲乏力，失眠健忘，耳鸣耳聋，舌淡苔薄，脉沉细，方选左归丸加减，药用熟地、山药、山萸肉、菟丝子、枸杞子、龟板胶、鹿角胶、黄精、女贞子等。

（2）降法

1）清肝泻火：适用于肝火上炎的患者。多见于情志过激之人，气郁化火，肝火上逆所致，症见头晕目眩，头昏胀痛，面红目赤，口苦易怒，舌红苔黄脉弦，方选龙胆泻肝汤化裁，药用龙胆草、夏枯草、黄芩、龙骨、牡蛎、珍珠母、菊花、干地黄、决明子、丹皮等。

2）平肝潜阳：适用于肝肾不足，肝阳上亢的患者。肝肾阴亏于下，阴不制阳，导致肝阳亢逆于上，症见眩晕耳鸣，失眠多梦，潮热盗汗，腰膝酸软，舌红苔少，脉弦细，方选天麻钩藤饮加减，药用天麻、钩藤、石决明、龙骨、白蒺藜、枸杞、女贞子、牛膝、熟地、白芍、稽豆衣等。

3）泻浊化饮：适用于饮邪上逆所致眩晕的患者。水饮停聚于内，清阳不升，浊阴不降，阻隔于中，出现眩晕耳鸣、胸闷呕恶、倦怠乏力，舌淡苔白脉滑，方选泽泻汤合苓桂术甘汤加减，药用泽泻、白术、桂枝、茯苓、葛根、荷叶、法半夏、枳壳、山楂等。

（3）消法

1）疏肝理气：适用于肝气郁结的患者。多因情志不遂，疏泄无权，气机郁滞，清阳失展所致，症见头晕头胀，胸闷叹息，胁肋胀痛，脘痞纳差，舌苔薄白脉弦，方选逍遥散加减，药用炒柴胡、炒枳壳、白芍、当归、白术、茯苓、合欢皮、绿萼梅、白蒺藜、珍珠母等。

2) 化痰祛浊：适用于痰浊中阻的患者。脾为生痰之源，脾运失健，痰浊内生，蒙蔽清窍则见头目晕眩，头昏头重，胸闷纳差，形体肥胖，舌苔厚腻脉滑，方选半夏白术天麻汤加减，药用制半夏、白术、天麻、橘皮、茯苓、瓜蒌、枳壳、竹茹、白蒺藜、葛根、炙远志、山楂、荷叶等。

3) 祛瘀通络：适用于脉络瘀阻，脑窍失养的患者。常见于高血压、糖尿病、动脉硬化症等慢性疾患，或头颅外伤患者，日久致脑络瘀阻，血行不畅，脑失所养，症见头晕头痛，步履不稳，失眠健忘，肢体麻木，舌质紫黯脉弦，方选血府逐瘀汤、桃红四物汤化裁，药用丹参、卫矛、三七、当归、红花、地龙、天麻、鸡血藤、生槐米、生山楂等。

6. 体会

历代医家对眩晕病因病机认识见仁见智，多以虚实立论，实则责之于肝风上扰、肝火上炎、痰浊内蒙，虚证又涉及气血亏虚、肾精不足、阴虚阳亢等诸证，以此作为临床辨证施治的依据。以升降失衡立论，不仅可以涵盖虚实立论的病因病机，而且可以更加切合中医观察疾病重视"病势"，惯于逆势而治的特点，发挥中药升降浮沉的特色，利于升降的平衡，从而提高对眩晕病理论认识，提高治疗效果。

7. 病案举隅

案例 1：刘某，女，58 岁，2004 年 11 月 1 日初诊。因头昏头晕 1 个月入院。近 1 个月来头昏头晕，活动后明显，伴视物旋转，恶心，脘痞纳逊，夜寐不实，无耳鸣，血压不高，舌红苔薄脉濡细，治用益气升清和血法。药用黄芪 15g，葛根 10g，天麻 10g，川芎 10g，当归 10g，蔓荆子 10g，陈皮 10g，枸杞 10g，丹参 10g，荷叶 10g，潼白蒺藜[各] 10g，谷芽 12g，7 剂。二诊，眩晕减缓，睡眠渐好，纳少，治用原法，原方加枳壳 10g，神曲 10g，7 剂。三诊，眩晕明显缓解，精神爽朗，夜寐尚可，纳食渐有好转，脉象偏细，应患者要求，按益气升清、养血补肾法调制膏方，以善其后。

案例 2：王某，女，62 岁，2008 年 4 月 7 日初诊。主诉头晕头痛 1 周。患者既往有高血压史，已服降压药治疗，有脂肪肝病史。近 1 周来感头晕头痛，时有胸闷，神疲思睡，但夜寐多梦，疲乏无力，肢体活动自如，无耳鸣，舌红苔黄略粗，脉小弦。查头颅 CT 未见异常。证属痰瘀阻络，治以化痰祛瘀通络，药用太子参 12g，潼白蒺藜[各] 10g，郁金 10g，炙远志 5g，茯苓 12g，石菖蒲 6g，景天三七 12g，丹参 10g，合欢皮 10g，枳壳 10g，陈皮 10g，法夏 10g，生山楂 10g，7 剂。二诊，头晕减缓，仍感疲累思睡，有时胸闷，无心悸，胃纳好，二便调，舌红苔薄黄，脉弦小，前方加葛根 10g，降香 5g，红花 5g，桑寄生 12g，7 剂。三诊，头晕明显减轻，神疲思睡也有改善，精神尚好，苔薄黄脉小弦，治用原法，前方去枳壳、生山楂，加天麻 10g，女贞子 12g，再 7 剂而愈。

按语：

案 1 根据患者头昏头晕恶心，活动后明显，脘痞纳逊，苔薄脉濡，辨证为气血不足，清阳不升，脑窍失养，治以补气升清和血，方中以黄芪补气，葛根、荷叶、蔓荆子升清，当归、川芎、丹参和血，陈皮、谷芽、枳壳理气和胃，方中加用天麻、潼白蒺藜平肝息风定眩，诸药配伍，升中有降，利于升降平衡。

案 2 患者有高血压、脂肪肝病史，以头晕头痛、胸闷、思睡、乏力，苔粗黄脉小弦为主症，辨证为痰瘀阻络，肝阳偏亢，给予化痰祛瘀通络，兼以补肾平肝治疗，方中以陈皮、法夏、茯苓、远志、石菖蒲、生山楂化痰降浊，景天三七、丹参、郁金祛瘀通络；用合欢皮、枳壳疏肝理气，起加强化痰祛瘀药的作用；辅以太子参补气升清，潼白蒺藜补肾平肝息风。二诊、三诊时患者症状减轻，加红花、降香加强活血通络的作用，加桑寄生、女贞子补肾固本，天麻平肝息风，葛根升清。如是则痰瘀得消，经络得通，浮阳得降，清气得升，气血阴阳升降恢复平衡，头晕头痛得止。

参 考 文 献

[1] 张思超，王涛. 从脑的位置探析脑病病因病机及其证治特点 [J]. 中医药学，2004，(2)：305.

[2] 广州中医药大学《中医基础理论体系现代研究》编委会. 中医基础理论体系现代研究基础与临床 [M]. 广州：广东科学技术出版社，2002：123.

[3] 张登本. 中医神经精神病学 [M]. 北京：中国医药科技出版社，2002：116.

五、从肝论治顽固性失眠的经验

1. 探究病机，开拓思路

失眠，是以经常不能获得正常睡眠为特征的一类病证。主要表现为睡眠时间或深度的不足，轻者入睡困难，或寐而不酣，时寐时醒，或醒后不能再寐，重者彻夜不寐。中医学多称不寐、不得卧、不得眠。不寐之名最早见于《难经·四十六难》，《黄帝内经》中将不寐称为"不得卧"、"目不瞑"。

人的正常睡眠是阴阳之气运动转化的结果，如《灵枢·口问》云："阳气尽，阴气盛，则目瞑；阴气尽，而阳气盛，则寤矣。"心藏神，对睡眠起主导作用，故失眠一症，人多责之于心。然究其失眠之因亦非仅此一端也，"随神往来者谓之魂"，魂发于心而受于肝，以肝血为依托，《血证论》云："肝藏魂，人寤则魂游于目，寐则返于肝"，强调了肝对人的睡眠的调控作用。如肝的生理功能失调，则容易导致人的睡眠障碍而失眠。《普济本事方》云："平人肝不受邪，故卧则魂归于肝，神静而寐。今肝有邪，魂不得归，是以卧则魂扬又离体也。"

随着社会发展生活节奏加快，工作压力增大，学习负担加重，竞争日益加剧，人际关系复杂，使人们更容易受到来自社会、心理等诸多因素的影响，由此而引发的失眠更为常见，资料显示失眠患者因精神方面因素而诱发的占所有诱发因素的51.7%[1]。情志因素作用于脏腑，首先影响脏腑气机，使其气机升降出入失常，所谓："怒则气上，喜则气缓，悲则气消，恐则气下，惊则气乱……思则气结"是也。

肝主疏泄，调畅气机，肝的疏泄功能正常，则气机调畅，气血和顺，脏腑器官的功能活动也就正常。如果肝的疏泄功能异常，则可出现气机不畅，气血紊乱，使阳不潜于阴，阴阳失交而不寐。气滞日久，郁而化火，火性炎上，扰乱神明则不得卧。郁火或灼液为痰，痰热内扰；或横逆犯脾，脾运不健，聚湿凝痰，痰浊内扰，皆可导致失眠。气滞则血瘀，瘀血扰动神明而不寐。七情不畅，肝失疏泄产生气、火、痰、瘀等病理产物，扰乱神明以致失眠发病。失眠日久不愈或抑郁或烦躁，反过来又加重肝气郁滞。两者互为因果，是失眠发病难愈的主要原因。对于失眠患者，除入寐维艰之外，常伴有寐短易醒，梦多纷扰，胸闷胁胀，头昏耳鸣，情绪不稳，或郁或躁，频喜太息，脉弦或细等肝郁神伤的见证。

2. 达郁疏肝，治病求本

经云"必伏其所主，而先其所因"，本乎此，对所述肝郁神伤失眠者，首宗"木郁达之"之旨，遂立疏肝达郁，活血安神之法，经过多年反复临床验证，拟定"欢天达郁安神汤"，全方由合欢皮、景天三七、丹参、郁金、酸枣仁、炙远志、牡蛎、甘草组成。合欢皮，味甘性平，归心、脾、肺经，具有解郁安神、活血消肿的作用，现代药理研究证实中、低浓度合欢皮水煎液可协同戊巴比妥钠缩短睡眠潜伏期及延长睡眠时间[2]。景天三七，又名费菜、养心草，作为地方药物被江苏省中药材标准所收载[3]，味甘微酸，性平，归心、肝经，有散瘀止血、宁心安神、解毒等功效[4]。药理研究证实其提取液有镇静作用[5]。二者共为主药。丹参既可祛瘀活血，又可养血安神；郁金行气解郁，化瘀清心；炙远志宁心定志，祛痰安神；三药共为辅药。以咸寒之牡蛎为佐，震摄浮越之虚阳。使以甘草，调和诸药。兼口苦目赤、溲黄便结、脉象弦数等肝郁化火，上扰心神者加黄芩、黑山栀、丹皮；兼口干津少、耳鸣健忘、五心烦热等阴虚阳亢，心神失养者加生地、石斛、玉竹、知母、女贞子、龟板；兼心烦不宁、心悸不安等心火上炎，心阳浮动者加百合、莲子心、黄连、龙骨、龟板、磁石。

3. 顺乎阴阳，择时服药

中医学认为人与自然是统一的整体，人的生理功能、病理变化不但受四时气候的影响，而且和自然界的昼夜晨昏、阴阳变化具有相应的节律。《素问·金匮真言论》指出："平旦至日中，天之阳，阳中之阳也；日中至黄昏，天之阳，阳中之阴也；合夜至鸡鸣，天之阴，阴中之阴也；鸡鸣至平旦，天之阴，阴中之阳也。故人亦应之。"说明人体的气血升降、阴阳转化亦随着昼夜的更替而变化。《中藏经》一书则更明确指出时辰变化规律："阳始于子前，末于午后；阴始于午后，末于子前。"正因为人体存在着与自然气候及昼夜晨昏变化相适应的生物节律，因此中医学许多治疗原则及方法，都把时间因素考虑在内。如《素问·脏气法时论》中就提出了"合人形以法四时五行而治"的观点，《灵枢·卫气行》中也提出要"因天时而调血气"，清代著名医家徐灵胎则明确指出："早暮不合其时，不惟无益，反能有害"，强调了给药方法的重要性。根据药物治疗作用，结合病理表现、生理节律，选择最佳服药时辰。通过择时服药，以顺应人体变化节律，充分发挥人体潜力，激发人体不同生理功能的活动高潮，使之与药物的效能协调同步。提高药物疗效。

宋·许叔微用辰砂远志丸、珍珠母丸提出"夜卧前服"，余遂师法古人，强调安神的中药应有别于普通内服汤药，每天一剂，每日二次，早晚分服的服法，而应分别于午后和睡前服用。因为午后阳尽阴生，阴气逐渐隆盛，阳气自动而静，逐渐潜藏，此时服用安神之品，顺应天时，因势利导，魂神各安其舍，失眠可愈。

4. 自我调适，身心并治

失眠患者常伴有心情抑郁、烦躁易怒、悲伤欲哭等精神情志方面的变化。因此治疗失眠不仅要靠药物，还要配合心理治疗，给以耐心开导，引导患者慢慢放松情绪，逐渐树立信心，缓缓进入自主睡眠状态。《类证制裁·不寐论治》："阳气自动而之静则寐，阴气自静而之动则寤。"说明人的睡眠机制是由阴阳之气动静有规律转化的结果，这种规律如被破坏，也就成为产生失眠的根由《景岳全书·不寐》又说："心为事扰则神动，神动则不静，是以不寐也。"因此，必须告诉患者，睡前务必要做到身心放松才行，切勿扰动阴阳动静变化的固有规律，嘱其睡前不要进行剧烈运动，使身体保持平静状态，不要看情节紧张的影视书籍以及长时间的上网聊天或娱乐活动，不要喝浓茶、咖啡等兴奋性饮料，使得能够神安心定，促使自然进入睡眠状态，以应前人"先睡心，后睡眼"之劝戒。

5. 病案举例

李某，男性，32岁。2008年4月7日初诊，失眠6年加重半月。患者自大学期间即经常夜艰于寐，时轻时重，近半月来因工作压力大，失眠加重，入睡困难，甚者彻夜难寐，需借酒石酸唑吡坦方可睡眠 3～4 小时，晨起周身困倦疲乏，有时自汗，偶或胸闷、胁下隐痛，二便自调，苔薄白脉弦。证属肝郁失达，气滞痰郁，心神受扰。从疏肝达郁，豁痰安神施治：稽豆衣 12g、白蒺藜 10g、枳壳 10g、竹茹 10g、茯神 12g、龙牡^各 15g、合欢皮 10g、景天三七 12g、丹参 10g、郁金 10g、甘草 3g，7 剂，日一剂，午后、睡前两次分服，忌辛辣浓茶，调摄精神，白天适当活动。二诊：入睡困难有改善，白天仍犯困，脉证同前，循原法：前方加炙远志 5g、珍珠母 15g，7 剂，将息如前。三诊：夜寐渐谧，已停服思诺思，白天犯困已明显改善，余无不适，苔薄白脉弦，治用原法：前方去稽豆衣，7 剂。失眠告愈。

按语：随着社会生活节奏的加快和社会竞争的激烈，失眠已经成为了多发病、常见病。心藏神，故不寐之症多着手于心，然其起病之由又多与郁怒、悲哀、思虑、忧愁等七情所伤有关。故认为不寐者，其证在心，而其因在肝，观今之抑郁证所致不寐多属于此。对于此类不寐，当疏肝达郁，先流其气，而后脏腑条畅，阴阳顺接，心神乃安。服药宜顺乎阴阳，定时辰服药。失眠既属身心疾病，心理疗法对疾病治疗与康复有着重要关系。在治疗上主张身心并治，整体调理，在药物治疗的同时，重视精神调摄，心理疏导和讲究睡眠卫生，指导患者合理饮食，适度参加锻炼，拓展兴趣范围，以丰富精神生活，从而促进失眠症的康复。

参 考 文 献

[1] 许红. 失眠症 1018 例相关因素调查分析——附 553 例疗效观察 [J]. 辽宁中医杂志，2005，32 (2)：114-115.

[2] 霍长虹，郝存书，李作平，等. 合欢皮水煎剂催眠作用的药理实验研究 [J]. 河北医科大学学报，2002，23 (4)：216-217.

[3] 宋金斌，周琴妹，陈晓斌，等. 景天三七栽培品种和野生品的药材品质比较 [J]. 中药材，1996，19 (11)：541-542.

[4] 国家中医药管理局《中华本草》编委会. 中华本草 [M]. 上海：上海科学技术出版社，1999：765-766.

[5] 郑汉臣. 景天属植物的植物化学和生物作用研究 [J]. 国外医学·药学分册，1975，(1)：32.

六、从达郁兴阳治阳痿的经验

1. 肝郁气滞是病机的关键

阳痿病证首见于《内经》，《灵枢·邪气藏府病形》称"阴痿"，《素问·痿论》又称"宗筋弛纵"和"筋痿"，究其病由与"气大衰而不起不用"和

"热则筋弛纵不收，阴痿不用"有关，此后隋唐诸家多从劳伤、肾虚立论。《诸病源候论·虚劳阴痿候》指出："肾开窍于阴，若劳伤于肾，肾虚不能荣于阴器，故痿弱也"，强调肾虚可以致痿。至明以降，各家多有发挥。《明医杂著》说："男子阴痿不起，古方多云命门火衰，精气虚冷，固有之矣。然亦有郁火甚而致痿者。"《景岳全书》指出"多由命门火衰，精气虚冷，或七情劳倦，损伤生阳之气……亦有湿热炽盛，以致宗筋弛纵"、"若以忧思太过抑损心脾，则病及阳明冲脉……气血亏而阳道斯不振矣"、"凡惊恐不释者，亦致阳痿"。《杂病源流犀烛·前阴后阴源流》曰："有失志之人，抑郁伤肝，肝失条达，肝木不能疏达，亦致阴痿不起。"明确指出了情志不遂、肝郁气滞是阳痿的一大成因。

　　随着生活水平明显提高，体质不断增强，以及婚姻制度的改革，劳伤所致阳痿日少。肝郁气滞已成为阳痿病机的关键。长期的精神紧张，情怀不畅，引起肝气郁结，疏泄不利，气血不能充养宗筋，导致阳痿不举，或举而不坚。即所谓"因郁而痿"。因郁而致痿者，多因恚怒、惊恐、悲忧、思虑等情志变化而致。至于其他原因引起的阳痿，既病之后也常常存在肝郁气滞的病机。如房劳过度、频繁手淫可导致精气虚损、命门火衰的同时，常伴有瘀血败精内著，气机郁滞不畅。或久病劳伤损及脾胃，或思虑太过损伤心脾，使气血化源不足而导致气血亏虚，气虚则无力推动血行，可留滞成瘀。饮食不节，聚湿生热，湿热下注肝肾，或湿热外侵，蕴结下焦，湿阻气机，气不行血，终成气郁湿阻血瘀之证。再者，肝郁日久，常可导致血随气滞而为瘀；肝郁化火，暗耗元阴，肝肾同源，而致肝肾精血亏虚；肝郁克脾，脾失健运，一则气血生化乏源，再者又可酿湿生痰化热，湿热下注，宗筋弛纵而痿。因此，肝郁除了导致肝的疏泄不及、肝血不能荣阴茎而成阳痿外，郁久还可影响其他脏腑功能失调而导致和加重阳痿的发生。可见，肝郁气滞存在于阳痿的各种证型之中，实为阳痿病机的关键所在。此外由于经济的发展，男女平等思想的普及，男女双方对性生活质量的要求不断提高，性能力的低下甚至丧失，使患者悲观失望，对生活、工作失去了信心，总处于一种忧郁、悲观、自卑、焦虑的状态之中。阳痿患者因性功能出现障碍而羞于启齿，盲目求医，延误治疗，而又增加精神压力，常常郁闷不乐，即所谓"因痿而郁"。抑郁情绪一方面可引起阳痿，另一方面阳痿又可加重抑郁情绪。"因郁而痿"、"因痿而郁"二者互相影响，形成恶性循环，使病机更加复杂，治疗更加困难。

　　2. 达郁兴阳贯穿治疗始终

　　通过临床观察体会到，阳痿多为虚实夹杂，肾虚肝郁，肾虚为本、肝郁为标，本虚标实。针对多数阳痿患者肾虚肝郁的特点，应用补肾兴阳、疏肝达郁进行治疗。在整个病程中，无论阳痿的病机如何转变，都有肝郁气滞存在，达郁兴阳应贯穿治疗始终。疏肝达郁常用柴胡、白芍、当归、郁金、陈皮、合欢皮、景天三七等。柴胡、白芍、当归、郁金、陈皮从四逆散、逍遥丸而出，可疏肝达郁，且白芍、当归兼可养肝柔濡宗筋。合欢皮、景天三七尚可活血安神，为治疗肝郁血瘀之要药。补肾兴阳，习用九香虫、淫羊藿、巴戟天、肉苁蓉、菟丝子、山茱萸等，以上诸药均具有温阳益肾填精之功效，且温润不燥，故无劫夺阴精之弊，暗合"善补阳者，必于阴中求阳，则阳得阴助而生化无穷。"之理。其中九香虫为虫类之品，具有蠕动之性，温而微咸，气味清香，善入肝肾之经，功善理气化滞、温中助阳，其性走窜，疏通力强，对脏腑经络内外、气血凝结之处皆能开之。诸药合用，共奏疏肝达郁、兴阳振痿之功。此外，方中常配伍龙骨、牡蛎之属，安神镇静收涩，兼治遗精早泄。如兼肝郁化火者，酌加丹皮、栀子、黄芩等；如兼心神受扰者，可加莲子心、酸枣仁、茯神、远志等；如伴有前列腺炎、前列腺增生而见湿热之象时，则配伍生苡仁、黄柏、炮山甲以清热利湿、化瘀散结。若兼厥阴肝寒而见少腹时痛、肢寒怕冷、小便清长者，酌加乌药、小茴香、吴茱萸等温肝散寒。如肾元不足明显者，则又当增加补肾益精助阳之品。

3. 九香疏肝汤及应用指征

阳痿虽有虚实之分，阳痿患者大多为青壮年，此时肾气天癸最为充盛，单纯肾虚并不多见，温肾助阳自非所宜。大量临床资料亦显示情志因素是阳痿的重要发病因素。有鉴于此，在长期实践的基础上，筛选有效方药，自拟九香疏肝汤一方，方由九香虫、醋柴胡、郁金、白芍、当归、龙骨、牡蛎、甘草组成。九香虫味咸性温，归肝脾肾之经，散郁滞，兴阳道；醋柴胡、郁金、当归、白芍，疏肝解郁，调畅肝经气血，兼能补肝柔肝，滋养宗筋；佐以龙骨、牡蛎，重镇安神，补阴涩精；使以甘草，调和诸药，更与白芍配伍酸甘化阴，柔肝体助肝用。全方共奏疏肝解郁、兴阳振痿之功。临床治疗要强调辨证，反对执一法一方而愈百病。然大多阳痿患者，除阳事不举以外，并无其他脏腑形证可辨，运用达郁兴阳之九香疏肝汤治疗阳痿，应正确掌握其临床适应证。适应本法的患者多具有如下特点：①患者多为中青年人，病程长短不一，时好时坏，经常寐中阳举精遗；②心理素质较差，多有忧思恼怒、失意郁愤、多疑猜嫉、精神压力过重、同房不利、心理恐惧等诱因；③体检及理化检查结果，生殖系统无器质性病变。④同时需排除冠心病、糖尿病等全身性疾病以及药物所致的阳痿。

4. 重视心理治疗

由于精神因素是主要病因，因此在临床上除了对证治疗外，还注意对肝郁的病因进行治疗。根据不同病人所处的环境、经历、文化程度、心理状态及性格特点不同，开导患者，增强信心，告诉患者注意日常生活中的精神调养和饮食宜忌，增加体育锻炼，取得患者及其配偶的理解和配合，对阳痿的治疗起到事半功倍的效果。

5. 病案举例

魏某某，33岁，阳事不举或举而不坚3年，外院查生殖系统无器质性病变。病起于工作失意，夫妻口角之后，时轻时重，行房早泄，夜寐梦多不实。自服多种保健品，无外温肾壮阳之剂，未见寸效，夫妻关系紧张，意志消沉，几不欲生，曾有手淫史，舌淡红，苔薄白，脉细弦，证属肝郁不达，气血失于流畅，宗筋弛纵，治从疏肝达郁，稍佐温肾之品以兴阳振痿。柴胡5g，白芍10g，香附10g，橘皮叶各6g，郁金10g，茯神10g，九香虫5g，淫羊藿10g，景天三七12g。7剂，适量水煎服，日一剂。善言慰之，暂远房帏。二诊，晨阳事易举，寐仍多梦，舌脉同前，已见效机，治循原法，前方加菟丝子10g，合欢皮10g。7剂。三诊，精神较前振奋，房事顺利，有时早泄，加煅牡蛎15g，连藤首乌15g，龟板10g，嘱其节制房事。原法巩固1个月后，诸症悉除，隐疾告愈。

七、顽固性便秘的诊治经验

便秘是临床常见病症，是指大便秘结不通，排便周期延长，或周期不长，大便艰涩不畅，排出困难为特征的一种病症。通过长期的临床观察，认为便秘的产生和"气"、"燥"、"瘀"三者相关，现从"治气"、"治燥"、"治血"等方面谈谈治疗便秘的经验体会。

1. 治气

大便在肠腑中运行，依赖于"气"的推动作用，凡是各种原因导致肠腑气机失调，失于通顺，或肠腑元气亏虚，动力不足，蠕动减慢，则会导致大便秘结。大便秘结在与"气"相关病机方面有"气机失调"和"气虚不足"两个方面。

肠腑"气机失调"和胃、肺、肝的功能有关。胃主通降，饮食物在胃肠中传运，消化吸收，最后形成糟粕排出体外，和"胃主通降"的功能有关，胃的通降功能正常，饮食物才能正常地传化吸收，大便才能正常排出体外，如胃失通降，肠腑气滞不通，则会出现腹胀、便秘，临床治疗当应通腑行气，常用药物有青皮、陈皮、枳实、槟榔、木香、厚朴等；肺与大肠相表里，肺的宣发肃降功能是否正常，会影响到大肠的传导功能，肺气郁滞不宣，可致大肠传导失司，大便秘结不通，此时在治疗中加用宣肺利气之品，往往能起到提壶揭盖，宣上通下的作用，常用药物如桔梗、杏仁、紫菀、瓜蒌等；肝主疏泄，肝通过疏泄功能对全身的气机起着调节的作用，肝疏泄功能正常，则人体气机舒畅调和，各器官的功能才能保持正常。如果肝的疏泄功能异常，太过或不及都会对其他器官的功能才生影响，导致气机失调。肝的疏泄是否正常对大便的通降起着重要的调节作用，肝疏失常易致大便排泄障碍，出现腹胀腹痛，大便艰涩不畅，治疗上当应调肝理气，常用药物有柴胡、枳壳、白芍、合欢皮、绿萼梅、郁金、郁李仁等。

临床常见的顽固性便秘有"盆底失弛缓综合征"，其临床特征是排便时盆腔底部肌群不能松弛，肛管不能正常开放，排便时的阻力增加，粪便不能正常排出的一种病症。该型便秘在顽固性便秘中占有相当高的比例，西医常采用生物反馈疗法。从中医角度看，此类患者发病机制是肠腑的气机失调所致，病位在大肠，和胃的通降、肺的宣降、肝的疏泄等功能失调密切相关，多因肠腑气机失调，传导失司，气机郁滞，导致大便闭塞不通。

气虚不足多因元气亏虚，胃肠的传导功能减弱，无力行舟，而致大便停留，或排而不畅，常见于久病或年老体弱之人，临床可见面色欠华，疲乏无力，脘痞纳少，舌淡苔白边有齿印等。气不足多和脾有关，脾为后天之本，气血生化之源，故治疗上当补气助运为主，常用药物如党参、白术、黄芪、茯苓、山药等。气虚往往多伴有气滞，因"虚"而"滞"，故在治疗气虚便秘时常常酌加一些行气药如青皮、陈皮、枳壳等，以促进气机调畅。脾主升清胃主降浊，清气的上升有利于浊阴沉降，如果清气不升反而下陷，浊阴不能沉降，也可引发便秘，如"直肠黏膜脱垂"所致的便秘，这是由于直肠黏膜松弛下垂所致，中医认为和中气下陷有关，临床可见头昏头晕，脘痞纳少，大便秘结不通，治疗上应补气升提为主，常用白术、升麻、葛根、黄芪等益气升清之品，以升促降，常能取得疗效。

2. 治燥

大便干结，硬如羊屎，往往和"燥"有关。大便燥结，艰涩不下，无水舟停，是便秘的另一重要原因。形成"肠燥"的常见原因有内热、阴虚、血虚等。外感热病，或湿热内生，或肝火偏旺，常消灼津液，而致肠燥便秘，临床可见阵阵燥热出汗，面红口干，大便干结不下。其次年老津血亏虚，或久病暗耗阴血，或产后血虚津亏，均可导致津枯血亏，大便燥结。津液亏损肠道失润，阴血不足肠腑不荣，以致大便坚如羊屎，便下困难，临床常伴有潮热盗汗、心慌失眠、舌红苔少脉细或面色少华、头昏乏力、舌淡苔薄脉涩等表现。"治燥"主要体现在清热、滋阴、养血、润肠等方面，热象明显的，当清热泻火，临床常用黄芩、山栀、丹皮、桑叶、玄参、决明子等，其中对于大便坚硬不下，腹胀腹痛较甚，正气不虚的阳明腑实证者，可短时予承气类攻下通腑急下存阴；养阴生津常用玄参、生地、麦冬、沙参、石斛等增水行舟；养血润燥常用当归、熟地、白芍、首乌、黑芝麻等；润燥通便常用火麻仁、郁李仁、柏子仁、蜂蜜、松子仁等。另外阳虚寒凝也可致燥，人之阳气具有温通行散的作用，若阳气不足，津液因寒而凝，失于流通，则会出现肠燥便秘，临床可见四肢不温，畏寒乏力，腰膝酸软，小便清长等症状，治疗可加肉苁蓉、巴戟天、干姜等温阳润燥之品。

3. 治血

顽固性便秘多和"瘀"有关，中医有久病成瘀之说，从瘀的形成来说，瘀和"气"、"燥"有关。气有推动血液在脉管中流动的作用，气虚，则气的推动乏力，血停为瘀；气机郁滞，停而不行，气停血也停，形成气滞血瘀。津血同源，热病伤津或津液耗伤，可致血液浓聚，滞而为瘀；血虚津亏行而不畅，涩而为瘀；阳虚津凝，停而为瘀。脉络是气血运行的通路，瘀血阻滞脉络又可影响气和津液的运行，导致气、津运行受阻，如"津"布失常，则肠腑失于濡润，大便燥结不下；"气"机郁滞，则肠腑传导失司，大便不通。另外对伴有器质性损伤的患者所致便秘，也多和瘀有关，如脊柱压缩性骨折、肠黏连、不完全性肠套叠、产后便秘等。故对于常规治疗不效的顽固性便秘患者，从"瘀"着手治疗，常能获效，通过活血祛瘀，使得瘀去络通，经脉通畅，津液流通，肠腑得润，大便通畅。活血通便常用药物有桃仁、红花、当归、赤芍、穿山甲、川牛膝等。常用方剂通幽汤，其主要组成有生地、熟地、桃仁、红花、当归、升麻等，常以通幽汤加减治疗瘀血所致便秘，能获得满意的疗效，通幽汤是一首治疗瘀血所致便秘的有效方剂。

4. 基本方药

气、燥、瘀三者相互影响、相互作用是形成便秘的主要原因，我通过长期的临床实践，归纳出治疗便秘的基本方药，组成有生白术、生首乌、防风、当归、生山楂、红花、桔梗、枳壳、槟榔等组成，对顽固性便秘，在此基础上进行加减治疗，有明显的疗效。方中白术，能运化脾阳而行津液润肠道，《医学启源》："其用有九：……能除胃热……强脾胃……生津液也"，生首乌能养血润肠，配伍白术补气养血润肠，对于久秘患者伴有气血不足的尤为适宜；防风、当归性温味辛，具有辛通、辛润的特点，对于久秘患者能促进气血流通，有利于大便通降；生山楂行气消食，活血散瘀，红花活血通经，二者合用能消散瘀血，活血流津，润燥通便；桔梗宣通肺气，枳壳、槟榔行气导滞，三者合用能起到宣通气机，行气通便的作用。

5. 验案举隅

孙某某，男，58岁。主诉：排便困难5年。患者5年来，大便困难，专科检查诊断为"盆底失弛缓综合征"，曾行生物反馈治疗，疗效不著。目前症状：虽便意频频，却排便困难，艰涩不畅，常在使用开塞露后，方解少量大便，粪质不硬，肛门作坠，腹无所苦，纳可，小便正常，苔薄脉涩。证属中气不足，气血郁滞，肠腑传导失司。生白术15g，生首乌15g，槟榔10g，枳壳 10g，青皮 6g，陈皮 6g，火麻仁 10g，太子参 10g，赤芍 10g，白芍 10g，当归 10g，紫丹参 10g，全瓜蒌 10g，7 剂。二诊：药后大便逐日可解，腹无所苦，夜尿略频，脉细弦苔薄，治用原法。前方加：穿山甲 6g，生薏仁 12g，干生地 10g，7 剂。三诊：大便爽畅，逐日可解，但粪质偏细，前方原量继服巩固。

按语："盆底失弛缓综合征"是顽固性便秘的常见原因，其特征为患者排便时盆底肌不能松弛反而收缩，因而肛管不能开放，造成排便困难。该患者病历 5 年，其临床特点：虽有便意但艰涩不畅，肛门作坠，粪质不硬，脉涩，故中医辨证为中气不足，气血郁滞，肠腑传导失司。"气"是推动粪便在肠腑中运行的动力，气虚，则推力不足，因虚而滞，导致气血郁滞，补气可助行气之力，故方中以白术、太子参补脾助运，槟榔、枳壳、青皮、陈皮行气，生首乌、瓜蒌、火麻仁、生地润肠通便，当归、赤芍、白芍、丹参、穿山甲活血，全方补气润肠，流通气血，而复大肠传导之职。

引起便秘的原因很多，对慢性便秘，多责之气血不足，因气虚而大肠传导无力；或血虚津亏，不能下润大肠，肠导传输失职；治疗一般以通为原则，但因慢性虚证便秘患者病变往往以虚为本。临床多表现为虚实夹杂，故治疗时应注意通补兼施，避免孟浪攻下，致暂通复秘或徒伤正气，通而不下。

八、慢性泄泻的诊治经验

对慢性泄泻的诊治，在李中梓治泄九法的基础上稍有拓展，现总结介绍如下。

1. 风药治泄泻

泄泻有暴泄、久泄之分。暴泄之成多由感受外邪所致，在邪侵肺卫的同时，脾胃亦受其累，致肠腑传化失司，清浊混淆，以致肠鸣泄泻，畏风形寒，治当重视疏解表邪，即喻嘉言所谓"逆流挽舟"之法。腹痛肠鸣，泻下稀水泡沫，舌苔白腻，脉象弦细或濡细，多为风寒夹湿之证，治疗多宗荆防败毒散、羌活胜湿汤加减化裁以疏风渗湿止泻，药选荆芥、防风、苏叶、羌活、白芷等。腹痛即泄，便色黄褐，黏滞不爽，其味腥臭，肛门灼热疼痛，舌苔黄腻浊厚，脉象滑数或濡数，多属湿热致泻，治当疏解表邪，清热化湿止泻，多宗藿香正气散、葛根芩连汤加减化裁，在黄芩、黄连苦寒燥湿清热的基础上，参用藿香、佩兰、蔻仁、葛根等风药，宣畅气机，使湿热易于透达。

久泄多与湿盛和脾胃失调有关。《难经》说："湿多成五泄"。《景岳全书》说"泄泻之本，无不由于脾胃"。虽然久泄病机尚有肝旺乘侮、肾阳不振等，但仍以脾虚湿盛最为常见，而且往往是久泄的基本病机。既是湿邪为患，治当祛湿。而祛湿之法，多在淡渗利湿、运脾化湿等法之中，常伍用祛风之品，乃因风药多燥，燥可胜湿，李士材喻之为"地上淖泽，风之即干"。盖风药其味多辛，辛善散邪通阳。对于脾虚湿困之泄泻、腹胀、肠鸣，口淡不渴，苔薄腻，脉濡细，每在运脾祛湿方中加防风、羌活以助鼓舞脾阳，祛风胜湿之用。或配伍藁本、葛根以散风升阳除湿；肝气乘脾之腹痛肠鸣，痛则欲泄，泄后痛减，情怀不畅，苔薄，脉弦，治当抑肝扶脾，多以痛泻要方化裁，方中防风既可祛风除湿，又可疏肝解郁，条达肝气；肾阳虚衰之畏寒胫冷，晨泄完谷不化，苔薄白，脉沉细，每于四神丸中参以防风、煨葛根鼓舞脾肾阳气上腾。

此外，按照中药的药性规律"酸咸无升，辛甘无降"，风药多升是其药性的另一特点，因其具有升阳的作用，并有引药上行之能，正好可抑制湿邪下趋的病势，从而可以达到升降平衡止泻的目的，因此，临床上对于此等久泄，脾气虚馁，清阳下陷之证，善仿升阳益胃汤法，取参芪术草伍以柴升羌防，即为"补中升也"（《本草纲目·升降浮沉》）。

2. 淡药治泄泻

淡药即性味甘淡的药物，具有淡渗利湿的功效，淡渗利湿是治疗泄泻常用而有效的一种治法。《内经》上说："湿胜则濡泄"。脾运不健，小肠泌别失职，水液不能渗入膀胱而偏渗于大肠，水反为湿，而成泄泻。湿邪不祛，泄泻难止，而祛湿之法，除健脾以治其本外，还可利用人体的自然生理通道，通过应用利小便药物，使水液下渗于膀胱的量增加，而下注大肠的量减少，从而达到"利小便实大便"的目的。《伤寒论》云："复利不止者，当利小便。"明确提出"利小便"法治"复利不止"。《景岳全书·泄泻》提到："治泻不利小水，非其治也"。李士材在《医宗必读》中提出治泻九法，把淡渗法列为九法之首。常用的药物有茯苓、猪苓、泽泻、薏苡仁、车前子等，其中茯苓、车前子多所习用，且剂量偏大。茯苓甘淡，既能渗湿又能健脾，利水而不伤气，《药品化义》认为："茯苓为利水除湿要药"。车前子甘寒，渗湿利尿，分别清浊。《石室秘录》中记载的治疗水泻的效方"分水神丹"即由车前子和白术两味药组成。淡渗虽为治泄要法，但太过每有"津枯阳亡"之弊，临床需予正视。

3. 甘药治泄泻

甘药性缓入脾，而脾性和缓，用甘药则有助其和缓之性。《灵枢·邪气脏腑病形》载："阴阳形气俱不足……调以甘药"，泄泻易于伤阴劫液，迁延日久则现气阴交虚的证候，症见大便溏泄，纳谷不馨，食后脘痞，口干思饮，头昏神倦，形体日瘦，舌红苔少，脉细弦，治当以甘药顾护中气，使气旺则津生，即所谓"甘守津还"，方宗七味白术散、异功散化裁，常用药物有太子参、白术、茯苓、山药、扁豆、莲子肉、炒谷芽、甘草、红枣等，甘平不燥不腻之品，参以陈皮、煨葛根，清轻灵动，悦脾健胃，补而不滞，动而不伤。而对于久泄不愈，时而加重，便次增多，伴有腹痛等窘迫症状，用他法治疗乏效者，重用白芍、炙甘草，每能收到较好的治疗效果。究其理，与《素问·藏气法时论》所载："脾欲缓，急食甘以缓之"之旨不谋而合。另外，对于久泄，脾胃津气耗伤而见口干舌红者，另可于甘药之中伍以乌梅、白芍等酸味之品，以取"化阴"之效。不过应用甘药时，亦应掌握尺度，因其过用则易满中碍运，滋生湿邪，免犯"太甘则生湿"之戒（李中梓《证治汇补·泄泻》）。

4. 炭药治泄泻

中药制炭用于治疗泄泻由来已久。《本草从新》有"炒黑性涩"的说法。中药"炒炭存性"后能够增强药物的温热燥湿性质，减低风药等辛散走窜之性。如干姜炒炭后温热之性增强，辛散之性降低，功专温中止泻，温经止血；黄芩炒炭后苦寒之性减弱，功擅厚肠坚阴。临床实践证实具有止泻作用的中药制炭能增强强其止泻的作用。临床常用的有防风炭、黄芩炭、黄连炭、炮姜炭、神曲炭、山楂炭、石榴皮炭、乌梅炭等。近代名医施今墨先生认为炭药一则促进吸收水分，解毒防腐；一则药物的分子颗粒易于吸附肠壁黏膜之上，促进炎症的吸收，溃疡的愈合。现代药理研究证明，炭药中的炭素具吸附收敛作用，可吸附胃肠中有害物质（气体、细菌毒素等），减轻对肠壁的过度刺激，使肠蠕动减慢，并能够收缩血管，降低通透性，使分泌减少，而产生止泻作用。这是中药止泻作用的另一特色。

九、原发性血小板减少症的诊治经验

原发性血小板减少症（ITP），是一种自身免疫性出血综合征，为临床常见血液病。由于血小板减少常常引起各种出血，故而归属于中医血证——"紫癜"、"肌衄"、"葡萄疫"范畴，其发病原因从西医学角度看，多与自身免疫异常导致外周血小板破坏过多，血小板寿命缩短有密切关系。而究其病机，中医学认为，有血热妄行，气不摄血，肾虚络瘀等多端。对于该病的治疗，古代医家论述较多，其中最有代表性的是清·唐容川《血证论》所说：治血症当取"止血"、"消瘀"、"宁血"、"补血"四法。原发性血小板减少症临床上治疗较为困难，缺乏疗效满意的西药和治疗方法，是临床常见的疑难杂症，通过实践探索，积累了一些体会。

1. 止血为第一要务

人之一身五脏六腑四肢百骸无不赖血以养，故缪仲醇谓"以血为百病之胎"，当血小板减少引起严重的全身性出血时，轻则紫癜、鼻衄、齿衄、肌衄，重则吐血、便血，甚则络损而血溢于脑，出现有似"中风"危证。或见出血过多而有亡血，脱气之变，亟需医者高度重视。对于出血的治疗，有凉血止血，祛瘀止血，收敛止血，温经止血，固摄止血的不同，但当患者出现急骤或大量出血时，当遵循"急则治其标"的原则，急予止血为务，尤其是重度血小板减少患者（血小板计数小于$20\times10^9/L$），更要警惕。《血证论》所说："存得一分血，便保得一分命"就是针对这种情况提出的。此时，我常采用的药物有：仙鹤草、三七、白及、蒲黄炭、阿胶、羊蹄根、仙桃草、侧柏叶、地榆、小蓟、白茅根等，其中羊蹄根，又名土大黄，味苦性寒，有清热解毒，凉血止血的功效，其提取物对实验动物能明显缩短凝血时间，增强毛细血管抵抗力，促进骨髓制造血小板的功能。另外仙桃草，亦名水苦荬，味苦性凉，具有清热解毒，活血止血的功效，善治跌打损伤及多种出血症。可急服云南白药，并适当配用炭剂以加强敛血止血的作用，如十灰散，还可以在此基础上，根据患者的不同情况，有针对性地辨证用药。而当有的患者出血量大，气随血脱，表现为形寒音低，面色苍白，肢冷脉伏，血压下降等阳气暴脱之象时，此时急予温阳固脱，益气摄血之法，如独参汤、参附汤等以挽颓势。有时也会发现重度血小板减少（少数患者血小板计数小于$10\times10^9/L$），脉络出血暂止，或暂时稳定尚无出血症状，此时仍不可掉以轻心，仍需方中使用一定量的止血之药，并叮嘱患者及其家属日常生活的注意事项，避免碰撞及剧烈活动，以杜出血之机，防患予未然，虽属小节，实关大体。

2. 血热妄行需凉血

《景岳全书·血证》云："凡治血证，须知其要，而血动之由，惟火惟气耳。故察火者，但察其有火无火"，出血者热邪动血确为一大要因。盖血得热则行，邪热内壅，迫血妄行，致使脉络受损，而血溢脉外。此时可见血色鲜红，量多而涌，口渴便结面面红，舌红苔黄脉数者，邪热与血相结，此时及时使用清热凉血药物，有截除邪热，使热无所附，而达到止血目的。此时清热即是止血，亦即"釜底抽薪"之治，处方常运用：知母、黑山栀、黄连、黄芩、黄柏、紫草、连翘、青黛、生甘草等。而对于热入营血，络伤血溢者，表现为血色鲜艳，紫斑密布，多处衄血，舌红绛脉数者首选犀角地黄汤化裁，当今一般用水牛角代替犀角，治疗ITP初期用量宜大在$30\sim60g$，先煎一小时，并可取银花、大青叶、卷柏、羊蹄根、景天三七等配用，其中卷柏，性平味甘，功效有凉血止血，清热利湿，利尿消肿的功效，据研究报道，该药具有免疫调节作用进而治疗免疫性疾病如原发性血小板减少性紫癜的药理活性。另外笔者经验经验，在凉血止血方中，尽可多选生鲜药物如鲜生地、鲜茅根、生侧柏叶等能加强清热作用，提高止血效果，如四生丸，当邪热熏迫，灼伤血络，亦必同时耗伤营阴，从而出现阴虚生热，虚火邪热叠加，必然加重病情，因此临床上还会出现口干唇燥，皮下青斑紫癜隐隐，肌衄殷红黏稠，大便燥结，小便短黄，疲乏无力，面容憔悴，苔光舌红露底或有碎裂，脉细数等症，此时除清热外还应增加养阴生津凉血之品，如：地骨皮、白薇、白芍、石斛、玉竹、生地、知母、二至丸、天花粉、玄参等，方如六味地黄汤、增液汤、两地汤等，凉血可以清火，火降则血宁也，而滋阴有助凉血，盖水可制火也。

3. 瘀热阻络宜散血

叶天士《温热论》曰："邪热入血，就恐耗血动血，直需凉血散血"，此虽指温邪传及营血分阶段出现动血而言，但 ITP 初期阶段常有因血小板减少引起的各种急性出血表现与其类似，所以对其治疗"凉血"为一般医家常用的治法，而"散血"之法却往往易被忽视，或惮其引致出血而不涉。当血受火热煎熬或溢失脉外，必使阴血损耗且易黏稠胶着壅滞，行循不畅，或瘀滞络中，或溢于脉外，均为瘀血，此又能成为新的出血因素。因此，临床会出现相应的络脉瘀滞证候。为此，我从临床实践中体会，将温病"散血"理论用之于 ITP 有三层作用：一曰疏散血液而畅通脉道，如赤芍、丹参、桃仁等；二曰兼可清除营络中之热邪，以杜血溢，清瘀之源，如丹皮、羊蹄、景天三七等；三曰护阴生津以使火消络宁津复，则浓稠迟滞的血液得以稀释，络中瘀滞得以疏散。如制大黄、生地、茜草、白茅根、藕节等。据现代实验研究中发现，活血化瘀药有一定的抗变态反应作用，能抑制抗体形成，对于免疫异常的调整有一定疗效，从而促使血小板的提升。对此中西两种医学理论和临床实践有着异曲同工之妙。

4. 固气补虚以摄血

对于 ITP 初时出血量多而涌，来势急迫，或经久不愈的反复出血，以及气虚体质不能摄血的患者，往往易于导致气随血耗，甚至最终出现气随血脱。杨士瀛《直指方》曾说："血之为患，其妄行则吐衄，其衰涸则虚劳"。可见血液妄行而溢，如不及时控制势必致虚其脉，而酿成气脱虚劳等变端。正所谓"有形之血不能速生，无形之气所当急固"。《内经》曰："血脱者，色白，夭然不泽，其脉空虚，此其候也。"临床上每见出血之候，伴有头晕乏力，面色苍白，肢凉脉细等症，固气摄血就成为治疗的中心了，可以归脾汤、当归养血汤、参附汤化裁，药用人参、黄芪、生白术、炙甘草、当归、龙眼肉，肾气亏虚，气损及阳者，又可再加山药、巴戟天、菟丝子、熟附子等。对于 ITP 在出血稳定阶段，仅表现为血小板减少并伴一定的虚证时，则宜温补脾肾为主，以培其生血（小板）之源，如用山萸肉、枸杞子、淫羊藿、鹿角片、补骨脂、鸡血藤等，此时宜嘱病人坚持治疗。从西医角度看，此法对于血小板减少而伴有一定的骨髓抑制或肿瘤放化疗后患者更为适宜。并可在此基础上酌加穿山甲、路路通、红花、桂枝等通阳化瘀、疏通经络以促其骨髓细胞的增殖和血小板的新生。

十、肺系疾病的诊治经验

1. 重视宣肺利气

宣发与肃降是肺气运动的基本形式，表现在呼吸方面，就是呼出浊气与吸入清气。肺气失宣与肺气失肃均能出现咳嗽、气喘等症状，二者常同时存在，常被合称为"肺失宣肃"。咳嗽病因复杂，暴咳多属外感，久咳多为内伤。咳嗽是机体驱邪抗病的一种反应，是肺失宣降的临床表现，外感风邪证见咳嗽，咽痒，少痰或无痰，舌淡红，苔白，脉浮，治宜疏风宣肺，根据寒热不同，方选杏苏散或桑杏汤化裁。外感咳嗽治疗早期不宜敛肺止咳，否则外邪不能被咳嗽驱宣而出，郁遏于内，导致久咳不愈，变生他证。临床常见一些患者，咳嗽经月不愈，多起于外感之后，虽反复应用抗感染、镇咳及化痰等西药治疗，收效甚微，症见呛咳频作，咽痒燥痒，因痒而咳，痰少黏白或夹黄，咯吐不爽，甚则面红，涕泪俱下，恶呕，胸闷音哑，部分患者可见咽部慢性充血，后壁淋巴滤泡增生，此即为过用寒凉，风邪遏伏所致，治疗上要重视以风药宣开肺气，引邪而出，常用药物有桑叶、苏叶、前胡、桔梗、牛蒡子、蝉衣、僵蚕等，重者则仿三拗汤，以蜜炙麻黄配杏仁宣利肺气。咽痒较甚可加木蝴蝶、荆芥、苏叶；若痰黏不易咯出加炙远志、冬瓜子、浙贝母；胸闷者加郁金、陈皮。

"肺开窍于鼻"，部分哮喘或咳嗽变异性哮喘患者发病前多有鼻痒、鼻塞、喷嚏、流涕等外感症状，随即出现剧烈咳嗽，其咳嗽、气喘具有阵发性、突发性的特点，常迁延难愈。中医认为"痒则为风"、"风盛则挛急"、"伤于风者上先受之"，鼻窍不通，影响肺气宣通，单纯治肺，犹显不及，应重视与其外窍同治，在宣肺止咳的基础上参以辛夷、防风、蝉衣、苍耳子等祛风宣窍之品，现代药理研究也证实此类药物具有抗过敏、解痉、降低气道高反应性的作用。此时不宜因见其咳嗽喉鸣痰哮胸闷气急而过用肃降之品，以致加重肺气升降失调，不利邪气的清除。曾治俞姓女患者，COPD 病史近 30 年，反复发作，急性加重期虽以胸闷喘促，少咳喘鸣，痰稠难咯为苦，但因感触外因诱发，且见咽喉痒痛，音嗄不扬等肺卫不宣之象，遂不以降气平喘为重，而以宣利肺气为先，药取苏叶、防风、桑叶、桔梗、牛蒡子、蝉衣、前胡等疏宣肺气，配以苏子、冬瓜子、浙贝母、炙远志、郁金等豁痰利肺，黄芩、鱼腥草、金荞麦根、山海螺、南沙参等以清泄郁热。从而肺利痰豁，肺气升降得宜，喘息自渐平服。

2. 重视祛痰逐邪

痰是呼吸系统疾病发病过程中常见的病理产物，又是肺气上逆，导致咳嗽气喘的致病因素，同时也是导致疾病发展，日久不愈反复发作的隐患。由于痰液留滞气道，感觉胸闷如堵，或咽喉有痰滞不爽，需咳嗽才能排出，往往随着痰液的咯出，咳嗽气喘得以缓解，因此，祛痰也成为治疗呼吸系统疾病的重要环节。随证候的寒热虚实，病因及病位，以及痰液的特性，配伍相应药物，如寒痰加淡干姜、细辛；热痰加金荞麦、鱼腥草、冬瓜子、山海螺、白毛夏枯草；湿痰加陈皮、半夏、茯苓、薏苡仁；老痰加海浮石、海蛤壳；风痰加僵蚕、蝉衣。又朱丹溪曰："善治痰者，不治痰而治气，气顺则一身之津液，亦随气而顺"。老师在化痰祛痰时注意治气，常以桔梗伍杏仁，前胡伍枇杷叶，一为宣通，一为降逆，通过宣通肺气，以恢复其肃降功能，肃降正常，则津液自能正常输布，已成之痰，亦能畅利排出。但是，痰虽系肺系疾病的重要病理产物，但若见痰治痰，殊不可取，且易陷于被动。临床上常见慢性支气管炎患者，终年咳嗽痰多壅盛，咯之不尽，生生不已，肺部听诊湿啰音不绝；或哮喘病人屡缓屡发，发则喉鸣喘急，其因亦为痰饮凤根所致。于此单纯用祛痰药虽能短暂取效一时，而终不能控制其发作。必须寻其生痰之源。对此前贤早有论述，如张介宾《景岳全书·痰饮》："脾主湿，湿动则为痰……故痰之化无不在脾"。李中梓也尝谓："脾为生痰之源，治痰不理脾胃，非其治也"，均突出脾湿是成痰的基础，运脾化湿以杜生痰之源是治痰的关键 。每在方中配以苡仁、茯苓、白术、车前子、泽泻等，对清除久不消失的细湿啰音常能应手取效。

3. 重视护卫补肾

《内外伤辨惑论·论阴证阳证》中言："心主荣，肺主卫"。肺主气，肺的一切生理功能均以"主气"为其主导。卫气是气的一种，卫气的防御功能体现在两个方面：其一，护卫肌表，犹如藩篱，抗御外邪入侵。其二，驱邪外出，促进疾病早愈。卫气功能的发挥，依赖于肺的宣发作用，肺气宣发，使卫气透达体表而发挥卫外屏障。王绮石《理虚元鉴·劳嗽证论》云："肺主皮毛，外行卫气，气薄而无以卫外，则六气所感，怯弱难御，动则受损"。若肺气虚导致肺脏功能失调，则应补其肺气之不足。"损者益之"，补肺者，当甘温益其肺气，东垣云："肺气受邪，为热所伤，必须用黄芪最多……"黄芪之甘温，以益肺气而固腠理。

《类证治裁·喘证》云："肺为气之主，肾为气之根，肺主出气，肾主纳气"，说明肺的呼吸要保持一定的深度，有赖于肾的纳气作用，支气管哮喘、慢性阻塞性肺疾病等肺系疾病均具有反复发作，迁延难愈的特点，咳喘日久，耗伤肺气，虚久及肾，导致肾虚摄纳无权，吸入之气不能下纳于肾，就会出现喘促，呼多吸少，气不得续，动辄尤甚的虚喘证候。肾气亏虚与肾不纳气密切相关。正如景岳所云："肾者主水，受五脏六腑之精而藏之，故五液皆归乎精，五精皆统乎肾……精藏于此，精即阴中之水也，气化于此，气即阴中之火也。"精散为气，气聚成精，因此通过补肾填精使得肾气充沛，进而纳气有权，老师多以蛤蚧、紫河车、坎炁、冬虫夏草、五味子、煨诃子、菟丝子、枸杞子、银杏肉、紫石英等品以益肾填精纳气，其中蛤蚧、紫河车、坎炁、冬虫夏草为血肉有情之品，入肺肾二经，上补肺气，下益肾精，于肺肾两虚的喘证尤为合拍。

4. 重视脏腑相关

"咳证虽多，无非肺病"，中医对咳嗽与哮喘的治疗，历来着重于从肺来进行辨治。然《素问·咳论》曰："五藏六府皆令人咳，非独肺也"，所以对肺系病症又不必拘于肺脏本身进行治疗，必须着眼于整体，从脏腑之间病理上的密切相关着眼。盖肺为脏腑之华盖，功主肃降，肝在下焦为刚脏，主藏血，职司疏泄，其气主升，与肺上下匹对，所谓"肝主左升，肺主右降"。临床上肝木病变殃及肺金而致咳嗽者，殊不少见。

肝气久郁，以致肺气不得宣展，气郁痰阻，宣肃无权，即发生咳嗽。表现为咳嗽常因心情不快而发，伴见心情抑郁，胸膺闷窒，胁肋胀痛，甚则呼吸不利，舌苔薄白，脉弦。《素问·六元正纪大论》曰："木郁达之"，其咳本于肝郁，故应以疏肝解郁为主法，佐以宣肺止咳。多以苏梗、苏子、桔梗、枳壳、郁金、丝瓜络、木蝴蝶等药组方。肝为刚脏，内寓风火，每易激动升腾，上干肺脏。肝郁化火，肺受火刑，咳呛频作，痰少色黄黏稠，或干咳无痰，甚则痰中带血，咳甚面红目赤，烦躁易怒，舌红苔黄，脉弦数。治以清肝泄火降气为先，兼以清润。多以南沙参、桑白皮、丹皮、地骨皮、黄芩、栀子、枇杷叶、黛蛤散、石决明等药物组方。

此外乙癸同源，肾阴不足，肺失濡润，虚火上炎，肺络受损，以呛咳无痰，或痰少见血，形体羸瘦，咳则易汗，潮热盗汗、颧红口干、五心烦热，舌红少苔，脉细数为其特点。此为虚火，诸如久嗽痨瘵之疾，治宜滋肾水，清虚热，润肺宁络，可仿月华丸、百合固金汤化裁，多选用北沙参、玄参、天冬、麦冬、生地、熟地、淮山药、丹皮、女贞子、制黄精、川贝母、阿胶、三七、百合、黄芩、白茅根等药物组方。

十一、泌尿系结石的诊治经验

1. 清热利湿，治病求本

泌尿系结石，是指泌尿系统各个部位结石的统称，中医称之为"石淋"、"砂淋"。其因多由湿热久蕴、凝聚下焦，煎熬尿液，熏蒸日久无形湿热变化成有形砂石，阻塞尿路所致。如汤甄久煎，底生白碱使然。因之，湿热之邪既为病本，清利湿热乃治疗本病不移之基本大法，前人亦谓："湿热甚而不宣者，须彻其泉源"。淡渗利湿，增加尿量，便可促使无形湿热随尿液排出，亦为有形结石下移创造顺畅的通路，推其前行，犹如增水行舟，使其顺势而行排出体外，古人治此创八正散、石韦散、二神散等名方，均蕴含此意。我从临床实践积累了一些体会，自拟"双金排石汤"，其主要组成药物有：金钱草、海金沙、冬葵子、滑石、地龙、穿山甲等，取金钱草、海金沙、滑石清热利湿、利水通淋，金钱草为排石要药，滑石、冬葵子淡渗利尿、滑利孔窍，其中冬葵子善通二阴、滑利尿路，可助结石移行。穿山甲、地龙性善走窜，前者削积祛风、通络攻坚，后者解痉通闭，善治热淋癃闭。以之为基本方，随证加味治之多能取效。然而，在清热利尿、通淋排石的过程中，往往会损津耗气，用之不当，反可滞结，虚其正气，有碍结石排出，不利身体康复。因之，渗湿利尿切忌"竭泽而渔"，应适当控制损津耗气类药物的使用剂量、持续时间并注意方剂配伍，前人创猪苓汤、春泽汤亦有示范之意，必须在临证中遵而循之，宜乎充分注意攻补兼施、顾及整体，免贻排石损人之害。

2. 明示病情，强化依从

结石从尿路排出体外的移动过程，必然会出现疼痛和血尿两大症状，而这又是结石向下移动的表现，也可能是出现疗效的必然现象。患者不必为此恐惧紧张。提前告知患者，给予恰当解释，消除患者心理上的负担和误解，争得患者的密切配合，以免中断或退出治疗，从而提高和强化依从性，确保治疗过程圆满完成，这是关系治疗成败的一个重要环节。

绞痛是泌尿系结石的常见临床症状，乃由结石梗阻尿路，造成气机阻滞，尿液不能正常通畅下行产生的，古云："不通则痛"，据此，应予利气散结、解痉止痛之法，常用四逆散加味治之，痛势剧烈者或用芍药甘草汤缓急止痛。亦可选取行气活血之剂，如血府逐瘀汤加减，或酌加止痛之味，如玄胡、制没药、五灵脂等，然而对于同时伴有尿血多者，辛窜行气活血之品，又当审慎用之。

尿血是因湿热迫扰，结石损伤尿路膜络所致，所谓"阴络伤则血内溢"，所以适宜选用清热凉血、宁络止血之剂，药用小蓟草、生地、藕节、白茅根、景天三七、墨旱莲、车前草、琥珀、仙鹤草等，其中景天三七为景天科植物，性平味甘微酸，因其功效近似三七而得名。其为治疗多种出血证的良药，所治证属血热伤络者尤为适宜，现代药理实验亦谓其能够缩短凝血及出血时间。需要注意的是，在尿血期间应暂缓攻坚排石药物，以免膜络不宁，出血不止。

待尿血停止、疼痛缓解，稍有休整可再行排石治疗。总之，提高了患者的依从性、增强了患者治疗的信心和决心，就是开通了治疗成功的途径，虽属细节，医者切勿忽视。

3. 法外求法，灵活变通

有些泌尿结石患者，在经历一如清热利湿排石的常法治疗，仍不能奏效时，往往要依据患者的体质，证候的特点，审慎辨证，领悟开拓，另辟新径，寻求法外之法，如：

"提壶揭盖"法：适用于尿石阻碍尿路，导致解溺不畅甚而涓滴不出或断续而出，给用清利下焦之法而又罔效者。依据中医理论，肺为华盖，居于上焦，为水上之源，主通调水道；肾（膀胱）属下焦，为水之下源。如能把肺这个盖子轻轻提取一下，则能使上下宣通促使小便流畅而推动结石下移致排出体外。前辈医家丁甘仁曾说："疏其源则流自洁，开其上而下自通。"这是从中医"取类比象"特色思维中领悟出来的一种独特治法，将其变通应用于临床，常能获得意外效果。我予此习用桔梗、紫菀、桑白皮、杏仁等开肺提气，冀使下焦顺畅而利结石排出。

化瘀通络法：适用于结石久踞尿路，故而不移，络脉瘀滞者，每于常法中参用牛膝、桃仁、红花、郁李仁、虎杖等活血畅络。

攻窜消坚通窍法：适用于结石顽硬，尿路挛急，结石嵌顿久而不动者，配用穿山甲、皂角刺、王不留行、路路通、石菖蒲、地龙、银硝、麝香等，加强攻坚消积，排石溶石作用。其中麝香芳香辛温，通利十二经，善开诸窍之不利，行经络之壅滞，通血分之瘀结，用之冀以攻坚削积、解痉止痛，而促结石下移。因此药来源较难，曾经权以麝香保心丸替代用之。

此外，"滑以祛著"，"增水行舟"等诸多治法，宜常在备选之列，聊供参考。

4. 廓清尿路，防止复发

中医认为，人是一个统一的有机整体，泌尿系统出现了结石，不单单是泌尿道发生了问题，而是整个身体蕴积了湿热，湿浊之邪（如草酸盐、尿酸、钙盐等在体内聚积过多）下注聚积于尿路，才会从"无形"的高浓度溶液结晶而形成"有形"的结石。经过治疗，虽然有形的结石得以排出，而其整体湿热之邪犹恐祛而未尽，或因患者素禀湿热体质，根基未除，是以有些患者每见结石累排累发，医患双方均感无奈。寻思此种情形的出现，乃系"除恶不尽"之故，所谓"野火烧不尽，春风吹又生"，于是对于结石复发、频发的患者，除嘱其结石排出后仍宜定期（6个月）复查外，并劝其坚持服药3～6个月，以巩固疗效，防止复发。断续服用原法汤剂，亦可选用中成药尿感宁冲剂、三金片、八正丸并与六味地黄丸交替使用，平素多饮水，适当运动，还可用玉米须每日30g煎水代茶，以廓清尿路，杜其复发之源，实践证明，患者的复发率可明显降低。

附带要说明的是：中医治疗尿路结石疗效肯定、无创伤、安全性高，病人没有因手术等产生的心理压力和痛苦，是其优势，可以弥补泌尿外科手术之局限。但是对于泌尿系统的先天性畸形或因后天疾病、外伤等引起的尿路狭窄，扭曲，多量积水；结石过大，其直径超过输尿管通常扩张幅度者；高龄体弱不能胜任攻伐治疗者，均不宜盲目强求进行内服排石治疗，而应建议他法处理。扬长避短，优势互补。

5. 典型病例

刘某，男，41 岁，干部。

患者 20 天前突感左侧小腹剧烈绞痛，并向同侧腰部放射，肉眼血尿，前往某医院急诊，尿常规检查有红细胞（＋＋＋）、白细胞（＋＋＋＋）；B 超和静脉肾盂造影均提示：左侧输尿管上端均结石，结石影约 1.2cm×0.8cm×0.5cm。诊断为"左侧输尿管结石"。原拟手术治疗，患者不愿接受，即予服中药月余，因效果不明显，来我院门诊。

患者于 5～6 年前曾有相同发作史。应诊时诉左侧少腹疼痛，并向腰部放射。查体左腹稍有压痛，尿常规红细胞（＋＋＋），白细胞（＋＋）。拟双金排石汤治之：金钱草 20g，海金沙 10g，炮山甲 6g，鸡内金 6g，，地龙 6g，滑石 10g，枳壳 6g，延胡索 6g，生地 10g，白茅根 20g，生苡仁 20g，连翘 10g。每日 2 剂，分 4 次服。

药进 6 剂后疼痛缓解。查尿常规红细胞（＋），白细胞（－）。上方去延胡索、白茅根、连翘；改金钱草 30g，炮山甲 9g，地龙 9g；加车前草 20g。每日 1 剂分 2 次服，连用 20 天砂石未见动静，遂于原方加麝香 0.03g 吞服，至第 7 天再次出现肾绞痛，肉眼血尿。当天下午排出结石 1 枚。后经 B 超、X 线腹部平片、静脉肾盂造影，均未见结石征象，继续服用原方 3 个月，以巩固疗效，防止复发。建议日常生活中用玉米须每日 30g 煎水代茶饮，以廓清尿路。同时嘱其 6 个月复查一次、平素多饮水、适当运动，随访 1 年 8 个月未见复发。

十二、慢性疲劳综合征诊治经验

慢性疲劳综合征（chronic fatigue syndrom，CFS），已成为西医学关注的热点，该病最早是由美国疾病控制中心于 1987 年正式命名的，临床主要以持续性全身疲劳、休息后不能恢复、四肢酸痛、记忆力减退、头昏头痛、易于感冒等为主要特征，各种实验室检查无异常发现，发病机制多认为和过度疲劳、精神因素、病毒感染等造成的神经、内分泌、免疫功能紊乱有关，该病在国内人群中也有较高的分布，好发于从事脑力劳动的中青年人群。

该病目前尚无特效疗法，西医多从心理疏导、抗抑郁及补充维生素等治疗，疗效欠佳，中医药治疗成为目前研究的热点之一。部分医家见病人乏力，就纯以补虚立论，常常不能取得较佳疗效，笔者从虚实两端"补益心脾，解郁和血"着手治疗 CFS，取得了较好的疗效，现介绍如下，以供临床中医师参考：

1. 肝气怫郁，气血郁滞

从传统中医学理论看来本病属于"劳倦"、"懈怠"、"困薄"、"郁证"、"虚劳"等范畴中。过劳是导致慢性疲劳综合征的主要原因，中医认为"劳则气耗"，《素问·宣明五气论》中有"久视伤血，久卧伤气，久坐伤肉，久立伤骨，久行伤筋"的记载，疲劳综合征多见于青壮年，脑力劳动者尤多，由于过度劳作，耗气伤血，日久积渐而至。另一方面，社会环境的影响也是形成慢性疲劳综合征的重要原因。现代社会竞争激烈，就业困难，工作压力大，肝气易于怫郁，失于疏泄，或处于长期紧张应激状态，导致气血郁滞。

本病病机特点责之于"虚"和"郁"两端，"虚"主要表现为心脾两虚，"郁"主要表现为肝气郁滞，病位在心肝脾。

中医认为心主神明，劳心过度，耗气伤血，导致心气心血不足。心之气血不足，一方面，不能上达养脑，神明功能失常，则出现心神失宁、头昏、失眠、记忆力减退等表现，另一方面，也影响了心为君主之官的功能发挥。心为五脏六腑之大主，主宰全身器官的生理活动，如心的功能受损，则其他器官的正常气化功能也受到影响，从而出现了疲劳等诸多症状。

脾主运化，为气血生化之源，同时脾也主四肢肌肉，脾的功能受损，脾运失健，气血生化不足，四肢肌肉失于濡养，则感头昏乏力，四肢疲惫；脾虚不能运湿，湿气流于四肢，则感肌肉关节酸痛困重。因气血不足，卫外功能减退，易致外感，出现咽痛、肌肉疼痛。

肝主筋，和人体的运动有关，肝为罢极之本，肝的气血运行失常，筋脉失于濡养，则也易出现疲劳症状。肝主疏泄，对全身的气机起着调节作用，肝气郁滞，不仅影响脾运功能，导致气血生成障碍，另一方面又影响心主血脉的功能，导致血液运行失常，进一步影响了心脑的功能；气郁日久，郁而化热，导致郁热内生，则可出现烦热出汗。

2. 补益心脾，解郁和血

本病的病机既和"虚"、"郁"有关，治疗当从补虚解郁着手，补虚主要补益心脾，解郁主要疏肝和血。尝试分型如下：

心脾两虚：症见头昏乏力，健忘失眠，心慌气短，纳少便溏，舌淡苔薄，脉细弦。治以补益气血，益养心脾，方用归脾汤加减，方药如下：黄芪、党参、白术、茯苓神、当归、白芍、酸枣仁、炙远志、葛根、丹参、郁金、橘叶、甘草等。方中以黄芪、党参、归芍益气养血，白术、茯苓、葛根、甘草健脾助运，枣仁、茯神、远志宁心安神，丹参、郁金、橘叶解郁和血。易感冒者加用玉屏风散益气固表，咽痛者，可加桔梗、连翘。

气虚湿困：症见疲倦乏力，肢体酸困疼痛，纳少便溏，舌淡苔薄白，舌边或有齿印，脉濡。治以益气健脾，除湿通络，方用七味白术散加减，方药如下：黄芪、党参、白术、茯苓、葛根、泽泻、甘草、炒薏仁、陈皮、桑枝、木瓜、防风等。方中黄芪、党参、白术、葛根益气健脾升清，茯苓、泽泻、薏仁利水渗湿，桑枝、木瓜、防风疏风除湿，陈皮理气和胃。湿热明显加二妙，纳少加神曲、谷芽。

气郁血滞：症见肢体酸软，头昏乏力，失眠健忘，心情抑郁，胸闷不舒，舌红苔薄脉弦。治以达郁安神，方选欢天达郁安神汤（自拟），药如：合欢皮、景天三七、郁金、绿萼梅、丹参、珍珠母、茯神、远志、夜交藤、酸枣仁等。方中合欢皮、郁金、绿萼梅疏肝解郁，丹参、景天三七活血安神，珍珠母、茯神、远志、夜交藤镇静安神，枣仁养血安神。如气郁化热，加丹皮、赤芍、黄芩清热泻火、凉血，出汗多者加浮小麦、煅牡蛎等。

3. 病案举例

郁某，女，37 岁，2011 年 8 月 1 日初诊。主诉：经常疲乏失眠 1 年。平时工作压力大，自觉经常疲惫，夜寐差，颈背腰常痛，食欲尚好，大便常溏，次数不多，下颏部丘疹频发，乳房胀痛，有小叶增生，苔薄边有浅齿印，脉弦，肝郁脾虚，心神受扰。处方：太子参 12g、醋炒柴胡 10g、白术 10g、白芍 10g、金橘叶 6g、茯苓神[各] 12g、郁金 10g、合欢皮 12g、景天三七 12g、桑寄生 12g、木瓜 10g、鸡血藤 12g、路路通 10g、甘草 3g，7 剂。

8 月 9 日二诊：艰寐而短，疲乏无力，大便成形，腹鸣，颏部丘疹散发，唇红，苔薄腻脉小弦。太子参 12g、枳壳 10g、炒竹茹 10g、茯神 12g、合欢皮 12g、景天三七 12g、炙远志 5g、丹参 10g、珍珠母 15g、楂曲[各] 10g、绿萼梅 3g、炒白芍 10g，甘草 3g，7 剂。

9 月 9 日三诊：艰寐有改善，精神尚好，面部皮疹如前，大便通畅，苔薄脉小弦。前方加酸枣仁 12g，地肤子 12g，7 剂。

按语：患者以疲乏失眠、腰背疼痛、大便溏为主要表现，中医属脾虚湿困，肝气郁滞，治以健脾除湿，疏肝解郁，方中以太子参、白术、茯苓、健脾益气，桑寄生、木瓜、鸡血藤、路路通除湿通络，柴胡、合欢皮、景天三七、郁金解郁安神。二诊颈腰背痛缓解，艰寐、疲乏，面部丘疹，唇红苔腻，考虑脾虚肝郁，兼有痰热，故以枳壳、竹茹清化痰热，楂曲助运，珍珠母、茯神、远志宁心安神。三诊艰寐、疲乏续有改善，面部仍有皮疹，加酸枣仁养心安神，地肤子加强利湿解毒疏风止痒。

十三、灼口综合征诊治经验

灼口综合征（burning mouth syndrome，BMS）是以舌部有烧灼感、刺痛感为主要表现的一组综合征，常伴有口腔不适，中医称为舌痛症、舌感觉异常，临床上多不伴有局部损害的体征，也无特征性组织学改变。本病常有明显的精神因素，在更年期或绝经后妇女中发病率较高，在临床上并不少见。舌痛症状呈现晨轻晚重的时间节律性改变，并在过多说话、食干燥性食物、空闲休息时加重，但在工作、吃饭、熟睡、饮食等注意力分散时，痛感一般不会加剧，反而减轻甚至消失。全身性症状除糖尿病、更年期综合征等特殊症状外，尚有头痛、失眠、疲乏、潮热、多汗、忧虑等症状。

1. 以热为主，需分虚实

本病病因可能与饮食不节，情志失调，肝肾不足有关，亦有少数患者与用药不当有关。饮食不节，多食辛辣刺激、肥甘厚味之品，酿湿生痰、助热生火，痰火内蕴，熏灼口舌，出现口舌有烧灼、刺痛感；情志不调，忧郁恼怒，五志化火，舌体被灼而致不适刺痛；更年期患者，肝肾不足，阴阳失调，阴虚火旺，虚火内灼，出现舌痛等感觉异常的症状。本病病机以"热"为主，当分虚实两端，实证多表现为湿热气郁，虚症多表现为阴虚热郁。本病的另一特点为"郁"，患者多有情志不调，气机郁滞，气为血之母，气郁则血滞，导致气血郁滞。

2. 心脾不足，气阴亏虚

本人在诊治中，根据热邪之来源及兼夹病理因素性质的不同，将本病大致分为以下几个证型：

心脾积热：表现为口舌灼热疼痛，或麻辣不适，平素嗜食辛辣，口干或苦，或心情郁闷，舌苔黄腻，脉弦滑。治以清利湿热，方选泻心汤、温胆汤加减，药用：黄连、黄芩、陈皮、制半夏、枳壳、竹茹、升麻、当归、赤芍、丹皮、白残花、茯苓、甘草等。纳少苔厚加楂曲，气郁不舒加柴胡。

气郁生热：表现为情志忧郁，多愁善感，或急躁易怒，面红口干，舌体麻痛不适，隐隐不休，时轻时重，口中灼热，舌红苔薄脉弦。治以疏肝清热，方选丹栀逍遥散加减，药用：丹皮、黑山栀、炒柴胡、当归、赤白芍、茯苓、郁金、丹参、白残花、生地、绿梅花等，失眠加茯神、景天三七，出汗多加浮小麦、煅牡蛎。

阴虚郁热：表现为腰膝酸软，疲乏自汗，口中灼热不适，或痛或麻，气郁不舒，舌红苔薄，脉细弦。治以滋阴清热，方选知柏地黄丸加减，药用：知母、黄柏、熟地、山萸、山药、丹皮、泽泻、茯苓、赤芍、丹参、郁金、白残花等。气虚乏力加太子参、桑寄生，失眠多梦加珍珠母、景天三七。

3. 验案举例

洪某，女，50岁，2010年12月13日初诊。主诉舌体麻痛4年。4年来患者时感前半段舌体麻木、刺痛，时轻时重，自诉有被开水烫过的感觉，舌头活动及味觉无碍，口干不甚，纳可，大便调，曾查头颅CT无异常发现，近来有咽部不适，舌尖红苔薄，脉细，证属心脾积热，治以清热泻火，拟方如下：玄参10g、当归10g、瓜蒌皮10g、生甘草5g、郁金10g、竹叶10g、赤芍10g、黄连3g、桔梗5g、丹皮10g，7剂。二诊：自觉舌体麻灼感晨起明显，晚间松减，不妨进食，药后大便偏溏，偶感腹部短暂冷感，苔薄舌尖边红，脉弦小。方药：太子参12g、山药12g、生炙甘草各2g、茯苓12g、白术10g、景天三七12g、桔梗5g、黄连3g、煨葛根10g、楂曲各10g、白残花5g，7剂。三诊：舌体麻辣不适感有所减轻，由持续变为间断，晚间轻减，晨起较显，大便成形，苔薄腻边质红，治循原法观察，原方去葛根，加竹茹10g、丹皮10g。

按语：舌为心之苗，口为脾之外窍，湿热之邪循经上扰，则患者感舌体麻木刺痛，犹如被开水烫过一样，故治以清热泻火。二诊因大便溏，改以七味白术散加减健脾渗湿，参以清热活血。三诊，舌头麻痛感觉已有好转，治循原方，加竹茹、丹皮以加强清热活血化痰的作用。

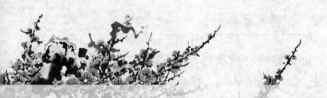

第4章 方药心悟

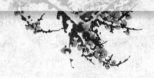

第1节 应用心得

一、继承传统，弘扬特色

方药是中医临证治疗的主要手段，辨证论治最终要落实在方药上。在传统中医药理论指导下，深入理解和应用中药的性味、归经、炮制等药性理论，是提高临床疗效的关键之一。

辛味药具有发散、行气、行血的作用，多用于气机郁滞之证。如治疗郁证，常多从疏肝达郁立法，宗柴胡疏肝散、逍遥散，多以柴胡、香附、薄荷、川芎、郁金等疏肝理气解郁，然而对于阴液不足之人，为避柴胡、香附等香燥更伤阴液，可仿一贯煎意，以辛味入肝经而不香燥的桑叶、丹皮、绿梅花等代之。《内经》云："辛以润之"，《医原》中列举了具有辛润作用的药物如杏仁、苏子、当归等共30余种，辛畅气机，使津随气布，而奏辛通、辛润之功，可用于银屑病（血燥生风证），肠燥便秘等病症的治疗，每在滋柔药队中配以防风、当归等辛润之品以增强疗效。甘为脾胃之正味，既可守护中气，顺其稼穑之性，又可调和诸药，或缓其急，或和其性，或协阴阳，或调营卫。甘药守中，守中在于护脾胃，执中州而御四旁。甘药能缓急止痛，多用于消化道溃疡疼痛，曾治一胃溃疡患者，腹中时痛，喜温喜按，得食痛减，辨属脾气不足，中阳虚弱，投以温中补虚，和中缓急之小建中汤化裁，疗效不佳，后在原方基础上重用饴糖，竟获佳效。甘药缓急还体现在甘麦大枣汤治疗脏躁上，"肝苦急，急食甘以缓之"，故重用炙甘草养心以缓急迫。此外又有"甘守津还"之意，泄泻迁延日久既见气阴交虚又有湿邪蕴遏的证候，症见大便次频而溏泄，口干思饮，神倦，形瘦，小便偏少，舌红苔少，治取甘药顾护中气，气旺则津生，再配以淡味、酸味（如苡仁、乌梅、白芍），此即所谓甘守津还。如治颜某，男，79岁，半年前发现肠癌，行手术治疗加化疗，近月来反复泄泻伴多发性口腔溃疡，再次住院，诊断为"消化道黏膜炎"，经治好转出院。症见疲乏无力，大便偏溏，日解二、二、三次，间有口腔溃疡，口舌干燥，纳而无味，苔薄黄白相间，舌体偏胖，有紫气脉弦，气阴交虚，脾运不健，内湿渗肠，拟方：太子参、白术、熟苡仁、桔梗、炙甘草、白扁豆、红枣、山药、莲子肉、葛根、荷叶、白芍、乌梅炭等，药后大便泄泻好转，口干疲乏均有改善。咸曰润下，咸味药多入肾经，如干燥综合征患者，肝肾之阴受损，多取玄参、龟板、淡菜、秋石等咸寒之品滋补肝肾之阴，老年阳气不足，津枯肠燥，常取咸温之肉苁蓉温肾润肠通便；咸能软坚，以消瘰丸为代表，以咸寒之玄参、牡蛎配伍苦寒之贝母共奏清热化痰，软坚散结之功。

　　归经是指药物对机体的选择性作用，即对脏腑经络的"亲和性"。按照归经来选择适当药物进行治疗，不仅符合临床辨证用药原则，而且增强了中药的针对性。如同为上焦热证，若肺热喘咳，每用桑白皮、黄芩、地骨皮等肺经药来泻肺平喘；若胃火牙痛，每用石膏、黄连等胃经药以清胃泻火；若肝热目赤，每用夏枯草、草决明等肝经药以清肝明目。再者如头痛，参照经络循行部位，选用不同的引经药可增加疗效，前额头痛属阳明，参以葛根、白芷；两侧头痛属少阳，参以柴胡、黄芩；头痛下连枕项属太阳，参以羌活、川芎；巅顶头痛属厥阴，参以吴茱萸、藁本。另有强直性脊柱炎，临床以腰骶部僵硬、疼痛，脊柱活动受限、甚或强直为特点，多从督脉为病论治，葛根入太阳经及督脉，《神农本草经》谓其主"诸痹，起阴气，解诸毒"，可谓是治疗强直性脊柱炎的要药。紫菀、桔梗，皆入肺经，然肺为水之上源，肺与大肠相表里，欲降先升，以升促降，开宣肺气之闭郁，则又可以通利二便。冬虫夏草，性温味甘，入肺、肾经，功专益肾补肺，多用于久咳虚喘劳嗽，然当今之世，随着人民生活水平的提高和保健意识的增强，崇尚补益，对虫草尤为推崇备至，用时既不考虑归经，抑且夸大其药效作用，肆意扩大主治范围，难免涉滥用之嫌。

　　升降浮沉是指药物对机体有向上、向下、向外、向内的不同作用趋向。着眼于病势，掌握药物的升降浮沉，调整脏腑紊乱的气机，使之恢复正常的生理功能，陷者举之，扬者抑之，因势利导，或祛邪外出，或益正适所，从而达到顺应病势治愈疾病的目的。有时为适应复杂病机，可采用升降并用的用药方法。如治吴姓女工，30 岁，分娩期间调息失宜，经常汗出涔涔，胸闷头晕时作，心慌烦躁难寐，曾服大补气血之剂罔效。后又增突发性气喘，胸闷气憋，张口抬肩，如欲窒息之状，尤以心情不舒畅时易作，每发即给氨茶碱，初时尚应，后渐失效，遂来诊治。当时发作甫缓，仍感气喘胸闷，不咳嗽，头晕耳鸣，语言唠叨，月经先后不定。脉小弦，苔薄，此乃产后失摄，气郁求伸，以致肝升太过，肺降无权。药用：醋柴胡、当归、白芍、代赭石、苏子、旋覆花、枳壳、牛膝、石决明、合欢皮，连服10剂胸闷著减，气喘渐平。又如王某，女，62岁，头晕头痛1周。患者既往有高血压史，近1周来感头晕头痛，时有胸闷，神疲思睡，疲乏无力，肢体活动自如，无耳鸣，舌红苔黄略粗，脉小弦。查头颅CT未见异常。辨证为肝阳偏亢，痰瘀阻络，清空失养，治以平肝化痰，祛瘀通络，兼以升清，处方太子参、天麻、石决明、潼白蒺藜、郁金、炙远志、石菖蒲、景天三七、丹参、合欢皮、枳壳、陈皮、法夏、葛根、山楂、荷叶。如是则痰瘀得消，经络得通，浮阳得降，清气得升，气血阴阳升降恢复平衡，头晕头痛可止。另外，对于高脂血症，多因脾虚不运，清从浊化，脂由痰生，治疗多取荷叶、葛根、泽泻等升清以降浊，激浊以扬清。

炮制是在中医药理论指导下，按照不同要求对中药进行加工处理。炮制除可矫味、减毒、增效外，部分药物经过炮制，功效会发生变化，譬如炒白术健脾燥湿，而生白术具有较好的益气润肠通便的作用；制何首乌滋补肝肾，而生何首乌主要用来截疟解毒通便；生甘草偏于清热泻火解毒，而炙甘草则偏于补脾益气等。另外，部分药物炒炭后，能够增强其止血、止泻的作用，临床常用侧柏炭、大黄炭、黄芩炭、地黄炭止血，用防风炭、炮姜炭、神曲炭、乌梅炭止泻。

二、组方轻灵，严守法度

《素问·至真要大论》说："君一臣二，制之小也。君二臣三佐五，制之中也。君一臣三佐九，制之大也。"老师用药习惯崇尚简约，每张处方多在12～14味，药量适中，白残花、月季花、绿梅花、玫瑰花、凌霄花等清轻之品剂量多在3～5g，吴茱萸、肉桂、干姜等大温大热之品一般用量则在2g左右，即便如金钱草、白花蛇舌草等草药和珍珠母、煅牡蛎、灵磁石等金石之药用量亦较少超过30g。如治女性李某，75岁，双侧手背及臂部皮疹五月余，移居加拿大后出现双侧手背及上臂外出散在皮疹，初起夹有水疱伴有痒感，专科诊断考虑过敏性皮炎，予激素治疗有效但不能持久，继而出现口腔黏膜发红，下唇黏膜浅表溃疡，口干苦，苔中淡黄，脉小弦。辨证属老人阴液不足，湿热夹瘀，外干肌腠，拟方玄参10g、升麻5g、生地10g、丹皮10g、生苡仁12g、紫丹参10g、玉竹12g、白残花3g、凤凰衣5g、黄连3g、生甘草3g。方以玄参、玉竹为君药，臣以生地、丹皮、生苡仁，佐以丹参、白残花、凤凰衣，以生甘草为使，11味药共计95g，平正轻灵，共奏养阴泄热，除湿祛瘀之功。此外，为了保证组方疗效的最大化，而又严守组方配伍规律，和处方组成的简约，有时尚需利用药物的不同功效，尽量做到一药多用，不啻一箭双雕。如在治疗慢传输型便秘时，投以桃仁、当归，既可润肠通便，又可流通肠腑之气血；再者如痰热扰神之不寐，参以炙远志，既可祛痰，又可宁心安神等。在辨证准确的基础上，施治中治疗法则的确立，方药的选择，直接关系到治疗的成败，因此，立法既要遵循规矩，择药当有准绳。古典医籍的启示，前贤实践的经验，当今药学研究的成果，皆可参考借鉴。但绝不能拘泥套用，仍需依据患者体质、病情等具体情况而予以整体统筹考虑，个性化处理，严谨立法，巧布方药。纵使面对疑难病证，又须大方复法者，亦切不可稍有偏移法度。如治男性罗某，82岁，神疲乏力，汗多尿频2年，既往有高血压史，2年前行前列腺癌手术并摘除睾丸，术后感神疲乏力，频频自汗，动则尤甚，汗后恶风，腿软无力，时发昏晕，口干，夜尿频多，舌苔薄滑，脉沉细。是为肾精根基亏损，阴阳失于调燮，脾虚为湿所困，气机斡旋不及，神机失展所致，拟方：生黄芪、太子参、山药、猪茯苓、泽泻、熟地、山萸肉、枸杞子、菟丝子、覆盆子、金樱子、桑螵蛸、冬虫夏草、淫羊藿、巴戟天、女贞子、炙杜仲、黑大豆、黄柏、制何首乌、煅龙牡、莲须、景天三七、炙龟甲、阿胶、茯神、炙远志、合欢皮、炒酸枣仁、石菖蒲、川郁金、砂仁、炒谷麦芽、玉竹、丹参、炒白术、碧桃干、浮小麦、陈皮、枫斗石斛，如法制膏。方中以淫羊藿、巴戟天、虫草、菟丝子、杜仲补肾壮阳；熟地、山药、山萸肉、炙龟甲、枸杞子、女贞子滋补肾阴，冀使水火相济，阴阳平衡；枫斗石斛、玉竹养阴生津；黄芪、太子参、白术、甘草益气健脾；猪茯苓、泽泻利水渗湿，与大队滋补药相配，既可减滋补药之滋腻之性，又可起到补泻兼施、固本清源的作用；黑大豆为平补之品，具有补脾益肾、解毒利水之功，黑大豆与猪苓尚具有抗肿瘤、调节免疫功能的作用；此外，莲须、桑螵蛸、金樱子、覆盆子补肾固精缩尿；煅龙牡可增强固涩缩泉之功，又可平抑浮越之肝阳，再配浮小麦、碧桃干又有收敛止汗的作用；茯神、远志、枣仁、合欢皮、郁金、石菖蒲展布神机，达郁安神；丹参、景天三七既能活血化瘀、安神定志，与补气药相伍，则有助于气血流通，陈皮、砂仁、二芽行气助运，以防膏方滋腻碍胃；方中加少量黄柏清泻相火，与淫羊藿、巴戟天等温补肾阳药配伍使用，具有调燮阴阳、调整内分泌的作用。纵观本膏方，以二仙汤、左归丸、六君子汤、牡蛎散复方化裁组方，遣药40余味，虽复法大方，但繁而有序，体现出脾肾双补、阴阳兼顾、动静结合、寒热并用、升降平衡的特点。

"病来如山倒，病去如抽丝"，很多疾病病程漫长，反复发作，治疗难以迅速起效，谨守病机，守变有准往往成为取效的关键。在初服药时，只要辨证准确，病情相对稳定，无明显不良反应，即使无任何效验可见，亦应当坚持施治，不要自乱阵脚。此时如轻易更方，往往前功尽弃。吴鞠通曾云："治内伤如相，坐镇从容，神机默运，无功可言，无德可见，而人登寿域"。法随证转，方从法出，若在治疗过程中，病情出现现阶段性变化，治法则当随之变动，若仍固守成法，不仅寸效难求，反易贻误病家，徒招悔怨。

三、平和王道，顾护中州

王道，源于孔孟学说，主张"中庸"。张志聪《侣山堂类辨》指出："中者不偏，庸者不易，医者以中庸之道，存乎衷"。对于疾病的治疗，《素问·至真要大论》确立了"谨察阴阳所在而调之，以平为期"的基本大法，以期恢复阴平阳秘的状态。单纯的补泻之法只能用于病性相对简单的虚证或实证，而疑难病病性错综复杂，远非单纯地补、攻、温、清所能。《内经》提出了"因而和之，是谓圣度"的治疗理念。"和"者，平也，缓也。和法，意取中庸，是一个以和为主的治疗策略，张景岳《新方八阵》有云"和方之制和其不和者也，凡病兼虚者，补而和之；兼滞者行而和之；兼寒者，温而和之；兼热者，凉而和之。和之为义广矣。亦犹土兼四气，其于补泻温凉之用，无所不及，务在调平元气，不失中和之为贵也。"脏腑功能失调为病者，每每涉及中焦脾胃。而和法中的"和中"作用，即有调中气和脾胃之意，汪昂《汤头歌诀》首列四君子汤，开宗明义谓之"中和义"，实有"土德一健，四旁皆通"之作用。在疑难杂症中，脏腑功能错杂纠缠，病所欠彰，而又远非纯补纯攻所宜者，调和中气往往乃能如矢中的。和法不是一种单纯的方法，往往可以寒热并用，补泻兼施，调和气血，燮理营卫，平衡阴阳，而使机体臻于冲和之境。诚如戴北山所说的"寒热并用之谓和，补泻合剂之谓和，表里双解之谓和，平其亢厉之谓和"。和法虽系八法之一，具有与其他诸法不同的特殊作用，却又往往在运用上斡旋于他法之中，起到不祛邪能愈病，扶正气而又不碍邪的作用。然和法绝非万能，临证之际，总需审时度势，慎勿滥施，当遵"和而勿泛"之诫，庶免贻误病机。

很多疾病病程漫长，病情时有反复，需长期服药，治疗过程中要时时注意顾护中州脾胃，临证处方所取之药多药性平和，避免大寒大热、重补重泻，如益气健脾用太子参、白术、山药、黄精等清补之品，气阴兼顾，又不腻滞；润养肺胃之阴用沙参、麦冬、石斛、玉竹等，滋养肝肾之阴用熟地黄、天冬、女贞子、枸杞子等，少用重浊厚味以防腻膈碍胃；清泄肺胃郁热用黄芩、南沙参、鱼腥草、金荞麦、蒲公英、白花蛇舌草等，少用大苦大寒之品以防败胃；行气用理气而不燥烈伤阴之佛手、绿梅花等，忌用破气之品，以免香燥耗气伤阴。尽量避免使用虫类腥臭污秽之品。凡有纳谷不馨或腹胀便溏者，应注意先调其脾胃，即便脾胃功能正常者，亦须时时顾护胃气。盖因"脾胃者，仓廪之官"，主受纳和运化水谷，乃机体生、长、化、收、藏之源泉，脾胃健则元气充沛，正盛自能胜邪，如不顾护脾胃，饮食少进，气血日减，元气日衰，则不利于疾病的祛除和机体的康复。此外，为了保证药物，尤其是口服药能够达到治疗目的，同样有赖于脾胃的消化吸收，输布于周身。如在治疗上只重视治疗疾病，而忽略了脾胃的运化功能，即使药物完全对症，也可能收不到应有的效果，甚至完全无效。正所谓"胃气尤兵家之饷道也，饷道一绝，万众立散，胃气一败，百药难施"。叶天士有云："谷少气衰，沉苦勿进"，如该病确需用苦寒或破气药物，可酌加大枣、山药等以防苦寒败胃、香辛耗气，需大补气阴时，可酌加陈皮、砂仁等以防补药碍胃，所谓"通补则宜，守补则谬"。在问诊中注意询问患者的饮食、大便情况以了解胃纳脾运正常与否，对于脾胃素弱之人，在处方中或参以陈皮、枳壳和中，或参以乌贼骨、凤凰衣护膜。诊后不忘交代患者饮食宜忌，不可盲目进补，"胃以喜为补"，凡为胃喜之食物，或为身体需要，或是易于消化吸收，如此方能提高患者坚持服药的依从性，进而提高疗效。

四、尊古鉴今，兼收并蓄

余在数十年医疗实践中，一贯主张广采博览，兼收并蓄。读古人书，最重要的是为了更好地继承前人丰富的临床经验来扩大自己的眼界，强化治病的根基。对待前人的理论和经验，从不人云亦云，一切以临床实践为依据，以患者的疗效为目的。伤寒与温病学派之争由来已久，金元四家中，河间主凉，子和主攻，东垣温补，丹溪滋阴，由于时间和地域的差异，派别的本身虽有各自的特色和优势，但也有一定的局限性和片面性，若各执一端，抱残守缺，易为前人之一方一法所限制，因此老师极力反对互相排斥，主张博采众长，对各家的特长兼收并蓄，合之而用其所长，随宜而施，处方用药便能得心应手了。

师古贵在创新，祖国医药学是中华民族的优秀文化遗产，传承数千年，后世医家在理论和实践方面的成就都是在前人基础上通过发展和创新而取得的。随着时代的发展，工作方式、生活习惯的改变，疾病谱不断发生变化，知识要更新，可以借用现代的科学技术，汲取西医学的合理内涵，使传统的经验与现代技术相结合，尊古鉴今，从而提高疗效。在这方面，体现在方药的应用上，有较多的体会和经验，如山楂酸甘微温，消食积，化瘀滞，生用功专行气散结消瘀，用于血瘀通经经闭，产后恶露不尽，现代药理研究证实生山楂提取物可以降压、扩冠、调脂、抗氧化，对心肌缺血缺氧具有保护作用。葛根甘、辛、凉。归脾、胃经。解肌退热，透疹，生津止渴，升阳止泻。药理研究证实葛根及其提取物抗心肌缺血、抗高血压、抗血小板聚集、降血糖、降血脂的作用，已制成愈风宁心片、葛根素注射液，广泛用于心脑血管疾病。故老师常将生山楂与葛根配伍应用与冠心病、高脂血症等疾病的治疗，又与医理不悖。

此外，我们在临证中发现白芍总苷能够改善类风湿关节炎的病情，但部分患者服用后大便溏软，便次增加，白芍酸苦微寒，多用于养血和营，缓急止痛，敛阴平肝，对于白芍通便之功历代本草鲜有记载，但对其降下效用确有体验。《伤寒论》云："太阴为病脉弱，其人续自便利，设当行大黄芍药者，宜减之，以其人胃气弱，易动故也。"陈修园在《神农本草经读》指出："芍药，气平下降，味苦下泄而走血，为攻下之品，非补养之物也。"老师在治疗便秘时，常参以本品，取效益彰。

验、便、廉，原为铃医的三字诀，其中验是关键，老师主张除钻研经典医籍方书外，亦非常重视各家验方的拓展运用，如两地汤（生地、玄参、白芍、麦冬、地骨皮、阿胶）出于《傅青主女科》，原为治疗阴虚血热，月经先期而设。老师立足于阴虚血热的病机，异病同治，将其应用于过敏性紫癜、血小板减少性紫癜等出血性疾病，取得了较好的疗效。如治吴某，男，52岁，头昏乏力1年。查血小板$27 \times 10^9/L$，骨髓检查：骨髓增生活跃，巨核细胞成熟障碍。曾用长春新碱、达那唑、强的松治疗效不显。来诊时症见头昏，倦怠乏力，四肢关节酸痛，右腿少量出血点，无鼻衄龈血，纳可，二便调，夜寐安，血常规白细胞$4.47 \times 10^9/L$，Hb 140g/L，PLT $7 \times 10^9/L$。苔薄舌红脉细弦。辨证属郁热阴伤，络损血溢，生化不及，治以养阴清热宁络，药用：玄参、山药、丹皮、地骨皮、白芍、参三七、丹参、卷柏、鸡血藤、女贞子、生地、龟板、白茅根、仙鹤草、甘草。服后已无明显出血倾向，下肢散在瘀斑渐淡，血小板升至$77.0 \times 10^9/L$。

第2节　特长方药（选介）

本部分内容分为四个部分，擅用中药、特色中药、自拟方剂、移用方剂。擅用中药是指一类功用多样，主治广泛，而笔者有超出传统用途，或较先使用，临床医案运用较少，未被普遍使用者，如景天三七，特色中药是指临床运用虽不甚广泛，但确独具某方面功能特色而被运用证实有验者，如四季青、仙桃草等。自拟方剂指从理论上有某方面开拓且临床实践探索积累而自制的一类方剂，移用方剂是指古人或他人创制或他科常用的方剂，移植用于内科某些疑难病临床显示其独特作用者。

一、擅用中药

1. 景天三七

性味：性平，味甘微酸。

归经：归心、肝经。

功用：凉血止血，散瘀宁络；清热宁心，达郁安神。

主治：郁证（如抑郁症）；自主神经功能紊乱及更年期综合征等；血证。

指征：脉细弦或沉弦，或稍数。苔薄或薄腻，舌质偏红。多有肝疏失调，情绪不稳，或郁或躁，心悸失眠，热燥多汗等症，病情发作或加重与情绪变动有明显的相关性。有些患者临床症状颇重或急迫，疑似多种急重症，但经医学检查多无明显相关器质性病变。另外多种出血性疾病，如多个部位出血，系由热扰血络所致者（如消化道溃疡出现、肺及支气管病变出血、慢性肾小球肾炎之尿血、血小板减少之出血及紫癜等），亦在辨证应用之列。

配伍：配合欢皮、丹参、酸枣仁、炙远志治肝郁失眠（神经衰弱、抑郁症）；配炙甘草、淮小麦、大枣，治脏躁；配黄芪、白术、防风、炙甘草、浮小麦、煅牡蛎治表虚自汗；配柴胡、合欢皮、苏桔梗、郁金、木蝴蝶、绿萼梅治梅核气（慢性咽炎）；配犀角（水牛角代）、丹皮、生地、白茅根治血热扰络之出血症；配地骨皮、生熟地、白芍、龟板、墨旱莲、卷柏、紫草、仙鹤草治紫癜（血小板减少所致者）。

用法用量：水煎服，15～30g。

使用注意：本品药性平和，副作用较少。但上述诸种疾病，体质虚弱而无内热者，可少用或不用，或适当配伍应用。

按语：景天三七又名土三七、活血丹，为景天科植物景天三七的全草或根，因其功效近似三七而得名。本品为治疗多种中等量出血症的良药，尤以上消化道出血、支气管扩张咯血、龈血、鼻衄、紫癜及妇女月经过多，证属血热络伤者较为合拍，《植物名实图考》最早载该品能"治吐血"。本品对血小板减少症、白细胞减少症尚有一定的提升作用。若作镇静安神之用者，可治情绪不稳，烦躁失眠，心悸不宁，汗出面红等症，故又名"养心菜"，其关键在于具有情志不畅，肝失调达者，乃临床运用之指征，并可随证辅以疏肝达郁、养血宁神，潜镇宁心类药物，以加强疗效。另据药理实验，证实本品能够缩短实验动物的凝血时间及出血时间。

2. 卫矛（鬼箭羽）

性味：性寒，味苦。

归经：归肝经。

功用：破血通经，杀虫止痛。

主治：尪痹（类风湿关节炎）、阴阳毒、日晒疮（系统性红斑狼疮）、燥毒症（干燥综合征）、皮痹肌痹（皮肌炎、多发性肌炎、硬皮病）、狐惑（白塞综合征）等免疫性结缔组织病而有瘀血征象者以及妇女经闭，产后瘀血腹痛等。

指征："脉络瘀阻"常为此类结缔组织病的共同病机，临床指征在于"瘀"、"痹"。脉多沉细、弦细或细涩，苔薄白舌质或舌下静脉常有瘀血特征，并有不同程度关节肌肉疼痛或肿胀僵直，活动受限，并常见不规则发热或持续低热，皮肤黏膜损伤或斑疹结节，病程较长（久病多瘀），顽固缠绵，病情复杂怪异（怪病多瘀），病情有时缓时剧的特点，多归属于西医学的结缔组织病范畴，每见免疫指标及血流变等相关检查项目的异常。若用于其他疾病或妇科疾患时，亦具备此等瘀血征象者。

配伍：配白花蛇（或乌梢蛇）、赤芍、土茯苓、秦艽、威灵仙等治类风湿关节炎；配丹参、玉竹、枫斗石斛、地黄等治干燥综合征；配黄芪、桂枝、鹿衔草、红花、鸡血藤、乌梢蛇等治硬皮病；配水牛角、生地、丹皮、赤芍、贯众、丹参、白花蛇舌草等治红斑狼疮；配玉竹、野蔷薇、黄连、生苡仁、忍冬藤、升麻、土茯苓等治白塞综合征。

用法用量：水煎服，10～15g。

使用注意：本品有破瘀活血的作用，故孕妇或妇女经期宜暂缓或减量使用（血瘀闭经者尚可配伍使用），此外，临床上有出血倾向者需慎用或适当配伍使用。应用不当，恐有助其血溢之弊，体质虚弱无瘀血征象者不用。

按语：本品功能活血破瘀通经，现代药理多认为有一定的免疫调节作用，故常用于自身免疫性疾病。本品虽常用于疑难杂病，必须长期坚持用药，对脉弦大滑数，伴有热毒炽盛，迫血妄行而外溢者，暂不宜使用。由于持续用药，用量不宜过大，且需观察脏腑虚实及有否药毒损伤，体质虚弱患者，则需配伍补益之剂同用。

3. 枫斗石斛

性味：性微寒，味甘淡。

归经：归胃、肾经。

功用：滋阴清热，益胃生津。

主治：适用于热病后肺胃津伤，久嗽咳血，口干咽燥，干呕便结，纳少不饥，胃痞嘈杂诸症。

指征：苔剥露底或舌光红少苔，脉细弦或细数。肺胃阴液耗伤所致口干燥渴饮不解燥，咽干燥咳等症，如2型糖尿病、干燥综合征、甲亢、萎缩性胃炎（胃阴耗伤证）及肺结核、慢性支气管炎（肺阴亏虚证）等。

配伍：配玉竹、生地、白芍、乌梅治疗干燥综合征；配生甘草、野蔷薇、芦根、玉竹治疗口腔溃疡；配丹皮、黑山栀、甘草治疗肝郁化火，口渴多汗，怕热多怒等症（如甲状腺功能亢进）；配麦冬、白芍、竹茹、生麦芽治萎胃口干纳少，中脘嘈灼，干呕便结等；配南沙参、麦冬、甜杏仁、枇杷叶、玉竹、百合等治肺燥久咳；配蝉衣、木蝴蝶、胖大海、麦冬治肺燥津伤咽干声哑。

用法用量：常用于煎剂，5～10g。

使用注意：本品性偏寒凉，易于凝滞恋邪，无明显燥象者忌用，脾虚大便溏泄者亦禁之。

按语：本品为兰科石斛属植物石斛中之上品，又名耳环石斛，亦有称之为"黄金枫斗"者，被历代皇帝列为贡品，具有滋阴液，补虚劳的显著疗效，功比西洋参，生津液而不寒凉，但因价高，常用沸水反复冲饮代茶，物尽其用。干燥综合征患者表现为口腔干燥，虽欲频频饮漱而不解其燥，痛苦不堪。单独以枫斗石斛5～10g每日泡饮，配合煎剂共服，效果良好。明代《本草通玄》中说："石斛，甘可悦脾，咸能益肾………但气性宽缓，无捷奏之功，古人以此代茶，甚清膈上"。可见石斛泡饮代茶，流传久矣。体育比赛著名讲解员宋世雄及京剧艺术大师梅兰芳就是常以此为饮料用来润燥护嗓。

4. 防风

性味：性微温，味辛、甘。

归经：归膀胱、肝、脾经。

功用：发表祛风，解痉镇痛，蠲痹止痒。

主治：外感风邪之表证，卫表不固之汗证，肝脾失调之泄泻，风寒湿邪侵袭之痹证，风邪袭扰肌腠之瘙痒症等。

指征：具有风邪致病特性的诸种病症：外感风邪头痛；表虚自汗；咽痒咳嗽；土虚木贼之腹痛肠鸣泄泻；皮肤瘙痒等，苔薄白，脉浮弦。

配伍：配荆芥、苏叶治风寒感冒；配薄荷、牛蒡子治风热感冒；配桑枝、秦艽、羌独活、苡仁、卫矛、当归治风湿痹痛；配黄芪、白术、红枣、煅牡蛎治表虚自汗；配柴胡、白芍、白术、茯苓治肝脾失调之泄泻；配羌活、柴胡、升麻、葛根、党参、黄芪、炒白术治中气虚衰、湿盛不运之泄泻；配附子、僵蚕、全蝎治口眼㖞斜；配白蒺藜、僵蚕、蝉衣、地肤子、乌梢蛇、赤芍、丹皮、连翘治皮肤瘙痒症及荨麻疹；配小胡麻、玉竹、丹皮、生地、生首乌、卫矛、土茯苓、乌梢蛇、白鲜皮治银屑病；配蝉衣、五味子、地龙、蜜炙麻黄、甘草治风邪郁肺之咽痒久咳及过敏性哮喘。

用法用量：水煎服，6～15g。祛风生用，止泻止血炒炭。

使用注意：本品味辛走窜，药性偏温，故凡动血以及阴虚火旺血燥者均应慎用。

按语：本品乃祛风胜湿之要药，辛而不烈，温而不燥，质地柔润，缓而不峻，乃风药中之润剂，而有别于其他祛风药，既能治表，又能治里，故其运用范围广泛。另据有关报道，本品具有一定的抗过敏作用，为其运用上的独特之处。

5. 荷叶

性味：性平，味苦、涩。

归经：归肝、脾经。

功用：清暑利湿，化浊生津，升发清阳。

主治：用于暑邪外感，肌热烦渴，汗出头痛，胸闷身困等症，也可用于暑湿伤中所致腹痛泄泻，炒炭并具散瘀止血作用。

指征：夏令伤暑头痛身困，胸闷呕恶纳呆，苔腻或黏，脉濡或细；亦用于内伤清阳不升之头昏头重目眩，倦睏，耳蒙闭气，少气乏力，以及体型肥胖，浊脂偏盛，肌肉乏力，动则气短，小便短浑；亦常配伍用于咳血、便血、尿血等症。

配伍：配鲜芦根治阳暑口渴烦热；配淡豆卷、佩兰、苡仁、黄芩等，治外感暑湿之症；配黄芪、党参、葛根、天麻、川芎、丹参等治清窍脉络阻滞，清空失养头痛，眩晕耳鸣耳聋等症；配太子参、白术、茯苓、泽泻、苡仁、草薢、生山楂治形丰气短，胸闷苔腻等脾虚失运，脂浊偏盛所致病证（如高脂血症、脂肪肝、高尿酸血症）；配苏叶、黄连、白蔻仁、青陈皮、枳壳、白术等治气机郁滞，胃脘痞胀，嗳气，纳谷呆顿，大便不畅等症；配侧柏叶、小蓟炭、白茅根、黑山栀、地榆炭、藕节炭、景天三七等治咳血、鼻衄、吐血、尿血等。

用法用量：水煎服，5～20g。止血炒炭存性，生用散瘀升清消暑。

使用注意：本品性平微凉，阳虚有寒者不宜。

按语：李时珍《本草纲目》谓荷叶"生发之气，裨助脾胃，涩精滑，散瘀血，消水肿痈肿，发痘疮"，用于生发清气者常须配伍益气健脾之品，如黄芪、太子参、葛根等作用更佳。另据报道，荷叶有降血脂、降胆固醇并有一定降血压及减肥作用，还可用于食疗。

6. 葛根

性味：性平，味甘、辛。

归经：归脾、胃、膀胱经。

功用：发表解肌，升阳透疹，生津止渴。

主治：用于外感发热，恶寒无汗，项背强痉；以及虚性头痛眩晕，耳鸣耳聋；胸痹心痛；口干燥渴；湿热客邪，腹痛下利或脾气不升之泄泻等。

指征：脉浮濡细，沉细或弦细而紧，苔薄腻分布不均匀，舌淡红质胖或有齿痕。外邪所致项背强急，头痛身痛；清空失养，头昏头痛绵绵，头晕与体位有关，不耐久站久立或长时间凝视，躺卧则缓；津液失敷之口干舌燥，或燥热伤津之消渴；身热腹痛，利下灼肛或肠鸣泄泻清稀；胸痛绵绵，时作时缓，或伴心悸气短，常见脑血流图、心电图、血流变、血脂等相关检查，有相应改变。

配伍：配黄芪、党参、天麻、川芎、丹参、荷叶、白术治气虚不升，脑络失疏之眩晕（如颈源性眩晕）；配天麻、枸杞子、丹参、何首乌、稽豆衣治肝肾亏虚之眩晕（如脑动脉硬化）；配蝉衣、川芎、黄芩、赤芍、荷叶、蔓荆子、磁石治风热闭阻耳窍之耳鸣耳聋；配生山楂、首乌、三七、丹参、玄胡、降香等治胸痹心痛；配黄芪、地黄、玉竹、天花粉、石斛、卫矛治虚性口干舌燥或消渴（如 2 型糖尿病、干燥综合征等）。

用法用量：水煎服，10～30g；透热生津、解痉升清宜生用，止泻宜煨用。

使用注意：本品升散，肝阳上亢，火热炽盛及动血者禁用。

按语：据现代药理学报道，葛根含葛根素，黄酮类成分，有解痉作用，能增加脑及冠状动脉血流量，有一定的降糖作用。此为本品之新用途，临床可酌情用之。葛根气清，其性善升，凡病势降多升少者可用，反之不当。其次，所治诸病症，有的虚实皆宜，关键在于随证配伍。此外，阳络溢血者不宜使用。使用本品重在识别病机，而后择之。

7. 穿山甲

性味：性微寒，味咸。

归经：归肝、胃经。

功用：搜风蠲痹，通络祛瘀，通经下乳，消肿排脓。

主治：功擅走窜，适用于风湿痹痛，癥瘕痞块，月经闭少，产后乳汁不下，以及痈疡初起或脓成未溃，瘰疬、癃闭、石淋等。

指征：苔薄舌质或黯紫或见瘀点瘀斑，脉弦紧或沉细或涩。关节肿痛，活动不利；血涩经闭；乳房结块或肿或痛；小便频数，淋漓不畅或涓滴而出，尿流中断；腰腹发作性绞痛（尿石症），以及某些血液系统疾病如白细胞减少、血小板减少及骨髓异常增生综合征，而无出血现象者；X 线、B 超、骨髓穿刺、实验室检查有相应疾病客观指标者。

配伍：配金钱草、海金沙、冬葵子、川牛膝、生地黄、甘草梢等治石淋、砂淋（泌尿系结石无尿血者）；配地黄、黄柏、知母、泽泻、肉桂、牛膝治阴虚癃闭（前列腺增生所致的尿潴留）；配黄芪、党参、柴胡、升麻、白术、菟丝子等治气虚癃闭（前列腺增生所致之尿潴留）；配黄芪、党参、枸杞子、女贞子、丹参、鸡血藤、阿胶、地榆、虎杖等治虚劳之气血双亏，营血生化不及（白细胞减少症）；配黄芪、生地、丹皮、水牛角、卷柏、仙鹤草等治疗血小板减少症。

用法用量：水煎服，3～12g 孕妇忌用。

使用注意：本品味咸入血，性走窜，故各类出血证皆应慎用。石淋绞痛发作期间，难耐药力攻窜，过用则增加剧痛或生厥变（休克）。用治虚劳（如再生障碍性贫血或白细胞减少等）体弱患者，宜配入补益类药物，避免虚虚之弊。

按语：本品功擅通络透窍，化瘀消肿，故临床见有形之物阻塞络道，气血运行痹阻而产生的疼痛阻塞等征象时，皆可用之。至于治虚劳，由于营血生化功能呆滞，若一味纯补难达病所，以穿山甲入于方中，可使络道开启，脏腑生血功能旺盛，而利新血再生。

8. 百合

性味：性微寒，味甘淡。

归经：归肺、心经。

功用：润肺止咳，清心安神。

主治：适用于肺热咳血、虚烦惊悸，口疮口糜，不眠多梦，"百合病"。

指征：苔少或光剥，舌红少津或有裂纹，脉细弦或细数。口干舌燥，唇红颧红，五心烦热，焦躁不宁，心悸汗多，大便干结等虚热之候，症状多集中在心、肺、肾三脏。

配伍：配生地、玄参、白及、百部、藕节、景天三七自肺肾阴亏，虚火损络咳血（支气管扩张、肺结核等）；配太子参（西洋参）、麦冬、五味子、莲子心、玉竹、苦参、磁石治心阴不足，心悸怔忡（如心律失常，心肌炎后遗症等）；配玄参、玉竹、生地、淡秋石、野蔷薇、女贞子，治口疮舌糜（复发性口腔溃疡、白塞综合征等）。配阿胶、鸡子黄、黄连、珍珠母、莲子心、景天三七，治阴虚火旺不眠（如神经衰弱失眠）。配地黄、知母、竹叶、生甘草、牡蛎，治热病后期阴液损伤，虚热烦扰之证（如更年期综合征、"百合病"等）。

用法用量：水煎服，10～30g。

使用注意：本品寒润，证属风寒咳嗽或阳气虚弱，寒自内生，形寒畏冷，口淡不渴，面㿠苔白厚腻，腹胀便溏，脉沉迟或濡细者，皆不宜使用，误用则易招致重伤阳气，内生寒湿。

按语：百合属百合科多年生草本植物，形似白色莲花，其鳞茎之瓣众多，重叠而生，犹如百片合成者，故称之为百合。具现代营养学分析，它含有众多营养成分，是理想的药食两用的滋补佳品。本品味甘苦性寒，功专滋阴清火，《纲目拾遗》："清痰热，补虚损"。其使用关键在有阴虚内热之症。若用后出现腹胀脘痞，可酌加运脾理气之品矫之。

9. 黄芪

性味：性微温，味甘。

归经：归脾、肺经。

功用：长于补气生阳，固表敛汗，利水消肿，助气行瘀，托毒生肌。

主治：肺脾气虚所导致的劳倦汗出，水肿、自汗、眩晕，中气下陷，脏腑下垂，久泄脱肛；阳虚痰核，血痹身痛，月经不调，中风后遗半身不遂，津气不升所致燥渴，气虚心脉阻滞，胸痹心痛等症。

指征：气虚劳损而有精神倦怠，肢体无力，指凉怕冷，气短易汗，苔薄舌淡边有齿痕，脉沉细或细软无力等见症者。

配伍：配防风、白术、黄精、山药、菟丝子治正气虚弱，卫表不固，易于反复招感者；配党参、葛根、蔓荆子、川芎、荷叶、天麻、生山楂、丹参治脑络失疏，清阳不升之眩晕（椎基底动脉供血不足、脑动脉硬化）；配太子参、黄精、地黄、枫斗石斛、女贞子、卫矛、赤白芍、甘草等治气阴两虚，津亏失敷之口燥、干渴者（如2型糖尿病、干燥综合征）。配煅牡蛎、莪术、丹参、当归、白术、穿山甲等治癃闭（如前列腺增生所致之尿潴留）；配党参（或太子参）、猪茯苓、泽兰泻、丹参、桂枝、青陈皮、苡仁、鸡血藤、香附、天仙藤治肝脾失调、气虚血郁、水湿不利之肤胀（如特发性水肿）；配熟地、山萸肉、山药、猪茯苓、泽兰泻、石韦、益母草、丹参、鬼箭羽等治肾虚浮肿（如慢性肾病之浮肿、蛋白尿）；配防风、赤芍、桑枝、桑寄生、威灵仙、当归、红花治气虚络瘀之痹证；配生地、水牛角、丹皮、卷柏、龟板、墨旱莲、景天三七治气阴亏损，血热扰络之血小板减少症或系系统性红斑狼疮所致者；配当归、生熟地、穿山甲、鸡血藤、虎杖、菟丝子、补骨脂、阿胶、女贞子治气阴双虚之白细胞减少症或为免疫性结缔组织病所致者；配党参、当归、桂枝、熟附片、炙甘草、鸡血藤、卫矛等治皮痹、肌痹、脉痹（如硬皮病、雷诺病等）；配当归、苍白术、黄柏、苡仁、牛膝、卫矛、玉竹、丹参等周身肌肉疼痛，痿弱无力之肌痿（如多发性肌炎）。配玉竹、赤白芍、野蔷薇、凤凰衣、四季青、生甘草治顽固性口疮口糜（如白塞综合征或癌症放化疗所致者）；配生熟地、白芍、山药、地骨皮、阿胶、卫矛、凌霄花、泽兰等治月经量少或经闭不行者。

用法用量：水煎服，15～60g。

使用注意：气实中满，大便秘结，舌苔厚腻脉实者；湿热蕴结者；阴虚阳亢，舌红苔黄脉弦；阴虚内热，口干渴饮，舌红燥裂者；血热妄行者均忌用。

按语：黄芪乃补气药中之耆宿，故亦称"黄耆"，本品应用广泛，临床使用要以气血理论为指导，灵活配伍，方能发挥其最大的治疗作用。再者，黄芪的补气作用常有双向调节功能，如妇女月经不调，过多者可用以固摄，过少或经闭者，用之盈冲调经，使之正常。再如干燥综合征的治疗，其燥由于津亏气乏而致者，用之可助气生津，若由络阻津滞不利者，用之可达到益气活血，通络流津的效果。

10. 枇杷叶

性味：性微寒，味苦。

归经：归肺、胃经。

功用：功擅清肺化痰止咳，和胃降逆止呕。

主治：常用于肺热咳嗽，气逆不平；胃热气痞，呕哕嘈杂及肺胃积热上熏之面部瘾疹、酒渣鼻等。

指征：肺热咳嗽痰黄气急，新久皆宜；胃热嘈杂，纳逊干呕；面颊鼻准红赤瘾疹痤疮；大便偏干。苔薄或淡黄厚腻舌红，脉弦滑或数。

配伍：配南沙参、贝母、杏仁、金荞麦、鱼腥草、黄芩、桑白皮、瓜蒌治肺热气急咳嗽痰黄（如急、慢性支气管炎）；配蒲公英、黄连、枳壳、竹茹、法半夏治胃痞嘈杂灼热，嗳气口苦（如慢性胃炎、胆汁反流性食管炎）；配桑白皮、黄芩、生苡仁、熟大黄、地肤子、赤芍等治面部痤疮。

用法用量：去毛后入煎，10g；止咳炙用，止呕生用。

使用注意：肺胃无积热，口淡不渴，大便溏薄者，苔白脉沉细者，勿用。

按语：《本草纲目》："治肺胃之病，大都取其下气之功耳。气下则火降痰顺，而逆者不逆，呕者不呕，渴者不渴，咳者不咳矣。"另据报道，枇杷叶的有效成分之一是苦杏仁苷，它经人体吸收后可分解为氰酸和苯甲醛，这两种物质都有一定的抗癌作用。

二、特色中药

1. 白及

性味：性微寒，味苦、甘、涩。

归经：归肺、胃经。

功用：收敛止血，消肿生肌。

主治：一般多用于咳血，吐血以及外伤出血，疮痈肿毒等症。

用法用量：入煎剂 5～15g，研末每次吞服 3～5g，每日 2～3 次。

使用注意：反乌头。

应用心得：白及善补肺气，固涩血络，对肺结核治疗有效，早年曾以其配伍百部、黄芩、制黄精、煅牡蛎、百合等治疗浸润型及空洞型肺结核均有较好疗效。体外实验亦证实该药对人型结核杆菌有显著的抑制作用。《本草纲目》将一味白及称赞为："独圣散"。当今，肺结核患者对抗结核药耐药病例日益增多，重视该药及其配伍运用，有现实意义。此外，由于白及质黏性涩，功擅去腐生新，对消化道黏膜有较好的保护作用，临床上常对胃、十二指肠炎症伴黏膜糜烂或溃疡出血者亦有较好疗效，常配海螵蛸、凤凰衣、仙鹤草、三七等。

2. 卷柏

性味：性平，味辛。

归经：归肝、心经。

功用：活血止血，清热利湿。

主治：咳血，吐血，便血，尿血，衄血；湿热黄疸；经闭腹痛，癥瘕崩漏；创伤出血等症。

用法用量：10～15g，煎服。

使用注意：孕妇慎用。

应用心得：卷柏为卷柏科植物江南卷柏的全草，《本草图经》称地柏，味甘性平，功擅止血，清热利湿。主要成分有黄酮类、异茼芹素、B_2 谷甾醇及酚类等。本品在现代药理研究中提示其提取物具有免疫抑制作用，主要在体液免疫方面，通过对机体免疫系统的调节，抑制血小板相关抗体的产生，减少机体血小板的破坏，因此将其重点运用在治疗免疫性疾病——原发性血小板减少性紫癜，发现其具有较好的止血和消退紫癜作用，并能增加血小板数量和聚集功能，常配伍生地、丹皮、大青叶、连翘、参三七、卫矛等，早年曾有中成药江南卷柏片开发面市，专治血小板减少性紫癜。

3. 青黛

本品为十字花科植物菘蓝的新鲜茎叶经加工而成的粉末状物，其叶亦入药称之为大青叶，其根部入药者称为板蓝根。

性味：性寒，味苦、咸。

归经：归肝、肺、胃经。

功用：解毒化斑，凉血止血，泻肝利胆。

主治：瘟疫发斑，丹毒痄腮（大头瘟），咳血鼻衄，湿热黄疸等症。

用法用量：入煎剂 1.5～3g，外用适量。

使用注意：脾胃虚寒者忌用，入汤剂不宜久煎。

应用心得：除上述病症外，常在下述情况应用青黛多有效验：痰热蕴肺，肝火煎迫，木火刑金所致咳嗽痰稠，胸痛咳血，口干舌红，常见于支气管扩张咯血，配以蛤粉（黛蛤散）、黄芩、苏子、石决明、白茅根、参三七等。特发性血小板减少性紫癜用本品或大青叶配伍生地、连翘、水牛角、仙桃草、墨旱莲等能起到化斑消瘀提升血小板的作用。另据报道，用本品提取物——靛玉红治疗慢性粒细胞白血病有一定疗效。此外，近年来尝试将其内服或外敷用于治疗干燥综合征所致腮腺肿胀亦显示有一定效果。

4. 糯稻根

性味：性平，味甘。

归经：归心、肝经。

功用：养阴除热，止渴敛汗。

主治：阴虚潮热，自汗盗汗，口渴咽干。

用法用量：15～30g，煎服。

使用注意：本品药性平和，使用无特殊禁忌。

应用心得：本品对于各种原因引起的肝脏损伤所导致的肝功能异常，谷丙转氨酶、谷草转氨酶及胆红素的升高，可用本品15～30g，病毒性肝损配玉米须30g、垂盆草15g、田基黄10g、白茅根15g；药物性肝损配玉米须30g、绿豆衣15g、大黑豆15g、生甘草5g；免疫性肝损配赤芍12g、丹参12g、大青叶10g、卫矛10g、猪苓10g。另外糯稻根30g，配丈葱15g、草薢12g、荠菜花15g等治疗膏淋（乳糜尿）亦有较好疗效。本品药性平和，常服亦较少有副作用。

5. 九香虫

性味：性温，味咸。

归经：归肝、脾、肾经。

功用：理气止痛，温中助阳。

主治：用于胃寒胀痛，肝胃气痛，肾虚阳痿，腰膝酸痛。

用法用量：3～9g，煎服，或入丸、散。

使用注意：肝胆火旺、阴虚内热者禁服。

应用心得：九香虫性温，药性走窜，善治脾肾阳虚，中寒气滞，脘腹冷痛者，多配伍延胡索、五灵脂、干姜、香附等。本品止痛作用显著。该药味咸入肾，具温肾壮阳之功，又专疏肝理气，故常用于肾虚肝郁，阳事不举，性欲冷淡之症，伍以柴胡、当归、白芍、淫羊藿、菟丝子等名为"九香疏肝汤"（自拟方）。由于九香虫具有温肾壮阳作用，与鹿衔草、鹿角片、杜仲、巴戟天、金毛狗脊、桑寄生等为伍，治疗肾阳虚衰，寒侵筋骨之腰脊冷痛等证，如强直性脊柱炎、类风湿关节炎等颇多应手。

6. 槐米（槐花）

性味：性微寒，味苦。

归经：归肝、肺、心、大肠经。

功用：凉血止血，清肝泻火。

主治：用于血热偏盛所致之便血、痔血、血痢、崩漏、吐血、衄血，及肝火上炎之目赤耳鸣、头痛眩晕。

用法用量：5～10g，煎服。

使用注意：脾胃虚寒者慎用。

应用心得：本品一般多用于多种血证，主要是身体下部的出血如便血、崩漏等，多炒炭用之；本药还可清肝降火，平抑肝阳，用于肝阳上亢之眩晕头痛等症，生用疗效更佳。据药理研究报道，因其含有芦丁碱，故有一定的濡养络脉，软化血管作用，多生用，配伍生首乌、生山楂、丹参、黑芝麻、三七等。

7. 鱼腥草

性味：性微寒，味苦、辛。

归经：归肺、大肠、膀胱经。

功用：清热解毒，排脓利尿。

主治：用于肺痈咳吐脓血，肺热咳嗽痰稠等症及热淋，小便涩痛，湿热痢下。

用法用量：15～30g，煎服，不宜久煎。

使用注意：脾胃虚寒者忌用。

应用心得：据报道，鱼腥草有抗辐射的作用，鉴于放射治疗对人体的损伤及其证候具有中医辨证属"热"的特性，而本品药性偏寒，故常将之运用于放疗后放射性肺炎，可配伍生苡仁、黄芩、白及、川贝母、枇杷叶、功劳叶等；放射性肠炎可配槐花炭、地榆炭、白及、猪苓等；放射性口腔炎、口腔溃疡，配玉竹、白残花、大青叶、芦根等。用之可增强白细胞的吞噬功能，提高机体的免疫功能，促进组织再生，减轻放疗反应，提升白细胞数量。

8. 黄精

性味：性平，味甘。

归经：归脾、肺、肾经。

功用：补脾益气，润肺滋阴。

主治：用于脾胃虚弱，肺虚燥咳及肾虚精亏所致腰酸、头晕、足软等症。

用法用量：10～20g，煎服，本品须经多次蒸晒后使用为宜。

使用注意：因性质滋腻，易助湿邪，凡脾虚有湿、咳嗽痰多以及中寒便溏者均不宜服。

应用心得：本品为良好的滋补强壮药，长于滋阴，功同玉竹，但尚可健脾益气。而可用于脾胃虚弱之纳少神疲、肢倦便溏的患者，因之将其移用于干燥综合征之气阴双虚证患者，颇多切合。本人所拟之"燥毒清"专方就以之配黄芪为主药，多年观察，疗效确切。此外，据实验报道，本品尚可用于治疗各型肺结核，曾以其配伍百部、百合、黄芩、丹参、煅龙牡等长期服用，能闭合肺结核空洞，也有以单味黄精制成浸膏长期服用者。

9. 野蔷薇（白残花）

性味：性寒，味苦、涩。

归经：归肝、胃经。

功用：清暑化浊，顺气和胃。

主治：用于暑热胸闷，口渴纳呆，口疮口糜，外用可治疗刀伤出血。

用法用量：3～6g，煎服。

使用注意：本品药性平和，无特殊宜忌。

应用心得：本品系野蔷薇属野蔷薇科植物，其花呈白色或淡红色，故又名为白残花，《神农本草经》列为上品，叶橘泉编著《实用经效单方》载："据《备急千金要方》所载：'野蔷薇根皮可治口舌糜烂'，屡经试用，疗效很好。"据学者研究，此物根皮含有大量抗坏血酸。临床用以治口糜，实证与玄参、生石膏、生甘草、黄连等相伍，虚证常配伍玉竹、芦根、石斛。入煎剂用量不宜过大，以3g为宜，对于免疫低下有感染倾向者，亦可用其煎汤漱口，或配银花，防止感染，可用至30g。

10. 珍珠

性味：性寒，味甘、咸。

归经：归心、肝经。

功用：安神定惊，明目消翳、解毒生肌。

主治：惊悸怔忡，心烦失眠，惊风癫痫，胃痛反酸，及目赤翳障，口舌生疮，咽喉溃腐，疮疡久不收口。

用法用量：磨粉散用0.1～0.3g。

使用注意：需研成极细粉末应用。重坠之品，孕妇不宜；病不由火热者勿用。

应用心得：珍珠可宁心镇惊，用于失眠，焦虑，心律失常、胃及十二指肠溃疡反酸等疾病，尚可内服治疗更年期综合征所致阵阵心烦惊悸；亦尝试用于养颜祛斑，有一定效果。

11. 花蕊石

性味：性平，味酸、涩，无毒。

归经：归肝经。

功用：化瘀，止血。

主治：适用于多种兼有瘀血凝滞的出血症，如吐血；衄血；便血；崩漏；产妇血晕；死胎；胞衣不下及金疮出血等。

用法用量：内服：一般捣碎包煎，5～15g。外用：研末撒敷。

使用注意：孕妇忌用，热盛出血亦非所宜。

应用心得：在《十药神书》中就有花蕊石散治疗各种出血，本品止血之外，还可行气散瘀，一般以出血合并瘀滞者更为适宜。本品临床用于治疗消化性溃疡呕血（吐血），可配海螵蛸、白及、仙鹤草、参三七等；支气管扩张、肺结核咯血常配伍仙桃草、阿胶、黛蛤散。

12. 秦艽

性味：性微寒，味苦、辛。

归经：归胃、大肠、肝、胆经。

功用：祛风湿，舒筋络，清虚热。

主治：用于风湿痹痛、关节拘挛、手足不遂及骨蒸潮热。此外，本品尚能利湿退黄。

用法用量：5～10g，煎服。

使用注意：气血亏虚身疼发热，或虚寒疼痛，尿清便溏者忌用。

应用心得：秦艽古有"风中润药"的美誉，痹证为风湿痹阻者多用之，据研究报道，其提取成分具有抗炎消肿止痛作用，将其移用于免疫风湿病（如类风湿关节炎，干燥综合征等）所致之关节肌肉肿痛者，常有较好治疗作用，配伍桑枝、木瓜、鬼箭羽等。亦有单纯用其提取物治疗类风湿关节炎及红斑狼疮的报道。

13. 仙桃草

性味：性平，味甘、微辛。

归经：归肝、胃、肺经。

功用：化瘀止血，清热消肿，止痛。

主治：跌打损伤；咽喉肿痛；痈疽疮疡；咳血、吐血、衄血等；胃气痛；疝气痛；痛经。

用法用量：内服：煎汤，10～30g。

使用注意：孕妇忌服。

应用心得：仙桃草为玄参科植物，又名水苦荬、水仙桃，其所含药物主要成分为水犀草素，有专家认为这是一种有开发前景的草药。本品凉血止血可用于各种血证，既可止血，又可化瘀，止血而不留瘀。用于咳血（支气管扩张）配伍百合、白及、藕节、黛蛤散、羊蹄等；治疗吐血（消化道出血）常与凤凰衣、乌贼骨、三七粉、地榆炭同用。

14. 稽豆衣（黑豆皮）

性味：性平，味甘。

归经：归肝、肾经。

功用：滋阴益肾，平肝息风，清热止汗。

主治：肝阴不足，血虚肝旺，或阴虚阳亢所致的头痛眩晕，潮热盗汗，肢麻颤抖。

用法用量：6～10g，水煎服。

使用注意：本品药性平和，使用无特殊禁忌。

应用心得：本品为黑大豆的种皮加工而成，除用于肝肾亏损所致的虚风扰动诸症外，常施治于肾虚肝旺，阴阳失调所致之阵阵烘热汗出，烦躁，惊悸失眠，耳鸣头昏诸症，汗出不拘于自汗阳虚，盗汗阴虚之论，而伍以地黄、百合、景天三七、淮小麦、白芍等。该药味甘性平适宜长期服用，《现代实用中药》谓其："为清凉性滋养强壮药"。

15. 四季青

性味：性凉，味苦、涩。

归经：归肺、心经。

功用：清热解毒，生肌敛疮，活血止血。

主治：肺热咳嗽，咽喉肿痛；腹痛泻痢；尿频涩痛；胸痹闷痛（冠心病心绞痛）；水火烫伤，皮肤湿疹，下肢溃疡久不收敛，外伤出血等。

用法用量：内服煎剂：10～30g；捣烂外敷或煎水洗、涂。

使用注意：本品性寒，脾胃虚寒者忌用。

应用心得：本品药源广泛，临床一般取其清热解毒作用多用于抗菌消炎。由于该品还含有鞣质，用于实验性烫伤，创面涂敷后能与创面渗液结成较为牢固的保护性痂膜，促使创面收敛愈合。据此原理，将其移用于慢性胃炎（或溃疡）有黏膜糜烂溃疡或小量出血者，常能缓解疼痛，保护胃黏膜，促进溃疡愈合。由于本品药性寒凉，有气滞郁热或湿热者方可使用，可配蒲公英（或黄连）、白及、海螵蛸、白芍、竹茹、枇杷叶等。

16. 毛冬青

性味：味苦、涩，性寒。

归经：归心、肺经。

功用：清热解毒，活血通络。

主治：风热感冒，肺热咳嗽，咽喉疼痛，乳娥红肿；胸痹心痛、中风偏枯；脉痹肿胀；水火烫伤等。

用法用量：入煎剂 10～30g；外用：适量，或煎汁涂泡。

使用注意：孕妇及有出血性疾病者慎用。

应用心得：据报道，从本品根中分离出三萜类化合物毛冬青苷，有增加冠脉流量，抗心肌缺氧作用，故临床上将其移用于冠心病胸痹胸痛病例，有一定效果。常配伍生脉散、丹参、三七、红花、降香、苏木、瓜蒌等。

三、自拟方剂

1. 燥毒清

来源：自拟。

组成：生黄芪 15g 玉竹 10g 紫草 6g 丹参 10g 赤白芍各 10g 土茯苓 10g 卫矛 10g 生甘草 3g。

方义：干燥综合征多为本虚标实之证，且虚多实少，"毒、瘀、虚"交相为患，成为发病的关键所在。津伤液燥是本病的重要病理基础。是以方中用黄芪，甘而微温，善治气虚血滞之证，现代药理研究证实其能较好的调节细胞免疫功能；玉竹性味甘平，为滋阴生津润燥之佳品，二味合用，重在益气养阴而治其本；辅以卫矛解毒活血，丹参、紫草等活血化瘀，流畅脉络；土茯苓、生甘草、紫草解毒清燥，白芍合甘草酸甘化阴，增加滋阴润燥之功。全方标本兼顾，共奏益气养阴，解毒祛瘀，布津润燥之效。

功用：益气养阴，解毒祛瘀。

主治：干燥综合征之燥毒滞络，气阴亏虚证。

指征：口干咽燥，目涩而干，反复口疮，气短乏力或有低烧，经常招受外感，舌红少苔或舌质淡胖边有齿痕，脉细无力或数或涩等。多见于禀赋薄弱，素体亏虚的患者，是以阳（气）虚与阴（津）伤互见。临床免疫学指标检测及病理学检查可为佐证。

运用：干燥综合征临床表现复杂，变化多端，除局部和全身症状外，还可表现有内舍脏腑（如肺、肝、肾等）的一系列症状，故应精确辨证，综合诸法论治，远非单纯养阴一途，应随证变化而灵活处方。燥毒盛者可加玄参、生地、贯众、升麻。阴津亏虚明显者可酌加枫斗石斛、天冬、乌梅、女贞子、龟板、柿霜、淡秋石。气（阳）虚明显者（倦怠气短、纳少便溏、面浮肢凉）可酌加党参或太子参、葛根、白术、菟丝子、制黄精、淫羊藿。肢端寒冷，肤色苍白或紫（雷诺现象）者可酌加淫羊藿、鹿角片、当归、桂枝、细辛、附子、鹿衔草、鸡血藤等。腮腺肿大，颌下腺或颈部淋巴结肿大者可加玄参、浙贝、煅牡蛎、穿山甲、僵蚕、连翘、生苡仁、煅蛤壳等。月经闭少者可加红花、泽兰、凌霄花、龟板、熟地。口腔溃疡者可加百合、竹叶、生苡仁、升麻、野蔷薇。

禁忌：本方适用干燥综合征轻型活动期或活动期与缓解期之过渡阶段之治疗。对于重型患者之活动期，燥毒炽盛而见口干舌燥，唇燥目涩，高热或持续低热，口舌生疮或鼻衄龈血，肌酸疲惫，舌体光瘦，脉细涩或细数者，当以清燥泄热解毒为主，运用本方应增减化裁治之。

按语：干燥综合征是结缔组织病的一种，依其临床表现可归属于中医的"燥证"、"燥痹"、"虚劳"等范畴，中医认为，该病的发生多由人体禀赋缺陷和燥毒侵袭，乃由于津液代谢障碍而散布失调，脏腑筋脉四肢百骸失于濡润所致，故确立了益气养阴祛瘀通络为本病的治疗大法，据此组成燥毒清。全方剿抚兼施，标本同治，据较大样本临床观察，本方用治该病有较好疗效，但需坚持治疗，可维持病情的稳定和缓解，减轻和延缓内舍病变的出现。

2. 抑狼饮

来源：自拟。

组成：水牛角^{先煎}15g 生地黄 10g 丹皮 10g 赤芍 10g 鬼箭羽 10g

贯众 10g　玄参 10g　生甘草 3g。

方义：根据系统性红斑狼疮的独特临床表现，可归属于中医学的"阴阳毒"、"阳毒发斑"范畴，其发病时由于内在禀赋缺陷与邪热瘀毒相互作用的结果。据此组方适用于本病的初起或邪毒炽盛的急性活动期。方以凉血清热之名方犀角地黄汤为基本方，其中重用水牛角（代犀角）为君，清心肝，解热毒，寒而不遏，直入血分而奏凉血散血之效。生地泄热凉血滋阴，玄参滋阴降火，除烦解毒，与生地相伍，据现代药理研究报道，其对免疫亢进有一定的抑制作用。西医学认为，系统性红斑狼疮的病理基础为全身性的广泛的栓塞性血管炎，中医辨证多属血脉瘀滞，经络闭阻，故选用丹皮、赤芍、贯众、卫矛等凉性的活血化瘀药，均治热入血分，而起活血消瘀，通顺络脉的作用。

功用：凉血解毒，泄热养阴。

主治：系统性红斑狼疮之毒热炽盛之活动期或症情反复波动阶段的治疗。

指征：面赤唇红，双颊红斑如蝶状，发热或五心烦热，身痛有汗神疲口干，溲黄便结，或龈血鼻衄，苔薄黄或少苔舌质红或有瘀斑瘀点，脉弦数。并见有免疫学、血流变等检测指标异常者。

运用：热毒盛者可加大青叶、蚤休、紫草。红斑显现者可酌加紫草、升麻、连翘、大青叶。出血者可酌加白茅根、墨旱莲、景天三七、侧柏叶。神疲乏力者可加黑大豆、女贞子、枸杞子。水肿明显者可加泽兰、丹参、玉米须、猪苓、茯苓。肢凉、血流变异常者可酌加黄芪、桂枝、当归、鸡血藤、菟丝子、桑寄生、淫羊藿、鹿衔草。白细胞减少者可加虎杖、鸡血藤、女贞子、黄芪。

禁忌：本方运用于系统性红斑狼疮之热毒炽盛，络脉瘀滞者较宜，对禀赋虚寒体质，或久病耗伤，阴损及阳，或病情重笃，毒邪舍肾而致肾阳虚馁，水浊积聚者均不宜用。素体脾虚运弱，大便溏泄畏寒肢冷者亦属不宜。

按语：系统性红斑狼疮在其发病过程中，都有其活动期与缓解期交替出现的不同阶段。前者症情多表现为急危而重笃，病情为实证或虚实夹杂，治疗上以祛邪为主；缓解期每以虚证为多，症状多较平缓，治疗上多以扶正为要，本方多用于活动期或过渡期，以祛邪为原则。另外，本方多以寒凉药为主方，易伤脾胃，故对素质脾虚运弱或胃寒胀痛泛酸者，当加运脾和胃之品。

3. 达郁煎

来源：自拟。

组成：柴胡 10g　香附 10g　绿萼梅 3g　景天三七 12g　合欢皮 10g　白芍 10g　生甘草 3g　生麦芽 12g　丹参 10g。

方义：柴胡性凉微寒，味苦而辛，入肝、胆、三焦经，功擅升发肝胆之气，疏肝理气达郁之能为君，乃舒郁之要药，亦如逍遥散；伍以白芍柔肝为其所专，味酸而敛，用之以抑柴胡之辛散太过，与丹参、景天三七和血调神为伍，佐香附、绿萼梅、合欢皮、生麦芽增强疏肝理气达郁之用，甘草调和诸药为使。

功用：疏肝达郁，理气活血。

主治：由于情志不达，气机郁滞所致的一类病证，如梅核气、不寐、脏躁、心悸、胸痞，女子月经不调，男子阳痿早泄等。

指征：精神抑郁，兴趣淡漠，不寐多梦，少言寡语，常喜太息，胸胁窜痛，咽关不利，苔薄白或薄腻，脉细弦或沉细，多有长期情志不遂史者。

运用：古有"六郁"之说，即气郁、血郁、痰郁、湿郁、热郁、食郁六种，而以气郁为先，故因郁而变生诸多病证，应用本方亦当随证而通达之。如气郁生痰阻滞咽关致咽中梗梗不适，如有物阻，此指梅核气者，酌加苏梗、半夏、桔梗、炙紫菀、贝母；肝郁化火上炎而致目赤口苦，头痛耳鸣，忧思易怒再加丹皮、黑山栀；忧郁神伤，心气倍耗，心神失养而致脏躁之症拟施甘麦大枣汤重用甘草，加淮小麦、大枣；久郁神伤失寐者加酸枣仁、炙远志、龙牡等；另性欲淡漠，阳痿不举者加九香虫。

禁忌：凡属阴虚液燥化火或气虚脾弱生痰所致类证者不宜。

按语：由于社会环境的变化和发展，人体由于情志所伤的疾患有日益增多趋势，而中医临床上诊治此症确有较多的特色和优势，但在此类病症的诊治中，首应详细问诊，仔细了解患者的病史及诊治经过，特别是因郁致病所产生的躯体疾患，应参合有关辅助检查详加识别，以免对某些实质性病变的误诊误治。其次在对患者的问诊过程中，可以基本判断患者是否有气郁型体质，这在郁症患者发病上有关键性作用，应予重视。再者，在对本病的治疗过程中，除应用药物外，配合心理疏导亦极为重要。《临证指南医案·郁症》所言："郁症全在病者能怡情易性"，如此方可达事半功倍之效。

4. 便秘通用方

来源：自拟。

组成：枳壳 10g　槟榔 10g　当归 10g　生首乌 10g　火麻仁 10g　青陈皮各 6g　生白术 12g。

方义：本方应用生白术强脾助运，润肠通便为君，辅以槟榔降气行滞，枳壳宽中消痞，青陈皮疏肝调气，共促肠腑传导为臣，当归、火麻仁、生首乌滋养阴血，以润肠道而利腑气为佐，甘草调和诸药为使。

功用：顺气行滞，润肠通便。

主治：由于诸多原因所致肠腑气机阻痹，传导失司所致大便秘结不通，或艰涩难解，排便时间延长，或不能按时而解者。虚秘、实秘皆可使用，但需随证加减用之。

指征：用于治疗大便秘结或数日一解，或需费力努挣，或粪便如弹丸或如羊屎，或解后有不尽感，或兼有腹部胀痛，延久已成习惯者，脉形或虚或实，舌苔净浊亦随证而生也。

运用：本方为顽固性便秘的基本方，肠腑涩滞传导不及为其主要病机，因之用时当随便秘的不同原因而灵活增减是为关键，不以单纯通下所能者。素体阴虚，肠腑积热，腑气郁滞者加玄参、知母、芦荟；脾虚气弱大肠传送无力者，加黄芪、党参、升麻；阴亏血少，不足濡润大肠者，宜用增液行舟之法加玄参、天冬、生地、玉竹、石斛、龟板、白芍等；脾肾阳虚，阴液凝滞者，加肉苁蓉、牛膝、胡桃肉，如景岳济川煎；肠络受损，瘀血阻塞，肠腑传导涩滞者，加桃仁、红花、穿山甲，如通幽汤。

禁忌：本方系多种原因所致便秘的基本方，临床应用宜随证变通，但对于体质羸弱，虚证明显不耐导下者宜酌情化裁变通用之。

按语：诊治便秘，当遵"必伏其所主，而先其所因"之旨，不可专事通下，图一时之快，而徒伤正气，常用的大黄、番泻叶等，有少数敏感患者长期服用，或剂量、配伍不当，可致肠道黑变，不可不慎。此外，近年来由于学习工作压力加大，生活上多静少动，饮食上弃粗取精，作息规律失调，致使便秘者增多。因此，调治便秘不可专赖药物，宜调整饮食结构，改变生活方式，摒弃不良习惯，方可见效。治疗便秘，虽属腑气以通降为用，但对某些虚性便秘者，辨证又当用补益、升提药物，如党参、黄芪、升麻、桔梗之类，而达"塞因塞用"，"以升促降"之目的，常中有变，乃中医诊治之特色耳。

注：何首乌按照中医传统理论长期服用有保健作用，但近年来的报告，该药在肝损伤草药中名列前茅，可能与生首乌其中含有的蒽醌相关，制首乌则含量很少。2014年1月14日国家卫生计生委曾发通知，告诫生首乌长期服用可能造成严重肝损伤。

5. 制汗固卫汤

来源：自拟。

组成：猪苓12g　茯苓12g　泽泻10g　生黄芪12g　炒白术10g　防风6g　景天三七12g　浮小麦15g　煅牡蛎先煎15g　生甘草3g

方义：猪苓、茯苓、泽泻分利小便，淡渗湿热随尿而出，免于熏腾为君，伍以芪、术、防固实卫阳为臣，辅之景天三七、浮小麦、煅牡蛎镇静敛汗为佐，甘草益中调和诸药为使。全方有泻有固，乃治此类证候之机窍也。

功用：清利湿热，实卫敛汗。

主治：主治湿热郁蒸，卫阳空疏所致汗多肢凉凛冷等。

指征：汗时身燥炽热，汗后肢凉形寒，厚衣重裘不分冬夏，但症虽久而形神不衰，汗质黏稠，浊味甚重，溲黄短少，而四诊探查亦不见真阳式微之征，苔淡黄质厚腻，脉濡或数，相关检查无实质性异常改变。

运用：汗泄不止再加糯稻根、碧桃干、麻黄根；口渴引饮舌红加石斛、芦根、玉竹、黄柏；溲少黄浊加玉米须、车前子、白茅根；寐艰烦躁加首乌藤、百合、竹叶、珍珠母、莲子心；畏寒甚者加山药、淫羊藿、桂枝、红枣；大便秘结加枳壳、槟榔、火麻仁。

禁忌：本证畏寒凉冷乃汗出表虚所致，若属真阳式微所致者禁用，以免犯虚虚之诫；若因于火热之邪，迫扰津液蒸腾为汗者，本方亦属不宜。

按语：临床诊治汗证，往往汗出日久且与恶风（寒）肢冷并见，有的甚至以怕冷怯寒为求诊主诉者。其轻者仅需避风独处，稍增衣着即可，重者怯怯恶寒，风冷避之犹恐不及，于此值盛暑亦需闭门裹被，着棉衣戴棉帽、穿棉鞋者，临床确见其人。为此医者当仔细辨析汗出与恶风二者之间密切因果关系。我所实践体会，此种恶风凉冷表现往往由汗出过多所导致。盖汗为津液所化，溺亦津液所变生，其间关系甚为密切，《灵枢·五癃津液别》："天暑衣厚则腠理开，故汗出，寒留于分肉之间，聚沫则为痛。天寒则腠理闭，气湿不行，水下留于膀胱，则为溺与气"。当汗泄频多则尿少，而气随之外泄，气泄则因之形寒也。此气泄阳伤，出自何部、卫（表）阳、中阳、真阳？……犹当以四诊审慎辨察，如确实真阳式微，津不内敛，频频外泄，而寒冷者，方投以桂、附、仙灵、鹿胶之类，用之不当则益助邪长，蒸腾阴津，则汗不止，阳不固，气不敛，则汗出凛冷永无宁日矣！余治此等病症甚多，小有弋获，遂议此方，验之临床，每获效验，故公之于众，冀以交流。

6. 升清活血定晕汤

来源：自拟。

组成：丹参10g　葛根10g　天麻10g　川芎10g　赤芍10g　荷叶12g
三七粉^{冲服}3g　生山楂10g。

方义：丹参养血活血，为祛瘀要药；葛根味甘带辛，性擅上行而升，有解肌除痉之功，二药合用活血升清为君。川芎乃血中气药，性味辛温，香窜善行，可上走头目，动而不守，辅丹参、三七、生山楂畅络解痉为臣。再以天麻息风定晕，荷叶清轻上浮，激浊扬清而为佐使。本方特点重在祛瘀以畅络，降浊以升清，寓升于通，寓补于行。

功用：活血通络，升清定晕。

主治：多种原因所致脑络失疏，清阳不升，清空失养之头晕目眩，站立不稳等。临床常见于老年脑动脉硬化症、腔隙性脑梗死、颈椎病、椎-基底动脉供血不足、高脂血症、高黏血症等。

指征：头晕目眩，尤以改变体位时发作，头昏头重，耳鸣呕恶，动则加剧，躺卧稍减，劳则易发，甚则面色㿠白，视物旋转，汗出心慌，肢凉乏力，神萎倦怠，苔薄白或薄腻，脉沉细弱或虚弦。

运用：面㿠少神，倦怠乏力，肢凉便溏，脉弱无力，脾气虚弱者，加党参、炙黄芪、白术、炙甘草等；口干舌燥，五心燥热，大便燥结，苔少脉弦细或数，属阴虚内热者，加玄参、龟板、女贞子、黄柏、玉竹等；腰膝酸软，健忘耳鸣，遗精早泄，月经量少，属肾精亏损者，加熟地、山萸肉、制首乌、黑大豆、枸杞子、煅牡蛎、菟丝子等；失眠梦多，心烦不宁者，加炙远志、酸枣仁、龙骨、牡蛎、夜交藤、景天三七等；眩晕发作较剧，伴面红气粗，目赤口渴，苔黄脉弦，血压增高，乃肝阳亢旺，气浮于上者，去川芎，加夏枯草、生黄芩、牡丹皮、珍珠母、磁石、牛膝等；头重如裹，胸闷呕恶，耳蔽多痰，苔腻脉滑，痰浊偏盛者，加竹茹、枳壳、陈皮、法半夏、茯苓、全瓜蒌等。

禁忌：该方总以升提为主，肝阳上亢、肝火上炎所致的眩晕不宜使用。

按语：先贤论述眩晕，多从虚实分证。属实者，有肝阳、痰浊、火热之论；属虚者，则有气血不足、肾精亏虚之分。而窃以为，眩晕之症，病位在头，内纳髓海，而脑又居人体之巅，犹山之峰，其位至高，常赖清阳之升举偕气血以奉养之。故其升降之机适度与否，是为关键。是故阳气勃升太过，冲巅撼脑，不仅可引发眩晕之证，且有损伤脑络，溢血积瘀之虞。而升之不及，脑府亦因之失养，眩晕者亦恒多。临床所见，工作繁扰，劳多逸少，夜寐艰短，思虑过度，伏案少动，膏粱厚味，积脂酿痰而致血循缓滞，脑络失疏，阻碍清阳上供者，每每见之。是以实践体认，故以平衡升降调之，遂议立活血升清之法组方，常能取效。

7. 水天升板汤

来源：自拟。

组成：水牛角^{先煎}15g　生地黄 12g　牡丹皮 10g　白芍 10g　景天三七 12g　生甘草 5g　生卷柏 12g　大青叶 10g　仙桃草 10g　仙鹤草 15g。

方义：本方以咸寒之犀角（现多以水牛角代之）、甘凉之景天三七为君。功主清热泻火、凉血解毒，盖使热清则络宁，血不妄行，而达止血消斑之效。其中景天三七还具有较好的镇静安神作用，用之可促神静络宁。臣以白芍、生地黄、牡丹皮滋阴凉血。卷柏、仙桃草、仙鹤草凉血散瘀止血为佐。据报道，卷柏的有效成分能够降低实验动物免疫球蛋白的含量，抑制抗体生成，增加血小板数量，减少血小板的破坏，促进血小板的聚集功能。仙鹤草可纠正因失血而致的体虚乏力，而具收敛止血之功。生甘草功擅解毒，调和诸药，纠正药物偏性为使。

功用：清热解毒，宁络消斑。

主治：特发性血小板减少性紫癜以及多种热盛动血的失血症，如吐血、咯血、衄血、尿血、便血以及妇人崩漏等。

指征：凡因郁热炽盛、迫血妄行所致的皮下青紫瘀斑，或疏或密，呈片状或针尖样红点，此伏彼起，压之不褪色。或伴有其他出血倾向者，亦可用之。出血者色鲜或夹血块，量或多或少，口干但不一定渴饮，或漱水而不欲咽，溲黄便结，脉洪大或弦数，舌红绛苔黄或少苔。

运用：血小板减少性紫癜或其他病种之结缔组织病具有类似病机之出血症均可用本方治之。

运用：如气分热炽，口渴引饮，面红气粗，溲黄便结，苔黄脉数者，加生石膏、知母、连翘、黄芩、黄连等；阴津耗伤者，加二至、玉竹、石斛、龟板等；阴虚内热，低热缠绵者，加地骨皮、白薇、青蒿、煅鳖甲等；出血量多而倦，疲乏无力，肢凉面㿠，脉细无力，有气随血散之象者，加黄芪、人参（或党参）、山药、白术、炙甘草等。

禁忌：本方药物组成性多寒凉，凡阳虚体质、脾胃虚寒者皆应忌用。

按语：犀角地黄汤本为清热凉血的经典方剂，运用于温病邪入血分。叶天士所说："入血就要凉血散血"，所指即此。将其化裁移用于病机有血热夹瘀特点的特发性血小板减少性紫癜等多种疾病，临床实践证实确有较好疗效，由此彰显中医学有是证，用是药，无分外感内伤、温病杂疡，异病同治的特点。

四、移用方剂

1. 连苏饮

来源：南京市中医院协定方。

组成：黄连 3g　苏叶 4g　吴茱萸 2g　白蔻仁^{后下}3g。

方义：本方组成简约合理，以配伍合理轻灵见长。方中苏叶味辛而散，功擅疏利气机而消痞胀；黄连味苦而降，效专顺降胃气而止嗳逆；蔻仁理气降逆；吴茱萸温化痰湿，反佐黄连以散肝经郁火，而制黄连之寒凉。

功用：苦降辛通，理气和胃

主治：湿热互结，肝气犯胃所致之中脘痞胀疼痛，嗳气吞酸，嘈杂欲呃，口苦气浊，苔薄黄脉弦。

按语："苦降辛通"乃诊治胃部疾病的传统重要法则。连苏饮即为此治法的代表方之一，由黄连、苏叶二味主药为方名，作为南京市中医院的协定处方，历经几代医家反复实践增味得来，自 20 世纪 50 年代沿用至今，疗效显著，屡用不衰。其作用机理与《伤寒论》治痞证的五泻心汤有异曲同工之妙。举凡肝气横逆犯胃，湿热痰气互结所致之胃脘、胁肋胀痛，嘈杂嗳气，呕苦吞酸，苔黄脉弦诸症，包括西医学诊断之急慢性胃炎、反流性胃（食管）炎、十二指肠球炎（溃疡）、胃神经官能症、胆囊炎等均可随证应用。曾治某女性患者患十二指肠郁积症，胃脘胀痛，食后常易呕吐，即食即吐，口苦反酸，嗳气连连，久治不效，用连苏饮加半夏、生姜、海螵蛸、炒枳壳、茯苓、陈皮化裁连续治疗 1 个月，诸症相继消失，一如常人。可见本方不失为一张配伍简约，疗效显著，选药精当的良方。

2. 青蒲饮

来源：傅宗翰经验方。

组成：青木香 6g　蒲公英 10g　白芍 10g　生甘草 3g　黄连 3g。

方义：肝为刚脏，性喜条达，疏泄失度，辄易犯胃，故见肝郁日久者，则气从火化，横乘胃土，形成热郁气滞，肝胃不和之症。本方即为此而设，青木香疏肝达郁，使郁解则气顺而少犯土；蒲公英、黄连清泄胃热而缓灼痛嘈杂；白芍柔肝体，养胃阴，与甘草相配又可缓急止痛。本方体现前贤"治肝即可安胃"之议，标本明晰，投之多验。

功用：清热疏肝和胃。

主治：凡肝胃气滞，郁而化火，胃失和降者，胃脘灼痛引及胁肋，或痞胀嗳逆，或嘈杂泛酸，口干苦有浊气，大便干燥，苔薄黄或粗黄，舌质偏红，脉弦或数，用之常有较好疗效。内窥镜检查或相关微观指征者，如慢性胃炎活动期或伴幽门螺杆菌感染者，慢性萎缩性胃炎，胆汁反流性胃炎，更具有针对性。

禁忌：凡脾胃虚弱，阳气不运，症见形寒肢冷，纳少便溏，口淡不渴，苔薄滑舌淡胖有齿痕，脉沉细或濡弱者不宜使用，用之更易损伤阳气，碍运滞纳，甚则呕逆泻泄。

按语：本方症受病在胃，主病在肝，症在气滞，因在郁热；全方有清肝理气，泄热和胃之功。中脘胀痛明显者可酌加佛手、郁金、延胡、绿萼梅。嘈杂灼热较甚者可酌加四季青、枇杷叶、竹茹、凤凰衣。嗳逆明显者可加代赭石、降香、枳壳。胃镜下见黏膜糜烂或有出血可加仙鹤草、参三七、凤凰衣、刺猬皮、白及等。腹胀便溏者可配伍扶脾助运之品，如茯苓、白术、神曲、内金等。本方苦寒药居多，不宜久用，俟郁热稍减即宜转方，以免损阳伤阴。在治疗过程中，应注意保护胃黏膜，以防止症情发展，促进康复。

本方中青木香为马兜铃科植物马兜铃的干燥根，含有马兜铃酸。现代药理学证实马兜铃酸可引起肾脏损害，故临床应用时当注意监测肾功能。

3. 蒿芩清胆汤

来源：《重订通俗伤寒论》。

组成：青蒿 10g　淡竹茹 10g　半夏（法半夏）10g　赤茯苓（茯苓）10g　青子芩（黄芩）10g　生枳壳 10g　陈广皮（陈皮）10g　碧玉散（滑石、甘草、青黛)^包 12g（原方剂量为古制，所注为本人实际使用剂量，仅供参考，下同）。

方义：本方证由少阳胆热偏重，兼有湿热痰浊内阻，三焦气机不畅所致。治宜清胆利湿化痰。方中青蒿苦寒芳香，清透少阳邪热；黄芩苦寒，擅清胆热，并能燥湿，合青蒿既可内清少阳湿热，又能透邪外出，共为君药。竹茹擅清胆胃之热，化痰止呕；枳壳下气宽中，化痰消痞；半夏燥湿化痰，和胃降逆；陈皮理气化痰，宽胸畅膈，共为臣药。碧玉散、赤茯苓清热利湿，导邪从小便而去，为佐使药。

功用：清胆利湿，和胃化痰。

主治：少阳湿热证。寒热如疟，寒轻热重，口苦膈闷，吐酸苦水，或呕黄涎而黏甚则干呕呃逆，胸胁胀疼，小便黄少，舌红苔白腻，间现杂色，脉濡滑而数者。

按语：本方主治湿热夹痰，气机闭阻，枢机不利所致诸症。在临床常见癌症发热，这样的发热常与肿瘤本病相关，而非感染性，表现为低热缠绵，病程较长，观察有湿热之象如苔黄腻，脘痞，脉滑等，治疗可用本方加萹草、苡仁、银柴胡、地骨皮等，笔者临床曾用之治疗胆囊癌、胃癌术后，及多发性肌炎重叠系统性红斑狼疮等多例长期发热者，疗效均较满意。

4. 一贯煎

来源：《柳州医话》。

组成：北沙参 10g　麦冬 10g　当归身（当归）10g　生地黄 10g　枸杞子 10g　川楝子 6g。

方义：本方主为肝肾阴虚，津液亏少，血燥气郁变生诸症而设。肝肾阴亏，肝失所养，疏泄失常，气郁停滞，进而横逆犯胃。本方中重用生地为君，滋阴养血，补益肝肾。北沙参、麦冬、当归、枸杞子为臣，益阴养血柔肝，配合君药以补肝体，育阴而涵阳。并佐以一味川楝子，平肝泄热，疏泄肝气，遂肝木条达之性，该药性苦寒，但与大量甘寒滋阴养血药配伍，则无苦燥伤阴之弊。作为润燥之用，有画龙点睛之妙。

功用：滋阴疏肝。

主治：肝肾阴虚，血燥气郁。胸脘胁痛，吞酸吐苦，咽干口燥，舌红少津，脉细弱或虚弦。

按语：本方病机中心为肝阴虚与肝郁合病，肝郁当用辛香理气，但理气药多燥，易伤阴液，对于肝阴虚之证，确有投鼠忌器之虑。本方在大量滋阴药的基础上使用川楝子理气，川楝子为理气药中之异类，其性苦寒，不伤阴液，故可相伍使用。临床对于慢性肝炎、萎缩性胃炎、中老年焦虑性口干、顽固性失眠、郁证、月经闭少（卵巢早衰）之类，有肝郁及阴虚相兼的情况，用本方有良效。实际使用中可不用川楝子，因其苦寒败胃，部分病人不易接受，每以丹皮配桑叶，或白蒺藜、绿梅花等药代之，而不失本方"一贯"之精义。

5. 七味白术散

来源：《小儿药证直诀》。

组成：藿香 10g　木香 5g　葛根 10g　人参（党参）10g　白术（炒白术）10g　茯苓 12g　甘草（炙甘草）3g。

方义：方中人参甘温、益气补脾。脾虚不运，每易生湿，故用白术甘苦温，健脾燥湿；藿香芳香化湿、和胃健脾；木香辛苦温，能行胃肠气滞，芳香能健脾胃；葛根味辛苦性凉，能退热，生津止渴，又升发清阳，鼓舞脾胃之气上行；茯苓甘淡性平，渗湿健脾；甘草甘缓和中，诸药合用，功能补中化湿，升清生津。

功用：健脾止泻，宣湿化浊，解肌生津。

主治：小儿脾胃虚弱、呕吐腹泻，口渴肌热，乳食少进，形体消瘦。

按语：钱乙创制本方专为小儿腹泻而设，以后本方成为了治泄泻的常用名方，七味白术散为四君子汤加藿香、木香及葛根，主要用于腹泻日久，脾胃受伤，津液丢失的病人。当今的医疗条件下，由于输液条件便利，这样的病人求治中医的相对少见。本方所治病机，由于脾胃虚弱，脾运失健，脾不化湿，可致湿邪内盛，同时湿阻气滞，水津输布失调，津不上承，可表现为口渴。形成"燥湿共存"的局面。临床辨证中对于表现为口渴的疾病，不可一概以阴虚津伤立论，迳投甘寒濡润之品而碍脾助湿。尝治王姓干部，因丹毒久用广谱抗生素后而致霉菌性肠炎，泄泻无度，频频输液仍无济，以致一派气津双亏之象，遂移用本方去木香，加炒白芍、乌梅炭、荷叶、苡仁、神曲等用之而收功。再者，干燥综合征一系列干燥少津与脾虚泄泻并存，乃以此方化裁多能取效。

本方中的木香分为青木香与广木香，青木香可能引起肾脏损害，故用广木香为宜。

6. 四苓散

来源：《明医指掌》

组成：白术（生白术）10g　猪苓 12g　泽泻 10g　茯苓 12g

方义：本方猪苓、茯苓淡渗利水，消肿止泄为君，白术健脾渗湿，以杜生湿之源，泽泻通利小便均为辅药。

功用：健脾渗湿，利水消肿。

主治：内伤饮食，水湿停聚，面浮身重，小便短少，大便泄泻，苔薄白而滑润脉濡，水肿泄泻诸症。

按语：《伤寒论》载五苓散专为治疗太阳病蓄水证而设，由其化裁（去桂枝）而成的四苓散擅治水肿泄泻已为医家所共知，但用其诊治顽固性自汗感寒症却少见报道。余尝治一王姓女性患者，自汗频泄不止，由阵阵汗出而至昼夜汗出不宁，经年持续不已。又伴见特殊恶寒凛冷，无分冬夏，厚衣重裘，越热越汗，越汗越冷，屡经治疗多谓其阳气式微不固，迳投大热补阳敛汗之剂，终无效验。然余详询病史，综观四诊舌脉，并未见阳微虚馁征象，反观其汗出黏黄而臭，体形壮实，虽极端凛冷而精神不衰，语言高亢，苔黄厚腻，口气袭人，脉无衰象，遂辨证为湿热迫扰，蒸腾津液外泄，汗泄表寒环身，是以凛冷，辛热补阳无异火上浇油，改以四苓为主，合玉屏风散加味，重在淡渗利湿使湿邪尽随尿液而去，乃釜底抽薪之治。理法相投，终得获效。分消湿热浊邪，给邪以出路，顺势而为，也给此类病症患者的治疗增加了新的途径，亦能充分彰显中医治难病的特色和优势所在。

7. 天仙藤散

来源：陈自明《妇人大全良方》。

组成：天仙藤 10g　香附 10g　陈皮 10g　乌药 6g　紫苏叶 6g　甘草（生甘草）3g　木瓜 10g　生姜 3g。

方义：本方以天仙藤、香附疏肝行水为君，按天仙藤乃马兜铃的带叶茎藤，性味苦温，有祛风利水，活血通络之功，既可理气，又能行血；紫苏茎叶、乌药香窜行气，本"气行则水行"之意为臣；佐以生姜、木瓜、陈皮理气和中通络；甘草调和诸药为使。

功用：疏肝调气，运脾利湿。

主治："腹胀"、"气水肿"或体重明显增加的"单纯性肥胖"，或四肢发胀，小便短少，或不明原因反复肿胀肢倦诸症。脉多沉细不扬，苔白或腻滑，舌质淡黯或见齿痕。相关检查常无异常发现，多属于功能性浮肿一类。

使用注意：本方用于肝脾失调，湿盛水肿，以实证为主，多用于"功能性水肿"之列，若因脾肾亏损蒸化不及所致浮肿者不宜，以免"虚虚"之弊。

按语：天仙藤散出自《妇人大全良方》，原为治疗"子肿"而设，已故恩师傅宗翰先生用以移治"肤胀"每收良效。多年来变用于治疗特发性浮肿等功能性水肿，多数彰显中医治疗此等病症的特色和优势，宜予拓展应用。临床应用常以本方为基础，随证加减变通，如浮肿较甚者加泽兰泻、白术、防风、丹参、赤小豆、猪苓、茯苓、车前子；小便不畅加桂枝或肉桂、玉米须等；胸闷气急加桑白皮、甜葶苈子；肢麻月经量少者加当归、丹参、红花、豨莶草、泽兰；短气乏力肢倦者，加黄芪、太子参、菟丝子。笔者在临床运用过程中，发现此类病患多在浮肿消退同时体重明显减轻且较少反弹，据此试用于"单纯性肥胖"及"高脂血症"患者，亦能起一定效果，可以进一步积累经验。

天仙藤为本方之主药，但据药理实验报道，本药乃系马兜铃之茎藤，而马兜铃含马兜铃酸成分，对肾脏功能有一定损害，应注意运用之药量，给药持续时间及配伍，并密切观察肾功能，以免对患者造成伤害。

8. 两地汤

来源：《傅青主女科》。

组成：大生地 12g　地骨皮 10g　白芍 12g　玄参 10g　麦冬 10g　阿胶^{烊化}10g。

方义：玄参、阿胶，滋补肾阴为主，益水则火自平，取"壮水之主，以利阳光"之意也。生地、地骨皮，养阴清热，善清骨中之热，清其骨髓则肾气自充，且不伤正，此治之巧也。白芍、麦冬，擅养阴血，增强补水泄火之用，以为之佐使耳。故凡水亏火炎之症均宜用之。

功用：滋肾水，清虚热。

主治：主治由于素体阴亏或肾水亏损，而有虚热内扰所致诸症，为多种出血证（鼻衄、崩漏或紫癜）、汗证（更年期自主神经功能紊乱）、高血压及干燥综合征等。症见苔少或光剥，舌红，脉细弦或细数。腰膝酸软，五心烦热，颧红口干舌燥，目涩少泪，疲乏便结，若有出血症状，可见色多艳红或夹凝块；汗出热蒸，但不恶寒，面红掌热等。

使用注意：素体阳虚，脾胃虚弱者慎用，误用抑遏其阳，滋腻碍中，徒增腹胀便溏之症；实火炽盛迫血妄行之出血证不宜，扬汤止沸，莫如釜底抽薪，远水难济近火也；卫气不固或湿热熏蒸之汗证也不宜使用，用之卫气越虚，湿热越遏，汗出难止。

按语：本方出自《傅青主女科》，原为治疗妇女水亏火旺之月经先期、量少而设，因其组方精当，义理明晰，故依其组成及功用移用于内科诸多病症，疗效甚佳，但使用时宜注意，肾亏火旺乃其运用指征。两地汤不是单纯的止血方剂，它只适用于阴虚内热络损血溢证，若要加强止血效果，可酌情增加凉血止血之品。而若火旺热炽失血较多者，宜伍清热泻火止血之品，如三黄（黄连、黄芩、黄柏）、白茅根、侧柏叶、生地、丹皮、仙鹤草、参三七等。对于出血患者，若见倦怠气短、面㿠脉弱等气随血耗之象，又当增添益气摄血之品，每加黄芪一味入方颇能收效。此外，血溢汗泄，继则气随耗散，乃阴血虚及阳气，而致倦怠乏力，面色㿠淡，肢凉面浮等症，见此则当伍以补气摄敛之品，如黄芪、太子参、山药、黄精、仙鹤草、煅牡蛎等。汗证夹杂湿热扰攘者，可酌加黄芩、茯苓、泽泻、生薏仁、糯稻根、浮小麦等。若施治于燥毒症（干燥综合征），阴虚内热之低热缠绵、劳倦颧红、口干纳少、形容憔悴者，酌加西洋参（或北沙参）、鲜石斛、白薇、地骨皮、麦冬、鳖甲等。本方甘寒阴药居多，久用多用易有凉遏凝瘀滞中碍运之弊，尚宜留意及此。

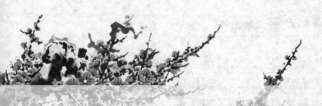

第5章 漫笔·医话

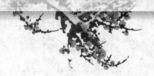

第1节 肝气虚证探讨

五脏之病，均有气血阴阳虚实之别，肝脏当不例外。然肝气虚证，临床颇少论及，近世医著及中医理论教材中也未给它以一定的位置，甚而有的医家竟认为肝脏之疾"有泄无补"。究竟有没有肝气虚证，它的证候表现和机理如何？对于此证又当怎样治疗？实是中医理论领域和临床实践值得深入探讨的课题。

肝气虚证是客观存在的，其理由是：第一，五脏之气病，大别有虚实两端。虚者有气虚、气陷、气脱；实者有气郁、气滞、气逆。五脏之气虚，常见的有心气虚、肺气虚、脾气虚、肾气虚，唯肝气虚证独缺。此似与以阴阳气血整体统一观为指导思想的中医理论体系，显有相悖之处。第二，肝气是为全身生理功能的表现之一，因此或因人体禀赋不足，肝用不展，或随人之年华增长，生发之气日趋衰减，或因疾病缠身正气耗泄，均可导致种种虚的见症。从生理病理而论，既然存在全身之气虚证，作为全身结构和功能单位之一的肝脏岂独无气虚证存在之理?! 第三，就肝脏之生理功能而论，不言存在肝气虚者，或云此与肝脏之生理特性有关。诚然，肝为刚脏，体阴用阳，主疏泄，喜条达，具有升发之性，故肝脏之病易动易升易亢，病理上是常呈一派肝气有余之象，临床所见也多；然临床既多见肝用有余之证，必也存在肝用不及之候，且肝气有余，必耗损其肝体（肝阴肝血）；而人体之阴阳又是互相维系的，按阴虚及阳之理，肝脏焉有仅阴（血）亏而（阳）气不虚之理?! 第四，肝气虚证，古今著名医家及医著中均有述及，考"肝气虚"一词，远在《内经》中已有记载，诸如《素问·上古天真论》："男子七八肝气衰，筋不能动"，《素问·方盛衰论》："肝气虚则梦见菌香生草，得其时则梦伏树下不敢起"，《灵枢·天年》："五十岁，肝气始衰"等。嗣后在《中藏经》、《备急千金要方》、《东垣十书》、《沈氏尊生书》等著作中，均或简或繁地论及了肝气虚。近代名医张锡纯、秦伯未、岳美中、蒲辅周等在其论述或医案中也都提及了肝气虚证。如秦伯未在《谦斋医学讲稿》中说："在肝气虚证上，只重视血虚而不考虑气虚，显然是不全面的"，这也确认了"肝气虚"证的客观存在。第五，在诊疗实践中，只要留意体认，肝气虚证也是不乏其例的，如临床所见的甲状腺功能减退所致的黏液性水肿，常伴有怯冷畏寒、精神疲惫、动作迟缓、下肢酸软无力、舌胖苔白等，多系肝之阳气不足，肝疏不及所致。仅此诸端，论证肝气虚证之存在，可谓有理有据矣。

至于形成肝气虚证之机理，亦较复杂。论其成因，大要或为脏腑柔弱禀赋阳气虚馁，肝气为之不振；或为情志所伤，气滞失疏，肝用不展，久则因郁致伤，导致肝气不敷；或为肝体不充，阴血不及，无以滋养化生肝用，阴病及阳，肝气不支。且肝脾、肝肾之间，又为木土互用，母子相依，每为因果，脾肾阳虚常可累及肝气，肝气虚证乃由生焉。由此可知，临床上肝气虚证独见者较少，并见者恒多；原发者罕见，继现者不鲜；是以此证经常并见或继见于脾肾阳（气）虚之中，或肝气郁结、肝阴（血）亏损之后。这也是肝气虚证易于淹没于上述证候之中而不易为人察知识别，甚至被误认为不存在肝气虚证的重要原因之一。按疏泄，是肝的重要生理特性，而肝之疏泄功能涉及面较广，并不单纯局限于气机的调畅，还可影响到精神活动之扬抑、精微物质之生化、人体气血之输运。因此，肝疏太过，既有"乘土、刑金、冲心、耗肾"之变，肝疏不及，又可影响心神之运机，脾土之斡旋，肺气之敷布，肾精之藏泄。由此可见，肝气虚之病理涉及面广，证候表现纷繁复杂，是肝气虚证不易识别的又一原因。

肝气虚证的临床表现，可以具备气虚的一般共性症状，诸如精神疲惫，四肢无力，语音低微，气短自汗、动则尤甚，脉弱无力，舌淡胖大边有齿痕等。然气是人身功能活动的动力，因此肝气虚弱就必然会有肝脏本身的生理功能低下的临床表现，有它本身的特殊证候，这是甄别肝气虚证的关键所在。

肝气虚之证候，《太平圣惠方》早有记载，其云："肝虚则生寒，寒则苦胁下坚胀，寒热，腹满不欲饮食，悒悒情不乐，如人将捕之，视物不明，眼生黑花，口苦，头痛，关节不利，筋脉挛缩，爪甲干枯，喜悲。"《济生方》对于此证亦有较详论述。当今学者唐学游、唐罡在《郁证论》中，对肝气不足证的症状也有如下记载：胁肋疼痛，惕怵易怒，筋脉挛缩，目无所见，疲乏无力，少腹疼痛，女子月经提前，男子睾丸上缩，舌淡苔白，脉虚弦无力。并认为，临床多见性格内向，情绪不稳的中年以上女性患者。从临床实践可见，大体可归纳为下列几方面：

其一，属于肝脏本身功能低下者：肝主疏泄，肝气虚弱，必然要涉及人之神志、气循等方面的功能改变。肝的功能与精神情志活动戚戚相关，故向有"肝主谋虑"之说。肝疏不及，气虚不能舍神，神机不运则令人悒悒不乐，志虑不伸，忧郁消沉，思维不敏，健忘懈惰，神志呆钝，心中空豁。易现惊恐惕惧；如人将捕"之状。《灵枢》曰："肝气虚则恐，实则怒"，患者常表现白昼孤僻寡欢，夜间梦多寐少易醒。临床可见不少老年脑动脉硬化病人出现精神症状者，多见有肝气虚证，乃肝气怯弱力薄，神思不得伸展所致。肝主藏血，一旦肝气虚怯，血少气推，不仅令人肝血少藏且易导致肝血瘀滞，如有些慢性肝炎、肝硬化患者，久病肝气虚弱常出现肝脾肿大，面色晦黯鳖黑，精神怠惰，下肢疲乏，龈血甚至呕血黑便。也有始因肝失藏血之能导致大量失血，肝气随其血泄形成肝气虚证，如某些席汉氏综合征患者每有此等病理及证候出现。肝开窍于目，肝病可见眼部之症不言而喻。经云"肝（目）得血而能视"，今肝气虚弱，则肝血不能随气正常输布供奉，目睛失养，视觉功能减退，"睛昏"、"目盲"诸症皆属于此，故云"肝和则目能辨五色矣"。肝主筋，其华在爪。经云"肝，淫气于筋"，筋健，运动功能乃得正常。"肝为罢极之本"，若肝气虚而失疏，筋腱失于温煦，筋乃缓纵，运动不得自如，是以膝胫酸软、疲惫懈惰、肢端麻冷、爪甲枯糙不荣之症乃作。《医学入门》谓："虚则关节不利，腰连脚弱"，即是指此。证之临床，周身极度疲劳，尤以两侧下肢痿软无力，不为休息所缓解，乃常为肝气虚证的重要指征。临床上西医的视神经脊髓炎、帕金森病的某些证型常有此等证候表现。

其二，在肝脏经络循行部位出现的相关症状：按两胁为肝之分野，乃足厥阴肝经循行所过之处，故肝病最常见的症状当数胁肋疼痛，《古今医鉴》云："胁痛者，厥阴肝经病也。"然肝气虚者，虚而少疏，滞而失养，是以胁痛者亦隐隐而作，悠悠不止，共势不剧，乃一派虚颓不振、气机失达之象，《灵枢·本神》有肝病"两胁骨不举"之症，当指此候。头为诸阳之会，足厥阴肝脉上出额与督脉会于巅顶。肝脏阳气升发，髓海可得温养，则神采奕奕，精力充沛；肝气虚怯则清阳不升，精髓空虚失煦，反为浊阴寒冷之气充填，是以巅顶疼痛、呕泛涎沫、脉形沉细为其特征。《伤寒论·辨厥阴病脉证并治》寒中厥阴，肝气（阳）困顿的吴茱萸汤证，似当属此。此外，临床上有些高血压患者血压持续升高，但表现以巅顶头痛，却少一派肝阳上冒之症，有用温养肝气、驱除阴霾而效者，也实为肝气虚之候。肝之经络还循外生殖器和少腹而行，因此有些生殖系之症状也多与肝有关，《素问·上古天真论》云："七八肝气衰，筋不能动，天癸竭，精少。"故男子肝脏气虚用怯，每见阴缩囊冷精少，妇人则见经行衍期、量少色淡、滴漏不畅。临床肝气（阳）衰竭危重患者之"囊缩（阴萎）"，亦屡见不鲜。至于西医学之内分泌功能紊乱，尤其是内分泌功能减退，如"甲减"、"席汉氏综合征"之性功能衰退及毛发稀疏脱落之征，皆与肝气（阳）虚衰有关。

肝气虚证之脉象，历代医家均少论及，李东垣曰："弦脉，总是阴阳不和，肝气上逆。"一般总称肝病脉"弦"，此多为肝用有余或（肝）体虚用实之脉象，显然不是肝气虚弱者多见之脉。验之临床，肝气虚证脉多沉微涩弱，纵见弦脉亦是大而无根。严用和论肝气虚证言："诊其脉沉细而滑者，皆虚寒之候也"（此滑脉似当存疑），《金匮要略》云："脉大为劳，极虚亦为劳"，当赅属之。

总之，肝气虚证的临床表现，既有广泛存在性的一面，又有缺乏单纯性的一面，因此易于与其他证候混淆或淹没于其他证候之中，故必须重视与他证的鉴别，而使之显露其固有特征。

一是肝虚与肝郁之别。按肝气之用，贵在疏泄，一旦肝气虚弱，必致肝用不展，导致疏泄不及，此乃"因虚致郁"。因此，肝气虚证临床上除表现有一派气虚的脉证特点外，有时可兼有肝气郁结涩滞之征，如情志悒郁不乐、胁肋胀痛隐隐、胸闷、脘痞腹满等。然单纯肝气郁结者，多有明显的七情因素，且病情进退每随情志抑乐为转移，病程多短，属实证者多，且其胀痛闷郁之症远较肝气虚证多而突出，并可见升散上逆之象，如嗳气呕逆诸症。而肝虚兼郁者，临床虚证多见，且多不以情志为转移，绝少肝气上逆之象。病者脉象亦有虚实差别。一以气郁为主，一以气虚为重，不难分辨。诚然，临床也有因郁致虚者，然此久延不已，则常先导致肝阴（血）亏损，再进一步演变为肝气虚证，由郁迳至肝气虚者甚少。

二是气虚与血虚之异。肝之气血，生理上相互滋生，病理上每亦相互影响。肝气虚证与肝血虚证，在临床表现上亦有易混淆之处，如两者均可表现为头痛目眩、疲惫懒动、毛悴色夭、发枯干涩、爪甲不荣、肢体运动障碍等症状。经云"气主煦之，血主濡之"，故从病机分析，属于肝气虚者重在筋腱萎废不用，且多伴有四肢厥冷等虚寒外露之象。属于肝血虚者，责在筋脉拘挛麻木，多伴皮肤粗糙、爪甲不荣、掌心亢热等阴虚内热之候。前者如低钾血症之弛缓性瘫痪多见之，后者如高血压、中风后期之痉挛性瘫痪多见之。一张一弛，在气在血，尤当细审。余等曾治一朱姓女病人，头昏肢麻，疲惫已历半载，他院疑为"血亏"，然化验红细胞、血红蛋白尚属正常范围，屡服铁剂、二至丸不效。询知头昏肢麻诸症，每于闭目养神或安卧之后可缓，骤立之际则旋即目眩昏蒙有倾跌之感，察其舌质略红、苔薄白，脉沉细，始悟及诸症虽似肝血不足之象，良由肝气虚怯疏泄无能，不能运血奉盈诸经所致。故以补肝气着手，佐以活血通络之品，调治半月诸症渐消。此实初期辨证之讹也。

三是肝病与脾病之分。肝之与脾，关系密切。唐容川曰："木之性主于疏泄，食气入胃，全赖肝木之气以疏泄之而水谷乃化，设肝之清阳不升，则不能疏泄水谷，渗泻中满之症，在所不免。"肝气虚弱，肝用不及，则木不疏土，是以纳少、腹满等中焦症状多见，因此易与肝脾（胃）不调之证混淆。然肝脾（胃）不调，乃由肝气失达、横逆犯中所致，临床所见当现胸闷、脘腹阻胀、呕吐嗳逆、脉弦等一派实证，而肝气虚者之脘腹胀满，乃虚满而非实满，绝少嗳逆、呕吐等肝气升逆之象，脉多沉细或迟，并伴一系列气虚之证，是以为辨。余等曾治一丁姓慢性肝炎患者，每以胁肋疼痛，脘腹胀满，不思纳谷为诉，初以疏肝理脾着手乏效，再细辨之，则知其腹虽胀而喜按，脘虽满而不嗳腐，胁虽痛而隐隐不剧，并见神疲力怯，入暮困顿，改从温养肝气之法，投以黄芪、苁蓉、龙眼、芡实、干姜等，病情乃得迅速改观。

四是肝虚与肾虚之歧。肝之与肾，犹子之与母，肝气有赖肾气充养而振其用，肝气虚者每可牵累其母，导致肾气（阳）亦虚，是以与单纯肾气（阳）衰退者酷似而不易区分。盖肝气虚者，当以巅顶空晕，目视眈眈，运动迟缓，肢乏力惫，忧郁胆怯，神思困顿为特征，良由肝气升发不及所致，且可伴有血虚之候。肾虚之证，固然可见全身气虚之象，下元虚惫尤为明显，常苦于腰酸、膝软、足弱，而少兼有血亏之象。

有关肝病的治疗，前人论述颇多，方药亦众。然有关肝气虚的治疗，前人专论者却少。

按肝气虚证，既属肝脏本身功能衰退，是属虚寒范畴，治当温补无疑，盖"虚则补之"、"形不足者温之以气"，《内经》早有明训。但由于肝气虚证的证候特点，治疗上自有独特之处，有仔细研探之必要。

肝为刚脏，体阴用阳，有肝阴（血）易损易虚，肝阳（气）易动易亢之特性，《血证论》谓"肝胜其经名为厥阴，谓极之尽也，阴极则阳复"，故治此证尤当与一般气（阳）虚证单纯一味温燥辛热补益者异，宜取景岳之"阴中求阳"法，予以温养。所谓温者，投甘温之剂，以助肝气生发之性，而除内生之寒，所谓养者，补中兼润之意，盖即温而不取燥烈，养而避弃柔腻，此乃为肝气虚证的特性而设。诚如《石室秘录》所载："肝为木脏，木生于水，其源从癸，火以木炽，其权挟丁，用热不远寒，用寒不得废热，古方治肝之药，寒热配用，反佐杂施，职此故也。"是以治此等证，常补中带滋，温中带清。补肝气之药，历代医家及近世名医分别列出一组药物，涉及的药物有50余味之多。诚然这些药物均可或多或少地从不同侧面发挥其补养肝气以助升发的作用，诸药中以黄芪、党参、肉苁蓉、菟丝子、巴戟天、黄精、黄肉、小茴香为首选。肝虚则易生寒，又当投以附子、肉桂、仙灵脾、仙茅、羊肝、鹿角、干姜、紫石英、吴茱萸之类。张锡纯氏以黄芪为补肝要药，曾云："用一切补肝之药皆不效，重用黄芪为主，而少佐以理气之品。"实为经验之谈。余等曾治某女性继发性甲状腺功能低下患者，其初罹"甲亢"用放射性碘治疗后转为"甲减"，虽用甲状腺素替代治疗而效果不彰；患者终日形寒凛冷，皮肤苍白而乏淖泽，神倦嗜睡，记忆力减退，厌食便秘，形容呆板，表情淡薄，面㿠虚浮，肢冷而肿，舌质淡胖，苔薄脉缓，辨证良由始为阳亢肝用有余，热极反寒，由实转虚，而现一派肝肾俱损，阳微阴弱之象，故用黄芪、菟丝子、苁蓉、锁阳、巴戟天、仙灵脾、枸杞子、五味子、首乌、当归、西小茴、桑寄生、鹿角片等，以温补肝肾、振奋阳纲为主，并参以温润护阴、辛疏升发之品而获效。

其次，《内经》有"肝欲酸"、"肝苦急，急食甘以缓之"的记载。秦伯未依此经旨，而定出四个治疗肝病的基本法则，即：①补肝用酸味；②缓肝用甘味；③疏肝用辛味；④清肝用苦味。简言之，即酸甘化阴、辛甘化阳、苦寒泻火、甘寒生津等。结合肝脏可阴可阳的特性，在用补肝气温养法中宜参酸甘之味，实寓酸甘化阴之意。盖肝气虚者虽言其气虚阳衰，多伴有津亏血少之情，故用酸甘化阴之剂既可滋养柔肝，又可益阴和阳，使温补而不燥烈，常在温养药物之中参用乌梅、五味子、宣木瓜、熟地、阿胶、丹参等补养肝血之品，防其阳升火动之变。由此可见，肝气虚证的治疗用药实不同于一般单纯气虚证。

若肝气虚证伴有肝郁气滞、因虚致郁者，则在温补之中又宜参舒调肝气之品，此即《内经》"以辛散之"之法，临床常配以老苏梗、郁金、香附、柴胡、路路通、九香虫、玫瑰花、苏罗子等，既可条达肝气之郁，又助肝气升发之性。但又不能过于辛香流窜更耗其气、伤其阴，而贻肝阳失恋上冒之弊，这也是在肝气虚的治疗中应注意的一个侧面。

＊：本文系与潘文奎教授（已故）合作撰写，刊载于 1982 年第 1 期《江苏中医杂志》，现经部分修改补充。

第 2 节　肾实证探析

近年来，随着中医理论研究的进展，对肝气（阳）虚证、脾阴虚证已有较多阐述，而对"肾实证"却颇少论及，实是中医理论领域中必须重视探讨的课题之一。说肾病既有虚证，也有实证，是有充足根据的。

一

肾病究竟有没有实证？笔者认为，回答应是肯定的。古今著名医家及医籍中，对此曾有论述，远在《内经》中就有记载。如《灵枢·本神》曰："肾气虚则厥，实则胀。"《素问·玉机真藏论》说："帝曰：愿闻五实、五虚。岐伯曰："脉盛、皮热、腹胀、前后不通、闷瞀，此谓五实，脉细、皮寒、气少、泄利前后、饮食不入，此谓五虚。"又云"浆粥入胃，泄注止，则虚者活；身汗、得后利，则实者活，此其候也。"此"前后不通"指的即是肾实证候。《灵枢·经脉》："肾，足少阴之脉，……为此诸病，盛则泻之，虚则补之。""实则闭癃，虚则腰痛"亦指肾病有虚有实。《难经·五十六难》曰："肾之积，名曰奔豚。"积乃有形癥块，亦属实证范畴。此外，《景岳全书》载有"肾实者，多下焦壅闭，或痛或胀，或热，盛于二便"，及至谢映庐、张锡纯亦分别有"肾实热"、"肾经实热"之记述；当今方药中教授也认为"肾无泻法"之说是不符合临床实际的，也就从反面肯定了临床上是有肾实证的。在临床实践中只要仔细辨认，肾实证并不鲜见，诸如相火偏旺妄动的遗精，湿热蕴结于肾的疲闭、石淋，以及部分水肿、腰痛、不孕、耳痛耳聋、奔豚等。

　　由此可见，说肾病既有虚证，也有实证，是有充分根据的。

二

　　既然"肾实证"是客观存在的，那又为什么在理论上和临床上，多少年来较少论及，甚至认为肾脏之疾，在治疗上是当"有补无泻"呢？笔者通过对有关文献的复习和探求，认为所云"肾无实证"者，其原因是多方面的，既有学术上的因素，也有学者本身认识上的根源。其一，肾病易虚。肾藏精主蛰，为先天之本。盖"先天之精"，受之父母，为人身之最基本物质，在人的整个生命活动过程中，生长壮老死无不与之息息相关，对如此重要之精，说只能藏而不能泻，是不难理解的。同时，肾又"受五脏六腑之精而藏之"，一旦其他四脏罹病，精血戕耗，化源不继，不独无多余之精归藏于肾，抑能反耗肾精本源，而致肾虚，张景岳说："穷必及肾"，意即指此。其二，肾脏的生理病理特性与肾脏罹病的证候，既有联系又有区别，前者是后者的基础，后者是前者临床上的表现。肾脏由于其自身的特点，易现虚证，确是事实，但若据此而认为肾脏之病一律属虚无实，则未免失之偏颇了。按中医理论，疾病产生的病机，主要是邪正斗争和阴阳失调，前者以外感病为主，后者以内伤病多见。既言邪正斗争，邪气所犯，五脏均有受累可能；经云"邪气盛则实，精气夺则虚"，既病之后的病机辨证概念，对五脏同等适用，肾脏又岂能例外?! 况肾又为水火之宅，阴平阳秘乃为常人，一旦失却平衡，阴阳水火出现偏亢，常会由此而滋生出寒、热、水、瘀之邪来，此"第二致病因子"的产生又为致病之由，当其太过时又何尝不能出现"邪气盛则实"的证候呢（即使虚中夹实也罢）？《中医理论研究》认为，实证时在病理形态上常可见以下几种病变—急性炎症、肿瘤、瘀血；当肾脏产生上述病变时，固然亦应归属为"实证"。其三，在中医学发展的历程中，出现了一些著名学者如钱乙、赵养葵、张景岳等，他们在理论上和临床上均极其重视和强调肾的重要作用，有的侧重肾之阴虚，有的侧重肾之阳虚。由于他们的学术威望，后世医家每多宗其理论观点演绎发展，某些学者甚至始终超脱不出"肾病概虚"的巢臼。其实，即使在强调肾虚的前辈医家的论著中，也有时隐约提到"肾实证"，只是未予正面承认而已。如张元素在《医学启源》中既说"肾本无实，本不可泻，……无泻肾之药"，且又云"知母，泻肾经火"，"肾虚则熟地黄、黄柏补之，泻以泽泻之咸"，岂不虚实并论吗？其四，肾在生理上的作用非常重要，其为水脏又与膀胱为表里，由于长期以来受"肾无实证"的影响，似乎肾不受邪，若云其属"实证"，则或诿之于膀胱，这样肾脏就成为永不受邪犯之地，不存在邪正斗争的场所，而其病也只能缘于阴阳虚衰水火失调所致之"虚证"了。基于上述各点，笔者认为"肾无实证"之说虽已沿袭久远，然对其立论却难以苟同，似有深入探讨澄清的必要。

三

形成"肾实证"的机理，大要不外如下数端，或因禀赋雄厚，肾气（阳）充旺而易亢，常可表现出一派实热腾扰征象。其次，五脏之气皆能由郁而痹，一旦肾气被郁，久而化火，即为"郁则少火变壮火"。且肾为水脏，主二阴，职司尿液之泌别。而二阴之开阖，多关乎水（湿）。一旦水湿聚积，又可由于禀赋阳盛阴盛之别，而有湿热、寒湿之异，故其不仅易为湿热之邪所充填，又能被寒湿之邪所困扰。再者，肾脏自身功能变动，代谢失常，可使人体内周流之津液精血变生聚积之水邪、瘀血而酿成有形之实邪，在病理上影响其他脏腑，互为因果。脾土壅塞，不能健运，则水液输运失调而致关门不利，使水聚为肿；肺主气而为水之上源，上源阻塞，肺气失肃，通调失司，则源头水聚必泛溢于下，遂使下游失于决渎而成水肿；肾为封藏之本，伎巧出焉，每与肝疏攸关，肝气（火）郁亢，每易导致肾中龙火腾越，扰动精关则阳强遗泄。既往讳言肾之实证，故常将上述肾实之象归咎于水湿困脾、肺气壅塞、雷火亢旺，而归并于他脏疾病之中。肾无实证之说得以长久沿袭，良由以也。

四

肾实证的临床表现，除了具备一般实证的共性脉症外，还当有它自身的特殊症状。《备急千金要方》云："病苦舌燥咽肿，心烦嗌干，胸胁时痛，喘咳汗出，小腹胀满，腰背强急，体重骨热，小便赤黄，好怒好忘，足下热痛，四肢黑，耳聋，名曰肾实热也。"其后严用和诸家更有较详论述。

参合各家之说，归纳其病症特点，有如下几方面：

1. 肾实者，或阳强而相火内炽，精难藏谧而妄遗，脉来尺部实大或弦或洪，舌边红赤，多见于青壮年男子体强壮实者，或脾胃湿热下注肾经，扰动精舍而遗泄，或因欲火不遂，肝气化火，累及于肾而逼精外泄，兼见精质稠腻，溲短黄热，舌苔黄腻，脉弦尺大等。故遗精一症，不独肾虚不固一途，是当明辨。至于肾气闭郁而不能运精，无精外泄之男性不育症，貌似肾虚，实乃肾实之候也。《河间六书》曰："肾实精不运，……利肾汤主之。"盖指此耳。

2. 水肿常责之于肾，《素问·风论》："肾风之状，多汗恶风，面庞然浮肿"，其症颇与急性肾小球肾炎吻合。对此，临床习惯常以"风水"辨治，病机乃为源头壅塞，水流于下，泛溢肌肤使然。其病多有小溲短黄、少腹胀满急痛等肾系实证出现。临床所见尚有一些特发性浮肿和女子更年期水肿，亦常具有肾实证之征象。

3. 对于流涎者，一般只言肾虚不能固摄津液所致，而明·章潢在《图书编·肾脏论》中说"邪气入肾则为唾"，是为肾实流涎之例。

4. 耳病属肾实者，前贤亦曾论及，如明代章潢曰："人之耳痛者，肾气壅也。"临床所见之部分暴发性耳痛、耳聋患者，均属此类。

5. 腰为肾府，临床认为腰部症状为肾之外候。以往因受肾无实证的观点影响，常将腰之疼、酸、坠、胀，归为肾虚论处。其实，《金匮要略》所言寒湿伤肾的"肾着"证，当今所谓湿热蕴积而发之急性肾盂肾炎、肾石症、肾肿瘤、外伤扭闪以及部分腰肌劳损、腰椎骨质增生患者之腰部症状，其不伴肾虚兼症者，临床殊不鲜见。

6. 《难经·五十六难》曰："肾之积，名曰奔豚，发于少腹，上至心下，若豚状，或上或下无时。"乃指肾脏水寒之气自少腹向心下冲逆，痛势较剧，痛时有形可征，当属实证。只是久延不已，始能"令人喘逆、骨痿、少气"，而由实转虚。

五

肾实之证治当以"泻"，实属不移之旨。然对肾实之"泻"，特别要加以说明的是泻其肾中之邪，疏其郁闭之气机，导其泛溢之水湿，清其妄动之相火，而并非泻其自身（肾阴或肾阳）。所谓肾病"有补无泻"之误，或许就是混淆了"泻肾"的概念所致。

至于泻肾方药，在《笔花医镜》中已有所述，如泻肾猛将：猪苓；次将：泽泻、知母、赤苓、苡仁。泻肾方剂则有张锡纯的清肾汤（知母、黄柏、生龙牡、泽泻、海螵蛸、茜草、生白芍、生山药）、《医宗金鉴》清泄相火的封髓丹（黄柏、砂仁、甘草）、《证治准绳》治疗脾胃湿热流入肾经所致遗精的猪肚丸（煅牡蛎、白术、苦参、猪肚）等。

然泻肾之中又有温、清之别：温泻者，盖指温散犯肾的阴寒水湿之邪，如《金匮要略》治疗奔豚的桂枝加桂汤、治疗水疝的禹功散（黑丑、茴香）等属之；清泻者，泛指清泄肾中火邪之郁，通利肾中水邪之结，诸如《类证治裁》治疗石淋之加味葵子散（葵子、茯苓、滑石、芒硝、生甘草、肉桂），治浊的虎杖散（虎杖、麝香）和徙薪饮（陈皮、黄芩、麦冬、黄柏、白芍、茯苓、丹皮）等属之。

泻肾虽是治疗肾实之法，然而肾脏确具其他四脏不备的特殊性，必须予以充分注意。按肾乃人身阴阳之本，水火之宅，其间动态平衡极易偏颇，而对人身产生的影响极大。因此，清肾之中，苦不可过，以免化燥伤及真阴，通利之时，渗宜适度，求渔竭泽，枯涸肾水，殊属不取；寒不可极，当防凉遏，冰伏气化，损害真阳。是以清肾常配甘寒、咸寒滋肾之品或佐温化之味，其理在此。温肾意在散寒逐阴温驱水湿，苦温淡渗之时，当虑大辛大热化燥劫阴。是故宜遵"用寒不远热，用热不远寒"之旨，尤需中病即止，勿蹈治实遗虚之咎。

第 3 节　中医治疗尿毒症中的几个问题的探讨

尿毒症是由于肾衰竭引起的严重的全身性疾病，多发生于各种慢性肾脏疾病的晚期，随其病变的发展，肾脏的排泄和调节功能逐渐丧失，导致水液电解质失去平衡，氮质代谢产物在体内潴留，形成危候，每每危及生命。虽然血液透析、肾移植给尿毒症的治疗开辟了新途径，但由于条件限制，在我国尚难普及，而本病的内科治疗仍很棘手，目前西医疗效多不太理想。现就本病的中医诊治有关问题，谈点肤浅体会，敬请同道指正。

一、治法的探讨

在中医学中，无尿毒症的病名。从文献记载的临床症状上看与"关格"相似，近年有人称之为"溺毒者"。《证治汇补》曰："既关且格，必小便不通，旦夕之间，陡增呕恶，此因浊邪壅塞三焦，正气不得升降。所以关应下而生便闭，格应上而生呕恶，阴阳闭绝，一日即死，最为危候"。故临床多宗"关格"理论着手治疗。

关格多见于水肿、淋证、癃闭，肾痨等病证的晚期，一般认为其基本病机是由于脾肾阳虚、肾损则阳不化阴，脾虚则气不化水，三焦通道不利，水蓄不行，浸渍腐败，致使浊邪停滞，壅塞三焦而为病。脾肾阳虚为其本，浊邪壅塞是其标。循"急则治标，缓则治本"之旨，临床常用温补脾肾法。但临床单纯运用此法效果不甚理想。基于本病湿浊羁留的机理，20 世纪 60 年代开始，有人用大黄清泻湿浊治疗本病，并取得一定疗效。以后国内学者相继开展了这项临床治疗观察研究，主要是用大黄煎剂口服或灌肠，亦有用番泻叶、舟车丸等治疗的，其目的是通过泻下来清除血内潴留的氮质。然而即使峻猛的泻下，对清除氮质潴留的作用也有一定的限度，而且此类病人素体脾肾阳衰，难以较长时间接受此种疗法，而一旦停用泻下剂，血中氮质很快又会再度升高。故单纯用泻下剂也受到很大限制。由于本病是多种原因引起的脾肾阳虚，浊邪壅盛，三焦不行，其原因或为风邪外袭，肺气不宣，通调不利，水溢肌肤，日久水湿浸渍，损伤脾阳；或困久居湿地，涉及冒雨，水湿内侵，困遏脾阳，日久脾阳亏损；或饮食不节，脾气受伤，健运失司，湿浊内生，困遏中焦，亦可损伤脾阳，脾损则运化无权，水谷不能化生精微，而致气血衰少；或由劳倦过度，损伤及肾，肾虚则水湿内盛，湿为阴邪，最易伤阳，肾阳不足，命门火衰，则气化失度，阴寒内生，寒主收引而致血运瘀阻，导致血瘀，久病阴损及阳，形成阴阳两虚。因此，本证以脾肾气阴两虚为"本"，湿毒内蕴为"标"。综观本病就是一个由实致虚，由虚生实，虚实错综夹杂的过程。治疗当虚实并理，补泻合用。以益气养阴、和血祛瘀、清利泻浊解毒为基本大法，主要药物有黄芪、党参、生地、白芍、白术、丹参、连皮苓、泽泻、白花蛇舌草、莲须、甘草、大黄等。本病多有脾肾阳虚，同时也存在营血亏损，若要投桂附等刚燥药，易伤阴助火动血，可引发或加重出血症状，似应"欲速则不达"之诚。故从"善补阳者，必于阴中求阳，则阳得阴助而生化无穷，"用黄芪、党参、生地、白芍、益气养阴以扶正；白术、茯苓健脾化湿；丹参和血祛瘀，如有出血倾向或尿血者，则去丹参、加白茅根、茜草、小蓟炭止血宁络；泽泻、蛇舌草、莲须利湿浊；大黄泻浊解毒，甘草调和诸药。呕吐甚者加姜半夏、黄连、竹茹。

二、大黄的应用

本病是因肾脏疾病导致肾功能障碍、代谢产物潴留所致，其治疗原则，一是从治疗原发性肾疾病入手，恢复肾功能，再就是应用替代疗法，如通过肾移植、血液透析、腹膜透析、结肠透析来清除潴留的代谢产物。大黄是泻下剂，生用有峻猛的导泻作用，有似于结肠透析，人们往往容易把大黄治疗本病的作用和导泻作用等同起来，并希望通过峻猛的泻下作有用来清除体内潴留的氮质，故临床多用生大黄或大黄粉，似乎泻下愈猛收效愈速。但是现在认识到，结肠黏膜有效表面积较小，其透析作用亦有限，所以导泻法只能稍微缓解病情，不能作为根本的治疗手段。而且猛烈的导泻，虽然能清除一部分潴留的氮质，同时也丢失了一部分体液，耗伤气阴，长期治疗病人往往难以接受和坚持。但是大黄治疗本病是确有其效，只是不能简单地视为"导泻疗法"。盖每一味中药均由很多成分组成，都是一个小复方，大黄也是一个成分复杂的药物，除致泻以外还有其他许多已知或未知的药理作用。如哈尔滨医科大学附属第一医院用大黄注射液通过不同途径（口服、静滴、灌肠）治疗尿毒症 37 例，三组病人用大黄后均无腹泻现象，但 2/3 病人症状及检查均有不同程度的缓解。在临床上也遇到用大黄后无腹泻，而症情却逐渐下降而缓解的病例。因此治疗本病多用制大黄，以减缓其泻下作用，尽量避免因导泻而带来的副作用。一般每日大便 1~3 次即可，以保持体液平衡，维护机体正气。取得较好的疗效，病人也易于接受，同时根据症情配伍补益脾肾，祛除湿毒的药物同用，以取得相辅相成的功效。

三、活血化瘀

慢性肾衰竭的病理，西医学认为系肾小球毛细血管腔阻塞，球囊内纤维蛋白沉积，肾组织缺血与缺氧，以及纤维组织增生等的改变。与中医学瘀血理论颇有相似之处，即因风邪寒湿，内舍于肾，致使脉络受阻，气血不畅，瘀滞乃生；或因久病体虚，肾脏受损，气化障碍，水湿内聚，血脉瘀阻，导致水肿，此即所谓"血不行而为水"，故对本病治疗有用活血化瘀者，以改善血液循环，祛除瘀滞，促进肾功能恢复，取得一定疗效。目前使用较多，并且疗效较好的是丹参，也有用血府逐瘀汤或益肾汤的，值得一提的是本病在肾脏局部有瘀血阻滞于其内，而外观瘀血症却不多见，反而常见出血表现，因此用药的客观依据不易掌握。况且有药物如：红花可使肾血管收缩，肾血流量减少，可能不利于肾功能的恢复；大剂量赤芍对肾功能有损害；牛膝活血化瘀，引血下行，有出血现象及尿中红细胞较多者当慎用，否则易加重出血，更加损害肾功能；当归能扩张微血管，亦会引起出血，所以本病选用活血化瘀法用药要慎重，尤当注意及此。

四、守方治疗

根据临床体会，有必要提出的是：对尿毒症的守方治疗问题，关乎其疗效的是否持久和成败，尿毒症的治疗关键在于改善和恢复现存的肾功能和清除体内潴留的代谢产物，亦即中医所谓的扶正和祛邪两个方面的作用。然而，已损之肾功能绝非短时所能恢复、蓄积日久和仍不断产生的湿浊（溺毒）焉可即刻清除？因此，在治疗过程中，只要本病的病因未除、病机未变、证候稳定，在辨证准确、立法正确，用药精当的前提下，就应有方有守，方能看到疗效，这就是中医传统治疗中的守方治疗原则，这对多种慢性疾病，特别是中医治疗的优势病种，守方应为第一要务。因此，在证情无特殊变化的情况下，不宜频繁更动方药，应守方应用一段较长时间，虽然病到后期多较重笃，只要方药合拍，基本控制住病情发展势头，那就应该坚持应用下去，药物作用蓄积迭加，常常能够看到内在本质的变化，功到自然成者是也。

守方治疗，耐心非常重要，对医者而言，这不但是反映其对疾病的认识和诊治水平的问题，更是考验医者业务修养的重要方面。而对患者来说，应该面对现实，"既来之，则安之"，树立战胜疾病的信心，坚持治疗，没有耐心是不行的。只有医患双方都有耐心，坚持应用下去，才能发挥理想的治疗效果。笔者曾经治疗一位中年女性慢性肾衰竭的患者，应用补肾活血解毒祛浊法组成基本方药，坚持三年之久，终于促使蛋白尿消失，肾功能恢复正常，重返工作岗位，这仅是例证之一，或许可对慢性病守方治疗有所借鉴吧！

第4节 浅论郁证的临床特征

郁者，抑而不扬，滞而不畅之谓也。郁之为病，既可来自外感六淫，亦可发于内伤七情。丹溪论郁，有气郁、血郁、痰郁、火郁、湿郁、食郁等六郁之名，此乃广义之郁。而狭义之郁证，乃单指七情内起之病，系情志所伤，肝气郁滞而成。因其首先好犯于肝，故亦名之曰"肝郁"，即本文所要论述之重点。

临床上，郁证反映出一系列的突出特点，而与其他病证明显有别。它广泛见于多种疾病尤其是情志病中，西医学中的神经衰弱、癔症、精神病、更年期综合征等多有此证表现。它既易表现有神经系统的功能紊乱，证候多，变化广，往往不易辨识，而且易与多种器质性疾病混淆，故要确立诊断常有赖于西医进行各种检查，排除多系统实质性病变之后。因此，能否在中医理论指导下，运用四诊方法，在识病机、审证候的基础上，对本证确立中医自己的独立诊断依据，是值得研讨的问题。为此，笔者拟从近年来临床实践的案例中，分析归纳郁证的证候特点，寻求其发病规律，不仅可以提高本证的诊断水平，且对目前正在进行的探索"肝郁证"的实质，或许能够提供一点线索。笔者才疏识浅，谬误难免，敬希指正。

例1 [癔症以发作性胸闷为主症者]

祁某某，男，48岁，电工。夙患失寐，甚则通宵不眠，或寐短早醒。两年来常有发作性胸闷阻窒气难呻叹，伴有肢端麻冷，甚而突发晕厥。曾因此多次急诊入院，临床拟诊为冠心病。发时胸闷气憋，面色苍白，甚则晕厥。但不出汗，不吐涎沫，亦无四肢抽搐，移时即甦，醒后神志清楚，无语言障碍，四肢活动好。平素易感心慌头昏乏力，烦躁耳鸣肢颤。

病情常随情绪波动而起伏，曾多次心电图、脑电图检查均属正常。察脉沉细略弦，舌质偏红。按"郁则少火变壮火"，肝郁久而失条达，化火灼津，心肝阴液受损，脏躁而急，肝阳化风肆虐。拟方滋养心肝之阴，舒达肝木之郁，潜镇肝风之虐。药用：醋柴胡5g，郁金6g，香附8g，丹参12g，甘草

15g，小麦 30g，大枣 5 枚，绿萼梅 3g，龙齿 15g，朱远志 5g，景天三七 30g。按此方加减共服药三月许，诸症渐安。半年后随访一切正常，恢复工作。

例 2 ［癔症以发作性气喘为主症者］

吴某某，女，30 岁，工人。5 年前分娩期间调息失宜，经常汗出涔涔，胸闷头晕时作，心慌烦躁难寐，曾服大补气血之剂罔效。后又增突发性气喘，胸闷气憋，张口抬肩，如欲窒息之状，尤以心情不舒畅时易作。每发即给氨茶碱、喘定，初时尚应，后渐失效，遂来宁诊治。当时发作甫缓，仍是气喘胸闷，但不咳嗽，活动尚可，头晕耳鸣，语言唠叨，经期趱衍不定。胸透两肺阴性。脉小弦，苔薄，此乃产后失摄，气郁而滞，肝升太过，肺降无权。药用：醋柴胡 4g，当归 10g，白芍 10g，代赭石 15g，苏子 10g，旋覆花包 5g，枳壳 5g，牛膝 10g，石决明 15g，合欢皮 12g。连服 10 剂胸闷著减，气喘渐平。口干便结，舌脉如前。改用养肝宁心舒郁调气法。药用：醋柴胡 5g，甘草 6g，小麦 30g，大枣 5 枚，丹参 10g，景天三七 30g，合欢皮 15g，炙远志 5g，白芍 10g，夜交藤 12g，龙齿 15g，瓜蒌仁 12g。又服 10 剂，诸证渐平。随访 1 年多，未见复发。

例 3 ［神经官能症以阳痿、遗泄为主症者］

陈某，男，34 岁，木工。年轻时有手淫史。结婚 7 年有余，爱人体健但未孕育。近两年来发现阳痿，阳事不举，性欲减退。但常梦中兴阳遗精，而同房时却因心情紧张以致早泄阳痿伴有头昏耳鸣，腰膝软乏，夜间尿频，艰寐。面部升火或见自汗，四肢欠温，胸闷时而太息，情绪抑郁低沉，舌质微红苔薄，脉细弦尺部弱。诊为神经衰弱、慢性前列腺炎。屡治效果不彰。盖幼年自渎，肾受戕伤，肾阴肾阳虚馁于先。按乙癸同源，母病及子，肾病累肝，兼之所欲不遂，肝失温养郁而不达，疏泄失常，精关开阖失度。治用二仙汤加减，兼以调肝达郁。药用：淫羊藿 10g，仙茅 10g，黄柏 8g，金樱子 10g，干地黄 10g，枸杞子 10g，合欢皮 15g，醋柴胡 6g，九香虫 4g，夜交藤 15g，菟丝子 10g，景天三七 30g。治疗近 8 个月，症情逐渐好转。一年后访之，已得一男婴。

例 4 ［癔症以躁郁不一及咽部阻塞感为主症者］

王某某，女，39 岁，营业员。年轻时曾患"癔病"。诊前因与邻人争吵，宿疾骤发，情绪极不稳定。忽而沉默不语，表情木僵，如呆如痴；忽而喋喋不休，烦躁易怒。夜艰于寐，甚则通宵达旦不能交睫。胸闷指颤口干思饮，少纳。经期不一，或趱或愆，经量较多。舌质水红，脉形细弦。禀赋脆弱，肝用不稳，稍触恚郁，疏泄失度，太过则化火扰神，不及又滞气凝痰。治用养肝宁心和营达郁法。药用：炙甘草 6g，小麦 30g，大枣 5 枚，百合 15g，醋柴胡 6g，合欢皮 15g，菖蒲 5g，夏枯草 10g，朱茯神 10g，莲心 2g，石斛 10g，景天三七 30g，熟枣仁 20g（或酌以丹参 15g，川贝 3g，矾水炒郁金 6g，香附 6g，苏木 5g，随证加减用之）。投药 1 月，诸症渐平。后因其母病逝，奔丧悲郁，遂感咽喉阻塞似若炙脔，胸闷艰寐，表情淡漠，寡言不悦，不时抽泣作噎状，脉弦不畅。拟疏肝达郁，利气和营。药用：醋柴胡 5g，合欢皮 12g，川郁金 5g，赤白芍^各 5g，猪茯苓^各 10g，丹参 10g，夜交藤 15g，绿萼梅 3g，柏子仁 10g，景天三七 30g，越鞠丸 12g（吞），共服 25 剂，诸症若失。至今健康如常人。

郁证是临床上常见而多发的病证。其所涉及的范围极为广泛，且有独特的病理属性，这就决定了它的临床表现的复杂性和特殊性，常给辨证带来很大的困难。稍一不慎，往往会使辨证谬误，不仅贻误病机，更可造成患者的精神痛苦。为此，笔者从众多的症状中，留意郁证的临床征象，辨认其共性和个性，初步归纳出郁证的一些临床特征及其发病规律，对于郁症的辨证施治可能有所裨益。

1. 发病的广泛性

郁证既是一个"证"，也是一个"病"，又是一个"因"。临床所见，郁证确以气郁为多。其病自气分始，直至演为，"六郁"。由此还可引发出多种疾病，此乃"因郁致病"。而由于他种疾病的影响，导致内脏功能变动，变生理为病理，促使人体神经系统功能紊乱，阴阳平衡失调，酿成"郁证"，此属"因病致郁"。所以，郁证既为未病之因，又属已病之果。郑守谦说："郁非一病之专名，乃百病之所由生也。"然而，无论"因郁致病"还是"因病致郁"，均能造成人体总的阴阳平衡失调，从而累及某个单一脏腑本身阴阳气血的偏颇，表现出千差万别的征象来。这些病症男女老少均可有之，且又泛见于临床各科。然此证患者以女性居多，盖"女子以肝为先天"，肝气易郁之故耶！一般认为幼儿无情志病，但亦不尽然。笔者临床所遇郁证患者，未成年之少儿绝非罕见。只是较成人少见且症情单纯而已。近年文献屡有小儿肝郁抽搐、小儿神经官能性腹痛、尿频等报道，显为小儿患郁之佐证也。

2. 病位的多在性

由于郁证发病的广泛性，决定了它的发病部位的多在性。因郁证的基本病理环节是人体阴阳偏颇、脏腑气血失调。故郁证一旦形成，则人体内外、上下、左右、脏腑气血，无不随之颠倒逆乱。其在上者，头痛头晕，如蒙如裹，耳鸣目昏，或面红如妆；或喉痹咽阻；或龈痛鼻衄；其在下者，遗溺癃闭，大便秘结，或阵痛阵泻，梦遗滑泄，阳痿不育，带下经闭，崩中漏下；其在外者，形寒鼓栗，乍寒乍热，汗闭汗泄，肢颤肉𥆧，其在内者，或为瘕聚，或为冲逆，或为胸胁闷胀，脘腹撑痛……。戴思恭说："郁者，当升者不得升，当降者不得降，当变化者不得变化也，此为传化失常，六郁之病见矣。"再以神经官能症为例，西医虽为一病，其所属于郁证者，临床表现却变化无穷，常不拘某一系统之症状。胸闷胸痛而酷似冠心病者有之；以发作气喘为主症，拟诊为哮喘病者有之；以心悸为苦而疑为器质性心脏病者有之；以脘痛呕吐而拟诊为溃疡病者有之；以周身酸痛麻木为诉，拟诊风湿病者有之；以尿频急而疑泌尿系疾患者有之；以咽部堵塞感而虑为食道癌者有之……种种症象，不一而足。郁证病位广散，于此可见一斑。

3. 病情的多变性

郁证患者的临床表现，还有一个明显的特征，就是病情的多变、善变，在临诊时大有捉摸不定之感。从很多癔症患者来说，阴阳失衡常为其主要病机特性。这类病人对"第二信号系统"的反应尤其敏感。这是绝大多数此症患者临床上表现的多疑善虑的原因之一。这类病人体内阴阳相对平衡的生理状态极其脆弱，稍被触动，立即会有超出一般人迅速而剧烈的反应表现出来。每每遇到有些神经官能症患者，只要遇到些微不良因素的诱触，立即会感到不适或发病；听到别人言及龌龊之物，他会恶心；看到别人患某种病，他会很快联想到自己是否也患这种病，甚而特地去找医生，也常因微不足道的琐事而会使他（她）们忐忑不宁，大动感情，或悲或恐，或喜或怒，或引致通宵失寐……这为郁证患者的诊断提供了一定的线索。也给医生提出了要求，言谈举止必须谨慎，以尽量避免医源性诱因。临床上有的患者，诉述病情喋喋不休，谈到其得意处更是滔滔不绝，手舞足蹈，而一旦触及隐情或其他所避讳之事，表情立即转为阴沉抑郁木僵，哑然失语，甚而潸然泪下；而若为医生所释或予暗示宽慰之后，立感一身松快，诸症烟消，笑逐颜开，溢于形表。更有的患者四诊辨证虽为抑郁证（属阴）而又极易在某种诱因触发下，立即转为狂躁证（属阳）。如此，阴与阳的急速变动转化，亦为郁证的又一特征。

4. 病机的矛盾性

由于郁证患者阴阳相对平衡的脆弱性及容易首先犯肝的特殊性，这就决定了本证较其他疾病更容易地显示出病机的矛盾对立性质，使得本证的临床表现往往盘根错节，从而使辨证复杂化。按肝脏乃"阴阳对峙之体"，处于阴阳之界，乃阴中之阳，司疏泄而藏魂，喜条达而恶抑郁。这就决定了它所具有的可阴可阳，可寒可热，可静可动的错综复杂的特性；在郁证的整个过程中都极易表现出两种对立的征象来。"万病不离于郁，诸郁皆属于肝。"肝脏疏泄功能的太过不及，它的体、用协调关系的失常，导致阴阳相对平衡的破坏，就是郁证影响肝脏所产生的病理变化和临床表现的基本规律的理论依据。以某些癔症、神经衰弱、更年期综合征患者的临床证候而言，往往多易呈现两个极端。肝疏太过，气余化火，易出现情绪激动，狂躁易怒，多言不休，面红气粗，失寐而反精神不衰等兴奋状态；肝疏不及，气郁神伤，则又可见情绪低沉，表情淡漠，沉默寡言，目光滞钝，嗜睡神愈等抑制状态，更有的患者形体不衰，但感力愈神疲，却又寐不成眠；精神貌似充沛，但其思维涣散不易集中，面红升火，心烦不宁，口干舌燥却又形寒凛冷肢端不温；脉象倏疾倏徐，迟数无定；上身热躁如蒸，下肢畏寒如冰；左（右）肢触之不温，右（左）肢抚之灼热，女子经汛数月不至，有似血海枯涸，一旦来潮却又势涌如崩；男子交则早泄阳痿，离则梦遗滑精……种种病象，不胜枚举。且由于肝郁影响膀胱开阖，精关启闭，宗筋弛张，冲脉盈虚，莫不为之受累。是以临床上小溲的癃闭与遗沥，精液的遗滑与涩固、阳具的亢强与痿废、经期的趱愆、经行的涌滞，每呈颠倒逆乱之象，其兴奋（阳）与抑制（阴）过程的不平衡性与矛盾性，处处跃然可见。

5. 素质（禀赋）的特异性

《灵枢·阴阳二十五人》曰："百姓之气血，各不同形。"《灵枢·通天》亦认为人有五种不同气质类型，如"凡五人者，其态不同，其筋骨气血各不等"，都说明人的体质是各不相同的。由于此种不同，就构成了各家后代具有各自不同的遗传素质——禀赋的特殊性，是导致人体对某种致病因素或疾病的易感性及其所产生的病变类型的差异性和倾向性的。

根本原因，这也是中医学整体观念的重要内容。不少癔症患者之所以易为七情所感而致病，确是与其禀赋密切相关的。这些人即使在不发病时也往往具有"神经质"的特征，即体内阴阳维系极其不稳，易偏易动易变的特性。"同一强烈的精神因素作用于不同神经类型的人，在某些人中可以引起精神病，而在另一些人中却不发生精神病；即使发病，其严重程度也不一样。"这一点在癔症患者身上也有类同体现，甚至可以作为一个重要的诊断依据。

综上所述，郁证的临床表现，尽管症状千变万化，错综复杂，但是仍有规律可循。笔者从较多的临床病例观察中体会到，凡是同一患者身上表现有阴阳交错，寒热混淆，虚实难辨，表里相夹，升降无常，上下互干，左右失匀，燥湿兼见等错综悖逆之象，其病位广泛而又不局限在某一特定的局部，经诸检查又难寻觅确切客观实质病据的时候，结合病史，体质，一般可以考虑诊断本证。但是，也并非说所有本证都是"查无实据"的。也有很多疾病（器质性疾病）可以并见或继现本证者，故不可因其有郁证的临床表现而概视为神经官能性疾患，从而不详察其病理变化，不深入仔细地探查患者的证候和体征，以致主观臆断，延误病机，遂乃偾事，岂可不慎耶!

第 5 节 张仲景有关大脉论述之浅析

脉学是中医学的重要组成部分，早在《内经》中就有 21 种脉象的记载。张仲景对脉学有极深刻的研究，巨著《伤寒杂病论》中就述及了 25 种病脉，其独特之处在于把多种脉象与他的卓有成效的六经辨证结合起来，使其成为辨证施治的有机组成部分，值得深入探掘。本文拟就仲景在《伤寒杂病论》中述及的大脉之含义、脉形特征、形成机制及其临床运用进行初步探讨，限于水平，不免挂一漏万，难窥仲师学术之真谛，谬误之处，敬请指正。

一

大脉为二十八脉之一，始载于《内经》，仲景在《伤寒杂病论》中对于大脉有较多的论述，粗略统计，记载大脉的条文有二十三条之多，即《伤寒论》凡 七条，《金匮要略》凡十六条。综观二十三条之大脉含义，试归纳如下：

在辨证上，大脉一般多主阳热亢奋、气血充盛，以其脉大有力、无力之不同，而有邪盛、正衰之各异。

邪盛之脉大，有病邪在表与里热炽盛之分，如"服桂枝汤，大汗出，脉洪大者，与桂枝汤，如前法，若形似疟，一日再发者，汗出必解，宜桂枝二麻黄一汤"（《伤寒论·辨太阳病脉证并治上》第 25 条，赵本。下同）、"湿家病，身疼发热。面黄而喘，头痛鼻塞而烦，其脉大，自能饮食，腹中和无病，病在头中寒湿，故鼻塞，内药鼻中则愈"（《金匮要略》第二篇第 19 条）。此处表证均见大脉，乃示初病未久，气血未衰，邪气盈实之象也，《内经》云"邪气盛则实"，盖指此等证言。然表证当见浮脉，而浮脉主表，乃气血充旺有驱邪外出之势，详参证候应属实证征兆，故此处之言脉大，示驱邪之力强，与脉浮义同而名异耳。

外邪不解，必致里传，邪势焰张，正气未衰，奋而敌邪，交争炽烈，是以出现一派阳热亢极之象，可见于多种急性传染病的症状明显期（极期），如伤寒阳明证或温病的气分炽热证，如"服桂枝汤，大汗出后，大烦渴不解，脉洪大者，白虎加人参汤"（《伤寒论·辨太阳病脉证并治上》第 6 条），"伤寒三日，阳明脉大"（《伤寒论·辨阳明病脉证并治》第 186 条）以及《金匮要略》第七篇第 13 条饮热郁肺的越婢加半夏汤证、第十篇第 21 条宿食在下的大承气汤证，均见大脉，都为邪盛正实之象。此处脉大，多大而满指，是病势剧重之征。乃《内经》"大则病进"之意。

经云："精气夺则虚"，大脉亦见于正气弱损之怯证，如"夫男子平人，脉大为劳，极虚亦为劳（《金匮要略》第六篇第 3 条）、"人年五六十，其病脉大者，痹侠背行，若肠鸣，马刀侠瘿者，皆为劳得之"（《金匮要略》第六篇第 10 条）、"劳之为病，其脉浮大，手足烦，春夏剧，秋冬瘥，阴寒精自出，酸削不能行"（《金匮要略》第六篇第 6 条）、"脉弦而大，弦则为减，大则为芤……。此名为革，妇人则半产漏下，男子则亡血失精"（《金匮要略》第六篇第 12 条）。此数条原文，均为正气虚损之证而见大脉者，究其病机或是阳（气）虚失敛而浮于外，或是阴（血）虚阳浮而扰于内，故李彤曰："盖大者，劳脉之暴外者也"。虽言虚损可见大脉，然必虚大无力，不任重按，是其待征，当为辨识之要点。

仲师论述大脉，貌似着眼辨证，实则亦在指导治疗宜忌，提高治疗的针对性，如"疟脉自弦，弦数者多热。弦迟者多寒……浮大者可吐之"以（《金匮要略》第四篇第 1 条）。按疟病不离少阳，常见弦脉，但又多有兼脉出现，故又以其兼脉而判表里寒热之不同，从而决定在治疗上以温以清以汗以下之各异。本条脉转浮大，故知邪实而病位在上，有向上之机。经云"其高者因而越之"，从浮大之脉象而定引吐之治则，乃因势利导之法也。又如"结胸证，其脉浮大者，不可下，下之则死，（《伤寒论·辨太阳病脉证并治上》第 132 条）。按结胸证有关条文，立方大陷胸汤（丸）均主攻下，而此条反言不可下，此乃因脉浮大之提示。盖浮大之脉，虽为阳脉，但此处却有表邪实与正气虚之不同，前者治主驱邪，后者治主扶正，均在禁下之列。犯此禁者，其后果或为邪陷更甚，或为正气益伤，故死。由此可见，仲师于此处示大脉，乃告诫后人见此等证尤当辨证参脉，庶免虚虚实实之戒乃举脉示例耳。

仲师在预测疾病转归和推测预后方面，以大脉来判别，往往也是举足轻重的，如"上气面浮肿，肩息，其脉浮大，不治"（《金匮要略》第七篇第 3 条）。按患者之证，乃肾失摄纳，升多降少，元气离根之象，已属虚羸危候，此时又见浮大之脉，乃系无根之脉，些微之阳气又有上越之势，时有气脱之虞，去死不远，故曰不治。又如"久咳数岁，其脉弱者可治；实大数者，死"（《金匮要略》第十二篇第 34 条）。病者久咳，肺气必虚，虚人当见弱脉，脉症既应，虽病可治，脉反实大而数，乃虚人见实脉，正衰而邪盛无制，故属预后不良。从以上两种类型，可见以大脉出现来推断疾病预后的关键，在于辨察邪与正的消长情况，医者洞悉其详，始可成竹在胸，在处理上自能左右逢源，得心应手。

由此可见，病理性大脉，不仅在理论上，而且在临床实践上有其重要的实际价值，仲景论述大脉颇精颇细，每一条原文就是一个精辟的病案，足可供后世学者玩味、借镜和发掘。

二

《濒湖脉学》指出："脉不自行，随气而至，气动脉应"。中医学认为，气是血脉流通运行的无形动力，血是充盈并循行于脉管中的有形物质。因此，气血之盈虚、五胜之盛衰，必然要影响到脉之波形，形成各种不同的脉象。

按大脉，为阳脉，其形亦类似"来盛去衰"，古代医家常与洪脉并称。然洪脉以其脉势言，大脉以其脉体论，两者不尽相同。《医师秘籍》曰："满指宽大，则名曰大"。显指动脉粗大满盛，可于年富力强，气血充沛，脉道丰盈，鼓动有力之平人见之，亦可于夏季盛暑（《内经》论四季平脉谓之"夏洪"），劳力之后（劳则气张）见之。在病理上，常可在邪热充斥、脉管施张之患者所按得，因其邪亢正盛，两强相遇，邪欲并服其正，正则聚歼其邪，表现在脉搏上则有干弋鼎沸之势，或久病重病体虚形羸，气乏血弱，外不足以御邪，内不足以营生，于是脏腑功能竭力代偿，或作背水之计，或呈回光之象，以应病理需要的情况下出现。故大脉既有平、病之分，更有虚实之异，其所不同者全在脉之力强力弱，有根无根，而不单纯在辨脉形之大小。详而察之，庶不致有毫厘之误。

王叔和论切脉曾说"在心易了，指下难明"。我们曾利用脉诊仪对大脉的形态作了初步的探求和剖析，从其脉形特征推论，实与古人对洪大脉之描述"来盛去衰"有通假之处，犹言"腾上满指"（滑伯仁），而《脉经》又曾言及洪脉乃"浮而大"，可谓切中大脉之实质矣。

三

仲景论述大脉至为精辟，熔大脉于理法方药辨证论治之中，开创了脉学研究的新路，贡献卓越，所以晋唐以后沿用不衰，如《类证治裁》载"某，脉浮大右数，有汗热炽，渴眩谵烦，温邪夹风热，将陷营分，用薄荷、牛蒡、羚羊角、栀皮、丹皮、连翘、嫩桑叶。日再服，夜半汗透身凉。"《清代名医医案精华》亦载："金泽镇某生，忽发狂疾，昏妄言，手舞足蹈，中夜不得合眠……六脉弦大无度，人迎尤旺"。何其伟曰："此邪火乱性，厥阴心包之病也。"以牛黄、黄连、羚羊角、天竺黄、元参、灯心等味治之，服两剂，其疾若失。"验之临床，实证而现大脉者固多，然大脉见于虚证者亦远非罕见，兹举二例以资佐证：

例1：张某，76岁，慢性粒细胞白血病患者（周围血象：白细胞19.2×10^9/L，幼稚细胞占27.5%，骨髓象符合"慢粒"）。临床症见面部及下肢浮肿年余，渐次加重，面色白，手指甲床及眼结膜苍白，周身懈惰无力，纳不甘味，形体渐趋羸弱，动则气短，小溲清长，病程中反复出现"感冒"。脾大肋下15cm，质硬Ⅱ度，血红蛋白70g/L，红细胞2.57×10^9/L，血压150/60mmHg，脉形虚弦数大。前医以其脉大、脾肿大、白细胞增多、病程呈进行性发展而主以清热解毒活血消癥之剂。但细辨脉症，患者呈现一派虚怯征象，且脉形之大而不任重按，符合"脉大为劳"之旨。由此归属"虚损"范畴，病机在肾，盖肾藏精气而不泻，主蛰乃封藏之本，藏精主骨生髓。今患者骨髓和周围血象均见白细胞增生无制，且见多量幼稚细胞，显系肾精失藏，精华泄越外露之象，表现在脉象上则为肾阳虚馁气浮不敛而呈脉形虚弦数大，故以补肾填精温养阳气之法，并断续小量配用马利兰，调治数月，诸症相继消失，唯周围血象白细胞维持在 $20 \times 10^9/L$ 左右，病情缓解稳定。随访年余如前。

例 2：尚某，男，84 岁。胃脘疼痛一年，近年又增脘胀，食后明显，纳少不吐，但呕黏痰，形体消瘦，面色少华，上消化道钡餐造影确诊为"胃底贲门癌，胃小弯广泛侵犯"，苔少舌光红如镜，舌下静脉瘀紫，脉虚弦而大。按此例高年膈证患者，正气亏损难耐邪扰，犹枯木根朽，岂堪虫蚀？是以苔少舌光，阴血既损而化源不继。脉虚弦而大，当是无根之大，实是阴不恋阳，残存微弱真阳时有冒脱之虞，预后凶险，已在脉中。

四

古人虽将大脉列为二十八脉之一，但从临床实际观察，大脉常与他脉并见者多。就《伤寒杂病论》而言，所列二十三条原文中，与大脉并见者有浮、沉、迟、数、滑、涩、洪、弦、紧、坚等十种脉象。原文中仅有五条为大脉独见者，如"伤寒三日，阳明脉大"、"湿家病，身疼发热，面黄而喘，头痛鼻塞而烦，其脉大，自能饮食，腹中和无病，病在头中寒湿，故鼻塞，内药鼻中则愈"、"夫男子平人，脉大为劳，极虚亦为劳"、"人年五六十，其病脉大者，痹侠背行，若肠鸣，马刀侠瘿者，皆为劳得之"、"下利，脉沉弦者下重，脉大者为未止"（《金匮要略》第十七篇第 25 条）。但前四条脉大虽无兼脉并见，但在原文中或详叙了证候，或点明了病位，或阐明了病之所由生，从而明确地标示了证候属性，这是古人叙述的简笔之法，故已能较容易地将条文中的大脉进行归类，从而认识其含意；后一条则是以脉大来判明预后，有助临床辨证。

综合分析大脉的有关条文可以看出，大脉之所以在临床实际运用上有如此重要的意义，在很大程度上和相当范围内与其并见的脉象（兼脉）密切相关。因为单纯大脉在临床辨证上仅可表明病证的属性—虚实，即邪正的相互关系，而不能阐明病的所在部位—在表在里或所属脏腑，犹如"气虚"并不能说明抑系心气虚、肺气虚，还是肝气虚、肾气虚，必须视随大脉并见的兼脉和证候参合判断方为全面。

综览仲景所论大脉及后世有关记载可以概括看出，大脉除多见于多种急性热病的初中期阶段邪势焰张正气未衰之际，还见于多种内伤杂病，如风心病尤其是二尖瓣及主动脉瓣关闭不全者、高血压（阴虚肝旺型）、急性失血症以及虚损、内伤劳倦等慢性消耗性疾病，也见于老年病而正气明显耗损者。

可见大脉分布的病种是极其广泛的。在临证之际，虽说当脉舌并重、四诊合参，但在某种情况下，尤其是在证候表现复杂和疾病的危重阶段，由于患者体质或病情本身的变化，临床上往往显露很多假象，如寒热真假、虚实莫辨，因而在治疗法则的取舍上有疑似之际，此时常常易于出现大脉。这时一脉所现，往往令人豁然开朗，能在判别证候属性、决定治则（用补用泻、取寒取热）上起决定性的作用，这在临床上是屡见不鲜的，也是大脉的实际价值所在的一个重要方面。

第6节 和法发微

余在近五十年的临床实践中，经常使用和法治疗各种疑难杂症，常能收到意想不到的满意效果。因此积累了一些经验和体会，现撰汇成篇，借此与同道交流。

盖和者，平也、缓也，与"烈"相对，故和法系中医治疗中的"王道"之师，意指用药性偏颇较小，药味平淡，用量较微的药物组方，达到愈病目的的一种治疗法则，乃中医传统八法之一，具有不祛邪而愈病，愈病又不伤正的特点。它在临床上运用极广，而医者亦乐于使用，是不无深刻原因的。

和法作用既不同于八法中的汗、吐、下、温、清诸法专以直接攻邪为务，用后作用明显，每收满意治疗效果；又不同于"祛瘀法""化痰法""祛湿法"等具有明确的病理性产物（第二致病因子）可除，更不同于补益法有明显的虚衰征象。它是通过其所特有的和缓、和解、疏畅、调和、平衡作用，来达到祛除病邪，匡复正气，从而使复杂多变的证候得以消除，机体脏腑功能归于恢复燮调的目的。和法以其作用，又有狭义广义之别，广义的和法，运用范围要广泛得多，兹赅而略述之：

和缓作用：缓者，徐也，轻也，与"疾""重"相对，就方药而论，含有"中和"而不猛浪之意，古之名医曰"和"曰"缓"，谓其善调百疾而使机体臻于冲和舒缓之境。张仲景《伤寒论·辨阳明病脉证并治》第250条"太阳病，若吐若下若发汗后，微烦，小便数、大便因硬者，与小承气汤，和之愈"。此条所指的"和"，即有泻下作用平和轻缓的意思，非似大承气汤之荡涤峻泻者可比。又如《金匮要略·痰饮咳嗽病脉证并治》"病痰饮者当以温药和之"。由此可见，凡不以峻猛药物用来大汗、大下、涌吐、过寒、过热攻邪，而具有缓和之性以祛病者，均可谓之"和"法，无怪于前人将传统八法中的"和"紧列在汗吐下之后，不仅可以看出前者与后者的明显区别，又似有警示医者勿过猛浪之意。此外，和法中缓和作用的另一层意思是缓以制急，前贤早有甘麦大枣汤治脏躁，芍药甘草缓急拈痛之例，余在临证中对某些病证如出现激荡、剧痛等窘迫症状时，亦常使用和法以缓解之，如曾治一董姓女性肝厥（癎证）患者，频频阵发四肢抽搦，神智似明似寐，搐前胸闷欲呕，胁肋不舒，心悸不齐，抽搐后头昏无力，神疲肢麻，盖由情怀郁怒而起，盖郁则木失调达，怒则气逆不降，渐致肝木郁勃化风，阳气直上无制，据此拟方甘麦大枣以缓之，龙牡以定之，温胆以和之，顾本理标，10剂后厥象罕发。

调合作用：有人认为，和法属一种调和治法，有解除寒热，燮调表里，轻补轻泻，平调上下及调整脏腑偏盛偏衰的作用，早在《景岳全书·新方八阵》中就有"和方之制，和其不和者也。凡病兼虚者，补而和之；兼滞者，行而和之；兼寒者，温而和之；兼热者，凉而和之。和之为义广矣，亦犹土兼四气，其于补泻温凉之用，无所不及，务在调平元气，不失中和之为贵也"。窃以为，脏腑功能的偏颇失调为病者，每每涉及脾胃，而和法中的"和中"作用，即有调中（中焦）气，和脾胃之意，因此汪昂《汤头歌诀》首方四君子汤，开宗明义谓之"中和义"，实有"土德一健，四旁皆通"的作用，张璐玉谓此"气虚者，补之以甘，参、术、苓、草，甘温益胃，有健运之功，具冲和之德，故为君子。若合之二陈，则补中微有消导之意。盖人之一身，以胃气为本。胃气旺，则五脏受荫；胃气伤，则百病从生………故用四君子随证加减，无论寒热补泻，先培中土，使药引津气四达，则周身之机运流通，水谷之精微敷布，何患其药之不效哉"。余尝在治内伤疑难杂症、脏腑功能错杂纠缠，敌酋隐匿而又远非纯补纯攻所宜者，乃取"和中"为先，以达"曲线祛病"之目的，此种案例，比比皆是，恕不赘述。

平衡作用：平人机体的阴阳气血、表里上下、脏腑经络之间，彼此关联相互依存，相互制约，和谐一致地进行着正常的生理活动，一旦这种和谐的生理功能遭到破坏，随之就会出现与之相应的临床病态。中医治病，首先重在"谨察阴阳所在而调之，以平为期"。和法的治疗作用就在于通过寒热并用，补泻兼施，表里双解，苦辛分消，燮理枢机，调和气血，达到使不和的病理变化重新和谐以平为期的目的，也就是所谓"病者不平也，医者平其不平而已"。而基于此点，和法疗疾确能调整机体的反应性，保持内环境的稳定性，从局部改善而达到全身协调，从而使有病的机体在不知不觉中达到痊愈。诚如戴北山所说的"寒热并用之谓和，补泻合剂之谓和，表里双解之谓和，平其亢厉之谓和"。总言之，即要"随其所在而调之"达到调整平衡的目的。在具体运用上，如桂枝汤的调和营卫，小柴胡的和解少阳，蒿芩清胆汤的疏和胆胃，四逆散的调和肝脾，黄连汤的调整肠胃等，均属和法范畴，这也更能体现中医整体观念的特点与和法的特殊作用。忆及曾治1例自主神经功能紊乱的罕见汗证患者，产后3月频频汗出，初则自汗，继而自汗盗汗交替出现，重则大汗淋漓，衣被尽湿，并见头昏失眠，神疲乏力，舌质淡，脉沉细，用参芪龙牡，当归六黄，诸如浮小麦、红枣、糯稻根、五味子、碧桃干等敛汗之品，终不获效，余考虑为，阴阳内外守使平衡，矛盾曲折，实非全实，虚非纯虚，不和之机胜于不足，且汗乃津液所化，液贵收藏，屡汗则血少津亏，肝之使用皆伤，疏泄失度，阴阳乖戾，开阖失权，欲求平秘，遏为和之，遂处方小柴胡汤加白蒺藜、穭豆衣等，调治而愈，不峻补而虚可复、不强敛而汗乃止，个中奥秘，总缘枢机得展、阴阳相燮、遂臻宁谧之境，乃应《素问·生气通天论》云"凡阴阳之要，阳密乃固，两者不和，若春无秋，若冬无夏，因而和之，是谓圣度"之训，可见非重补非猛泻，亦能使沉疴复起。

淡化清和作用：俗云"四两拨千斤"，治病亦然。以轻灵平淡之品，味寡量微之药组方，曲径通幽，轻投巧取，系和法运用上的另一特点。常闻恩师忆及其已故业师国医耆宿张简斋老先生治一妇新产后阴虚缠绵低热，前医以六味地黄汤投之，屡诊不应，后由张师接诊，视患者苔微腻而舌不甚红，口虽干但不喜多饮，乃于原方药味减轻其制，并加冬瓜子、生苡仁二味，数剂而愈，何也？后经临床揣摩始悟，和者平也，平者淡也，淡化清和，润物无声，沁滋调化，减制养阴而不碍湿，清淡而不损津，终致阴阳平秘。故后亦有谓其医门流派中之"轻灵"者矣！

预防保健作用：从上所述和法所具有的诸多独特作用来看，它应"是属于调整机能的一种方法"。就其性质和作用特点而言，则是缓而不激，平而不偏，善攻善调，效用持久，故寓有未病先防的保健功能，在临床实践中，对老年体质虚弱者、病后及术后初期恢复者、肿瘤患者根除术及放化疗后，以及妇女产后等人群尤为相宜，均能通过平补中气，轻补平调等和缓之剂，使之阴阳顺接，脏腑和谐，从而归于平秘的自然状态，保持健康，抵御邪侵，这就给和法在"治未病"领域中拓展了新的用武之地。

以上赘叙，仅系一己之得，姑妄言之，以正同道。然和之一法，变化无穷，临证之际，尤需审时度势，随证立法，理应和而有据，毋因其长而滥施，当遵"和而勿泛"之诫，切勿有邪当攻而误用之，庶免贻误病机，酿成遗憾，有悖和法创用之初衷耳。

第 7 节　两地汤的临床变用

两地汤系《傅青主女科》调经主方之一。由大生地、玄参、白芍、麦冬、地骨皮、阿胶六味药物组成。该方具有滋肾养阴、清泄虚热、凉血止血之功。原为妇人肾中火旺阴水亏虚所致之经水先期，经来量少而设。笔者应用此方扩大了临床主治范围，辨证治疗高血压所致之鼻出血、产后子宫复旧不全、功能失调性子宫出血及自主神经功能紊乱之长期自汗等病症而具有阴虚内热征象者，收效良好。兹简介如下：

一、高血压·鼻出血（阴虚火旺证）

陈某某，男，52 岁，本市某中学教师。

主诉：左侧鼻腔断续出血十天。

患者有高血压史已十余年，最高达 192/112mmHg，三年前发现糖尿病，经治渐得控制。两年来反复鼻衄，十天前左侧鼻腔无故出血，时多时少断续未已。出血量最多约 200ml，色鲜，曾在附近卫生院就诊，当时测血压为 183/106mmHg，心肺听诊无异常，肝脾未扪及，四肢皮肤未见紫癜，尿糖阴性，血糖正常，五官科检查无特殊发现，血小板计数为 $112×10^9$/L，考虑出血系高血压引起，给用复方降压片、维生素 C、参三七粉及局部压迫止血等，效果均不明显。

1983 年 10 月 14 日初诊：向曾反复鼻血，此次左侧鼻衄旬余未止，多则或如泉注，少则点滴而出，血色鲜红，鼻窍燥涩难受，目糊，口干饮少，倦怠无力，头部昏胀，心烦易怒，二便尚调，形体较丰，血压 170/100 mmHg，脉右弦左细，苔少舌红，此系阴虚肝旺，气火上扰，阳络损伤，拟用两地汤加味，滋肾育阴，平肝泄热，冀以宁络遏红：生地黄 12g、地骨皮 6g、玄参 10g、白芍 10g、麦冬 6g、阿胶烊化 6g、代赭石 15g、侧柏叶 12g、石斛 6g、景天三七 15g，5 剂。

10 月 20 日二诊：鼻衄由少而止，鼻干亦有减轻，头胀口干，面部升火，脉形偏弦，苔薄黄舌质红，前方既应略事增减：原方去景天三七，加丹皮 5g，5 剂。

此后未再来诊，随访半年未见复发。

按语：患者素有高血压，糖尿病史，平素阴虚肝旺，热从内生，迫扰上窍，损伤阳络，是以鼻衄量多色鲜难止，故徒用止血，犹扬汤止沸，治而无功。选用两地汤滋肾育阴，壮水制火，侧柏叶、景天三七泄热凉血安络，釜底抽薪，石斛、代赭石后平肝镇逆，从而达到阴复热清络宁衄止的目的。

二、子宫复旧不全（产后恶露不尽）

阮某某，女，29 岁，某机床厂干部。

1982 年 5 月 19 日初诊：患者 50 天前足月顺产，产后阴道流红或多或少，淋漓不尽，色樱红无血块，少腹悠痛，腰膝酸软，周身乏力，食思欠振，乳汁稀少，口干喜饮，掌心亢热，触冷方舒，大便燥结解如弹丸，舌红脉来小弦，曾经某院产科复查，谓为"产后子宫复旧不全"。此属平素热盛肝旺，孕育耗伤阴血，热扰胞络失宁，法拟养阴清热以安胞络，方用两地汤加味：地骨皮 6g、生地黄 12g、玄参 10g、白芍 10g、麦冬 5g、阿胶 6g、益母草 15g、墨旱莲 12g、龟板 15g、太子参 10g、火麻仁 10g、陈皮 5g、谷芽 15g，4 剂。

5 月 23 日二诊：药后恶露渐止，少腹悠痛随缓，阴道稍有轻度坠感，偶尔流出少量淡红液体，苔脉同前，原法中参以益气固摄之品以资巩固。原方去益母草，加黄芪 15g，再服 4 剂而愈。

按语：产后阴道流红持续两旬不已，伴见口干便结掌热腰酸舌红苔少等一派阴虚内热之症，故予育阴清热、凉血止血之两地汤，加墨旱莲、龟板加强养阴作用，益母草去瘀止血而助子宫复旧，太子参、陈皮、谷芽和养脾气，调胃增纳，以免甘寒滋柔滞中。血止后现阴道坠感，乃阴虚及阳（气），故加黄芪以收补阳配阴，益气升提之功。前贤虽有产前属热用药宜乎清凉，产后属寒制法宜乎温补之论，从本例观之，似亦不可拘执也。

三、功能失调性子宫出血（崩漏·肾阴亏虚证）

席某某，女，48 岁，某房管所干部。

1979 年 4 月 8 日初诊：七七之龄，经事未断，汛期超前，月或两潮，行前少腹隐痛，经见血涌如注，其色艳红，夹大血块，持续时间较长，甚则旬余方尽，用纸多约六刀。如是者已有 15 个月之久，屡经妇科检查未见生殖系器质性病变，诊断为“功能失调性子宫出血”云，曾用过益母草流浸膏、丙酸睾丸素、参三七粉、血见愁丸及中药加减归脾汤等，效果均不显著。患者诊时月经来潮三天，量多势猛，色鲜有块，已用纸二刀多，伴见头晕、颈胸阵阵潮红，面部烘热升火，自汗微微而作，口干渴思饮水，唇红，恶热，气短乏力，形体较瘦，心慌梦多，溲黄便结，脉细稍数，舌质瘦红苔少不均，乃属肾阴亏虚、水不济火、热扰冲脉胞络失宁，拟用养肾育阴、泄热固冲，两地、二至合方：地骨皮 5g、大生地 12g、玄参 12g、麦冬 10g、真阿胶^{另烊}10g、杭白芍 10g、女贞子 10g、墨旱莲 12g、龟板 15g、侧柏炭 12g、黄芩炭 6g、三七粉^{分冲}3g，5 剂。

4 月 13 日二诊：药服四剂，月经即净，共用纸四刀，后改服成药乌鸡白凤丸、归脾丸等分，连服十日。经前煎服汤剂，净后服用成药，如此连续治疗三个月，月经转为正常，兼症亦相继改善。一年后因他病就诊，循知已经绝半年。

按语：傅氏两地汤本为经水先期而设，其云“先期者火气之冲，多寡者水气之验，故先期而来多者，火热而水有余也；先期而来少者，火热而水不足也”。验之本症，月经前期而量多行涌，且有一派阴虚火旺、肝冲失调之症，故予两地汤合二至加味，滋水以熄火，养肾而调冲，收效颇捷。由此悟及，调治妇人月经病，宜乎重在整体辨证，不可单以经量之多少而验阴之有余不足，证有变异，活法在人，先贤论理，可崇而不当泥耳！

四、自主神经功能紊乱（汗证·阴虚郁热证）

刘某某，女，53岁，某中学校医。

主诉：频频出汗两年余。

患者既往有习惯性便秘史，绝经三年。两年前曾行阑尾摘除术，术后常易阵阵自汗，隆冬亦复如是，汗多时常能浸湿衣被。曾经血、尿常规、胸片、肝功、心电图、^{131}I甲状腺功能测定、血糖、血钾、血沉、抗"O"等多项检查均未发现异常，西医诊断为"自主神经功能紊乱"，给用谷维素、地西泮、维生素B$_1$、刺五加片及中药当归六黄汤、玉屏风散加减50余剂乏效。就诊时症现：汗出涔涔，周身皆然，但以头面颈胸及掌心为多，尤以晚间明显，经常被迫更换衬衣，口干咽燥寐中舌干"如锉"，每欲起床以水润漱，心中烦热阵发怔忡，胃纳不衰，大便坚燥粪如羊屎，头昏耳鸣遇事善虑，舌质深红苔少脉虚弦且数，病机似属心肾水火不济，阴阳调节失宜，内热逼津外泄而熏蒸为汗，方用两地汤加减，滋养心阴，清心泄热，调燮阴阳，敛津止汗，药用：地骨皮10g、生地12g、玄参10g、天麦冬各10g、白芍10g、生甘草4g、煅牡蛎15g、莲子心2g、柏子仁10g、景天三七15g，服药5剂，汗出减而未敛，寐中惊惕，时或怔忡，原方去柏子仁、莲子心，加磁石20g、浮小麦30g、红枣7枚。上方再服5剂，汗出再减，汗后恶风，肢倦乏力，口干舌燥，舌红薄苔，脉数转静，自汗日久，气随汗泄，阴虚及阳，方用：生熟地各10g、地骨皮5g、玄参6g、麦冬5g、白芍10g、黄芪15g、浮小麦30g、生炙甘草各3g、山药15g、黑芝麻10g，5剂。诊后汗出已敛，仅在劳累及精神紧张后仍有微汗而出，因外出停药，一年后随访，一切正常。

按语：汗出之症，每以自汗盗汗分阴虚阳虚，本例虽属自汗而有阴津不足内热侵扰见证，故以滋阴清热敛汗是为大法。虽前用当归六黄未效者，盖恐方中苦寒泄热有余，甘寒生津不及，是以改拟滋肾生津、凉血泄热。此例在治疗过程中，黄芪一味虽曾用过，但初时阴虚内热明显，早投甘温固表，反使邪热禁锢贼留城中，且甘温之品不无助热之嫌。而三诊用芪，乃汗随气泄，阴虚及阳之象显露，投之实卫益气、固堤塞流，气阴双顾，遂合其宜。审时度势，因时制宜，此亦辨证施治之所长耳！

体会：

1. 傅青主两地汤本为治疗妇科经行先期而设，笔者依其组成及功用，移用于其他出血证及某些杂症，但须掌握应具阴虚内热的证候特点，有是证，用是方，效如桴鼓。笔者临床体会，这是变用本方成败的关键。

2. 两地汤不是单纯的止血方剂，它只适用于阴虚生热络损血溢者，为加强止血效果，使用时常需增加凉血止血药。

3. 本方组成多系阴柔滋腻之品，对于脾运不健纳差脘胀者，应适当增加和脾健胃之品；对于出血患者，每有气随血耗之象，如倦乏气短神萎脉弱等症，此时宜乎增添补阴配阳（气）药物，笔者每喜用黄芪一味，甘温补气犹能摄血，避弃刚猛燥烈之品，庶免损阴动血之虞。

第8节 口腔溃疡用玉竹

复发性口腔溃疡又称复发性阿弗他口炎，是口腔黏膜病中最常见的病症，缠绵难愈、反复发作。其临床特点是口腔黏膜反复出现浅表性溃疡，有明显的灼痛，可发生于口腔黏膜的任何部位。目前确切病因尚不完全清楚，近年来研究认为，本病的发生与患者全身或局部免疫失调有密切关系。

复发性口腔溃疡，属于中医"口疮"、"口疳"、"口糜"范畴。其病因病机较为复杂，然总与"火"密切相关。盖火有虚实之别，其因实火者，来势急，病程短，症情重，但易愈，用苦泄直折每可速效；若因虚火而发者，来势较缓，病程多长，缠绵反复，症状不甚剧烈，且多有一派阴虚液燥之征；治宜清滋柔潜而忌单纯苦寒泄降。余治此症，多以玉竹为主组方，以之滋养阴液，清热润燥冀潜虚火，护膜敛疮。用量为20～30g，伍以生地、白芍、百合、女贞子、石斛、生甘草加强增液生津清热作用；可配以淡秋石、龟板、咸寒入肾，清热育阴；牛膝引火下行。以此为基本方，随证灵活加减应用。待症情缓和或善后调理，余喜用玉竹膏或玉竹糖浆平素常服，可减少或延缓发作，或以单味玉竹煎服，亦有效验。

按：玉竹又名葳蕤、葳参，乃百合科植物玉竹的根茎，以其叶光鲜莹亮而像竹叶，根部多节亦形似竹，因而得名。其为多年生草本，根茎含铃兰苦苷、槲皮醇、维生素A及黏液质等，性味甘平，入肺、胃、脾、肾经，《神农本草经》谓其"久服去面黑䵟，好颜色，润泽"，功能养阴润燥，除烦止渴，主治热病伤阴，口干咽燥等症。用治一切虚损，"大有殊功"。然因患者体质多异，虽罹本病而非属虚火上炎者，其治则另当别论。

第9节 猪苓功效的另一面

猪苓为多孔菌科多孔菌属真菌猪苓的干燥菌核，因其表皮黑褐色，内部呈黄褐色，成块如猪屎得名，《神农本草经》称其为"豭猪屎"，其味甘、淡，性平，归脾、肾、膀胱经。

利水渗湿为其主要功效，常用于治疗小便不利、水肿胀满、泄泻、淋浊、带下、脚气浮肿等。历代医家几乎均将猪苓"利水道"的功效作为首选，如《伤寒论》五苓散，猪苓与茯苓、泽泻、桂枝等同用，通阳化气利水，用来治疗水湿内停，气化失常的小便不利或水肿；猪苓汤，与茯苓、滑石、阿胶等同用，利水清热养阴，用来治疗水热互结，邪热伤阴，小便不利；《太平圣惠方》猪苓散，猪苓与紫苏、木通同用，行气利水，用来治疗妊娠水肿，气急腹胀，小便不利；《丹溪心法》四苓散，与茯苓、白术、泽泻同用，健脾利湿，用来治疗湿胜泄泻；《兰室秘藏》中满分消丸猪苓与厚朴、枳实、黄连、陈皮、半夏、茯苓、泽泻、白术、干姜为伍，用治湿热内蕴，浊水停聚之腹大坚满，脘腹撑急，小便短黄等症。

然而历代医家对于《神农本草经》所载猪苓"久服轻身耐老"的作用大多持否定态度。《本草衍义》："久服必损肾气，昏人目"；《医学启源》："比诸淡渗药，大燥亡津液，无湿证勿服"；《医学入门》："有湿症而肾虚者忌"；《药品化义》："凡脾虚甚者，恐泄元气，慎之"；李时珍在《本草纲目》则明确指出："猪苓淡渗，气升而又能降，故能开腠理，利小便，与茯苓同功，但入补药不如茯苓也"。如此评价猪苓的功效，窃以为不仅片面，有失公允，对其"轻身耐老"补益作用得不到合理应用尤为可惜。

现代药理研究表明猪苓主要含多糖类，如猪苓葡聚糖，能够提高吞噬细胞的吞噬功能，具有促进免疫和保肝作用。猪苓提取物猪苓多糖常被用于治疗恶性肿瘤、慢性病毒性肝炎、免疫功能低下的儿童，多能显著改善患者的临床症状。

由是观之，猪苓究竟有无扶正，或是补益作用呢？在长期的临床实践中，体会到猪苓的扶正作用，常将其作为一位补益药广泛应用于恶性肿瘤、白细胞减少症、再生障碍性贫血、慢性肝病等，用量常达30g之多，长期使用，服后反应良好，亦未见有明显的利尿伤津弊端，更无"损肾气，昏人目"现象，而大部分病人纳量增加，精神转振，诚如叶天士在《本草三家合注》所说："久服则味甘益脾，脾统血，血旺故耐老；气平益肺，肺主气，气和故轻身也"。

如何看待猪苓亦泄亦补的截然相反的矛盾功效，窃以为关键在于药物的配伍，如与茯苓、泽泻、车前子、冬瓜皮等利水渗湿药同用，则功专利水；如与黄芪、黄精、白术、山药同用，则又可健脾益气。中药的配伍不是药物之间功效的简单叠加，配伍用药的恰当与否，直接影响着治疗效果，配伍中体现了中医基本理论的整体观念和辨证论治的特色思想。如黄芪功专补气，配白术（芪术膏）则补气健脾；配附子（芪附汤）则补气助阳；配当归（当归补血汤）则补气生血；配桃红（补阳还五汤）则补气活血；配防己（防己黄芪汤）则利水消肿；配牡蛎（牡蛎散）则固表止汗。明人贾所学《药品化义》云："猪苓味淡，淡主于渗，入脾以通水道，用治水泻湿泻，通淋除湿，消水肿，疗黄疸，独此为最捷，故云与琥珀同功。但不能为主剂，助补药以实脾，领泄药以理脾，佐温药以暖脾、同凉药以清脾。"或许可为猪苓作用的较好解释。

然而，猪苓终究是一味利水渗湿药，对于脾虚夹湿之体较为适合，如若素体阴虚，或久病肝肾阴液大亏之人当非所宜。

第 10 节　怎样辨识温病过程中的阴虚证

温病最易伤津劫液，前人曾说："留得一分津液，便有一分生机"，充分概括地说明了时时顾护人体阴液的重要性和迫切性。那么，又当从哪些方面来及时地掌握温病患者阴虚的临床表现呢？

首先，要注意病程。一般来说，温病邪在上焦肺卫，患之不久，津液受耗轻微，临床上较少有阴虚证候。待温邪传入中焦气分后，邪热鸱张，最易耗损阴津，但此时人体代偿能力尚强，津液生化来源尚充，但此时人体阴虚证尚不明显，温病后期，转入下焦肝肾，病程既久，人体阴液大伤，阴津来源不继，易现肝肾阴虚的局面。在此阶段，阴虚就成为主要矛盾。当然，也有患者在得病之初就出现阴虚津耗证候的，但毕竟不为温病后期多见易见，其程度也较轻微。

其次，要从临床上辨别。一盘来说，温病过程中见有口干咽燥作渴，小便短涩，大便燥结，掌心燥热手足蠕动、舌红、无苔或少苔、脉细数或虚大，常为阴虚证的标志。但由于温病在不同阶段，阴虚症状表现也不尽相同。如以口干渴为例，邪在上焦肺卫，阴液耗伤轻微，所以口多不渴或微干；而中焦气分热炽炼阴，引水自救，方见口干大渴而引饮；而当温邪深入下焦营血、蒸腾营中浊气上升，肝肾真阴大亏，口反不渴。又由于热久津耗，内继不及，是以黏膜失于滋润，乃见咽干燥痛，寐中尤甚，唇燥起裂。大便秘结常为温病阴津耗伤的重要临床表现，多由阴津亏乏，肠腑失濡，无力推动糟粕下行，所谓"无水舟停"，多见于温病的中、后期。小便原为津液所化，因此阴虚与否，常可以从患者的小便察知，小便短涩、黄赤浓浊是其候也，良由阴津亏耗。肾与膀胱不敷变生尿液所致。温邪深入下焦营血，真阴内竭，空虚生风，每多呈现神昏、瘛疭、心中谵谵而动，烦躁不宁等症。另外，温病患者肌肤的温凉、润燥、皱滑及其弹性程度如何，亦是衡量阴虚的重要标志。

再次望舌：在温病过程中，注意观察舌苔之润燥，舌色之红绛，舌质之荣枯，舌体之胖大与坚敛及其运动灵活与否，可借以判断阴液之盈亏。舌诊在温病的诊断上有比较特殊的意义，"杂病重脉，时病重舌"实为经验之谈。

一般来说，不论白黄灰黑何种苔色，凡见干爆裂纹芒刺焦枯者均为阴伤之象，如苔白而干为邪在表而津已伤，此又不可拘泥于白苔主表津液多无耗伤之常理。至于苔色虽见黄（灰）黑但湿润滑利而质地又无深红黯绛者，又不当以阴虚论，必须明察。论及舌质，凡见深红绛紫多为热深入营，劫灼阴津，若见舌光无苔或如镜面干枯而萎者，尤为肾阴枯涸之征。

温病验齿之法，对判断津液存亡亦有重要诊断价值。凡见齿体焦燥如石、齿龈枯萎无华、齿缝流血不痛，更有牙齿松浮或脆裂易剥者，当是胃津耗竭、肾水枯燥之的据。

此外，还当留意病情演变及用药情况。不论由于病情的自然发展，抑或用药失当，凡在温病过程中有大量汗出、泄下、失血、过多利尿等水液急剧流失者，均足以促使阴虚证的出现，即使在温病早期亦难避免。

至于患者的体质禀赋因素，也是临证的重要依据，如温病初期即见苔薄白而舌红光剥者，虽有伏邪外达之论，但亦多与患者阴虚素质有密切关系。再如温邪夹湿逗留中焦，有湿化、热化之不同，其中原因之一，亦多与患者素质禀赋有关，盖若患者中阳素旺，阳明气盛，邪从热化，则易于化燥伤津。

因此，从多方面进行全面诊察，才能比较客观地确定温病临床上的阴虚证，从而为确定治则提供充分的依据。

第11节　温病动血机理小识

动血者，血液妄动而溢也。温病动血，从其病因病机分析。

一为温邪炽盛，煎熬血液，灼耗阴津，损伤血络，逼血妄行所致。血液溢出脉外，瘀于肌肤发斑；攻窜阳络而上溢，则为吐血、或衄血；犯损阴络而下溢，则为便血、或尿血。温病动血之由，责在邪热病毒，此其常也。诚如《景岳全书》所载："血本阴精，不宜动也，而动则为病。盖动者多由于火，火盛则逼血妄行。"

二是瘀血壅阻脉道，血行障碍引起血溢。温病动血多见于温邪侵入营血阶段，其主症可见身热、口干反不渴饮、心烦躁扰或昏谵舌謇、手足瘛疭、斑疹隐隐或显露，或吐血、衄血、便血、尿血、舌质降、脉细数等。从其证候表现看，由于邪热鸱张，壅阻脉道，每有不同程度的瘀血阻滞存在。此时血为邪滞，气随血结，常可导致血不循经而外溢。瘀血不去，动血遂难止遏。故唐容川说"经隧之中，既有瘀血踞住，则新血不能安行无恙，终必妄走而吐溢矣。"临床所见急性热病中，如流脑、流行性出血热、急性白血病等的某一阶段，常有斑疹和广泛性出血倾向，这与西医学的弥散性血管内凝血颇相吻合，往往都在此病理机转下产生的。

此外，温病邪毒炽盛，消烁人体阴津，因之血液浓稠，黏滞成瘀，或温病久而不愈，病邪与营血相搏，血液为之阻遏，气顿血滞，使络脉瘀凝闭塞，而致血不归经，乃至外溢出现动血之症。

由此可见，温病动血，邪热煎迫固属主因。然热邪壅阻脉络，或温热耗伤营阴，火势不承水制，血液浓滞成瘀，亦是重要的病因病理因素，临床不可忽视。

第 12 节　"散血"小议

叶天士《温热论》载："卫之后方言气，气之后方言血；在卫汗之可也，到气方可清气，入营犹可透热转气，入血就恐耗血动血，直须凉血散血"，其中所说的"散血"是指温病发展到（营）血分阶段的一个重要治疗法则，它在温病的治疗上有着广泛的应用。随着这一治则在外感急性热病临床实践中的进展和开拓，越易显现出它的重要作用。

按"散"者，消也、开也、除也，与"聚"、"结"相对，《内经》有"结者散之"，泛指对积聚症的治则。故"散血"者，乃活血之法也，这一治则既可治疗瘀血证，又不局限于瘀血证，在温病学领域内，它包含着更广泛的意义：

其一，"散血"可以泄热，即散除（营）血中之热。盖温邪久恋，深入营血，热势鸱张，或末传肝肾，耗伤真阴，虚热内生，临床均可出现明显的热证特征。此时纯用苦寒解毒或清泄气热之法，徒徒耗正伤阴；或一味径投甘寒滋腻阴柔之剂，又易招致病邪锢结难解，故当取凉血散血之品，解散营血之热，邪去正可安，如生地、丹皮、赤芍、丹参、玄参、紫草、熟军之属。

其二，"散血"可达养阴生津的目的。盖温邪特征最易化燥伤阴，人体阴津被耗则血液浓稠缓滞，经脉遂为之闭塞，则阴津化源不继，其输布之途受阻，即使不见离经之血，临床亦多见血瘀之征。故治取凉血散血之法，药采生地、丹皮、白茅根、茜草、藕节之流，使血滞得以流散，阴津常随可复充，实欲寓养阴生津于散血之中。

其三，"散血"可获止血之效。温邪传入营血，动血是一大特征，而温病血之所动，莫不因乎热炽，热炽则使津伤，津伤又易滞血，血滞每能成瘀，瘀阻血必外溢，此即古人所谓"热瘀迫血"者是也。对此等症莫不主于清凉止遏，虽与医理不悖，然寒凉清泄，却有留瘀之嫌。故于方中掺于散血之味，如丹参、丹皮、桃仁等，配伍恰当，不仅动血可止，且免停瘀之弊，实可寓防于治。而若见出血，纯取止涩，不独闭邪，妄动之邪每难宁谧，总缘热瘀之源未靖故耳。前人为此创制了犀角地黄汤乃善察病机者也，投之多获效验，热清血活，不止血而血自止，亦"通因通用"之变法耳。

第13节　白痰不尽属寒辨

狭义的痰，自肺而出，有形可征。就其颜色而论，一般来说，白者属寒，黄者属热。但也有不尽然者，何西池就曾指出："辨痰之法，古人以黄稠者为热，稀白者为寒，此特言其大概而不可泥也。以外感言之，伤风咳嗽，痰随嗽出，频数而多，色皆稀白，误作寒治，多致困顿，盖火盛壅逼，频咳频出，停留不久，故未至于黄稠耳……推之内伤亦然。"

为什么在临床实际中有些患者证候虽不属寒象却见白痰呢？盖痰为津液所化，受热煎熬其色始黄。因此，痰色由白到黄要有一个转化过程。这个转化过程的快慢与热邪的微盛、来势的骤缓和人体津液受耗程度及其化生代偿能力有关。临床上常可见到风热外感，如上感、急性支气管炎、早期肺炎等，虽见身热、口干渴、咽喉红痛、舌边尖红、脉数等一系列热证外，但却咳吐白痰，显然这时单从痰色辨证与全身脉证表现很难吻合。此乃感受外邪来势较急，津液虽受热灼成痰，但频咳频出，留存尚暂，且病在初期津液化源尚充，故痰液未至浓稠变黄耳。若胶柱鼓瑟，执意将此白痰从寒论治，则易差谬矣。但随病程推演，津液煎熬时间延长而耗伤，痰色乃可由白变黄。况在人体正气驱邪外出的机转下，随着病情的好转，痰色转黄，往往还是咳嗽向愈的佳兆。清·陈士铎《辨证录·痰证门》中所谓"人有骤感风寒，一时咳嗽，痰必先清后浊"，当指此也。《石室密录》亦云："已病之痰，必观其色之白与黄，而辨之最宜分明，黄者乃火之将退也，白者火正炽也"。其次，痨瘵内热津液耗乏之人，亦常在病程中咳吐白痰，故《辨证录》有"人有吐痰纯是白沫，咳嗽不已，日轻夜重，人以为肺火之痰也，谁之肾热而火沸为痰乎。此等之痰乃阴虚火动，大约成痨瘵者居多，即古之所谓吐白血也。"此外，对于素禀阴虚者，一旦感受外邪，无论风寒风热，出现一派阴虚内热征象的同时，出现咳吐白痰的症状，亦不宜径以寒邪论治，专以辛温散邪。

总之，辨痰之色，白者属痰，黄者属热，此言其常；上述白痰属热，乃言其变。临证总宜知常达变，除辨痰色之外，对于痰质之稠稀、痰量之多寡与咳嗽之关联以及病程长短、病势缓急、患者禀赋、全身脉症，皆当细审、方可明辨而不致误也。

第14节　漫　议　呵　欠

呵欠，在一般情况下，是正常的生理现象。早在《灵枢·口问》篇中就对它形成的机理做了精炼的解释："黄帝曰：人之欠者，何气使然?，岐伯答曰：卫气昼日行于阳，夜半则行于阴。阴者主夜，夜者卧。阳者主上，阴者主下。故阴气积于下，阳气未尽，阳引而上，阴引而下，阴阳相引，故数欠。"这是从阴阳相引的理论来说明呵欠产生的机制，也就是借卫气昼行阳、夜行阴来阐明呵欠是人体的阳气与阴气互相交接或盛衰转化所产生的一种生理过程，从而进一步认识呵欠是与人体生理功能的兴奋（阳）与抑制（阴）的消长密切关联的。日常生活中经常可以看到人体在劳倦以后打个呵欠，可借以消除劳乏；或在晚间睡前连连呵欠，继而很快进入梦乡；或在一夜酣睡清晨醒来，也常呵欠一二次，随即精力充沛的投入一天的活动，这是人体正常的阴阳交接和更替转化的反映，但都是在一定的生理范围内进行的，不属于病理反应。然而，如见不拘时间的、不在困顿时的频频呵欠，则往往提示人体出现了某种病理改变，尤其多见于人体阳衰阴盛或气血郁滞、阳气困顿之时，例如：①《金匮要略·妇人杂病脉证并治》篇载："妇人脏躁，喜悲伤欲哭，象如神灵所作，数欠伸，甘麦大枣汤主之。"此处"数欠伸"，就是由肝郁气滞日久，导致气津亏耗周身疲惫所产生的。临床常见有些癔病和神经官能症患者，每有倦怠懒言、表情滞钝、"数欠伸"的证候表现，就是在此机理下出现的。②不少脑动脉硬化症患者，临床上除表现有一系列抑郁现象外，也多见有呵欠频频症状，甚至有的脑血栓形成病例，追溯病史在发病的几年前就出现有"数欠伸"的症状了，这在辨证上常为气血瘀滞、阳气被郁、神机失运所致。③还有一些属于"虚劳"症的患者，特别是气虚和肾阳虚衰的病例，如某些内分泌疾病，像阿狄森氏病等偏于肾阳虚的，常在白昼或在诊病时呵欠频频，并伴有精神疲惫、周身懈惰、懒于行动、肢冷形寒、脉形沉细等一系列肾阳亏虚证候。由此可见，呵欠不仅是属普通的生理现象，在一定范围内，它往往是在一种病理基础下产生出来的临床症状，常不为人们所注意，但它对临床辨证却有一定的参考价值，应当予以重视。

第 15 节　口 渴 浅 析

口渴是临床常见的症状之一，它既可见于外感热病，也可在内伤杂病中出现。外感热病初期，病邪在上焦肺卫者，因其病程尚短，阴津耗伤轻微，所以口多不渴或微渴，口渴不多饮，常以此作为区别感寒感温的重要依据之一。待其病邪入里，传入中焦气分，邪盛体实，正邪相争剧烈，热盛灼阴，因而表现为烦渴引饮且喜冷饮，如白虎汤证的口渴即是。病邪深入营血，出现营分热炽证候时，虽有高热舌绛苔少脉细数等症，但由于病邪蒸腾营中浊气上升，故口反不渴或口干不欲饮，如《温病条辨》说："舌绛而干，法当渴，今反不渴者，热在营中也。"热病后期邪微正衰，肝肾阴液被耗，是以出现口干咽燥，寐中尤甚，唇皱起揭等一派液亏津涸之征。

口渴之见于杂病者，一是津液亏耗，其偏于火亢者，必大渴引饮且喜冷饮，伴面红气粗、溲黄便结、舌红苔黄、脉数等邪热亢奋之症；偏于阴伤者，虽常见口渴喜饮但饮量不多，每有脉细弦或数，舌裂苔光剥等症。若元气（阳）大虚、内生阴火或气不载津、津液失敷者，多兼见一派元气虚羸的特征。二是津液输布之途受阻，供奉不周而致渴，如湿热、痰饮、瘀血等，均可导致经脉运行不畅，气机阻滞，津液不能上输于口舌。属于湿热者，多伴有胸闷脘痞腹胀，苔腻脉濡等症，其口渴程度又因偏湿偏热之不同而异；因于痰饮者，阳气被阻，津液不能布达上承，多伴一派痰饮水邪停滞之象，如胸闷脘痞，或呕恶不渴，腹胀肠鸣，浮肿，溲短便溏，脉滑苔腻，口渴多不甚或口渴而饮后作呕，《金匮要略》曰："胸中有留饮，其人短气而渴"、"先渴后呕，为水停心下，此属饮家"，均指此言；因于瘀血者，常伴有局部疼痛满闷，舌青脉涩等，且口中干渴多漱水而不欲咽，乃病在营血之故，如《金匮要略》所云"病人胸满唇痿舌青，口燥但欲漱水而不欲咽，无热，脉微大来迟……为有瘀血"。口渴之因于阴盛阳微，下焦虚寒不能蒸化水津上承者，必现肢冷畏寒，溲清便溏，脉沉细而微，口淡苔滑，舌嫩体胖等一派阳虚特征，其人口渴多喜热饮而饮亦不多。此外，还有频渴频饮，饮入即消，渴饮无度，饮一溲一，或消谷善饥而瘦者，或系肾虚，或为火盛，又属"消渴"范畴。

第 16 节　多寐的病因病机

多寐，亦称嗜眠，是指睡眠时间超出一般正常人生理需求而言。临床症状常为无分昼夜昏沉嗜睡无度，呼之能醒，醒后立即复寐，持续时间长短不一。常见多寐的原因，一是阳虚阴盛，阴气不与阳交。《灵枢》："阳气盛则瞋目，阴气盛则瞑目"。《伤寒论·辨少阴病脉证并治》即以"但欲寐"为其脉证大纲，乃因阳气衰微，阴寒内盛，神机困惫所作，还可伴见恶寒蜷卧，面皖肢冷，脉沉细微，苔白滑等一系列阳微阴盛见证。唐容川在《血证论》中亦说"寤属阳，故不寤属阳虚"，不少疾病后期或危重患者常可见之。二是髓海空虚，《灵枢·海论》："髓海不足，则脑转耳鸣，胫酸眩冒，目无所见，懈怠安卧"，多见于老人及肝肾亏虚患者，乃由肾精亏耗，髓液不盈，脑失充养所致，多伴有耳鸣腰酸，健忘头眩，思维反应迟钝等一派衰老虚损征象。三是痰湿偏盛，脾阳困顿。《血论证》："若身体沉重，倦怠嗜卧者，乃脾经有湿"。临床常见头重如裹，精神困顿，腰酸懒动，胸闷脘痞，懒言少语，苔腻脉濡或滑等症，如素质脾阳不足之患者，立夏至处暑节气之间，湿盛阳气阻遏多见此等症状。四是瘀血内阻，清阳不升，神机失运所致。临床上常有不少颅部外伤，如脑震荡后遗症及脑动脉硬化患者，嗜睡常为其主要临床表现，同时可见头痛如刺，部位固定，神情呆钝，脉涩或细，舌有瘀紫。五是肝郁症患者，肝气郁滞不达，致使周身气机失展，阴阳乖违不能正常交接，临床上往往表现一系列阴阳颠倒逆乱之象，或昼夜酣寐，或连日失寐，交替而作。

第 17 节　杂病多汗恶寒并见并非尽属阳虚

一般认为，自汗多属阳虚，恶寒而不发热亦无一般外症者属阳虚者多，但临床上自汗恶寒并见，是否一定属于阳虚所致，仍当详审证候而定。《伤寒论·辨太阳病脉证并治上》载漏汗，症见发汗以后遂漏汗不止，其人恶风，小便难，四肢拘急，难以屈伸者，用桂枝加附子汤，是属汗出过多的阳虚证候。然而，临床常见很多神经官能症患者常伴有自主神经功能紊乱，往往以自汗为其主症，出汗量之多少不定。汗出多者常使腠理失密，卫表空虚，一般多半有不同程度的恶寒，有的甚至恶寒程度极其严重，甚而亦有虽值酷暑，厚衣重裘避居室内不敢外出者。其恶寒之由乃由汗出所致，而汗出之因，有的缘于肝气郁结，气郁化火，逼津外泄，尚有湿热交蒸，瘀血内阻，痰饮内聚，脾阳被遏等，致津液运行输布失司而旁达外泄。汗泄既多且久，必招卫阳损伤，是以恶寒显现。所以对此类患者，动辄投以参芪桂附龙牡等单纯益气温阳敛汗之品，往往难收预期之效，故当"必伏其所主，而先其所因"，细查病因所属，有的放矢，方可药证相合，不敛汗而汗可止，不散寒而寒可除。

第 18 节　阳虚阴凝亦致燥

干燥综合征是一种慢性自身免疫性疾病，我们称之为"燥毒症"，该病过去少为人们认知，随着医学的发展，检查手段的多样化，加之人们健康意识的增强，现在已越来越被大家所关注。干燥综合征特征性临床表现就是口干、眼干，其病因病机，除有阴虚致燥、气虚致燥、瘀血致燥外，其实还有阴凝致燥。

什么是阴凝致燥？人体津液的运行依靠阳气的温煦和推动，阳气是津液生成和正常循行的动力，如阳气虚弱，则出现畏寒肢冷，津液循行迟缓，甚至凝滞不行，导致脏腑肢体组织供津障碍，失去津液的濡润，出现干燥的现象，就如同北方的冬天，北风一过，万里冰封，原本流淌的小河变成了坚硬的冰块，湿润的泥土变成了干燥的冻土，干劲皲揭，一片燥裂之象。

阴凝致燥根本原因是阳气虚弱，或外受寒邪，损伤阳气，导致津液的敷布障碍，其临床表现除出现口干眼干之外，尚有畏寒肢冷，神倦乏力，皮肤粗糙皲裂，甚则甲床周围干裂溃疡坏死结痂等，并伴有小便清长，大便溏泻，舌淡苔薄脉沉迟等，所以治疗当从温阳益气着手，在治疗中常加用黄芪、熟附片、桂枝、鹿角片、淫羊藿、巴戟天、当归、丹参、三七等益气温阳，活血通络之品，以起到振奋阳气，促进津液蒸腾气化，流动敷布。"燥毒症"的阳虚阴凝致燥不同于普通的寒邪直中于里的实寒证，阴液不足是基本的病理特点，故在治疗中使用温阳药要适量，少火生气，应避免过用辛热而愈助其燥。

第19节　肤胀一得

临床有一类患者常自觉肢体面目紧绷、困重、手足肿胀，难以握拳，按之却无凹陷，亦无关节红肿疼痛之征，此类证候中医称为"肤胀"。此类患者和水肿不一样，水肿表现为肢体肿胀，按之有凹陷，而肤胀按之无凹陷；和痹证也不一样，痹证多发生在关节部位，除肿胀外，尚有关节疼痛表现；更不同于鼓胀，鼓胀多表现为腹部胀大如鼓，腹壁青筋显露，小便短少，伴有目睛黄染等特征。实验室检查也多无异常发现，多属功能性病变，故亦有称之为"特发性浮肿"者。

肤胀在古代文献中早有记载，《灵素集注类编》卷七："肤胀因阳虚寒气客于皮肤，内无水邪"，明确说明肤胀并非由于水液积聚所致，《医经原旨》卷三："卫气逆而并于脉，复循分肉之间，故为肤胀"，说明肤胀形成和卫气运行障碍有关，是一种"气"病。因之对本病又有以"气水肿"名之者，如《太平圣惠方》："水之气留滞皮肤，今身体四肢肿满，故名水气肿也"

肤胀的病机当责之于肝，人身气之流行，依赖肝之疏泄，肝的疏泄功能是否正常，关乎气之运塞。是以本病乃气水同病，气行则水行，气滞则水湿之邪留滞于肌肤经络之间，故患者感肢体关节紧胀，重着，屈伸不利。本病治疗，乃本治水先治气的原则，从疏肝调气，运脾化湿着手，冀肝得疏，气得行，脾得运，胀得消，方药仿借《妇人大全良方》治"妊娠水肿"之天仙藤散加减，常用药物：天仙藤、香附、陈皮、乌药、甘草、白术、茯苓、泽泻等。方中天仙藤味苦气温，能活血通络，理气利湿；香附、陈皮、乌药疏肝理气，白术、茯苓、泽泻运脾化湿。天仙藤属马兜铃科植物，含马兜铃酸，有一定肾毒性，临床当谨慎使用，在临床使用中常以鸡血藤代天仙藤，效虽减，但安全实用。

第 20 节　请别再鄙视"神奇的唾液"

　　"唾液",俗称"口水",包括涎和唾,合称"唾液"。古代医学家对唾液特别青睐,被冠以"金浆"、"玉泉"、"甘露"、"神水"、"金津玉液"等种种美称。然而,自古以来人们多认为它无足轻重,常常对它抱有轻蔑,不屑一顾的态度,鄙而视之,所以在汉语应用中常有唾弃、唾骂等词汇出现,其实这对唾液是太不公平了。

　　从医学的角度而言,唾液对人体健康却有着超出想象的作用。唾液乃是人体气血津液化生而成,又对人体起到滋润濡养的作用,所谓"唇得此而华,水谷得此而和,脾得此而化"。因此,它产生的多少及其输布正常与否,直接关系到人体的健康。由此可见,唾液在人的生理、病理及疾病的诊断上有着非常重要的作用。古代医学家因此也创造出了"叩齿咽津"、"赤龙搅海"等保健方法,对养生益寿延年有一定的作用。历史上的长寿君主之一的乾隆皇帝就是实践"齿常叩,津常咽"养生方法的例证。

　　经曰:"脾为涎",脾之经络连舌本,散舌下,脾之津充盈,可循经上溢口腔,称为涎,涎在生理上主要与脾关系密切。"肾为唾",肾络过肝,贯膈,入肺中,循喉咙,挟舌本,肾精充足,肾液可由络脉上注于舌下,出于廉泉、玉液,成为唾,唾主要与肾脏关系密切。涎为脾精所化,出自两颊,质地较清稀,可自口角流出;唾为肾精所生,出自舌下,质地较稠厚,多从口中唾出,二者相似而又有区别。古人所以区分脾出、肾出,度其乃是从病理而论,当脾肾功能发生病理变化时,唾与涎的分泌和排泄可出现异常。

　　涎的病理表现主要为口角流涎,多见于老人和孩童,此多因脾气虚弱,津液矢摄,临床亦可见到形丰体盛之人,寐中口角流涎,此多因脾胃湿热上蒸,常伴有口气浊臭。此外,口角流涎不能自制常可见于中风患者,所谓"邪入于脏,舌即难言,口吐涎",此乃正气引邪,颊部失于约束,另当别论。

　　唾的病理表现可分为多唾和少唾两类,多唾见于肾虚水泛,或脾肾虚寒,固摄无权。唾少见于肾液枯竭,或脾胃阴虚,口干舌燥,口渴引饮,甚则牙齿枯槁酥脆。此外或因脾气虚弱,升清无力,津液失于上承,或因络脉郁滞,津液不克朝奉,或因阳虚寒凝,津液运行迟涩,种种原因,皆可引起唾少口干,然此时阴液尚耗而未竭,故患者口舌干燥而无渴饮,多喜饮漱湿润。此情况常见于干燥综合征,乃因燥毒久羁津道涩滞所致,单纯滋阴难解其燥,当分别参以健脾升清、散瘀通络、温阳布津之法。此外,临床常见老人肝脏亏损,肝气郁而失疏,气津不能随之正常输布,因而持续口干舌燥入夜尤盛,饮亦难解其燥,多伴情绪焦虑、忧郁、失眠等症。

再观西医学对唾液也有深入的研究，唾液腺又称涎腺，将其分为两大类，较大的涎腺，有腮腺、颌下腺和舌下腺；较小的涎腺则广泛分布在整个口腔黏膜上。它们所分泌的唾液是透明无色无味的，稍较水黏稠，在正常情况下是无菌的，每天的分泌量约在 500～1500ml 之间，它的作用主要是湿润口腔、抵御微生物感染、保护牙齿、清除和过滤有毒物质，帮助咀嚼消化食物，有利吞咽。除此之外，随着科学的进步，对唾液的研究越来越深入，据报道，唾液还含有胸腺素样激素，而胸腺激素又能够活化肌肉、骨骼组织，增强血管弹性，从而延缓衰老。

第21节　多病亦能兴寿

古训"多难兴邦"出自《左传·昭公四年》，其意是说：有些遭遇较多劫难的国家，其政权反而能够巩固，疆土得以保持和拓展，使国家兴旺。这句名言千百年来不但能够激励民族和人民奋发图强，战胜磨难，摆脱困境，走向辉煌；而且在人与病魔斗争、养生益寿方面，也有着极为重要的借鉴意义。

在现实生活和医疗实践中，经常可以看到一种现象：平素身体健壮，从不或很少进医院的健康人，忽然在一夜之间或某一时刻突然死亡，医学上称之为"猝死"，而很多常年多种慢性病缠身、医院的"常客"，却能在"哼哼叽叽"中度过漫长岁月，达到生物学上所谓的"长寿"标准。这种强烈的反差在医学上又将如何给予合理的解释呢？当一个平常人一但发现自己身患多种疾病，犹如在战场上被各路敌兵围困时，面临着如此威胁，首先是精神上被压制，产生无限的恐惧和无助。而珍惜生命，又是人的本能欲望，此时往往经过一番心理较量之后，多数人能够面对现实，冷静对待，逐渐归于心安气平，这时唯一的愿望就是调动一切可以调动的力量与病魔抗争，最大限度地保卫自己的生命，维护身体健康，而平时所急急追求的名利、地位、金钱……全都一股脑儿地被远远抛去，反而使心灵得到最大地净化，此时心理达到平衡，心情归于平静，人的生理功能恢复到稳定和相对平衡，免疫力随之增强，抗病能力反而大大提高，在正确的治疗下，久之病魔往往能被战而胜之，至少也会步入"相持状态"，达到"和平共处"、"带病延年"的目的。

其次，多病者一般体质较弱，"正气"不足，抵抗力下降，故常易遭受外邪侵袭，这样往往反而会"因祸得福"，因为经常遭受外邪侵扰，能够锻炼并激活机体的免疫功能，日久抗病能力反会得到提高和增强。由于不断地反复磨炼，身体的生理病理变化反而能够逐步达到平衡和稳定，不似初病时的无奈和紊乱，调动了对抗疾病的有利因素，为健康长寿赢得了时间，就此意义上说"多病也是福"，大概也不为错吧！

　　再者，长期多病的困扰，并与之不断周旋，久而久之，就逐步形成了一套行之有效的应对之法，所谓"知己知彼，百战不殆"是也。这在患者的衣、食、住、行、医疗服药、保健康复中都能得到体现，时间一长就积累了有效的经验，从而能够御病延年。"久病成医"是此种情况最好的概括，古今中外寿翁寿婆大概都有这样的经验体会，因此做一个多病的"健康人"达到长寿的境界是充分有可能的，作为一个既是多病的患者和从医半个世纪的医者来说，对此尤有深刻地体验。

　　最后，我要奉劝多病的朋友们，要振作起来，果敢坚强地面对现实，充分理解"木桶理论"，善待自己身体的"短板"（弱点），调动身心一切可以调动的力量，变消极因素为积极因素，健康长寿不是不可企及的奢望，多难既可兴邦，多病亦能长寿。《老子》曰："祸兮福之所倚，福兮祸之所伏。"多病的朋友们，你以为如何？

第 22 节　"医者，意也"随想

　　"医者，意也"语出汉代名医郭玉，至今仍是杏林同道们所熟知的名言，它一直推动着中医人去领悟，去探求，从而达到成功的境界。盖"意"，既非虚无缥缈，唯心臆想，更不是不着边际，深不可测。它着实是医学理论的神秘性，治疗方法的灵活性，医家思维创意性的体现。所以说："医者以意为用"，善用意也，即为良医，是有其深刻道理和实践基础的。

　　中医学中所谓的"意"，在《灵枢·本神》中早有提及，其曰："所以任物者谓之心，心有所忆谓之意"。唐代名医许胤宗曾说："医特意耳，思虑精到得之"。此处所云之"意"，即指精湛的思虑而言。可见，"意"是对客观事物的真实反映，也是中医特有的思维方式，能够卓有成效地指导医者的临床实践。

　　所以，在人们的医学实践过程中，对问题的分析能力，分析过程，以及所决定采取的治疗方法等，无不包涵在"意"的范畴之中。它是中医学中特有的思维方式，其具体表现就是中医人所应具备的领悟能力，或者是说"悟性"，这也是"医者意也"的内涵解释。因此，一个医者用"意"水平即思维能力的高低，直接反映了其悟性的强弱，从而关系着辨证论治的成败，所以必须给予必要关注。君不见，不论哪个行业，受着同样的教育和培养，若干年后，有的表现平庸，而有的出类拔萃；再如一个演员在舞台上能够"装龙像龙、扮虎像虎"，对于不同素质身份，性格迥异的人物，均能演得生动逼真，游刃有余，何也？关键就于他们是否正确地用"意"，用"心"去领悟，民间常有俗谚曰："师傅领进门，修行在个人"，其所蕴含的哲理，值得悉心地玩味!

用"意"也好，"悟性"也罢，都不是深奥莫测的"空中楼阁"，其在中医学理论中，"天人相应"、"取象比类"、"阴阳平衡"等观点就是"医者意也"的具体运用。中医理论认为，人与天地相参，人体就是一个小天地，天地间很多自然现象，大多都与人能应之。譬如，以出汗为例，《内经》云："阳加之阴，谓之汗"。多汗既与气候冷热温度高低有关，而汗溺同源（均为津液化生），二者量之多少每随季节变动而有增减，这种自然现象发生在人体的平衡调节是有"无形之手"在自动调节的。曾治王姓一女患者，恙起于多年前阑尾手术之后，自汗频泄如雨，浸湿衣被，后现恶寒凛冷症状，乃至厚冠重裘棉履，闭门塞牖，亦难御其寒，患者深以为苦，求治诸多医家，遂投理中、四逆，参芪桂附辈，不见其效。余乃寻思，人体汗溺多少常随外界气温高低而呈负相关，于此患者何不以通利下焦湿热（苔腻汗浊溲黄等）以增溺减汗之法试之，以求津液化生变化达到平衡，乃以四苓合玉屏风散化裁用之。果然溺量增多，汗泄减少，腠理渐密，形寒乃除，此乃取象比类之例也。再者，余治干燥综合征（西医病名，属中医"内燥证"、"燥痹"、"燥毒症"、"虚劳"范畴），不独口眼干燥，抑且肤干皲裂，肢端肤色苍白紫黯，触之铁冷（"雷诺病"）有似自然界隆冬数九，天寒地冻，地湿凝敛，冻裂而燥，一旦日光温煦，阳回地暖，冻解湿流，而燥裂自缓，遂悟阳虚寒盛，湿凝不行致燥之理，投以参芪桂附仙灵巴戟之类，遂使阳气充复，寒邪得去，瘀血自消，血循流畅而燥得解，辛甘温热，不独不碍其燥，反使血流湿动而燥自减，此触类旁通，启吾愈病又一例证也。再次，他如取合欢昼开夜合之象，移治抑郁性失寐，自创欢天达郁安神饮（自拟方），亦取象比类之治也。如此例证多多，不胜枚举。此种思维模式乃中医所独有，有别于西医唯"物"思维之异者也。

悟性是一种思想认识的升华，它可以使诗人写出绝妙佳句，画家绘出传世佳品，科学家产生创意性的构想，艺术家塑造出鲜明的人物形象，也能使医生思考出突破性的治疗措施。总之具有较强悟性的人，因其具有深厚的理论知识和丰富的实践经验，加上孜孜不倦地追求探索，可以在观察和思考医学问题的时候，更容易产生触类旁通新的联想，开拓性的认识，甚至是创新性的独特见解，这也是善于用"意"的必然结果。"悟性"的产生，除了与生俱来的本质特性之外，积累、博览、善思，当是其形成的必要条件，看似神秘而又属必然。由此可以认识到，一个医者善于用"意"与否，是区别"粗工"和"上工"的分水岭。

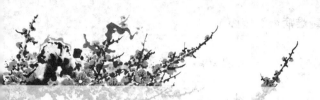

第6章 验案选析

类风湿关节炎

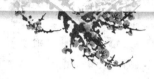

案1. 类风湿关节炎（活动期：湿热痹阻证）

娄某，女，49岁，2003年5月26日初诊。

痹证夙疾，近来双手指关节及双膝关节肿胀疼痛明显，活动不利，有晨僵，不发热，右腕关节抚之有热感，血沉（ESR）54mm/h，类风湿因子（RF）阳性，C反应蛋白（CRP）＞10mg/L，苔薄脉小弦，证属风湿郁热，痹阻经络。

防风6g，桂枝6g，赤芍12g，炒知母6g，生薏仁15g，甘草5g，秦艽10g，僵蚕10g，鸡血藤12g，忍冬藤12g，萆薢12g，丹参10g，土茯苓12g。水煎服，7剂。

二诊：尪痹，指腕肩膝踝关节肿胀疼痛，局部抚之有轻微热感，晨僵明显，影响活动，二便如常，苔薄脉小弦。患痹多年，阴血虚耗，风湿留乘，血郁而瘀，痹阻筋脉关节，治用养益阴血，祛风除湿，活血通痹。

当归12g，熟地10g，赤芍12g，丹参12g，络石藤10g，秦艽10g，玉竹12g，甘草5g，土茯苓12g，萆薢12g，乌梢蛇10g，徐长卿10g，活血藤10g。水煎服，7剂。

三诊：手指关节疼痛及晨僵减轻，右肩肘关节疼痛，活动不利，右腕肿胀，苔薄腻，治用原法，略事增损。

当归12g，熟地12g，赤芍12g，秦艽10g，威灵仙10g，玉竹12g，甘草5g，土茯苓15g，丹参12g，卫矛12g，乌梢蛇10g。水煎服，7剂。

四诊：手指关节疼痛基本告缓，右腕肿痛减缓，晨僵好转，活动较前灵便，苔薄腻脉濡，原法获效，守用观察。

当归12g，熟地12g，赤芍12g，土茯苓15g，生甘草5g，秦艽10g，丹参

12g，卫矛 12g，生薏仁 12g，乌梢蛇 10g，威灵仙 10g，玉竹 12g。水煎服，7剂。

注：原方加减断续服用半年余，随访症情逐渐缓解。

按语：患者患痹证多年，反复发作，就诊时双手双膝肿胀疼痛，右腕关节肿胀热痛明显，同时 ESR、RF、CRP 增高，当处于关节炎的活动期，治以祛风活血，清热利湿，通络蠲痹，方用桂枝芍药知母汤加减。二诊时患者症状轻微改善，考虑痹证日久，阴血亏虚，瘀热内生，风湿痹阻，治以养血祛风，活血利湿，方中以当归、熟地、玉竹滋阴养血，丹参、赤芍、活血藤活血通络，秦艽、威灵仙、乌梢蛇、徐长卿祛风除湿止痹痛，土茯苓、萆薢利湿消肿。三诊时疼痛明显好转，药已中的，守其法缓缓图治。顽疾沉疴非一日而成，其愈自然也将是一漫长过程，吴鞠通曾云："治内伤如相，坐镇从容，神机默运，无功可言，无德可见，而人登寿域"。

案 2. 类风湿关节炎（邪瘀阻络证）

张某某，女，53岁。2008年5月5日初诊。

主诉：多关节肿痛 30 年。

外院确诊"类风湿关节炎"，曾短期服用糖皮质激素及免疫抑制剂，未正规治疗。刻诊：双侧掌指关节尺侧偏斜，双腕关节僵直肿胀，轻度疼痛，晨僵不明显，右肘关节疼痛微肿，屈而不能伸直，不发热，下肢关节活动正常，苔薄黄，脉小弦。血沉（ESR）42mm/h，类风湿因子（RF）94IU/ml，C反应蛋白（CRP）18.62mg/L，抗环瓜氨酸肽抗体（CCP）阳性。风湿留乘有化热之机，痹阻经络，阻滞关节，治用舒筋通络，活血通痹。

桑枝 12g，威灵仙 10g，秦艽 10g，桂枝 5g，赤芍 10g，乌梢蛇 10g，参三七 3g，土茯苓 12g，丹参 10g，卫矛 10g，甘草 5g。水煎服，7剂。

二诊：右手关节肿胀渐消，双手掌指关节畸型外斜，双腕关节僵直活动受限，苔薄边有紫气，治用前法。前方去桂枝，加鸡血藤 10g，当归 10g，熟地 12g，陈皮 10g。水煎服，7剂。

三诊：双手关节不痛，晨僵不明显，右前臂近肘部肌肉紧胀，触之饱满，左肩疼痛，日来有时自觉心慌不适，无胸闷气促，脉沉细略缓。尪痹日久，气血耗伤，湿热夹瘀侵扰关节肌腠。

黄芪 15g，当归 10g，苍术 10g，黄柏 10g，生苡仁 12g，鸡血藤 10g，玉竹 10g，甘草 3g，丹参 10g，卫矛 10g，乌贼骨 12g，珍珠母 12g，降香 5g。水煎服，7剂。

四诊：右肘肿胀渐消，活动牵强亦减缓，掌指关节肿胀疼痛明显减轻，右臂肌肉酸胀疼痛，肌肉紧张触之饱满，较健侧增粗，有时又能自行消缓，无明显压痛，肤色正常，查肌酶谱正常，ENA多肽抗体均阴性，神食无恙亦不发热，苔薄脉小弦。湿热夹瘀浸淫肌肉关节，局部络脉痹阻不通，则胀痛随生。

黄芪12g，当归12g，赤芍10g，桑枝寄生^各12g，乌梢蛇10g，薏仁12g，苍术6g，黄柏6g，全蝎3g，三七3g，卫矛10g，鸡血藤12g，甘草3g，熟地10g，猪茯苓^各10g。水煎服，7剂。

五诊：双侧手指关节变形日久，兹值初春气候寒冷，且冷暖交替变化较多，右侧指、掌、肘、肩关节疼痛明显，活动时加剧，右臂肌肉肿胀如前，晨起较显，活动后渐减，大便偏软，苔薄舌边黯红，脉细弦。患痹日久，风邪夹瘀，阻闭经络，经隧气血失畅，仿黄芪赤风汤化裁，增以藤类药加强舒筋通络之功。

黄芪12g，防风10g，桂枝5g，赤芍10g，白术10g，桑枝12g，络石藤10g，鸡血藤10g，海风藤10g，苡仁12g，三七3g，乌贼骨12g，卫矛10g，乌梢蛇10g，甘草5g。水煎服，14剂。

六诊：交春以来周身关节窜痛，两肩尤甚，右肘关节肿痛伸直受限，颈椎亦痛，多关节部位有风冷感，右肘关节皮温略高，间或阵阵热躁，食欲正常，苔薄舌有紫气，脉小弦不数。查RF 37.40IU/ml，CRP 34.80mg/L，CCP阳性，AKA阴性，痹病久延，寒热错杂，气血不畅，经络阻闭，治仍桂枝芍药知母汤加减。

防风10g，桂枝10g，炒知母6g，赤芍10g，秦艽10g，海风藤10g，鸡血藤10g，苡仁15g，土茯苓12g，丹参10g，乌梢蛇10g，当归12g，夜交藤12g，甘草5g。水煎服，14剂。

七诊：尪痹，经治症状渐有改善，但仍时发时缓，近值梅雨季节，湿邪偏盛，右臂伸侧肌肉胀痛明显，右肘关节亦明显僵直，苔薄边有紫气，脉濡。风湿萌动，浸淫肌腠关节，拟仿当归拈痛汤法，祛风除湿，清热通络。

羌活10g，防风10g，当归12g，升麻5g，猪苓15g，泽泻10g，黄芩10g，乌梢蛇10g，全蝎3g，卫矛10g，赤芍12g，白术10g，丹参12g，甘草5g。水煎服，14剂。

另：白芍总苷2盒，2粒，2/日。

八诊：痹证多年，右侧指掌关节畸型，右肘肿胀渐消，伸屈亦较爽利，能基本伸直，局部皮温略高，右臂肘以下肌肉紧胀饱满已渐松弛几近常人，近因家务操持腿软乏力，足跟疼痛不耐久行，苔薄舌边紫气，脉小弦，相关化验，指标亦有所进步。再拟益气养血，祛风通络，活血蠲痹，冀以稳定疗效。

黄芪12g，防风10g，赤芍10g，当归10g，熟地12g，海风藤10g，络石藤 10g，鸡血藤 10g，独活 10g，桑枝寄生^各 10g，怀牛膝 10g，丹参 10g，三七^冲 3g。水煎服，14 剂。

按语：类风湿关节炎，属中医痹证"尪痹"范畴，为疑难病症之一，病情缠绵，治疗棘手，本例患者病延 30 年，未及时正规治疗，所以遗留双侧指掌关节永久畸型。后经坚持 5 年多治疗，症状缓解，症情稳定，较少复发，对此有以下认识：①本病患者罹病后如及时就医，早期诊断，早期治疗，可及早控制病情，减少痛苦，避免致残影响功能的遗憾。②本病初始病因虽多与风寒湿热外邪侵袭有关，但外邪久羁不去，必然痹阻经络，气血涩滞成瘀，伤及正气而为虚实夹杂之症，因之宜乎结合患者体质及脉症综合辨证施治，本例就诊，先后应用过黄芪赤风汤、桂枝芍药知母汤、三妙丸、当归拈痛丸、四物汤、当归养血汤等方化裁，照顾整体，注重局部是基本治疗原则。③本例治疗中选取了多种藤类药入方，如：海风藤、络石藤、忍冬藤等。李时珍《本草纲目》曾说："凡藤蔓之属，象人之筋，所以多治筋病。"而筋为联络肌肉与骨骼的桥梁，选取此类药物，对肌肉关节之病均有裨益，可加强舒筋通络止痛的效果。④"久病多瘀"，所以治此类痹证常运用活血化瘀药入围，使其瘀祛血活而邪易除，络通血运而筋骨肌腱得养，则肿痛可消。由于患病日久，病邪深留经隧，所以选用虫类药如：僵蚕、全蝎、乌梢蛇等，可以增强搜剔经络，除邪止痛的效果。

案 3. 类风湿关节炎（瘀血痹阻证）

尚某某，女，36 岁，干部。本院初诊日期：1985 年 4 月 2 日。

主诉：四肢关节疼痛数十年。

患者病延十载，表现为四肢小关节疼痛，局部肿胀，反复发作，查血沉持续增快，类风湿因子试验阳性，双手及双足 X 线正侧位片符合类风湿关节炎改变。多年来屡用肠溶阿司匹林、吡罗昔康、消炎痛、布洛芬、青霉素、强的松及中药疏风散寒祛湿蠲痹等，效果不彰，遂来我院诊治。初诊：四肢小关节疼痛，近来痛增，尤以右手指、腕及同侧踝关节肿胀变形明显，天阴为甚。有晨僵现象，四肢活动不能自如，无口干眼干，疲乏无力，面部丰满，查血沉 105mm/h，类风湿因子阳性，苔薄黄，舌边有齿痕，脉弦细，始从养益气阴、托化祛邪施治，药用防风己、黄芪、苍术、苡仁、玉竹、土茯苓、水牛角片、鹿衔草、鸡血藤、稀莶草、威灵仙、当归、秦艽等；继因肿胀增剧，改以活血化瘀，扶正蠲痹法，药用太子参、黄芪、甘草、熟地、玉竹、威灵仙、当归、丹参、赤芍、桃仁、红花、苡仁、卫矛、土茯苓、鸡血藤、鹿衔草、陈皮等化裁施治，症状有所改善，后再在汤药的基础上加用尪痹胶囊（主要由金钱蕲蛇、全蝎、卫矛、丹参、地鳖虫等组成），服用半年后痛感逐渐减轻，肿胀渐趋消失，活动自如，先后复查血沉 50mm/h、28mm/h，类风湿因子试验两次阴性，已恢复全日工作，随访至今未见复发。

按语：痹证，传统理论认为其成因与风寒湿邪密切相关，故《内经》有"三痹"之论，后人崇为治痹不移之法，但在临床辨证治疗上却不宜拘泥此说而墨守单纯祛风散寒除湿之治，而应"因人而异"、"因证制宜"。本例患类风湿关节炎十年之久，迭经中药祛风散寒除湿蠲痹及西药抗风湿治疗，效果寥寥。后因局部关节肿胀剧增，痛势日重，痛处不移，兼之 X 线摄片骨关节实质性破坏明显，改法易辙投活血化瘀扶正蠲痹之剂，乃获转机。鉴于顽痹久羁，络道瘀滞难祛，遂循原法再进一筹，兼投尪痹胶囊而以蕲蛇、全蝎、卫矛、丹参、地鳖虫等搜剔络道，祛除瘀著，药后痛除肿消，十载沉疴，始得复起。

系统性红斑狼疮

案 4. 系统性红斑狼疮（合并多系统脏器损害：邪毒滞络证）

胡某某，女，56 岁。1997 年 3 月 13 日初诊。

主诉：头昏、面部红斑年余。

患者既往有高血压、冠心病史，目前已用相关药物控制。年前患者因头昏，左侧肢体活动欠利，拟诊脑梗死在外院治疗，住院期间确认为 SLE，予激素治疗。今诊患者头昏，言语謇涩，腰酸尿少，下肢浮肿，两胫肤色发红有斑丘疹，面部红斑，口干，查肾功正常，肝功球蛋白偏高，舌胖而红，脉沉弦。热毒之邪伏藏营血之分，肝肾不足，虚风扰动，治以清热解毒凉营，滋肾息风，兼以清利。

钩藤[后下] 12g，生地黄 12g，山药 12g，泽兰泻[各] 6g，丹参 12g，土茯苓 12g，丹皮 6g，赤芍 10g，卫矛 12g，白茅根 15g，女贞子 15g，石斛 12g。水煎服，7 剂。

二诊：系统性红斑狼疮，面颊红斑略淡，下肢不肿疹斑已消，胸闷，大便秘结，口干而黏，苔淡黄舌质红脉细弦。治用清化。

玄参 15g，当归 12g，生地 12g，鸡血藤 12g，丹参 15g，土茯苓 15g，卫矛 12g，忍冬藤 15g，熟大黄 8g，生苡仁 20g，玉竹 10g，生楂肉 15g。水煎服，14 剂。

三诊：系统性红斑狼疮，脑梗死后遗症，冠心病，经治肢体渐能活动，但仍乏力，下肢红斑渐淡微肿，面颊红斑范围渐小，头昏，偶有龈血，苔薄舌红有裂脉弦小。治再滋养肝肾，化瘀通络。

玄丹参[各] 12g，地黄 12g，泽兰泻[各] 6g，红花 6g，淡水蛭 5g，卫矛 12g，黄精 15g，女贞子 15g，白茅根 15g，熟大黄 6g，菟丝子 12g。水煎服，7 剂。

四诊：现诉手抖心慌，时有出汗，肢体发僵，两脚踝部出现密集皮疹瘙痒，下肢网状红斑色转淡红，舌尖红苔薄细数，毒热内炽，络脉失宁，改拟清泄化斑为主。

水牛角^{先煎}30g，生地 12g，丹皮 10g，赤芍 12g，熟大黄 10g，土茯苓 15g，卫矛 12g，丹参 12g，大黑豆 15g，生甘草 3g，钩藤^{后下}15g，珍珠母 20g，红花 6g，豨莶草 15g。水煎服，14 剂。

五诊：头昏，右侧手抖明显，自汗溱溱，既往有桥本甲状腺炎，足部红斑渐淡，大便如常，苔薄舌红脉小弦。治用益气养阴，凉血散瘀。

太子参 15g，天麻 10g，稽豆衣 12g，熟地 12g，山药 15g，土茯苓 15g，珍珠母 20g，牡蛎 15g，赤白芍^各10g，丹参 12g，女贞子 15g。水煎服，14 剂。

六诊：夜寐欠安，反复头昏，肢体发僵，大便偏干不畅，面部及下肢红斑减退，色淡红，苔薄脉细。复查 ds-DNA 阴性，ANA 阴性，ENA 多肽抗体阴性，血脂正常，肾功正常。血小板 $31×10^9$/L。热毒入营，风火扰动，治以解毒凉营，泄热息风。

稽豆衣 12g，钩藤^{后下}15g，白蒺藜 12g，干地黄 12g，赤白芍^各10g，生槐米 12g，熟大黄 10g，土茯苓 15g，卫矛 12g，女贞子 15g，白茅根 15g，羚羊角散^{分冲}1 支（0.3g）。水煎服，14 剂。

七诊：肢麻，头昏减而未愈，面部潮红，皮肤无新生斑疹，有时手抖，大便略干，小便偏多，舌尖红苔薄脉细。治循原法。

钩藤^{后下}15g，羚羊角粉^{分冲}（0.3g）1 支，稽豆衣 12g，白芍薇^各10g，珍珠母 20g，牡蛎 20g，豨莶草 12g，小蓟 12g，生楂肉 12g，丹皮 10g，夏枯草 12g。水煎服，14 剂。

八诊：20 天来低热，最高 37.5℃，不恶寒，身不痛，心慌指颤，自汗多，无善饥渴饮，无明显消瘦，大便偏干，苔薄舌红脉细弦，暂时侧重养阴泄热。

玄参 10g，桑叶 10g，丹皮 6g，干地黄 12g，白薇 10g，黄芩 6g，煅牡蛎 15g，糯稻根 15g，白茅根 12g，女贞子 12g，玉竹 10g。水煎服，7 剂。

九诊：低热渐平，昨日外出酷暑熏蒸，旋即发热，最高 39.6℃，今测体温 37.5℃，不恶风，有汗，关节不痛，咽喉不痛微红，不吐不泻，胃纳一般，心慌，苔薄黄脉濡，治用祛风清暑。

沙参 15g，桑叶 10g，清水豆卷 10g，银花 12g，连翘 12g，黄芩 10g，牛蒡子 5g，鸭跖草 12g，荷叶 6g，生苡仁 15g，佩兰 10g，鸡苏散^包12g。水煎服，7 剂。

十诊：热退，关节不痛，头昏不显，下肢偶有瘀斑，复查白细胞、血小板减少，尿常规有蛋白，肾功正常，苔薄黄脉细。治以益肾清利。

黄芪15g，熟地12g，山药15g，土茯苓15g，泽泻10g，丹参12g，卫矛12g，赤芍12g，萆薢12g，白茅根15g，甘草3g，女贞子12g。水煎服，7剂。

十一诊：头昏，四肢经常轻微颤抖，活动尚可，双下肢皮下隐隐赤缕，无明显出血倾向，二便正常，血小板$35×10^9$/L，肝功欠佳（已停服别嘌呤醇），肾功正常。苔薄白脉细弦。毒瘀滞络，肝肾不足，气血耗伤，虚风扰动，治以益养肝肾，息风宁络。

黄芪15g，熟地12g，丹皮10g，稽豆衣12g，潼白蒺藜各10g，天麻10g，丹参10g，景天三七15g，墨旱莲12g，虎杖10g，卷柏10g，珍珠母10g，制黄精12g，枸杞子12g。水煎服，14剂。

十二诊：系统性红斑狼疮，白细胞、血小板下降，半月来低热（37.5℃）双膝关节疼痛，服用活血止痛胶囊一周，昨日右侧鼻衄，经专科处理血止，双侧下肢隐隐点状红斑，疲乏无力，纳差，大便正常，苔薄黄，舌红边有紫气，脉细弦。热毒迫营，络损血溢，急以泄热凉营。

玄参10g，地骨皮10g，生熟地各10g，白芍10g，山药12g，功劳叶12g，女贞子12g，墨旱莲12g，白茅根15g，卷柏10g，生甘草3g，藕节炭10g，景天三七15g，秦艽10g，怀牛膝10g。水煎服，14剂。

十三诊：仍发热（37.4～38.9℃），不恶寒，自汗多，不咳咽红，四肢关节疼痛，疲乏无力，双侧下肢粟粒状红斑，耳郭及左侧手指紫斑，二便如常，苔中淡黄，脉细弦。血小板$46×10^9$/L，热毒炽盛，继以清营凉血，散瘀和络。

水牛角[先煎]20g，玄参10g，丹皮6g，白芍薇各10g，地骨皮10g，龟板[先煎]12g，景天三七15g，白茅根15g，生甘草5g，秦艽10g，墨旱莲12g，仙鹤草15g。水煎服，14剂。

十四诊：低热未尽，周身酸痛减轻，下肢红斑未见新起，左手背紫斑，肢麻乏力，胃纳尚可，精神一般，日来大便偏溏，日解二三次，色黯，腹无所苦，苔薄黄脉细弦。热毒久稽，气阴耗伤，暂以益养气阴为主。

太子参12g，青蒿10g，地骨皮10g，黄芩10g，生炙甘草各3g，白芍10g，木瓜10g，鸡血藤10g，仙鹤草15g，景天三七15g，苡仁12g，丹皮10g，杜仲12g，白茅根12g，怀牛膝10g。水煎服，14剂。

十五诊：面部红斑，双下肢肤色黯红有结节，肢凉乏力，步履欠稳，苔薄黄舌红脉小弦，血小板$39×10^9$/L，治再养益气阴，解毒凉血。

黄芪15g，生熟地各10g，土茯苓12g，丹皮10g，大黑豆15g，墨旱莲12g，女贞子12g，生甘草3g，参三七3g，制黄精12g，生卷柏10g，白茅根

15g，怀牛膝 12g。水煎服，14 剂。

十六诊：头不昏，疲乏，下肢散在瘀斑，双胫浮肿，腿软，小便不少，苔薄黄舌质红脉细弦，血小板 $29×10^9$/L。

太子参 15g，山药 12g，熟地 12g，猪茯苓^各 12g，泽兰泻^各 10g，丹皮 10g，车前子^包 12g，卫矛 12g，钩藤^{后下} 15g，杜仲 12g，白茅根 15g，参三七 3g，怀牛膝 10g，珍珠母 15g。水煎服，14 剂。

十七诊：面颊红斑，左下肢散在紫斑，下肢软乏，步履不稳，神食尚好，二便自调，复查血小板血小板 $23×10^9$/L，尿常规正常，苔净舌红脉小弦，治再滋肾解毒，祛瘀宁络。

黄芪 15g，干地黄 12g，山萸肉 10g，丹皮 10g，土茯苓 12g，丹参 12g，卫矛 10g，生卷柏 12g，白茅根 15g，墨旱莲 12g，女贞子 12g，菟丝子 12g，参三七 3g，赤白芍^各 10g。水煎服，14 剂。

十八诊：左侧肢体活动欠利已久，双颊泛红，下肢红斑渐淡，复查血小板 $64×10^9$/L，无其他出血倾向，头不昏，二便自调，苔薄腻边尖红脉细弦，治循原法。

黄芪 12g，生熟地^各 10g，山萸肉 10g，丹皮 10g，女贞子 12g，墨旱莲 12g，白茅根 15g，鸡血藤 10g，玉竹 10g，仙鹤草 12g，参三七 3g，卫矛 10g，卷柏 10g，生首乌 10g，龟板 12g。水煎服，14 剂。

注：患者坚持服用中药数年（强的松剂量已减至间日 7.5mg），症情稳定，有关检测指标基本正常，已能维持正常生活和活动。

按语：系统性红斑狼疮（SLE）是一种自身免疫性的炎症性结缔组织病，由于体内有大量致病性自身抗体和免疫复合物，临床上极易造成各个系统和脏器组织损伤的症状。本例 SLE 患者以脑梗死为首发症状，住院治疗期间才确诊为 SLE，脑梗死为 SLE 的并发症。病程漫长，历时十余载，临床主要表现为：①神经系统损害：头昏语謇指颤；②肾脏损害：腰酸尿少浮肿；③皮肤损害：面部下肢红色斑疹；④血液系统损害：白细胞、血小板减少。

根据本例患者的临床特征，认为毒热为患，瘀滞脉络是其主要病机。毒热伏藏脏腑经络，阻滞气血，耗伤气阴。热毒深入营血，迫血妄行，络脉不宁而产生红斑皮疹；热毒之邪耗伤肝肾之阴，水不涵木，虚风扰动而见腰膝酸软，头昏语謇指颤；《景岳全书·虚损》曰："虚邪之至，害必归肾；五脏之伤，穷必归肾"。肾气耗伤，水不利从而引起尿少肢浮；肾藏精，精血同源，肝肾受损，精气不能化血，导致体内气血生成不足，再者毒瘀胶结，络损血溢，临床上表现为皮下紫癜、鼻衄、贫血、血小板减少。种种变证皆因热毒滞络而起，治疗之要在于祛邪，清热解毒。凉血散瘀贯穿治疗始终，选用药物为水牛角、生地、赤芍、丹皮、玄参等；时刻注意护肾益肾，选用药物有熟地黄、山萸肉、山药、枸杞子、菟丝子、女贞子、杜仲、怀牛膝等。对于头昏语謇指颤等症，重在滋养肝肾，息风通络定眩，选用药物有稀豆衣、白蒺藜、天麻、钩藤、羚羊角、生槐米、菊花、珍珠母、牡蛎、豨莶草、木瓜等；对于白细胞、血小板减少，皮肤紫癜瘀斑，重在滋肾解毒，益气养阴，散瘀宁络化斑，选用药物有黑大豆、墨旱莲、黄芪、太子参、山药、景天三七、卷柏、参三七等；对于小便异常，下肢浮肿，重在益肾清利，选用药物有女贞子、干地黄、土茯苓、白茅根、猪苓、茯苓、泽兰、泽泻等。证候纷杂，方药繁而不乱。

案5. 系统性红斑狼疮（继发性不孕症：肾虚肝郁证）

谭某某，女，34 岁。2005 年 6 月 10 日初诊。

主诉：结婚 5 年未孕，月经逐渐减少渐至闭经。

患者于 2002 年因高热、面部红斑及血小板、白细胞减少就诊。外院确诊为："系统性红斑狼疮"，经西药激素冲击治疗及雷公藤片和中药治疗，症情趋向稳定。就诊时面颊红斑隐隐，四肢散在青斑，双侧眼圈暗黑，间或龈血，身疲乏力，饮食正常，二便无恙，白细胞减少，波动在（2.0～3.6）×10⁹/L，血小板（60～83）×10⁹/L，苔薄舌有紫点，脉细。当时考虑患者罹病经年，经治阳毒之邪虽被折伏，无如气血耗损，络脉瘀阻之征犹存，遂以益气养血化瘀和络之剂为主调治。药选黄芪、当归、熟地、白芍、丹参、卫矛、穿山甲、鸡血藤、虎杖、卷柏、景天三七、白茅根、生白术、生炙甘草、土茯苓、巴戟天、菟丝子、枸杞子等随证加减，以期稳定病情。服药近 1 年症情逐渐平稳，强的松用量减至 5mg/日～2.5mg/间日，后鉴于患者在病程中，经量逐量减少，色黯夹有血块，经行持续时间亦逐渐缩短，甚则仅见点滴即停，乃至经闭不行，并常伴有经期乳房作胀，下腹作坠，眼圈色黑加重，睡眠不好，妇科检查雌激素水平低下，基础体温曲线记录"单相"，B 超提示："多囊卵巢"，除外男方因素及输卵管因素所致不孕。鉴于患者婚后多年不孕，兼之罹此顽疾，情志抑郁不展，患者态度坚决，对怀孕有迫切要求。为此权衡患者病情，反复斟酌，并由患者征得西医风湿科及妇科专家同意，决定在稳定原发病治疗的基础上，对其不孕症开展重点治疗。根据患者当时病情及脉症，先予黄芪、当归、熟地、赤白芍、卫矛、丹参、三七、鸡血藤、龟板、大黑豆、菟丝子、女贞子、枸杞子、月季花、金橘叶、郁金、香附、柴胡、九香虫、凌霄花、茯苓神、连藤首乌等选择组方，活血疏肝达郁，养血盈冲，并配以乌鸡白凤丸、六味地黄丸交替服用，调治半年余，月经依然逾期来潮，量虽少但较前稍有增多之势，经期前后白带渐多，乳胀腹坠亦相继消失，在前期治疗基础上，改拟补肾填精，祛瘀通络，调经种子之法，药选黄芪、当归、熟地、山药、山萸肉、枸杞、女贞、墨旱莲、黄精、菟丝子、巴戟天、淫羊藿、龟板、大黑豆、白术、穿山甲、泽兰、卫矛、丹参、红花、三七、香附、九香虫等，并配以定坤丹，调治 8 月余，经量较前增多并渐能准期来潮，基础体温曲线双相，后于 2007 年 8 月 29 日停经 50 天来诊，早早孕试验阳性，遂确定为："妊娠"，孕期前 5 月仍给予益气养血，补肾安胎之剂，至妊娠 6 月时，产科检查，无异常，遂停药，后于 2008 年 4 月顺利分娩一男婴，母子均正常。

按语：本例 SLE 继发不孕症患者，经西医冲击治疗和中医整体调治，不仅保持病情稳定，且能促其排卵，顺利孕育子嗣，取得了满意的疗效，也使医者从中得到了较多体会和启迪：①系统性红斑狼疮是有一定严重性的自身免疫性疾病，病程长，变化多，对内脏器官损害大。但对于年轻女性而言，这并非意味着绝对不能婚育。临床观察认为妊娠的前提条件是患者病情必须处于稳定期（本病患者病情多为活动期与稳定期交替出现），而且经检查证实没有重要内脏器官功能损害时方可考虑妊娠，这是绝对不能动摇的原则，医患双方均务必特别重视，否则常会招致严重后果。②患者闭经、不孕多属继发性的（性腺功能抑制，排卵功能障碍），由于疾病的影响和相关治疗药物的副作用所致，中医认为患者闭经不孕乃由邪毒侵扰，药毒伤害，而致气血耗伤，肾精亏损，络脉瘀阻，冲脉不盈，天癸乃不能应时而下，故其治疗重在补肾填精，充养气血，仿养精种玉汤（《傅青主女科》）和补肾种子方（《古今名方》引罗元恺方）化裁，药取党参、熟地、当归、白芍、枸杞、山萸肉、淫羊藿等。③《傅青主女科·年未老经水断》篇谓："倘心肝脾有一经之郁，则其气不能入于肾中，肾之气即郁而不宣矣。……矧肾气本虚，又何能盈满而化经水外泄耶！"患者罹患此病，情绪早有抑郁，兼之婚久不孕，其郁益甚可知，故其治中必参疏肝达郁之品，使其方药"补以通之，散以开之"始可相得益彰，此乃方中取九香虫、柴胡、香附、橘叶、玫瑰花等之用意也。④病之初期（活动期）阳毒煎熬，血热凝瘀，兼之肾虚肝郁以致气滞而血郁，故经闭不行，用鬼箭羽、丹参、赤芍、凌霄花等活血通经之品是为必用之味，如此可收通补兼施之效。⑤在治疗过程中，服用汤剂的同时，佐予定坤丹等成药，定坤丹为山西名产，药有红参、鹿茸、西红花、茺蔚子、三七、阿胶、柴胡、肉桂等 30 余味，功专滋补气血，调经疏郁，笔者多年临床实践，常配汤剂以用于不孕症患者多有效验，简录于此，以供参考。

干燥综合征

案 6. 干燥综合征（燥毒化火证）

陈某某，女，42 岁。已婚。1979 年 9 月 27 日初诊主诉：关节酸痛 4 年，口干舌燥 2 年，面红乏力 1 年。

患者于 1975 年夏季出现两膝关节酸痛，阴天尤甚，时或波及肩踝，午后低热。午后膝关节酸痛加重。化验血沉 33mm/h，用中西药抗风湿治疗罔效，后关节酸痛波及周身，甚则步履不便。两年来常觉口干舌燥，唇裂起揭，常有齿痛衄血，间或呛咳，声音嘶哑，大便燥结难解，血沉高达 88mm/h，骨节酸楚，四肢乏力，面部烘热，皮肤干燥，色泛樱红，肌肉消瘦，颧骨突露，目干涩久视昏糊，口干少津，舌体龟裂涩痛，龈溃渗血。经腮腺造影，免疫科诊为干燥综合征。中医治疗分两个阶段：

第一阶段：病经四载，初起低热，关节酸痛，继之口干舌裂燥痛，便结难解，肢软力乏，形体干瘦，肤糙不润，面色泛红，唇红皱襞，舌红有裂，苔燥黄舌质红，脉沉细弦。辨证为燥甚阴伤，津液失敷，予清燥布津和营通络。药用太子参、山药、荷叶、土茯苓、生地、花粉、玉竹、黄精、石斛、小胡麻、金刚刺、玄参、木瓜、甜柿霜等随证加减。调治以后低热有下降趋势，痹痛减轻，大便通畅，口干较润，舌裂好转，血沉下降为 19mm/h，患者恢复工作。

第二阶段：疗程 1 年，患者上班后工作劳累，停药 5 月，兼以酷暑熏蒸，低热复见，血沉又复高至 56mm/h，形瘦颧凸，面颊泛红，口干龈血，唇红裂痛，舌糜作痛，周身懈惰，关节酸痛，声音嘶哑，大便干结，掌心亢热，鱼际瘪陷，肤干而燥，舌红苔黄细裂累累，脉弦细数。辨证为燥盛酿毒，耗阴扰络，拟清燥解毒，泄热宁络，兼以顾护阴津。药用水牛角、生地、丹皮、赤白芍、土茯苓、木瓜、乌梅、卫矛、墨旱莲、枫斗石斛、生石膏、知母、地骨皮、生甘草、绿豆衣、大黑豆、贯众、白茅根加减。调治近 1 年，低热平伏，血沉恢复正常，口干唇裂、面红便结、牙龈渗血等均有缓和，精神转佳，形体较前丰润。后以枫斗石斛泡水代饮，玉竹糖浆常服。随访至今仍坚持全日工作，一切情况尚好，症情偶有波动时，仍用原法汤剂不过 10 剂即可控制。

按语：本例患者是我们最早接诊的干燥综合征病例，虽然将其发病经过分为两个阶段，但其初期临床表现呈现一派燥邪酿毒，热扰营络，伤阴动血证候，辨证以邪实为主，阴伤为次，治疗上明辨标本，细分虚实，采取祛邪安正的治则，以剿代抚，以清促滋，方采犀角地黄汤、白虎汤化裁，药证合拍，遂能获效。而后期燥毒势挫，贼去城空，遂本陈士铎"燥病既除，善后之计唯大补肾水"之意，治以六味地黄、玉竹、枫斗石斛等滋灌肾水之品，以之善后。整个治疗过程层次分明，方寸未乱，取得了诊治此种类型干燥综合征患者的初步经验。

案 7. 干燥综合征（长期低热：燥盛阴伤证）

梁某某，女，26 岁。1995 年 8 月 4 日初诊。

主诉：间断低热 2 年，口眼干燥半年。

患者两年来不规则间断发热（37.5～38.2℃）每值夏暑为著，逐渐出现周身关节疼痛，疲乏无力，目干口燥，头昏头晕，先后在内科就医 1 年，诊断不明。对症治疗给予扑热息痛等。半年前合并口眼干燥，住鼓楼医院风湿科，查泪腺、唾液腺功能提示功能减退，腮腺造影以及血 ENA 多肽抗体等，诊断为原发性干燥综合征，未予特殊治疗，遂转求中医治疗。刻下低热复作，迁延月余，体温在 37.5～38.0℃之间，形体消瘦，疲乏无力，目干眼涩，周身酸楚不适，无汗，食欲减退，头昏少神，二便如常，舌质红苔少脉细弦。查体：T 37.6℃，形体消瘦，面色少华，巩膜不黄，颈无瘿瘤。胸无畸形，呼吸均匀，两肺呼吸音清晰，无干湿啰音。心脏浊音界不大，心率 76 次/分，无杂音。腹部无异常。胸 X 片：无异常发现。眼泪流量：右 6.0mm/5min，左 5.0mm/5min，角膜荧光染色两侧均阳性。血抗 SSA（＋），抗 SSB（＋），ANA（＋），RF（＋），ESR 64mm/h，IgG 18.00g/L，IgA 1.72g/L，IgM 1.21g/L。肝肾功能正常。辨证为素质阴虚，燥盛酿毒，不耐暑热熏蒸，虚热内扰。拟法养阴泄热，清暑润燥。

北沙参 10g，野百合 12g，地黄 10g，青蒿 10g，煅鳖甲 12g，玉竹 10g，石斛 10g，土茯苓 15g，地骨皮 10g，白薇 10g，白芍 10g，生甘草 5g。水煎服，7 剂。

二诊：复诊述午后低热"三分"，内热胸闷，目干口燥，舌偏红少苔，乃秋行暑令，燥热伤津，用滋阴润燥，甘寒咸寒并施。

南北沙参各 12g，淡秋石 3g，天花粉 10g，玄参 10g，龟甲 12g，白芍 10g，甘草 3g，煅鳖甲 10g，甜柿霜 4g，石斛 10g，萆草 15g。水煎服，7 剂。

三诊：低热时作时休，双目干涩少泪，疲乏少力，胃纳一般，唇燥口渴，舌质红苔薄少，脉弦小，治再滋阴解毒，养目润燥。

玄参 10g，北沙参 10g，石斛 10g，玉竹 15g，甜柿霜 4g，淡秋石 3g，土茯苓 15g，生甘草 3g，女贞子 10g，煅鳖甲 15g，地骨皮 10g，生地黄 10g，大黑豆 15g，木贼草 10g。水煎服，14 剂。

四诊：低热渐平，燥象缓解，但近来手指关节疼痛，活动无碍，关节无红肿，偶或下午体温 37.3～37.4℃，疲乏好转，头昏消失，舌质红，苔薄少，脉小弦。复查血沉 34mm/h，乃燥症既久，伤津耗血，经滞营阻，营分热毒，流窜熏扰。治再养阴泄热，清燥和络。

1. 水牛角 20g，生地黄 12g，知母 5g，石膏 15g，粳米 15g，草薢 10g，

秦艽 6g，桑枝 10g，威灵仙 10g，全蝎 5g，白花蛇 10g，鹿衔草 10g，老鹳草 10g，丹参 10g。水煎服，14 剂。

2. 玉竹糖浆（本院自制）15ml，每日 3 次。

五诊：患者久经治疗，刻下燥象逐渐缓解，目干不著，低热已经连续 3 周未起，而诉全身关节酸楚疼痛，以手指及膝关节为主，手指遇寒，肤色发紫，轻度晨僵，疲乏。复查类风湿试验（＋），ESR 45mm/h，黏蛋白 3.4mg/L，ANA（－）。舌红苔少，脉小弦。乃阴虚血滞，经络痹阻，治以养阴解毒，通络蠲痹。

1. 生地黄 12g，赤芍 10g，玉竹 12g，石斛 10g，威灵仙 10g，乌梢蛇 6g，土茯苓 15g，木瓜 8g，生甘草 4g，丹参 12g，野料豆 15g。水煎服，14 剂。

2. 昆明山海棠片　3 片，每日 3 次。

3. 玉竹糖浆 15ml，每日 3 次。

患者迭经治疗半年，低热消退，疲乏减轻，目干燥涩显著缓解，而转以手指关节酸楚不适为主，继以养阴润燥，解毒活络之剂巩固治疗，症状显著减轻，病情活动得以控制。

按语：以发热为首发症状的干燥综合征患者，初起容易被误诊或漏诊。本例患者低热迁延近两年，其后逐渐出现口眼部症状，而始被确诊为原发性干燥综合征。这提示医师应该提高对本病的认识与警惕。

本病发热的原因主要为免疫源性。中医学认为发热的原因可分为"外感"与"内伤"两大类。本例患者间歇性发热迁延两年，低热为主，夏秋季节加重或发作，伴疲乏无力，继而口眼干燥，关节疼痛，头昏头晕，舌质红而苔少，脉细弦，显然属于"内伤发热"范畴。患者青年女性，体弱少气，形瘦血虚，乃属"阴虚体质"，禀赋不足，复因久病发热，耗伤气阴，或劳倦内伤导致气血阴阳的不足，并可以产生病理产物，成为第二致病因素，如气虚血滞生瘀，内热灼津成痰，血虚化生内风，从而加重病情，使得疾病迁延难愈。治疗初从养阴润燥泄热入手，仿沙参百合汤与鳖甲地黄汤之意，本病阴虚生燥，燥盛成毒，故方中参以清燥解毒退热之品，药选土茯苓、甘草、水牛角、大黑豆、蛇舌草、地骨皮、石膏、知母等。久病脉络瘀滞，血虚生风，遂以养血祛风，活血通络施治，如此辨证求因，审证丝丝入扣，药证合拍，始能解病痛，起顽疾。其后辅以滋阴润燥，养血祛风，蠲痹通络，巩固其效，取得满意效果。

案 8. 干燥综合征（合并肾小管酸中毒：脾肾两虚证）

秦某某，女，40 岁。2004 年 6 月 25 日初诊。

主诉：口干眼干 2 年余，多尿 1 年余。

患者两年前无明显诱因出现口干、眼干，多次查抗 SS-A，抗 SS-B（－），RF（－），腮腺造影及唇黏膜活检、泪流量测定显示符合原发性干燥综合征。先后予静脉注射胸腺肽、口服溴己新、白芍总苷、来氟米特及中药等治疗，症情无明显好转。2003 年 4 月因尿多清长，肢软乏力，先后经南京军区总医院、省人民医院及鼓楼医院诊治。经尿常规、尿酸化试验、尿渗透压、血钾等相关检查诊断为"干燥综合征合并肾小管酸中毒 I 型"，并予羟氯喹、枸橼酸钾及中药治疗，疗效不明显，后来我院中医治疗。就诊时患者口干、眼干不适，神疲乏力，腰膝酸软，面部微浮黯晦，尿量多（4000～5000ml/24H）、面色欠华，有数枚龋齿，大便自调，苔薄边有紫气，脉细。辨证属燥毒内舍，脾肾受损，气阴两伤，津液输布失调。治用补肾益脾，顾护气阴，解毒活血，布津缩泉。方选无比山药丸、桑螵蛸散加减。拟方：

山药 20g，黄芪 15g，熟地 12g，土茯苓 12g，萸肉 10g，枸杞子 10g，卫矛 10g，丹参 12g，赤白芍ᵃ 10g，菟丝子 12g，桑螵蛸 10g，煅龙骨 15g，潞党参 15g，女贞子 12g，生炙甘草ᵃ 2g。水煎服，7 剂。

二诊：仍诉口燥眼干，频喜饮水，尿量仍多，眼睑微浮，四肢软乏无力。仍从原意进治：原方去土茯苓，女贞子，赤白芍；加龟甲 12g，石斛 12g，煅牡蛎 15g，五味子 5g。水煎服，14 剂。

三诊：下肢乏力，腰膝酸困略有改善，尿量较前减少，尿渗透压仍然偏低，治循原法加减：

黄芪 15g，山药 12g，萸肉 10g，枸杞子 12g，覆盆子 12g，菟丝子 15g，龟甲 12g，白芍 10g，卫矛 12g，桑螵蛸 10g，丹参 10g，煅牡蛎 15g，生炙甘草ᵃ 3g。水煎服，14 剂。

四诊：干燥症状改善，尿量略少，面浮略减，血钾 3.63mmol/L，尿比重 1.020，苔薄脉濡细。治从补益脾肾入手。

黄芪 30g，潞党参 12g，生白术 12g，生炙甘草ᵃ 3g，熟地 12g，山萸肉 12g，覆盆子 15g，枸杞子 12g，桑螵蛸 10g，煅牡蛎 15g，龟甲 12g，卫矛 12g，山药 15g。水煎服，14 剂。

迭进中药治疗以来，口眼干燥症状有所缓解，眼睑浮肿已有明显减轻，尿频量多亦见减少（3000～4000ml/天），身肢疲乏减轻，但仍不耐劳，劳则腰酸背痛，面色较前红润。苔薄腻，脉濡细。仍宗原法：药采黄芪、潞党参、生白术、山药、生炙甘草、桑螵蛸、煅龙牡、熟地、枸杞子、覆盆子、菟丝子、五味子、巴戟天、淫羊藿、益智仁、乌药、山萸肉、丹参、卫矛、龟甲、制黄精、茯苓、枫斗石斛、泽兰等随证取舍。复查自身抗体谱、尿酸化试验、尿渗透压、尿比重、血钾、肾功能等均有不同程度改善，后患者已恢复工作。

按语：原发性干燥综合征合并肾小管酸中毒并不鲜见。其所致的肾小管酸中毒乃系肾脏调节酸碱平衡的作用失常和尿酸化功能减退所出现的一系列证候群。具体表现有慢性代谢性酸中毒和电解质紊乱两大方面的症状。中医理论认为"穷必及肾"。燥毒久羁，内舍于肾，肾脏虚损，膀胱气化失常，开阖失度。膀胱失约则尿多清长，致使精微不固，久则气阴亏耗，腰膝酸软，肢怠无力，此等证候所属虚证为多，故宜补宜摄，治肾为主。前贤有"五脏之阴非此不能滋，五脏之阳非此不能发"。是以先后方选无比山药丸、桑螵蛸散、金匮肾气丸、参芪丸、六君丸、缩泉丸等化裁。随证加入养阴生津，祛瘀通络之品如二至、龟甲、枫斗石斛、黄精、白芍、丹参、泽兰、卫矛、赤芍等，冀以补肾固摄，缩泉保津，以杜精微之流失，而固其根基，借此可恢复肾小管功能之损伤，且有助于气阴之修复，实乃治本之道，借此可进一步深入探索此类病症的治疗规律。

案9. 干燥综合征（合并间质性肺炎：燥毒犯肺证）

陈某某，女，43岁。2003年8月7日初诊。

主诉：活动后气短气急3年，口眼干燥10月。

患者3年来逐渐加重性活动后气短气急，疲乏无力，畏寒出汗，咳嗽痰多，易于感冒，先后在当地多家医院检查，经摄胸部X线、CT片等，发现两肺多发囊性大泡，诊断为先天性肺大泡，未经特殊治疗。病经两年余，症状日渐加重，并出现口干泪少，遂转至上海仁济医院风湿病科诊治。经过系统检查，发现两肺多发囊性大泡，局部呈蜂窝状，两下肺局部胸膜粘连。肺病理检查：支气管黏膜轻度慢性炎症，肺泡腔内未见渗出及实变，肺泡壁毛细血管开放，肺泡上皮轻度增生，肺间质纤维化组织稍增多。肺功能检查提示：肺通气与换气功能减退。泪腺与唾液腺检查：腺体显著减少。免疫学检查血液中见大量自身抗体，抗RF（＋）、抗SSA（＋）、IgA增高，确诊为原发性干燥综合征，伴间质性肺炎，两肺多发性肺大泡。经给予强的松60mg/日、盐酸氨溴索90mg/日及对症治疗1月后出院，继给予强的松维持量为主的治疗，并返回当地配合服用养阴化痰的中药等。半年来口干、疲乏无力略有减轻，仍痰多气短显著，口眼干燥，转来求医。刻下：口干喜饮，饮不解渴，眼涩少泪，全身疲乏，畏寒无汗，鼻腔干燥，胸闷气短，动则为甚，食欲尚好，二便如常。舌苔黄燥、舌黯红有紫气、脉细濡。查体：形体消瘦，面色少华，眼睑略红，巩膜不黄，颈软，甲状腺不大。胸无畸形，呼吸均匀，两肺呼吸音清晰，无干湿啰音。心脏浊音界不大，心率86次/分，无杂音。腹部无异常。胸CT：两肺纹理增多紊乱，呈蜂窝状，肺气肿。复查眼泪流量：右3mm/5min，左3.5mm/5min，角膜荧光染色两侧均（＋）。血抗SSA（＋）、抗SSB（－），ANA（＋），RF 309IU/ml（正常值0～20 IU/ml），C-

反应蛋白 18.50mg/L（正常值＜8.0mg/L），ESR 34mm/h，IgG 16.00g/L，IgA 4.72g/L（0.70～3.30g/L），IgM 1.30g/L，总补体活性 CH_{50} 30.89（23～50U/ml）补体 C3 0.60g/L（0.80～1.80g/L），补体 C4 0.17g/L。肝肾功能正常。证属燥毒损伤，气阴亏虚，痰瘀阻络，肺失清肃。治以补气养阴，化痰祛瘀，清肃肺气。

太子参 15g，北沙参 12g，麦冬 10g，赤芍 10g，卫矛 12g，丹参 12g，甘草 5g，土茯苓 12g，石斛 12g，川贝母 5g，紫菀 10g，桃仁 6g，生苡仁 15g，金荞麦 15g，黄精 12g。水煎服，14 剂。

另：金水宝 4 粒 每日 3 次。

以此方为主，随证加入功劳叶、煅蛤壳，红花、煨诃子、坎炁等，续服200 余剂，随访症状明显减轻，病情趋向缓解，相关理化检查亦有相应改善。

按语：本例是燥毒损肺的病案，此类病症在干燥综合征患者中亦不鲜见，乃缘燥毒羁延，不独耗伤气阴，抑且瘀阻肺络，滞气凝津，酿化痰浊，致使肺金失肃，所以临床一面见有口干眼涩，周身乏力的气阴双虚证候，一面还有咳嗽多痰，胸闷气短的痰浊蕴肺证候。因此，治疗上必须邪正兼理，统筹兼顾，故以太子参、北沙参、麦冬、石斛、黄精扶益气阴，顾护正气，以助祛邪之力；川贝、紫菀、金荞麦、生苡仁化痰祛浊，利肺止咳；土茯苓、甘草解毒祛邪而做扶正之用；卫矛、丹参、赤芍、桃仁活血化瘀以畅络道而利津行。摒弃"见燥治燥"、"见咳止咳"粗疏之法，因而得以获效。

案 10. 干燥综合征 [气（阳）虚型：脾气虚弱证]

朱某某，女，45 岁，干部，已婚。1999 年 12 月 23 日初诊。

主诉：反复腹泻、疲乏气短 17 年。

患者自 1982 年起反复腹泻，大便日解 7～10 次，并逐渐感全身疲乏气短，纳食减退，初起检查血沉快（最高达 126mm/h）、γ球蛋白增高（最高达 31%），曾诊断为"高球蛋白血症"，用强的松、胸腺肽治疗，但效果不显。纤维结肠镜检查，诊断有"慢性结肠炎"。近几年来持续腹泻，大便日解多次，少则 7～9 次，多达 10 数次，质稀夹有不消化物，便时偶有腹痛，嗳气肠鸣，食欲不振，面容憔悴，多发性龋齿，疲乏无力，动则气短，面色萎黄，下肢不肿，口干不显，偶感眼涩，关节不痛。舌质红有裂纹苔少、脉细。化验：血常规：WBC $2.1×10^9$/L，N 0.416，L 0.529，M 0.055；RBC $3.02×10^9$/L；HGB 112g/L；PLT $121×10^9$/L。尿常规：蛋白＋＋。肾功能正常。RF（－），多肽抗体系列：抗 SS-A（＋），抗 SS-B（＋）。血清 ANA（＋）。ESR 87mm/h。双侧角膜荧光试验（＋）。泪流量测定：左眼 5mm/5min，右眼 6mm/5min。唇腺黏膜活检见腺泡内大量淋巴细胞浸润。辨证属脾气虚弱，燥毒滞络，津液失敷，燥自内生，治以益气健脾，活络布津，七味白术散化裁：

太子参 15g，煨葛根 10g，怀山药 15g，炒白术 10g，土茯苓 15g，生炙甘草[各] 3g，杭白芍 10g，熟苡仁 15g，紫丹参 15g，鬼箭羽 10g，鸡内金 5g，神曲 10g，黄精 12g，黄连 3g。水煎服，7 剂。

二诊：口眼干燥不著，大便次数减少，日解 3～4 次，偶有下腹隐痛，面色无华，皮肤干燥，疲乏无力，胃纳一般，另诉年来入冬经常咳嗽，痰多，易于气短，动则尤甚，舌质淡红有裂纹苔少脉濡细，治疗原法既效继进。

太子参 15g，煨葛根 10g，白术 10g，土茯苓 15g，生炙甘草[各] 3g，紫丹参 15g，鬼箭羽 10g，功劳叶 12g，桔梗 5g，陈皮 5g，法夏 10g，鸡内金 5g，菟丝子 12g，黄精 15g，鸡血藤 12g。水煎服，7 剂。

三诊：咳嗽气短减轻，胃纳尚好，大便溏软，次数续有减少，口干不甚，面色少华，气短疲乏，苔脉同前，治疗原法出入再进。处方：上方去鸡内金、鸡血藤，加怀山药 15g、黄芪 15g。水煎服，7 剂

四诊：大便溏软改善，日解 2 次，疲乏气短已有减轻，面色欠华，胃纳增加，形体消瘦，眼睑微浮，口不渴，眼不涩，舌质光滑苔薄脉细，乃脾肾气虚，津布失常，治以益气运脾，补肾纳气，活血布津。

炙黄芪 15g，太子参 15g，炒白术 10g，茯苓 15g，生炙甘草[各] 3g，葛根 12g，赤白芍[各] 10g，丹参 12g，鬼箭羽 10g，菟丝子 12g，神曲 10g，鸡内金 6g，补骨脂 10g。水煎服，14 剂。

患者经上述治疗后，口眼干涩基本消失。长期腹泻得以缓解，复查血沉降至 34mm/h。白细胞升至 $4.1×10^9$/L。尿蛋白消失。两眼泪流量基本正常，左眼 14mm/5min，右眼 15mm/5min。

按语：本例虽经确诊干燥综合征，但并未显现一派阴虚燥热证候，而是初显脾气亏虚，一派阳气虚绥因而生燥之象。临床口干不甚，眼涩不显，后现气短疲乏，动则气喘，大便不干，反而腹泻溏软，并见面容憔悴等脾肾气虚之象，故治疗不能一味养阴生津，而以益气运脾，补肾布津为法。方以七味白术散为代表，药采黄芪、煨葛根、太子参、白术、茯苓、炙甘草，健脾益气，升清止泻，以期气旺津布，虽见脾肾气（阳）虚，但宜药采中和，以菟丝子、补骨脂等温补阳气，而不用附子肉桂大辛大热之品，以免燥热劫津。气虚运血无力，瘀血乃生，瘀滞肠络，清浊相混，是以便溏泄泻，故治兼活血化瘀，通畅肠络，使之清浊各归其道，药选丹参、鬼箭羽、鸡血藤、赤芍等。本例采用益气温阳，活血升清，非但未加重其燥，反助脾旺气充，血运津布。不见燥治燥，方能掌握本病的治法精髓。以益气温阳法治疗干燥综合征，乃属该病治法常中之变耳！

案 11. 干燥综合征（合并眩晕症：清气失升证）

王某某，女，66 岁。2002 年 1 月 24 日初诊。

主诉：口眼干燥 6 年余。

6 年来口干眼干，外院诊断为干燥综合征，刻诊：口干饮不解燥，眼干基本无泪，外院查泪流量左右均 0mm/5min，角膜荧光染色右（＋），有龋齿，经常头晕，咽喉干痛，大便尚调，苔少舌红露底脉细弦，阴虚液燥，燥毒滞络，治用养阴生津，解毒通络。拟方：

太子参 15g，玉竹 12g，赤白芍^各 10g，甘草 5g，紫丹参 12g，卫矛 12g，石斛 10g，山药 15g，大黑豆 15g，丹皮 10g，木蝴蝶 3g。水煎服，7 剂。

二诊：药后大便偏溏，日解 2～3 次，胃纳尚好，干燥症状如前，经常出现头晕，与体位有关，有颈椎病史，乏力，苔少舌红有裂隙，脉弦细。气阴交虚，脾运不及，清空失养。

黄芪 15g，葛根 10g，生炙甘草^各 3g，天麻 10g，紫丹参 12g，荷叶 10g，赤白芍^各 10g，山药 15g，大黑豆 15g，桑寄生 12g，黄精 10g。水煎服，14 剂。

三诊：口眼干燥略润，乏力，经常眩晕耳鸣，尤其在体位改变时明显，睡眠欠佳，便溏，面色欠华，苔薄舌小红脉细，治用益气升清，活血润燥。

黄芪 15g，葛根 12g，天麻 10g，潼白蒺藜^各 10g，赤白芍^各 10g，珍珠母 15g，石斛 10g，丹参 12g，荷叶 10g，女贞子 12g，枸杞子 12g，首乌藤 15g。水煎服，14 剂。

四诊：干燥综合征患者，口舌干燥，咽干，头昏渐缓，但在坐起卧下时，短暂眩晕，无耳鸣呕恶，苔薄黄舌红脉细弦，治用原法。

黄芪 15g，葛根 12g，天麻 10g，潼白蒺藜^各 10g，蔓荆子 5g，熟地 12g，赤白芍^各 10g，丹参 12g，红花 6g，女贞子 12g，枸杞子 12g，荷叶 10g，玉竹 10g。水煎服，14 剂。

五诊：眩晕渐缓，依然口舌干燥，精神尚好，苔薄不均，治用原法。

黄芪 15g，葛根 10g，天麻 10g，潼白蒺藜^各 10g，熟地 10g，赤白芍^各 10g，玉竹 10g，枫斗石斛 6g，山药 15g，黄精 12g，菟丝子 12g，生炙甘草^各 3g，丹参 12g。水煎服，14 剂。

六诊：眩晕已缓，原患干燥综合征，口舌干燥亦较前减轻，大便偏干，舌脉如前，治用前法化裁：

黄芪 15g，熟地 12g，赤白芍^各 10g，玉竹 15g，枫斗石斛 6g，山药 15g，甘草 5g，麦冬 10g，丹参 12g，潼白蒺藜^各 10g，荷叶 10g。水煎服，14 剂。

七诊：口干渐有缓和，无口腔溃疡，精神尚好，眩晕未作，大便自调，苔薄舌质偏红，脉细弦。处方以成药六味地黄丸，丹参片口服，枫斗石斛泡饮，以巩固治疗。

按语：此为一例干燥综合征合并眩晕的患者，主要表现为口咽干燥，目涩无泪，体倦乏力，眩晕耳鸣，舌红苔少脉细弦，中医辨证乃属气阴不足，肝肾亏虚，清气不升，虚阳浮越。治疗从益气升清，活血润燥，补益肝肾，摄纳浮阳着手，取得了满意效果。患者初诊时以口眼干燥症状为主要表现，予太子参、玉竹、白芍、石斛、山药益气养阴，赤芍、生甘草、紫丹参、卫矛、大黑豆、丹皮解毒活血，流津润燥；二诊至五诊，患者以眩晕为主要表现，伴有体倦便溏，面色欠华，考虑为元气亏虚，肝肾不足，脾运不及，清空失养，故以黄芪、葛根、荷叶、蔓荆子等补气升清，潼蒺藜、女贞子、黄精、熟地、枸杞等补益肝肾，天麻、白蒺藜、珍珠母等平抑浮阳，平衡升降，丹参、红花、赤芍、玉竹等活血润燥，前后服药约两月左右，眩晕基本缓解，口眼干燥亦有所减轻；六诊，则继以益气养阴，活血润燥为主，兼以升清止晕巩固疗效；七诊以后症状较前进一步好转，以六味地黄丸、丹参片口服，枫斗石斛泡饮巩固治疗，随访一年余，眩晕未作，口眼干燥不甚，精神尚好。

案12. 干燥综合征（涩滞型：痰瘀阻络证）

刘某某，女，43岁。初诊2008年2月28日

主诉：双侧腮腺反复肿胀疼痛3年余。

8年前患者因右颌下无痛性肿物半年余于宣城人民医院行右颌下腺摘除术，术后病理示"右颌下腺淋巴上皮病变"。2002年用左舌下无痛性肿块1年余在同一医院行"左舌下腺摘除术"，未送病理。术后感口腔干燥，眼部干燥，有异物感，2005年3月份左腮发现1黄豆大小肿物，无疼痛，呈进行性生长，至当年10月份已有鸽蛋大小，服中药月余后肿胀缓解，2006年05月右侧腮腺发现1肿物，约小鸡蛋大小，疼痛明显伴发热，于当地诊所抗感染治疗5天，疼痛肿胀缓解，肿物变小约蚕豆大小，7月份再次肿胀至小鸡蛋大小，于弋矶山医院就诊，口服罗红霉素4天后症状缓解，此后腮腺反复肿胀疼痛，2007年12月份至江苏省口腔医院住院治疗，专科检查，口外右耳下及1肿物，约4cm×3cm大小，上平耳屏，下至下颌骨下缘上约1cm，前距耳屏约1cm，后距耳郭约1cm，境界清，质硬，活动度差，压痛不明显，与皮肤无粘连，右上睑近外眦处及1肿块，约0.8cm×0.8cm大小，质中无压痛，活动度可，右耳下及耳后各有1肿块，分别为1.0cm×1.0cm及0.6cm×0.6cm。唾液黏稠，呈拉丝状，舌沟纹加深呈分叶状，舌表面光滑微红，口底唾液池消失，左舌下襞肥厚，表面光滑，挤压下颌下区及双腮腺区，口底及腮腺导管口未见明显液体流出。下唇腺活检：下唇小唾液腺中等量淋巴细胞、

浆细胞浸润，伴腺泡萎缩，导管扩张，符合干燥综合征。血常规：白细胞 $2.1×10^9/L$，中性粒细胞 $1.1×10^9/L$。请风湿科、血液科会诊，查抗 SS-A 阳性，抗 SS-B 阳性，IgG 24.6g/L，RF 227.0IU/ml，ANA 1427U/ml，诊断干燥综合征，予免疫抑制剂保守治疗后患者面部多发性肿物体积明显缩小，无肿痛，无发热。今诊双侧腮腺肿胀，触痛不明显，口干不喜干食，眼干，多发龋齿，疲乏，无口疮，不发热，二便自调，苔少舌红有细裂。燥毒久蕴，络脉瘀滞，津凝痰聚，治以滋燥解毒，化痰消瘀散结。

玄参10g，浙贝10g，赤芍10g，土茯苓12g，白花蛇舌草15g，卫矛10g，丹参10g，生甘草5g，忍冬藤12g，玉竹12g，石斛12g，丹皮10g，女贞子12g，百合12g。水煎服，7剂。

二诊：口干不甚，不喜干食，双侧腮腺肿胀疼痛，右甚于左，右侧腮腺肿而硬，有触痛（既往有类似症状，用药后能够消退），不发热，舌尖红无苔，脉弦小，治用原法。

玄参12g，浙贝10g，煅牡蛎15g，生甘草5g，穿山甲5g，赤芍12g，生地12g，蒲公英10g，生苡仁15g，玉竹12g，卫矛10g，石斛12g。水煎服，14剂。

三诊：双侧腮腺肿胀消而未尽，疼痛亦轻，咀嚼仍有牵引，口干，目干涩有异物感，腹鸣便溏日解1次，舌红苔少脉细弦。治再益气布津，运脾豁痰，消瘀散结。

太子参15g，浙贝10g，煅牡蛎15g，莪术12g，土茯苓12g，生熟苡仁[各]10g，煅蛤壳12g，丹参10g，卫矛10g，黄精12g，生炙甘草[各]3g，石斛10g，赤白芍[各]10g。水煎服，14剂。

四诊：服药以来，口干渐润，进干食需用水拌和，眼干，多发龋齿，间有口腔溃疡，疲乏，后背作胀，面容憔悴，双侧腮腺肿胀消而未尽，触痛不显，大便偏干，苔净露底，脉细。治再益气养阴，豁痰散结。

黄芪15g，玄参12g，浙贝10g，煅牡蛎15g，莪术10g，黄精10g，石斛10g，煅蛤壳12g，丹参12g，赤芍10g，生甘草5g，女贞子12g，卫矛10g。水煎服，14剂。

五诊：干燥症状不明显，日前一度双耳下疼痛，舌尖常痛，冬季较常人怕冷，平素大便易溏，苔薄脉弦小。治用前法化裁。

太子参12g，白术10g，茯苓12g，生炙甘草[各]3g，浙贝10g，煅牡蛎12g，卫矛10g，丹参10g，赤白芍[各]10g，苡仁12g，黄精10g，黑大豆15g。水煎服，14剂。

六诊：近月来口干能进干食，但喜汤水拌和，耳下肿胀渐消，右耳后微痛，三月来右上眼睑肿胀，可触及包块，表面光滑，疼痛不显，不发热，余无不适，大便如常，苔净舌红露底，脉小弦。

玄参 10g，浙贝 10g，煅牡蛎 12g，赤芍 10g，丹参 10g，丹皮 10g，卫矛 10g，生苡仁 12g，蒲公英 10g，石斛 10g，生甘草 5g。水煎服，14 剂。

七诊：腮肿渐消，右上睑肿块消而未尽，口干不喜干食，关节不痛，亦不发热，面色欠华，易感疲乏，舌光无苔脉细。

玄参 10g，浙贝 10g，煅牡蛎 12g，卫矛 10g，赤芍 10g，生苡仁 12g，土茯苓 12g，石斛 10g，玉竹 12g，郁金 10g，蒲公英 10g，生甘草 5g。水煎服，14 剂。

按语：燥毒为害是干燥综合征始动因素，西医学认为该病病理改变既包括外分泌腺腺体淋巴细胞的进行性浸润，亦包括腺体外血管炎。随病变加重，腺体上皮增生、破坏、萎缩、纤维组织增生，表现为唾液腺腺体肿大、分泌功能失常，这与燥毒滞络的病理变化是一致的。燥毒滞络，气阴耗伤，津凝痰聚，络脉瘀阻是本患者唾液腺肿大的根本病机，故在益气养阴，解毒流津润燥的同时，针对痰瘀燥毒互结病理机制特点采取豁痰祛瘀、解毒通络散结之法。药以程国彭消瘰丸为主，浙贝母清热化痰，开郁散结；牡蛎味咸，软坚散结；玄参咸寒，凉血滋阴，解毒散结，诸药共奏散结消积之功。其间或参以白花蛇舌草、蒲公英、忍冬藤清热解毒，或参以煅蛤壳、穿山甲、莪术软坚通络散结。病情顽固，症状典型，随证加减化裁，取效尚属满意。

重叠综合征

案 13. 重叠综合征（系统性红斑狼疮合并类风湿关节炎：毒瘀滞络证）

鲁某某，女，45 岁。2005 年 9 月 22 日初诊。

主诉：面部红斑 4 年余。

患者 2001 年发现面部两侧红斑，在省人民医院皮肤科就诊，查 ANA 阳性，ENA 多肽抗体阴性，诊为结节性红斑，局部用药后好转，至 2003 年面部红斑加重，伴胃脘不适，在省人民医院复查 ANA 阳性，抗 SS-A 阳性，抗 SS-B 阳性，抗心磷脂抗体阳性，ESR88 mm/小时，RF 阳性，双手指关节片示骨质疏松，诊断系统性红斑狼疮（SLE）合并类风湿关节炎（RA），予强的松、雷公藤等治疗，目前强的松 5mg/日，来氟米特 2 片/日维持，自感乏力，面部红斑，双手冬天有雷诺现象，无关节肿痛，月经正常，纳可，二便调，夜寐安，无口干眼干，无腮腺肿大，查血常规白细胞 3.6×10^9/L。苔薄白，脉弦小。毒瘀滞络，壅结肌肤。治以清热解毒，凉血散瘀。

生地 12g，玄参 10g，水牛角 15g，赤芍 10g，丹皮 10g，黑大豆 12g，土茯苓 10g，卫矛 10g，虎杖 10g，生甘草 3g，紫草 5g，大青叶 12g，陈皮 10g，乌贼骨 10g。水煎服，7 剂。

二诊：面颊红斑明显转淡，雷诺病亦明显好转，肢端或凉，余如前状，苔薄脉细弦，治循原法。

玄丹参各 10g，生地 12g，丹皮 10g，赤芍 12g，卫矛 10g，土茯苓 12g，大青叶 12g，黑大豆 15g，生甘草 5g，虎杖 12g，女贞子 12g，生白术 10g，菟丝子 12g，地肤子 12g，乌贼骨 12g。水煎服，14 剂。

三诊：面部红斑略淡，日照后加重，口干，有时头痛，关节不痛，月经正常，苔净舌尖略红，脉细弦。血压 140/90mmHg。毒瘀滞络，日久气阴受损，有浮阳上僭之兆。

太子参 12g，赤白芍各 10g，丹皮 10g，玉竹 12g，生炙甘草各 2g，丹参 12g，卫矛 10g，潼白蒺藜各 10g，女贞子 12g，黑大豆 15g，珍珠母 15g，土茯苓 12g。水煎服，14 剂。

四诊：面部红斑渐淡，左侧为甚，下肢网状红斑隐隐，肢端欠温，肤色略显黯红，易感疲乏，腰骶作痛，苔薄脉细弦，抗 RNP 阳性，ANA 阳性。治循原法，参以补肾益气。

当归 12g，赤芍 12g，丹参 12g，卫矛 10g，丹皮 10g，生甘草 5g，土茯苓 12g，黑大豆 15g，紫草 5g，黄芪 15g，珍珠母 20g，桑寄生 12g，杜仲 12g，龟板 12g。水煎服，14 剂。

另：当归 15g，赤芍 12g，鹿衔草 12g，虎杖 15g，丹参 15g，红花 10g，桑枝 15g。煎汤熏洗双手。

五诊：面部缕缕红斑，近来手指及手掌散在结节红斑，有痛感，可自行消失，稍感疲乏，关节不痛，肢端或麻，二便如常，苔薄，舌质偏红，脉小弦。邪热夹瘀郁结皮下，气血循行受阻，故而形成红斑结节。

黄芪 15g，当归 10g，丹皮 10g，赤芍 12g，虎杖 12g，生苡仁 12g，甘草 5g，忍冬藤 12g，卫矛 12g，丹参 12g，玉竹 12g，红花 6g，干地黄 12g。水煎服，14 剂。

六诊：半月来右胁肋反复疼挛不适，时作时缓，有时呼吸有牵掣，右季肋缘稍隆起，有触压痛，肤色不红，不咳，无心悸，面部红斑如前，不发热，苔略厚，边尖红，脉小弦。原法参以利气通络。

玄参 10g，当归 10g，赤白芍各 10g，丹皮 10g，丝瓜络 10g，生苡仁 10g，郁金 10g，甘草 3g，白花蛇舌草 15g，水牛角 20g，卫矛 10g。水煎服，14 剂。

七诊：右侧胸胁疼痛减缓，面部红斑渐淡，月经正常，大便不成形，苔薄舌质欠鲜，脉小弦。治循原法。

水牛角20g，赤白芍^各10g，丹皮10g，生炙甘草^各3g，卫矛10g，白花蛇舌草15g，郁金10g，丹参10g，地肤子12g，土茯苓12g，生苡仁12g。水煎服，14剂。

八诊：面部红斑色淡，稍感疲乏，关节不痛，轻度满月面容，经行量渐少，掌心亢热，大便不成形，苔薄舌红脉小弦。瘀热久蕴，脾肾俱伤，治以健脾护肾，清除瘀热。

太子参15g，山药12g，猪茯苓^各12g，土茯苓12g，黑大豆15g，赤白芍^各10g，生炙甘草^各2g，卫矛12g，丹参12g，山萸肉10g，泽兰10g，黄精12g，珍珠母15g。水煎服。

九诊：重叠综合征，调治以来，病情渐趋稳定，面部红斑渐淡，掌心潮红，双下肢隐隐网状红斑，关节不痛，疲乏，体温正常，月经偏少，不肿，苔薄脉小弦。再用顾护气阴，解毒化瘀，冀以稳定病情。

黄芪15g，山萸肉10g，山药12g，猪茯苓^各12g，泽兰10g，红花6g，卫矛12g，赤芍12g，丹参12g，紫草5g，黄精12g，黑大豆15g，菟丝子12g。水煎服。

十诊：重叠综合征迭经治疗病情进入稳定期，近年来仍间断服用中药，现面部红斑、下肢网状红斑消失，复查ESR正常，C3、C4偏低，IgG升高，有时右侧手指或麻，活动自如，神食如常，月经偏少，二便自调，苔薄白舌尖红，脉细弦。已恢复正常工作和生活，为巩固疗效，防其旧疾复萌，拟用复法膏方调治。

黄芪15g，太子参15g，玄参10g，干地黄12g，山药12g，山萸肉10g，猪茯苓^各12g，泽泻6g，丹皮10g，水牛角15g，赤白芍^各10g，生甘草5g，大黑豆12g，丹参12g，三七3g，龟甲胶^{另烊}10g，阿胶^{另烊}6g，陈皮10g，乌贼骨10g，秦艽10g，卫矛10g，连翘10g，土茯苓12g，白花蛇舌草15g，女贞子12g，枸杞子12g，菟丝子12g，巴戟天10g，鸡血藤10g，豨莶草10g，贯众6g。20剂，如法制膏，加白糖250g，早晚各一匙开水冲服。

按语：患者以面部红斑为主就诊，西医诊断为重叠综合征（SLE＋RA），中医从临床特点看似属"阳毒发斑"。毒热为患，瘀滞脉络为其主要病机，毒热是关键所在。针对毒热为患，其治要在祛邪，清营凉血，解毒剔邪为其治疗原则，借以挫其嚣张之势，断其传变之源，始可控制病程发展，冀以减少脏腑正气之损伤。乃取犀角地黄汤、清营汤化裁，犀角改用水牛角，参以白花蛇舌草、紫草、土茯苓、忍冬藤、丹参、大青叶等清热解毒。毒热之客于络脉，与络中气血相搏结，则很容易阻碍气机成滞，熏蒸血液成瘀，影响络中气血的输布环流，导致络中气滞血瘀的状态。若毒热蕴久而不解，又势必伤阴耗气，气虚行血无力则血液瘀滞更甚。毒热之邪耗损肝肾之阴，阴液耗伤血液黏稠则络中血液浓浊更易凝滞。病久阴损及阳，阴寒内盛，寒凝亦会引起络中血瘀。终至毒瘀胶结不解，深入脏腑之络，使得系统性红斑狼疮病程漫长，久而不愈。临床所见面颊及皮肤红斑赤缕，关节肌肉疼痛麻木，月经量少或闭止，舌质黯紫或瘀斑瘀点，脉细涩不畅等，结合血中多种自身抗体之存在，均提示有瘀血阻络之病机存在。由于毒瘀滞络贯穿于疾病的全过程，所以祛瘀通络亦当贯彻治疗始终。SLE 既系毒热之邪为患，热灼津伤，肾阴必当受累。最虚之处，便是容邪之地，滋阴护肾当是重要治疗原则，多宗六味地黄丸出入。SLE 对激素敏感性高，但长期服用极易出现很多副作用。在疾病急性活动期，配合中药治疗，不仅可以较快改善症状，控制病情发展，还可以减少激素用量，减轻激素的副作用。在稳定期，配合中药治疗，能够巩固疗效，达到平稳撤减激素，减少病情反复的目的。该患者循此法出入，前后达 6 年之久，病情控制基本稳定，后以膏方融清热解毒、散瘀通络、滋阴益阳于一炉，以善其后。

案 14. 重叠综合征（系统性红斑狼疮合并类风湿关节炎：风湿蕴毒证）

王某，女，28 岁。未婚。1998 年 5 月 18 日初诊。

主诉：全身关节肿痛半年，再发 1 个月。

患者于 1997 年底开始出现右肩关节疼痛，继之发展至左肩、膝及全身多处关节痛，但无红肿。当时查血沉（ESR）80mm/h，抗"O"（ASO）阴性，黏蛋白 36mg/L，类风湿因子（RF）阴性，抗双链 DNA（A-ds-DNA）阳性，抗核抗体（ANA）阳性。其后关节痛反复发作，时有口腔溃疡，面部红斑隐现，时而瘙痒。近 1 月复感全身关节疼痛，手指关节红肿发僵，呈对称性，无发热及口干，舌淡红苔薄黄，脉弦滑。西医诊断：类风湿关节炎，系统性红斑狼疮。中医辨证：风湿蕴热，阳毒夹瘀，痹阻经络。治以疏风清热，和络蠲痹。拟方桂枝芍药知母汤加减：

桂枝 6g，赤芍 10g，知母 10g，防风己^各 6g，忍冬藤 15g，土茯苓 10g，秦艽 10g，生薏仁 15g，玉竹 15g，威灵仙 10g，紫丹参 15g，生甘草 5g。水煎服，7 剂。

二诊（1998 年 5 月 27 日）：发热（T：38℃），恶风，周身关节疼痛不肿，咽痒微痛，晚间有汗，手指及面部红斑隐隐，有时鼻衄。舌红苔薄黄，脉细数。热毒郁遏，营血受扰。治以清热凉血，化湿解毒。拟方犀角地黄汤加减：

水牛角片^{先煎}30g，生地黄 12g，丹皮 10g，赤芍 10g，秦艽 10g，桑叶

10g，地骨皮 10g，银花 12g，连翘 12g，土茯苓 15g，白茅根 15g，生甘草 5g。水煎服，7剂。

此方一直服用至 1998 年 10 月 27 日，中途或加入紫草、大青叶、卫矛、菟丝子等药。此阶段强的松 20mg/日。当时皮肤及面部无红斑，关节无红肿，偶尔肘及膝关节疼痛，复查 ENA 多肽抗体阴性，抗核抗体（ANA）阴性，A-ds-DNA 阴性，抗平滑肌抗体（A-SM）阴性。舌质略红苔薄白，脉细略数。解毒散瘀为主。拟方：

水牛角片^{先煎}30g，生地黄 12g，丹皮 10g，赤芍 10g，秦艽 10g，卫矛 12g，丹参 12g，菟丝子 15g，土茯苓 15g，鹿衔草 12g，生甘草 5g。水煎服。

服用此方至 1998 年 12 月 16 日，中间有加入金刚刺、淫羊藿、玉竹等药。强的松的用量已经减少至 12.5mg/日，加用通塞脉片 4 片，每日 3 次。复查各项指标均正常，IgG：16.3g/L，IgA：1.71g/L，IgM：1.13g/L，CH50U/ml，入冬以后患者面部见散发红斑，手指末端肤色微紫，出现雷诺现象，口干，关节不痛，无晨僵。舌质红苔薄白，脉细。解毒活血，散瘀化斑，兼以补肾顾正。处方：

玄参 12g，生熟地^各10g，赤白芍^各10g，卫矛 12g，丹参 12g，白花蛇舌草 15g，女贞子 15g，丹皮 6g，菟丝子 15g，淫羊藿 15g。水煎服。

前方增损服药至次年 1 月 28 日，强的松用量减至 10mg/日，8 月 9 日再次减至 10mg、7.5mg/间日，各项抗体指标检查正常，症情未见反复，只是入夏后受凉有时关节隐痛，面部见淡红紫斑。舌淡红苔薄白，脉细。益气养阴，化瘀通络。处方：

黄芪 15g，山药 15g，生熟地^各10g，赤白芍^各10g，土茯苓 15g，卫矛 12g，大黑豆 15g，菟丝子 12g，墨旱莲 12g，玉竹 15g，白花蛇舌草 20g，生甘草 5g。水煎服。

1999 年 9 月 26 日患者出现下肢及背后皮肤散在红斑，大小不等，小如黄豆，大如蚕豆，瘙痒，按之不退色，关节怕风，或有酸痛，面部隐隐紫斑，舌质淡红苔薄白，脉弦小。权宜疏风清热。

防风 5g，蝉衣 5g，忍冬藤 15g，连翘 12g，赤小豆 15g，地肤子 12g，土茯苓 15g，丹皮 10g，赤芍 10g，生地 12g，白花蛇舌草 15g，紫草 5g，生甘草 5g。水煎服，7 剂。

两月后复查 ANA 阳性，抗 UlRNP 阳性，此时强的松已减至 7.5mg/日，背部皮肤红斑变稀疏，不痒，面颊红斑亦变淡，疲乏，舌红苔薄黄，脉弦。解毒化瘀，兼以护正。拟方：

黄芪 15g，水牛角片^{先煎}30g，生地黄 12g，丹皮 10g，赤白芍^各10g，卫矛 12g，土茯苓 15g，大黑豆 15g，丹参 10g，秦艽 10g，女贞子 12g，墨旱莲

12g，菟丝子 15g。

2000 年 4 月 13 日复查 ENA 多肽抗体均为阴性，A-ds-DNA 阴性，ANA阳性。症情稳定，有时鼻衄，面颊赤缕轻淡，四肢见网状红缕隐隐，方药中或加白茅根 15g、白花蛇舌草 20g、丹参 12g、玄参 12g 等服用 1 年至 2001 年4 月，强的松减至 5mg/日，ENA 多肽抗体、ANA、A-ds-DNA 全部转阴。继续服药至 2001 年 10 月强的松减至 5mg，2.5mg/间日，期间长期服用方药如下：

玄丹参各 12g，生地黄 12g，丹皮 10g，赤白芍各 10g，卫矛 12g，土茯苓15g，大黑豆 15g，菟丝子 15g，鹿衔草 10g，白茅根 15g，墨旱莲 12g，黄精15g，生甘草 5g。

服药至 2003 年 1 月，强的松已减至 2.5mg/间日，症情依旧稳定，间或出现外感症状，A-ds-DNA 短暂阳性，加用水牛角片，紫草，蛇舌草等后很快能恢复。10 月开始激素撤除，除方药外加服六味地黄丸 8 粒，2 次/日，至2005 年 12 月撤除激素。2 年后复查自身抗体全套均阴性，并已恢复工作，汤药与六味地黄丸及丹参片交替服用，随访多年，症情稳定，未再复发。

按语：本例患者病症初始以关节疼痛为主，遂以祛风湿，清邪热，和络蠲痹治之。继而出现发热、皮肤红斑、鼻衄、脉数等阳热邪毒扰络之像，遂转以犀角地黄汤加味，解毒清络散瘀（此时配以强的松），症情缓解，病情由活动期向缓解期转化时，为避免激素服用及撤减激素后可能导致的病情反复，遂在激素撤减之前即在方中加入温补肾阳，养益气阴之品，如：黄芪、黄精、菟丝子、淫羊藿、鹿衔草、黑大豆、女贞子等，实践证明，如此撤减激素，可以避免减少病情的反跳复发倾向，聊供参考。

皮 肌 炎

案 15. 皮肌炎（湿热浸淫证）

阮某某，女性，27 岁。初诊 2007 年 11 月 7 日。

主诉：双眼睑水肿性红斑、肌肉疼痛 5 年。

2002 年出现双眼眶周出现水肿性红斑，经查诊断为皮肌炎（DM），予激素（甲泼尼龙）、羟氯喹及雷公藤治疗，症情缓解，月经来潮，复查肌酶谱正常。今诊，双侧上眼睑黯紫色水肿性红斑，双颊亦泛红，头皮发红，四肢肌肉酸痛，轻微触痛，软弱乏力，举臂抬足均感不利，蹲下站立需人扶持。无发热，落发较多，月经如期来潮量偏少，胃纳好，小便略频。苔薄中根淡黄略腻，脉弦小。辨证属湿热蕴毒，内迫营血，充斥肌表，治以清热解毒，化湿通络。

玄丹参^各 10g，丹皮 10g，生地 10g，赤芍 10g，土茯苓 12g，生甘草 5g，地肤子 12g，白花蛇舌草 12g，乌梢蛇 10g，黑大豆 15g，连翘 10g，生苡仁 12g，卫矛 10g，黄精 12g，乌贼骨 12g，陈皮 10g。水煎服，14 剂。

二诊：眼睑水肿性红斑变淡，手背皮肤网状红斑亦淡，关节不痛，疲乏改善，四肢活动较前稍感爽利，神食尚好。苔薄腻边质偏红，脉小弦。已见效机，治循原法。原方加紫草 6g，菟丝子 12g，制首乌 12g。水煎服，14 剂。

三诊：皮肌炎，双侧上眼睑水肿性红斑略淡，手背网状红斑亦淡，关节不痛，活动较前有力，有时大便或溏，月经正常。毒邪久羁，络脉瘀滞，脾虚湿盛，治以健脾利湿，化瘀通络。

太子参 15g，白术 10g，生炙甘草^各 3g，猪茯苓^各 12g，连翘 12g，赤小豆 12g，卫矛 10g，丹参 10g，乌贼骨 12g，黑大豆 15g，地肤子 12g。水煎服，14 剂。

四诊：双侧上眼睑黯红，上肢外侧皮肤红斑时隐时现，不发热，易疲乏，四肢活动基本自如，大便渐趋成形，苔薄脉弦小。查 AST 62U/L，CK-MB 28U/L，LDH 232U/L，α-HBDH 235U/L。仍从清热解毒，除湿通络立法。

玄参 12g，丹参 10g，丹皮 10g，生地 12g，赤芍 10g，生甘草 5g，土茯苓 12g，卫矛 10g，秦艽 10g，地肤子 12g，黑大豆 15g，白花蛇舌草 15g，紫草 5g，生苡仁 12g，水牛角 20g，大青叶 12g。水煎服，14 剂。

五诊：皮肌炎，经治症情渐缓，今诊眼睑水肿性红斑（黯紫），左侧上眼睑明显，四肢肌肉痛觉敏感，活动稍感乏力，肌酶复查正常，苔中淡黄略腻脉沉弦小。湿热蕴毒，络脉瘀滞，脾胃受损，肌肤失于温煦濡养。治以清热化湿解毒，兼益脾肾。

玄参 12g，苍术 10g，黄柏 10g，生苡仁 15g，牛膝 10g，丹皮 10g，生地 12g，玉竹 15g，土茯苓 12g，紫草 6g，泽兰 10g，地肤子 12g，秦艽 10g，生甘草 3g，女贞子 12g，菟丝子 12g，龟板 15g。水煎服。

注：此后循法断续服药至今，症情稳定，并已恢复正常工作。

按语：皮肌炎属结缔组织疾病之一，是一种主要累及横纹肌，以淋巴细胞浸润为主的非化脓性炎症病变，伴有多种皮肤损害，也可伴发各种内脏损害。肌肉和皮肤是本病的两组主要症状。

"皮肌炎"属中医学"皮痹"、"肌痹"、"痿证"、"肌痿"范畴，早期临床常表现为以眼睑为中心的水肿性紫红斑，可延及面部、颈部及胸背部。肌肉疼痛、触痛、肌无力，四肢重着。常伴有发热，关节疼痛，舌质红或绛，苔黄或黄腻，脉滑数或濡数等证。本例皮肌炎患者，以眼部水肿性红斑、肌肉酸痛为主，病史业已 5 年，然临床仍见双颊泛红，头皮发红，舌质偏红，苔黄腻，辨证属于湿热蕴毒，络脉瘀滞。治疗以清热凉血，化瘀利湿通络为主线。仿清营汤、犀角地黄汤意，用玄参、生地、赤芍、丹皮、水牛角、紫草清热凉血解毒；土茯苓、白花蛇舌草、生苡仁、地肤子、赤小豆、二妙丸清热化湿解毒；红花、卫矛、丹参、泽兰活血化瘀；秦艽、乌梢蛇祛风除湿，蠲痹通络。邪毒稽久，耗伤气阴，损伤脏腑，容易出现由痹而痿，本例患者已经出现易感疲乏，大便时溏，落发较多等脾肾不足的证候表现，故在治疗中先后参用女贞子、菟丝子、龟板、玉竹、大黑豆、黄精、制首乌、太子参、白术、炙甘草等以补益脾肾。

从本例的治疗经过来看，随证施治，除邪扶正，相辅相成，权为临证之一得。

硬 皮 病

案 16. 硬皮病（系统性硬皮病：寒凝肌腠证）

应某某，女，44 岁。2007 年 11 月 15 日初诊。

主诉：手指皮肤发硬冷痛 10 年余。

患者 10 余年前因双侧手指发硬疼痛，在外院诊断"硬皮病"（PSS），迭经西药治疗，时下双侧手指雷诺病明显，皮肤僵硬，麻木疼痛，皮纹消失，双颊皮肤点状红斑，色泽偏黯，进食无阻，呼吸通畅，形瘦，二便自调，苔薄花舌质红有细裂，脉细。气虚血瘀，寒凝肌腠，脉络阻痹，治以益气通阳，祛瘀蠲痹。

黄芪 15g，当归 10g，熟地 12g，赤芍 10g，红花 6g，乌梢蛇 10g，白术 10g，黑大豆 10g，鸡血藤 12g，金刚刺 12g，卫矛 10g，黄精 12g，生炙甘草^各 3g。水煎服，7 剂。

二诊：病情同前，服药尚未见明显进退，苔薄舌上细裂脉沉细，治用原法。前方加：参三七 3g，土茯苓 12g。水煎服，14 剂。

三诊：硬皮病，手指雷诺病略有减轻，指尖及甲床周围有溃疡坏死组织结痂，手指皮肤不能捏起，偶感中脘不适，食纳如常，苔薄脉沉细，治用原法，参以护胃之品。

黄芪 15g，当归 10g，熟地 12g，赤芍 10g，红花 6g，乌梢蛇 10g，白术 10g，黑大豆 10g，鸡血藤 12g，卫矛 10g，黄精 12g，生炙甘草^各 3g，参三七 3g，乌贼骨 12g，陈皮 10g，煅牡蛎 15g。水煎服，14 剂。

四诊：月来气温渐降，手指皮肤僵硬明显，或麻或痛，肤色或白或紫，夜晚疼痛明显，指尖及甲床附近皮肤坏死结痂，指关节僵直，苔薄脉沉细。

治再益气通阳，祛瘀通络，除寒缓痛。

黄芪 15g，党参 12，熟地 12g，熟附片^{先煎}5g，桂枝 6g，当归 10g，赤芍 10g，全蝎 3g，乌梢蛇 10g，鹿衔草 10g，徐长卿 10g，虎杖 12g，制没药 10g，陈皮 10g，甘草 5g。水煎服，14 剂。

五诊：指尖组织坏死略有好转，双颊点状红斑减少变淡，舌体间有小溃疡，舌光红无苔脉细，治用原法，前方加白残花 5g，黄精 10g。水煎服，14 剂。

六诊：硬皮病，目前仍服青霉胺，双手皮肤僵硬苍白而有多处坏死结痂，口干有小溃疡，吞咽无碍，二便自调，苔薄舌红脉细，原方略事增减续治。

黄芪 15g，当归 10g，熟地 10g，赤芍 10g，丹皮 10g，桃仁 5g，红花 5g，地龙 6g，白术 10g，桂枝 5g，生炙甘草^各3g，乌贼骨 12g，参三七 3g，菟丝子 12g，乌梢蛇 10g，鸡血藤 12g，熟附片^{先煎}3g，虎杖 12g。水煎服，14 剂。

七诊：硬皮病经治病情稳定，双手指皮肤发硬略有好转，肢节间皮肤稍能捏起，麻木已不明显，二便自调，舌光红无苔脉细，方药合拍，守治再进一筹。前方加玉竹 12g，猪苓 15g。水煎服，14 剂。

注：患者坚持治疗 5 年有余，症情逐渐好转并趋向稳定，有关免疫学检查已有明显改善，停服青霉胺近 2 年。

按语：硬皮病，迄今尚无满意疗法，属于中医痹证范畴，古有"皮痹"之称。巢氏《诸病源候论》曰："痹者……其状肌肉顽厚，或肌肉酸痛……由血气虚则受风湿而成此病，日久不愈，入于经络，搏于阳经，亦变全身肢体手足不遂"。由此可以认为其发病机制，内因为肾阳不足，气血亏虚，卫外失固；外因为风寒湿邪趁虚而入，痹滞肌腠，营卫失和，气血运行不利，而致皮肤顽硬，形如制革，关节屈伸不利，阳气不达于四末则发绀，更有甚者病邪深入脏腑，筋脉失于濡养，则可见口开阖不利，吞咽困难。治疗从益气通阳，散瘀通络入手。选用黄芪、当归、熟地、白术益气养血；菟丝子、熟附片、鹿衔草、桂枝等益肾通阳；桃仁、红花、赤芍、三七、卫矛活血化瘀；鸡血藤、乌梢蛇、地龙、金刚刺通行经络；参以黑大豆、生甘草、虎杖以解邪毒。

案 17. 硬皮病（局限性硬皮病：气虚血瘀证）

尉迟某，女，12 岁。1994 年 8 月 17 日初诊。

主诉：左下肢肌肉变硬结节 8 年余。

患者于 1986 年发现左小腿屈侧肌肉呈条索状变硬，皮下有结节，肤色变深，外院诊为"局限性硬皮病"，经上海某院用青霉胺、肤康丸、四蛇合剂等治疗后患肢皮肤较前略软，但向臀部及足部左小趾延展，局部肌肉萎缩，色素沉着，活动尚能自如，但肌力较健侧为差，食欲一般，二便如常，苔薄脉濡细，气虚血滞，阳气痹阻，局部经络失养，拟用益气温阳，活血通痹法。

黄芪20g，党参12g，桂枝5g，炙甘草5g，熟地12g，丹参12g，鸡血藤12g，菟丝子12g，炮山甲5g，红花5g，路路通6g，赤白芍^各10g。水煎服，7剂。

二诊：左侧臀部皮肤变硬，左侧大腿屈侧正中皮肤弹性仍差，左侧小腿皮肤变硬结节消失，有时寐中出汗，胃纳一般，苔略腻脉弦小，气虚血滞，阳虚失展，经络失养，舌质略红脉小弦。

黄芪20g，党丹参^各15g，桂枝5g，赤白芍^各10g，玉竹15g，活血藤12g，鸡血藤12g，鳖甲15g，炮山甲6g，红花6g，路路通10g，生炙甘草^各2g。水煎服，7剂。

三诊：硬皮病，左侧小腿屈侧结节消失，皮肤变软，肤色接近正常，但仍有一块肌肉尚硬，左侧臀部肌肉挛缩，苔薄脉濡，仍用原法。

黄芪30g，党丹参^各15g，桂枝5g，赤白芍^各10g，玉竹15g，路路通10g，卫矛10g，鳖甲15g，炮山甲6g，红花6g，甘草5g。水煎服，10剂。

另：黄芪50g，党丹参^各40g，金钱蕲蛇4条，菟丝子50g，黄精50g，卫矛30g，炮山甲20g。上方研末，装入胶囊。早晚各1粒，温水吞服。

四诊：局部皮肤渐软，肤色转正常，患者厌药，停服汤剂。

黄芪50g，党丹参^各40g，金钱蕲蛇4条，玉竹30g，卫矛30g，炮山甲20g，生白术30g、淡水蛭10g。上方研末，装入胶囊。早晚各2粒，温水吞服。

2014年6月9日，时隔多年，患者寻找前来门诊，诉说曾经某三甲医院专科诊治后，认为患者难以生存到20岁以后，后经中药治疗，症情好转，并逐渐趋向稳定，后坚持服用中药散剂，疾病的进展得以中止，并得健康生长，甚至曾参加体育800米测试。目前已经取得两个学士学位，像健康人一样参加学习和工作。再次诊察，左侧臀部及左小腿屈侧肌肉明显萎缩，左足外缘皮肤小趾挛缩，但行走基本不受影响。患者此来要求中药调治月经异常，以促进生育。

按语：硬皮病，就其证候表现来看，与中医学中的"肌痹"类似，西医缺乏有效的治疗方法。本例患者发病时年龄尚幼，肢体、器官发育还不成熟，因而病情更加凶险，预后难卜。《素问·痹论》说："痹在骨则重，在于脉则血凝而不流，在于筋则屈而不伸，在于肉则不仁，在于皮则寒"。本例辨证属于阳气痹阻，瘀血凝滞，治疗以益气温阳活血通痹法，治疗以黄芪桂枝五物汤加减，此外选用个人经验方：参蛇散（蕲蛇、丹参）加味，后因瘀血阻滞，硬节较重，加入大剂水蛭破荡血瘀。本病积重难返，治疗比较困难，因而需要长期坚持治疗，本例病人前后治疗长达2年余，在长期治疗后期，因患者年幼，难以坚持服用水药，遂改用散剂可有助于长期坚持治疗，而获一定效果。

多发性肌炎

案18. 多发性肌炎（合并系统性红斑狼疮·持续发热：湿热蕴毒证）

吕某，女，17岁。2005年12月14日。

主诉：不规则发热1月。

患者1年前因高热住某医院，出院诊断："系统性红斑狼疮，免疫性肝损害"。此次无明显诱因不规则发热1月，再次住入鼓楼医院，给用甲泼尼龙加清开灵等治疗，体温仍波动在37.5～40℃之间。午后肌热明显，有汗热不解，怕冷，无寒颤，周身关节肌肉酸痛而重，倦怠乏力，面部隐隐红斑，口干而苦，口唇燥裂，纳差，大便不成形，血常规白细胞2.8×10^9/L，苔薄黄而腻，脉濡数，湿热邪毒深蕴营血，阻闭肌腠经络，气阴耗伤，先拟疏化湿热，凉血透络。

南沙参15g，青蒿10g，黄芩10g，水牛角30g[先煎]，佩兰10g，桑叶枝[各]10g，土茯苓12g，秦艽10g，生苡仁10g，赤芍10g，陈皮10g，谷芽15g，生甘草3g。水煎服，3剂。

二诊：体温渐降，白细胞亦趋正常，仍诉周身肌肉酸痛乏力，纳谷渐馨，大便不成形，苔脉同前，治用原法，参以运脾之品。原方去沙参，加太子参12g，白术10g。水煎服，4剂。

三诊：体温渐趋正常，血白细胞升至4.0×10^9/L，精神亦渐好转，但周身肌肉依然疼痛，活动无力，口干而苦，中脘不适，大便亦较成形，面颊红斑稍淡，苔淡黄仍腻脉细弦。湿热之邪阻于肌腠，营络受扰。

太子参12g，青蒿10g，黄芩10g，枳壳10g，竹茹6g，陈皮10g，生苡仁12g，生白术10g，卫矛10g，土茯苓12g，佩兰10g，乌贼骨10g，生甘草3g。水煎服，4剂。

四诊：住院期间，仍有不规则发热，发热时给服百服灵后汗出热暂退，不恶寒，今诊体温正常。但查肌酶谱增高，拟诊："多发性肌炎"（PM），周身肌肉酸痛明显，有明显触压痛，活动无力，步履不爽利，且不能多行走。面部红斑显现，伴鼻衄，唇红而干，阵阵汗出，肌电图异常改变，不咳不喘，呼吸平习，胃纳一般，吞咽顺利，苔薄黄舌质红，脉小弦，湿热壅滞肌腠，与毒邪相合，气血阻滞，脉络失畅。拟方疏化湿热，以解肌腠，凉血散血，以安营络。

水牛角 15g^{先煎}，牡丹皮 10g，赤芍 12g，黄柏 6g，生白术 10g，生苡仁 15g，太子参 15g，丹参 12g，白茅根 12g，土茯苓 15g，秦艽 10g，乌贼骨 10g。水煎服，3 剂。

五诊：复查肌酶谱稍有下降，双臂肌肉酸痛较前减轻，下肢活动亦较前有力，已能连续步行 10 分钟，仍有鼻衄，舌上有小溃疡，面颊红斑渐淡，苔薄脉沉小弦，病势渐趋稳定，邪势挫退之机，原法增参补益肝肾，益气健脾之品。

黄芪 15g，苍白术^各 5g，黄柏 6g，生苡仁 15g，怀牛膝 10g，熟地黄 10g，山萸肉 10g，山药 12g，牡丹皮 10g，黑大豆 15g，土茯苓 12g，卫矛 10g，丹参 10g，玉竹 10g，生甘草 3g。水煎服，10 剂。

六诊：迭经治疗，诸症相继消失，四肢肌肉酸痛已缓，体力逐渐恢复，复查肌酶谱保持正常，肝肾功能、血钾、血沉均在正常范围，苔薄白脉濡细，原法损益断续服用，已复学上课，（过程中随证选择增入景天三七、当归、龟板、杜仲、菟丝子、巴戟天、鹿衔草、淫羊藿、桑寄生、虎杖、丹参、白芍、黄精、猪苓等）原用西药强的松、吗替麦考酚酯（骁悉）等亦在逐步撤减剂量，于 2008 年赴美国留学，随访情况良好，现已回国工作。

按语：患者 1 年前因高热就诊确诊为："系统性红斑狼疮，免疫性肝损害"，经治症情趋缓，但面部隐隐红斑不退。此次再次出现无明显诱因高热月余不解，屡用甲泼尼龙及清开灵等中西药物热势不减，症见有汗热不解，面部红斑，周身关节肌肉酸痛，倦怠无力，口苦纳呆，溲黄便溏，苔薄腻脉濡数，乃阳毒深伏营血，复因湿遏热郁邪阻营卫肌腠，故予水牛角、赤芍散血解毒，清热泻火，青蒿、黄芩、桑叶清芳透络，冀以领邪而出，桑枝、秦艽、佩兰、生苡仁等利湿通络，药后热势有消挫之机。原意稍事化裁续进，体温渐趋正常。无如周身肌肉酸痛加剧，且有明显触压痛，活动无力，步履不爽，阵阵汗出，且见肌酶谱异常升高，肌电图异常改变，遂又诊为："多发性肌炎"，有似中医"肌痹"、"痿躄"，故又在犀角地黄汤（去生地）的基础上增以三妙丸，并加入丹参、土茯苓、卫矛等清热利湿通络之品，获效后，终以六味地黄、四妙加入黄芪、玉竹、丹参等益气养阴，疏化湿热，和血通络收功。综观本例尚属辨证准确得当，标本先后有序，方药选择贴切，是以收效比较迅捷。

白塞综合征

案19. 白塞综合征（湿热瘀毒证）

宋某某，男，27岁。2007年7月16日初诊。

主诉：口腔溃疡10年，伴四肢红斑4年。

自幼反复口腔溃疡，此伏彼起，外院检查免疫常规及ENA抗体均阴性，诊断为"白塞综合征"（BD），近4年来四肢皮下常有结节红斑，触之疼痛，四肢关节微肿且痛，不发热，病程中曾出现阴茎黏膜溃疡，大便偏干，苔中根淡黄，脉细弦，湿热酿毒上熏下扰，有似"狐惑"，治用清热泄毒为主。药用：玄参10g，升麻6g，当归10g，生地12g，丹皮10g，生甘草5g，黄连3g，玉竹15g，土茯苓12g，白残花5g，卫矛10g，木瓜10g，鸡血藤12g。后见口疮反复发作且痛，妨于进食，足趾及指尖常有红斑伴有疼痛，溲黄，大便燥结，便后带血，肛门灼热，乃邪热内炽之象，故再以白虎汤法，清胃泻火，生津解毒，药采：玄参10g，知母10g，生石膏12g，生甘草5g，玉竹15g，土茯苓12g，生苡仁15g，野蔷薇5g，丹皮10g，赤苓10g，生地10g，熟大黄3g。往后口糜发作渐稀，纵发程度亦轻，指间红斑未见，腕肩踝关节或痛，舌胖脉濡。邪毒渐敛，气阴耗伤之象显露，遂以黄芪15g，山药12g，山萸肉10g，茯苓12g，白术10g，生炙甘草ª 3g，卫矛10g，白残花5g，赤芍10g，秦艽10g，银花藤12g，白花蛇舌草15g等组方，顾正御邪，巩固疗效。

按语：根据其临床症状，与中医学"狐惑"病颇为相似，《金匮释义》云："狐惑病者，亦是湿热蕴毒之病。"毒，邪气充盛蕴结不解之谓也，湿热蕴久化毒，浸淫肝经，弥漫三焦，循经脉流注，上扰熏蒸口眼诸窍，则见口舌生疮，溃烂不愈，两目红赤；流注关节经络，则关节肿痛；下注二阴，则见生殖器、肛周等处糜烂。

本病大体可以分为两期，即急性发作期和稳定期。急性发作期由于湿热瘀毒炽盛，上攻下注，此时患者表现为口舌溃烂，疼痛剧烈，妨碍进食；皮肤红斑、结节；关节疼痛；便干；舌红，苔黄。急则治标，清热化湿，解毒活血散瘀，以玄参升麻汤、白虎汤、四妙丸加减，取玄参、绿升麻、生苡仁、黑大豆、黄柏、土茯苓、白花蛇舌草、野蔷薇花等清热化湿解毒，用丹参、丹皮、卫矛、赤芍等活血散瘀。稳定期或相对缓解期，毒邪衰减，正气虚馁的一面逐渐显露，表现为溃疡渐敛，便溏，舌胖，脉濡。治当健脾益肾，选用药物有太子参、白术、山药、制黄精、女贞子、熟地、山萸肉等。《素问·

标本病传论》云："知标本者，万举万当，不知标本，是谓妄行"。既然湿热毒瘀互结是白塞综合征发病的病理基础，清热解毒化湿散瘀通络则成为治疗该病的根本大法，在扶正的基础上，参以银花藤、白花蛇舌草、生甘草、卫矛等清解余毒。

案 20. 白塞综合征（瘀血阻络证）

朱某某，男，25 岁，干部。本院初诊日期：1981 年 2 月 13 日。

主诉：双下肢红色斑块近 4 年。

患者近四年多来两小腿经常出现红色斑块，时隐时现，触痛不明显，无破溃，口腔反复溃疡，伴关节痛，无红肿，不发热。自去年夏季开始注射针孔处皮肤发红，曾经某皮肤病研究所诊断为"白塞综合征"，迭经西药治疗效果不甚显著，遂来院门诊。

患者自幼口唇经常糜烂，反复发作，近年来两侧小腿伸侧时有红斑出现，不痛不痒，亦无溃烂，症状加重半月，两踝关节作痛微肿，阴部龟头处有一小溃疡，小便常黄，唇红，苔淡黄微腻，舌红边有小溃疡，脉弦，湿热蕴毒，营络瘀阻，药以水牛角片^{先煎}30g、生地 10g、丹皮 10g、赤芍 10g、土茯苓 15g、丹参 15g、生苡仁 15g、忍冬藤 12g、玄参 10g、连翘 12g、大黑豆 15g、卫矛 15g、泽泻 10g、生甘草 5g 等化裁组方，并配以龙胆泻肝丸（吞服），服药 30 余剂，诸症相继消失，随访年余，未见明显发作。

按语：瘀血形成，原因多端，其中热邪壅郁，每可导致血行壅阻而为瘀热互结，营络为之涩滞。本例"狐惑"患者正当而立之年，平素体强气盛火亢，病延四载，反复出现口舌生疮，目红赤缕，阴部溃疡，小腿红斑，针孔现红，并伴口干唇红苔薄舌红等一派邪热充斥之象，即在此病机作用下形成的。故用犀角（水牛角代）地黄汤加味组方，一面清热解毒以为釜底抽薪之计，一面凉血散瘀而期源清流顺之用，理法相应，药证合拍，乃得应手。

银 屑 病

案 21. 银屑病（血分燥热证）

张某某，女，55 岁。2006 年 3 月 17 日初诊。

主诉：周身反复出现皮疹 5 年。

1990 年因"病毒性感冒"用红霉素后双下肢出现皮疹，呈小丘疹样，或如粟粒样大小，底部泛红，上覆薄而干燥的银白色鳞屑，层层覆盖，脱而复生，微微作痒，嗣后又常出现皮肤红斑，有时成片状，继而上肢双侧面颊及头部，均有皮损出现。皮肤较干燥，秋冬季加重，平素大便偏干。近日在市皮防所诊断为"银屑病"，苔薄黄脉弦小。素体燥热偏盛，复感风热邪毒，兼之药物影响，内外合邪，闭阻经络肌腠，阴伤血燥，滞血化风，治用解毒消风，活血润燥。

玄参 10g，生地黄 12g，牡丹皮 10g，赤芍 10g，生甘草 5g，土茯苓 12g，生首乌 12g，紫草 5g，地肤子 12g，白鲜皮 12g，石斛 10g。水煎服，7 剂。

二诊：下肢皮疹略有减少，形为粟粒或为丘疹，瘙痒不甚，少量鳞屑，基底色红，大便较前爽畅，关节不疼，苔薄腻边质黯红，脉有弦意，拟用原法续治。原方加小胡麻 10g，卫矛 10g，防风 10g。水煎服，7 剂。

三诊：银屑病，服前药后，皮疹明显减少，瘙痒亦轻，皮肤渐趋平整，头部留有散在黯红色斑痕，大便已畅，苔脉无明显变化，再用凉血解毒，润燥消风原法冀进一筹。

玄参 10g，生地黄 12g，牡丹皮 10g，赤芍 10g，生甘草 5g，土茯苓 12g，丹参 12g，紫草 5g，卫矛 10g，防风 6g，玉竹 12g，小胡麻 12g。水煎服，7 剂。

四诊：前方续服近 3 个月，皮疹逐渐隐退。后于月前因注射狂犬疫苗后皮疹萌发，尤以下肢明显，腹部皮肤一片泛红，上布大片鳞屑，抚之且有热感，瘙痒异常，苔薄边质偏红脉沉弦，药毒相加，徒增营血燥热，化风肆扰肌腠，亟宜消风清热，凉血解毒之治。

银花 12g，连翘 12g，大青叶 10g，玄丹参各 10g，生地黄 12g，牡丹皮 10g，赤芍 12g，生甘草 5g，土茯苓 12g，卫矛 12g，紫草 6g，小胡麻 10g，蝉蜕 10g，生山楂 10g，玉竹 12g。水煎服，7 剂。

五诊：据称周前进食芒果后致双侧手背及前臂皮肤出现对称性红色斑丘疹，少许鳞屑，皮肤干痒，遂以原方加入防风 10g，乌梢蛇 10g，白花蛇舌草 15g，熟大黄 6g 等随证加减，服用月余，症状又见平伏。此后随访半年余未再发，并嘱适当忌口，慎用药石。

按语：银屑病又称牛皮癣，是一种慢性炎症性角化落屑性常见皮肤病，与中医学中的"白疕"、"松皮癣"的记载颇有相似之处，血热、血燥是其重要原因。本例患者病程 5 年，反复发作，秋冬加重，皮损干燥，鳞屑覆盖根底泛红，平素口干，大便干燥，苔薄黄舌黯红，起病乃因感触风热外邪或药物影响而发。诚如清《外科大成》所示，白疕由"风邪客于皮肤，血燥不能荣养所致"。是以辨证为素体阳热之质，久病阴伤血燥，复感风热邪毒，内外相合，血燥蕴热，阻隔经络，肌腠失濡所致。故以玄参、玉竹、石斛、生首乌、小胡麻等养阴润燥；生地黄、牡丹皮、紫草、丹参、卫矛凉血化瘀；防风、蝉蜕、白鲜皮、土茯苓、地肤子祛风散邪止痒；银花、连翘、大青叶、生甘草等清热解毒，共奏养阴润燥，凉血祛瘀，疏风解毒之功。治疗效果虽较满意，然患者数度病情反复，多因饮食不慎，药石（包括狂犬病疫苗）影响而诱发，是以叮嘱患者注意及之，切勿疏忽，以免促使病情反复，至关重要。

结节性红斑

案 22. 结节性红斑（血热痹络证）

王某，女，44 岁。2006 年 10 月 9 日初诊。

主诉：双下肢结节红斑 2 年余。

双下肢反复出现红斑，左侧胫前及左小腿后侧各有 1 枚如枣核大小结节，色泽鲜红，伴疼痛感，发时有硬结，压之疼痛，一段时间可以自消，不发热，关节不痛，查 CRP 15.1mg/L（正常值 0~5mg/L），ENA 多肽抗体全部阴性，有时有口疮，月经正常，苔净舌红脉小弦。素体血热内蕴，脉络瘀阻，气血运行失畅，治用清热凉血，化瘀散结。

玄参 10g，银花 12g，赤芍 12g，丹皮 10g，玉竹 12g，土茯苓 12g，生甘草 5g，丹参 10g，连翘 10g，生苡仁 12g，卫矛 10g。水煎服，7 剂。

二诊：结节性红斑经年，服药后左下肢红斑范围缩小，颜色转淡，皮下结节尚未全消，近半月未见新起，常有口疮，右膝关节或痛，苔薄白，舌红，边有浅齿痕，脉小弦，治再凉血化瘀通络。

玄参 10g，银花 12g，连翘 12g，丹皮 10g，赤芍 10g，土茯苓 12g，生甘草 5g，紫花地丁 12g，丹参 12g，生苡仁 12g，当归 10g，生地 12g，玉竹 12g，参三七 3g，牛膝 10g。水煎服，7 剂。

三诊：口腔溃疡渐敛，下肢结节红斑渐消，留有色素瘢痕不痛，活动无碍，二便自调，苔薄边质偏红，脉沉小弦。治用原法。

玄丹参各 10g，银花藤 12g，连翘 12g，紫花地丁 10g，生甘草 5g，丹皮 10g，生地 12g，参三七 3g，白残花 5g，卫矛 10g，土茯苓 12g。水煎服，14 剂。

四诊：双下肢结节红斑 2 年，此伏彼起，缠绵未愈，经治好转，新生红斑渐少，今诊左胫结节红斑一枚，皮色稍红，触痛已不明显，活动自如，口疮发作较前亦有减少，大便自调，苔薄脉濡。素体血热偏盛，兼之湿热下注，郁结肌肤而发，治以清热化湿，解毒化斑。

苍术 6g，黄柏 10g，生苡仁 12g，生甘草 5g，玄参 10g，丹皮 10g，生地 12g，牛膝 10g，银花 12g，连翘 12g，紫花地丁 10g，鬼箭羽 10g，玉竹 12g，

土茯苓 12g，野蔷薇 5g。水煎服，14 剂。

五诊：双下肢结节红斑近来不时仍有新生，左胫皮下结节样红斑一枚月余未消，微红，触之有痛感，不发热，口腔偶有小溃疡，否认外阴溃疡，大便自调，月经正常，苔薄边有浅齿痕，脉濡。复查 ESR 18mm/h，ASO 214.5IU/ml，ANA 阴性，a-ds-DNA 阴性，ENA 多肽抗体阴性。湿热凝聚，经络阻滞。

玄参 12g，苍术 10g，黄柏 10g，生苡仁 15g，蒲公英 10g，赤芍 12g，丹皮 10g，红花 6g，白残花 5g，丹参 12g，参三七 3g，忍冬藤 10g，白花蛇舌草 15g，生甘草 5g。水煎服，14 剂。

六诊：左胫内侧结节红斑未消，局部稍硬，轻微疼痛，不发热，口干，大便或软，日前舌尖小溃疡已敛，苔薄，边有齿痕，脉弦。湿热酿毒，凝滞脉络。拟方解毒清热，除湿通络。

玄参 10g，紫花地丁 12g，紫草 5g，丹参 10g，赤芍 10g，忍冬藤 12g，生苡仁 15g，车前草 12g，泽泻 10g，秦艽 10g，陈皮 10g，生甘草 5g。水煎服，14 剂。

七诊：结节红斑偶有小发作，近日右小腿出现红斑 1 枚，疼痛不著，膝酸，神食如常，不发热，苔中淡黄，治用原法。

玄参 12g，当归 12g，赤芍 12g，生苡仁 12g，忍冬藤 12g，路路通 10g，卫矛 10g，丹参 10g，白花蛇舌草 15g，猪苓 15g，络石藤 10g，牛膝 10g，生甘草 5g，红花 6g。水煎服，14 剂。

八诊：结节性红斑基本消失，少有新起，右侧颊黏膜溃疡仍未愈合，有疼痛感，外阴无溃疡，口不干，目不红，大便自调，右膝关节或痛，无红肿，苔淡黄，脉小弦。治用清热解毒，化斑护膜。

玄参 10g，绿升麻 6g，丹皮 10g，黄连 3g，玉竹 15g，生甘草 5g，女贞子 12g，连翘 12g，白残花 5g，龟板 15g，土茯苓 12g。水煎服，14 剂。

按语：结节性红斑是一种主要发生于小腿伸侧的红色或紫红色的结节性疾病，属于血管炎的范畴。该病在中医文献中尚无相应的病名，但依其临床特点与中医学中的"瓜藤缠"、"橘核丹"等病的皮疹有相似之处。其病因病机概而言之，不外素体阳盛，感受湿邪，湿热蕴毒，入于脉络；或过食辛辣肥甘，热壅湿蕴，酿毒滞络，或湿热夹瘀流注肌腠，从而出现皮下结节，色红疼痛，缠绵难愈。由于湿热化毒，入于营血，脉络瘀滞为该病的基本病机，故其病性应以实证为主，因此清热化湿，凉血解毒，散瘀通络应贯穿于本病治疗的始终。根据病程的不同阶段、体质之强弱、证候之虚实，谨守病机，选择相应的方药，可获稳定的疗效。

产 后 痹

案 23. 产后痹（正虚邪伏证）

邵某某，女，56岁。2011年1月14日初诊。

多年来四肢骨骱冷痛，畏寒怕风，天寒尤甚，关节不肿，活动自如，神食如常，大便自调，苔中淡黄脉濡。屡经中西医药及针灸、理疗、贴敷等治疗效果均不明显，症情反复，持续不愈。追询病史，乃知患者时当盛夏剖宫产后，久处空调居室，饱经凉风寒气吹袭，卫表失固，风寒深侵筋脉骨骱，留滞经络，兼之初产术后正虚无力托邪外出，循理而治，拟用托化之法，以期获效。

黄芪15g，当归10g，桂枝5g，赤芍10g，防风10g，丹参10g，天山雪莲3g，徐长卿10g，威灵仙10g，菟丝子10g，熟地10g，生苡仁12g。

二诊：仍诉周身关节有冷感，冬夏皆然，出汗不多，神食无碍，苔薄黄脉细，治用托邪通络。

黄芪15g，防风10g，桂枝5g，羌独活^各6g，当归10g，桑枝寄生^各12g，淫羊藿10g，赤白芍^各10g，鹿衔草10g，炙甘草5g，枸杞子10g，杜仲10g，紫丹参10g。

三诊：仍感周身关节有冷感，因冷而痛，关节不肿，活动自如，出汗不多，神食如常，苔中略厚，脉濡，治再益气通络，祛风蠲痹。

黄芪15g，桂枝5g，防风10g，赤芍10g，白术10g，天山雪莲3g，鹿角片10g，菟丝子10g，淫羊藿10g，海风藤10g，络石藤10g，鸡血藤10g，熟地10g，甘草3g，煅牡蛎12g。

四诊：周身骨骱作冷，似有风钻感，局部紧束裹压方舒，前治药后稍缓，正值早春天气阴冷，症状复作，曾查风湿四项正常，脉濡，治用原法。

黄芪15g，当归10g，赤芍10g，防风10g，桂枝6g，炙甘草5g，淫羊藿10g，鹿衔草10g，桑枝10g，鸡血藤12g，熟地10g，杜仲12g，丹参10g。

五诊：周身骨骱怕冷，喜热熨，伴有阵阵汗出，大便溏软，足凉，苔薄舌小红脉濡。

黄芪15g，桂枝5g，炒白芍10g，炙甘草3g，生姜1片大枣3g，鹿衔草10g，白术10g，桑枝寄生^各10g，怀牛膝10g，煅牡蛎15g，巴戟天10g，当归10g。

六诊：骨骱畏风续有好转，汗出亦少，肢凉减轻，腰背仍痛，苔脉同前，治循原法。

黄芪 15g，防风 6g，赤芍 10g，桂枝 5g，补骨脂 10g，丹参 10g，杜仲 12g，桑寄生 12g，巴戟天 10g，鹿衔草 10g，甘草 3g，煅牡蛎 12g。

七诊：骨骺畏风明显减轻，唯指腕关节依然怕冷，汗多，余情如前，治用原法。

黄芪 15g，防风 6g，白芍 12g，桂枝 5g，黄柏 6g，巴戟天 10g，补骨脂 10g，桑寄生 12g，煅牡蛎 15g，景天三七 12g，珍珠母 12g，浮小麦 15g，木瓜 10g。

按语：本病主要表现为周身骨骺冷痛怕风，西医作各项相关检查无特殊发现，难以作出明确诊断，治疗效果欠佳，在中医归属于"痹证"范畴。中医理论认为肝主筋，肾主骨，卫气固护一身之表，若气血虚亏，肝肾不足，风寒留滞经络，则会表现为周身骨骺畏寒怕风，遇冷作痛，《妇科精要·产后手足身痛》曰："产后身痛者，是血虚而不能荣也。"《普济方·产后诸疾门·身体腰脚疼痛》亦记载："女人肾位系于胞。产则劳伤肾气，损动胞络，虚未平复，而风冷客之，冷气乘腰，故令腰痛也。"故治疗上当益养气血，培补肝肾，疏风散寒，温经通络为宜。案中所用"托化"，简言之，亦即培补正气，托举病邪外出之意。益养气血选用黄芪、当归、白术、熟地等；补肝肾散风寒选用桑寄生、杜仲、鹿衔草、天山雪莲等；温补阳气选用桂枝、熟附子、淫羊藿、巴戟天、补骨脂、鹿角片等；取类比象，以鸡血藤、络石藤、海风藤舒筋通络止痛。患者病程中有阵阵出汗表现，此乃卫表不固，阴阳失和，则以黄柏、淫羊藿寒温并用，燮理阴阳，煅牡蛎、浮小麦等固表敛汗。另外肝主疏泄，若肝疏失调，汗泄失常，阳郁不达，也可出现阵阵汗出，肢体畏寒等症状，在治疗中加用景天三七能起到活血解郁的作用。

天山雪莲，苦甘性温，苦燥温通，甘而能补，祛风湿，补肝肾，强筋骨，于风寒湿痹日久，肝肾亏虚，气血不足者尤为适宜。本品用量不宜大。

重症肌无力

案 24. 重症肌无力（脾气亏虚证）

郑某某，女，68 岁。2009 年 11 月 20 日初诊。

主诉：右侧眼睑下垂近半年。

患者今年 5 月因左侧眼睑下垂明显住某医院，出院诊断："重症肌无力Ⅰ型，高血压 2 级，冠心病"，给予强的松、新斯的明等好转出院，同年 9 月再次发作住院，肌电图正常，胸部 CT 左肺间质局部纤维化，免疫指标正常。今诊双眼上睑下垂，左侧明显，睁眼费力，四肢乏力，四肢肌肉无明显萎缩，活动易感气喘，口干无渴饮，大便偏溏，次数略多，形丰，进食吞咽无碍，苔薄黄不匀，舌质红，脉形带弦，气阴交虚，脾虚运弱，湿热阻滞，肌腠失养。

黄芪 15g，苍白术^各 6g，苡仁 12g，黄柏 6g，怀牛膝 10g，丹参 10g，赤芍 10g，鸡血藤 12g，卫矛 10g，甘草 3g，猪茯苓^各 12g，陈皮 10g，桑寄生 12g。水煎服，7 剂。

2009 年 11 月 27 日：左侧上眼睑依然垂重，四肢疼痛乏力略有改善，大便尚调，偶或头昏，苔中根淡黄，脉沉小弦。湿热浸淫经脉，营卫气血运行受阻，肝肾受损之象，治用祛湿热，畅经脉，调气血，养肝肾。

黄芪 15g，苍白术^各 6g，苡仁 12g，黄柏 6g，怀牛膝 10g，丹参 10g，鸡血藤 12g，卫矛 10g，甘草 3g，葛根 10g，潼白蒺藜^各 10g，天麻 10g，黄精 12g，淫羊藿 6g，泽兰 10g，黑大豆 15g。水煎服，7 剂。

2009 年 12 月 7 日：左侧眼睑依然垂重，看电视需仰头而视，四肢乏力渐有改善，肌肉触痛亦有减轻，大便次数日有 6 次之多，不甚稀，腹不痛，胃纳尚好，口不干渴，苔薄黄，脉沉小弦。脾气亏虚，气血不运，筋脉失养，拟补中益气法化裁益气升清，运脾通络。

黄芪 15g，太子参 15g，炙升麻 6g，炒柴胡 5g，白术 12g，陈皮 10g，三七 3g，淫羊藿 10g，山药 12g，炒苡仁 12g，制黄精 12g，卫矛 10g。水煎服，14 剂。

2010 年 1 月 4 日：重症肌无力，半年多来眼睑垂重，左侧明显，上睑尤甚，睁眼乏力，眼裂变小，视物需仰头，服药以来症情有所好转，活动气短，晨起指胀，口不干，尿如常，大便溏，四肢肌肉无明显萎缩，高血压口服降压药维持在 130/80mmHg，苔薄黄，舌质偏红，脉细弦，上睑属脾，肌肉为脾所主，脾气虚陷则眼睑垂重无力，再拟补脾益气，升清通络。

黄芪 15g，太子参 15g，炙升麻 5g，炒柴胡 6g，白术 12g，苡仁 12g，炙甘草 3g，当归 10g，陈皮 10g，黄柏 6g，菟丝子 12g，泽兰 10g，猪苓 15g，三七 3g，卫矛 10g，丹参 10g。水煎服，14 剂。

2010 年 3 月 15 日：眼睑垂重明显减轻，视眼裂较前增大，视物亦较方便，四肢活动力量渐复，已能步行 1 站多路，大便日解二、三、四次，不甚稀，苔薄，脉沉小弦，治用补脾益气，活血升清。

黄芪 15g，太子参 15g，白术 10g，炙甘草 3g，当归 10g，卫矛 10g，三七 3g，菟丝子 12g，黄柏 6g，制黄精 12g，苡仁 20g，怀牛膝 10g，桑寄生 12g。水煎服，14 剂。

2010 年 4 月 12 日：经治眼睑下垂恢复，眼裂较前增大，视物自如，四肢亦渐有力，能步行 2 站路远，大便偏溏次数略多（日行三四次），苔薄黄，舌边质略红,脉弦小,治循原法。

黄芪20g,太子参15g,当归10g,白术10g,炙甘草3g,陈皮10g,炙升麻5g,炒柴胡6g,丹参10g,卫矛10g,三七3g,怀牛膝10g,黄柏6g,苡仁20g,杜仲12g,桑寄生12g,鸡血藤12g,制黄精12g。水煎服,14剂。

注:目前患者症情消失并趋向稳定,新斯的明已撤除。

按语:重症肌无力是一种由于神经肌肉接头传递障碍所致的慢性疾病,属全身性自身免疫性疾病,为国内外的难治病症。中医多按"痿证"论治。脾气虚弱,气血亏损是导致本病发生的主要原因。眼睑属眼科五轮学说中之"肉轮",为脾所主,而脾为后天之本,气血生化之源。脾主升清,今脾虚气陷,则升提无力,故眼睑无力下垂;脾主肌肉四肢,脾气虚弱,气血生化乏源,不能充养于四肢肌肉,故见四肢痿弱不能用;脾主运化,脾虚失运,故见便溏。

治疗多遵循《素问·痿论》"治痿独取阳明"的原则,治宜补中益气、健运升清,以李东垣之补中益气汤为主方。黄芪、太子参补气健脾、升举清阳;白术培补脾胃,使化源充足,陈皮运脾行气,使大量黄芪补而不滞;柴胡、升麻升提脾气。而脾气有赖于肾气温煦,所谓"脾阳根于肾阳",故在补脾的同时,兼顾益肾,以淫羊藿温肾壮阳,桑寄生、杜仲温补肾气,菟丝子温润填精。

脾虚运弱则湿滞,日久则蕴热化毒,"久病入络",湿瘀互结,络脉瘀滞,从而疾病缠绵难愈,故补脾益肾的同时,不忘化湿解毒、活血通络。一来化湿解毒,可使脾不为湿困,脾气得以健运;二来活血通络、补脾益肾相结合可使气血生化有源,气血运行通畅,肌肉得以濡养,颓废无力诸症可除,故以猪茯苓、苡仁、苍术、黄柏健脾化湿清热,当归、鸡血藤、丹参、卫矛、三七活血化瘀通络。诸药合奏补脾益气升清,化湿活血通络之效。

多发性硬化

案25. 多发性硬化症(肝气亏虚证)

林某,男,32岁,初诊日期:2012年9月14日。

主诉:行走不稳伴视力下降1年半。

病史:于2010年8月自感行走时有飘浮感,伴头晕视物晃动,并逐渐加重。活动逐渐受限于某医院住院。头颅MR+MRA示:脑干双侧小脑半球多发斑片状异常信号,考虑为"脱髓鞘性脑白质病,多发性硬化可能性大"。目前用甲泼尼龙20mg/日,并用干细胞治疗。今诊头晕渐缓,双下肢步履乏力欠稳，伴麻木感，视力明显下降，语言节奏稍慢，语言尚清，呼吸平匀，苔薄白略腻，中有裂痕，舌边有浅齿痕，脉细弦略滑，肝肾亏损，脾气虚弱，痰瘀交阻，脑络失疏，治殊棘手。

黄芪 12g，山药 12g，菟丝子 10g，巴戟天 10g，猪茯苓^各 12g，山萸肉 10g，熟地 10g，陈皮 10g，法半夏 10g，桑寄生 10g，怀牛膝 10g，丹参 12g，卫矛 10g，当归 10g，葛根 10g，白术 10g。水煎服，14 剂。

二诊（2012 月 9 月 18 日）：迭进中西药治疗以来病情好转，头昏肢麻均已渐缓，双侧下肢软弱无力，步履蹒跚有改善，已能独自步行，言语缓慢亦有好转，胃纳稍逊，易于自汗，二便自控，双侧下肢肌肉松弛无力，肌肉稍显萎缩，肌力较弱，苔薄淡黄中沟，脉细，肝肾亏损，脾气亦弱，痰瘀滞络，肌肉筋脉失养。

黄芪 12g，山药 12g，山萸肉 10g，熟地 10g，猪茯苓^各 12g，当归 10g，赤芍 10g，卫矛 10g，三七粉^冲 3g，生白术 10g，桑寄生 12g，怀牛膝 10g，鸡血藤 10g，枸杞子 10g，巴戟天 10g，玉竹 12g，黄柏 6g，煅牡蛎 12g，全蝎 3g，陈皮 10g。水煎服，14 剂。

三诊（2013 年 1 月 8 日）：多发性硬化症，迭经治疗已能行走，多达 1 小时，下肢麻木酸痛均有改善，唯走动时平衡感稍差，下肢肌肉较前有力，语言迟缓亦有明显改善，现感头昏，二便自调，苔薄脉细，治再滋肾补脾养肝，疏通经络。

黄芪 15g，山药 15g，熟地 10g，山萸肉 10g，猪茯苓^各 10g，当归 10g，丹参 10g，三七粉^冲 3g，全蝎 3g，郁金 10g，卫矛 10g，桑寄生 12g，枸杞子 12g，杜仲 12g，怀牛膝 10g，巴戟天 10g，淫羊藿 10g，黄柏 5g，阿胶^{另煎烊化} 10g，玉竹 12g，陈皮 10g，生苡仁 12g，生白术 12g，藏红花^{另兑} 0.5g。水煎服，14 剂。

四诊（2013 年 4 月 2 日）：经治以来症状显著缓解，下肢步履渐近常人，四肢麻木消失，视力基本恢复，头晕已缓，语言清晰，睡眠安谧，偶或情绪易于激怒，二便自调，苔薄黄脉小弦（现已完全停用西药半年），MR 复查："多发性硬化，大部分静止期"，治循原法化裁。

①黄芪 15g，山药 15g，熟地 10g，山萸肉 10g，猪茯苓^各 10g，当归 10g，丹参 10g，三七粉^冲 3g，全蝎 3g，卫矛 10g，炙远志 5g，川郁金 10g，枸杞子 12g，巴戟天 10g，杜仲 10g，桑寄生 12g，怀牛膝 10g，鸡血藤 10g，玉竹 12g，生白术 12g，石决明 12g，黄柏 5g，阿胶^{另煎烊化} 10g，淫羊藿 10g，甘草 3g。水煎服，14 剂。

②藏红花 10g。每日 0.5g，煎水兑服。

五诊（2013 月 6 月 11 日）：痿躄（多发性硬化症），经治向愈，头晕已缓，下肢行走自如较前有力且能持久，已能从远道自行来诊，但速度仍稍有欠缺，跑步平衡稍差，视力已然恢复，但步行劳累，则视力稍有改变，移时自复，精神尚好，口干不苦。苔薄，脉细，舌边浅齿痕，肝肾亏损，脾气不健，脉络壅滞，肌腠失养（下肢肌肉痿软）。

①黄芪 15g，山药 12g，熟地 10g，萸肉 10g，猪茯苓 12g，丹参 10g，赤芍 10g，三七粉^冲 3g，全蝎 3g，卫矛 10g，怀牛膝 10g，桑枝寄生^各 10g，杜仲 10g，枸杞子 10g，鸡血藤 10g，生白术 10g，淫羊藿 10g，菟丝子 10g，黄柏 6g，生薏仁 12g，龟板 12g，巴戟天 10g，当归 10g，陈皮 10g，凤凰衣 5g，乌贼骨 10g，甘草 3g。水煎服，15 剂。

②藏红花 10g 每日 0.5g。

六诊（2013 月 9 月 3 日）：经治自行行走，接近常人，但跑步仍然有失平衡，疲乏已改善，语言亦渐趋正常。头晕亦少出现，夜寐安谧，视力恢复，苔薄黄中沟，脉小弦，平素多易感冒，治循原法出入

①黄芪 15g，熟地 12g，山药 12g，萸肉 10g，猪苓 12g，丹参 10g，卫矛 10g，三七粉^冲 3g，全蝎 3g，穿山甲 6g，菟丝子 12g，枸杞子 12g，巴戟天 10g，阿胶^{另煎烊化} 10g，怀牛膝 10g，生白术 10g，白及 10g，陈皮 10g，鸡血藤 12g，甘草 3g，煅牡蛎 12g。水煎服，30 剂。

②藏红花 10g。每日 0.3g。

七诊（2013 年 12 月 10 日）：经治已能恢复步行如常人，且能慢跑百米，或有轻微疲劳感，肌肉仍欠丰实，胃纳尚好，头晕已缓，"感冒"亦少，苔薄淡黄，脉细弦，原法续治。

①黄芪 15g，熟地 12g，山药 12g，山萸肉 10g，猪茯苓^各 12g，鬼箭羽 10g，丹参 10g，三七粉^冲 3g，全蝎 3g，穿山甲 6g，赤白芍^各 10g，菟丝子 12g，巴戟天 10g，怀牛膝 10g，桑寄生 12g，生白术 12g，陈皮 10g，鸡血藤 10g，杜仲 12g，白及 10g，天麻 10g，甘草 3g，葛根 10g。水煎服，30 剂。

②藏红花 10g。每日 0.3g。

八诊（2014 年 3 月 11 日）：痿躄（多发性硬化症），经治逐步恢复，麻木消失，运动由自行行走—慢跑—快跑，肌肉松弛无力亦逐步好转，神食均好，思维亦较前灵活，二便调，生化全套均属正常。苔淡黄薄腻，脉细弦稍数规整（来诊时步行过急），心电图正常，仍循原法巩固。

①黄芪 15g，山药 12g，山萸肉 12g，熟地 10g，猪茯苓 12g，当归 10g，赤芍 10g，枸杞子 10g，菟丝子 10g，龟板 12g，杜仲 12g，天麻 10g，桑寄生 12g，丹参 10g，三七粉^冲 3g，怀牛膝 10g，生白术 12g，陈皮 10g，白及 10g，全蝎 3g，穿山甲 6g，甘草 3g。水煎服，30 剂。

②藏红花 10g。每日 0.3g。

注：目前仍在随访维持巩固治疗中，已考虑恢复工作。

按语：脱髓鞘疾病，中医文献中本无此病名，该患者表现为运动能力废退、感觉异常及视力障碍，以运动及感觉异常为主，似属于中医学"麻木"、"痿证"、"虚损"范畴。《内经》曰："荣气虚则不仁，卫气虚则不用。"是以麻木一症，总与营卫气血虚乏有关。丹溪云："痿证断不可作风治，而用风药。"据《丹溪心法·痿·附录》"陈无择谓痿因内脏不足所致"，故可以"虚损"来概括本病。从病史脉症分析，病症首先要责之于肝。肝主筋，筋者，亦称筋腱、筋膜，附着并联络肌肉关节，与肢体运动及感觉密切相关。《素问·痿论》"宗筋主束骨而利机关也"，"肝主身之筋膜"，全身筋膜皆赖肝血以滋养、肝气以温煦。《河间六书·虚损论》："二损损于肝，筋缓不能自收持"。《景岳全书》亦谓："筋为罴极之本，凡病虚损者，多有筋骨疼痛，若痛有至极不可忍者，乃血竭不能荣筋，此肝脏之败也。"至于痿证，《内经》论五脏之痿，又有"痿易"、"痿躄"、"痿厥"之名，无不言其虚。至于肝虚者，重在痿废不用（弛废性瘫痪），多伴周身极度疲惫，下肢软乏，甚至不举不遂，常不为休息缓解。今见肌肉萎缩之征。且患者常感疲劳、易感冒、频频自汗出，舌边浅齿痕，肝气虚、卫气弱证候明显。故立温养肝气，固密卫气，疏达气血之法。方中重用黄芪，乃"补肝气之要药"，且能固表效汗，防其汗愈多而气愈泄。该患者又表现有头昏晕眩、口干视昏，脉细兼弦，乃肝阴虚弱之象。久病及肾，肝肾同源，致使髓枯筋痿，故又当滋阴补肾涵养肝阴，乃选用左归饮化裁：取山萸肉、枸杞、牛膝、熟地、龟板、女贞子、玉竹、山药之属，配合重用黄芪以升达肝气；据"久病入络"遂取穿山甲、全蝎搜络脉之邪气，疏通经隧，并合阿胶、藏红花、鸡血藤、三七、卫矛养血和血养益荣卫。还再伍以二陈、四妙豁痰浊、除湿热以冀其气壮、用展、血活、络畅，筋骨自得其养，痿躄可愈。

自身免疫性肝炎

案 26. 自身免疫性肝炎（湿热瘀毒证）

杨某某，女，50 岁。2004 年 3 月 22 日初诊。

主诉：反复出现黄疸 1 年余。

患者一年来反复出现目黄肤黄，曾经外院住院治疗，各型病毒性肝炎标记物均阴性，无特殊服药史。查 ANA 阳性，双眼角膜荧光染色阳性，诊断"自身免疫性肝炎"。目前周身乏力，口干纳差，眼干不显，关节不痛，目睛微黄，大便干，小便黄。苔薄黄微腻，色淡紫，脉细弦。3 月 18 日查肝功能：

ALT 417U/L，AST 302U/L，TBil 39.9μmol/L。湿热交蒸，气血郁滞，肝胆失疏。

青蒿 10g，黄芩 10g，茯苓 10g，陈皮 6g，生甘草 3g，赤芍 12g，沙参 15g，虎杖 12g，郁金 10g，丹参 12g，茵陈 12g，土茯苓 12g，糯稻根 15g，卫矛 10g，乌贼骨 10g。水煎服，14 剂。

二诊：迭经前法治疗二月余，黄疸渐退，小便不黄，复查肝功正常范围，总胆红素正常，已无明显干燥症状，大便自调，面颊赤缕隐隐，关节不痛，苔薄黄，舌质偏红有浅齿痕，脉濡。湿热瘀毒渐有消退之象，原法化裁增参健脾淡渗之品以杜迁延。

太子参 15g，生白术 10g，生炙甘草各 3g，赤芍 12g，平地木 12g，田基黄 10g，虎杖 12g，郁金 10g，丹皮 10g，丹参 12g，玉米须 10g。水煎服，14 剂。

三诊：经治肝功恢复正常，自诉疲乏，口干，大便燥结，眼不干，唇红，面颊红缕隐隐，苔中淡黄，脉小弦。病程久延，毒瘀虽祛，正气耗损之征渐显，法随证转，改拟益气养阴，护肝扶脾之治。

太子参 15g，生白术 10g，生炙甘草各 3g，玉竹 10g，石斛 10g，龟板 12g，郁金 10g，生首乌 10g，火麻仁 10g，丹皮 10g，女贞子 12g，枸杞子 12g。水煎服，14 剂。

四诊：免疫性肝损害，经治黄疸已消，未见反复，肝功正常。经常疲乏口干，左下肢有结节红斑一枚，既痛且痒，关节不痛，面部隐隐红斑，唇红，苔薄，脉小弦。气阴损伤，脉络瘀滞，湿热不清。

太子参 15g，干地黄 12g，赤白芍各 10g，生炙甘草各 3g，秦艽 10g，土茯苓 12g，卫矛 10g，平地木 12g，虎杖 12g，丹皮 10g，枸杞子 10g，玉竹 10g，黑大豆 15g。水煎服，14 剂。

五诊：再次复查肝功正常，ENA 多肽抗体、抗 RNP 弱阳性，抗 SS-A 阳性，ANA 阴性，免疫常规正常，口干不甚，眼不干，关节不痛，易感疲乏，落发不多，寐中出汗，苔薄，脉小弦，治拟益气健脾，和络祛瘀，清化肝胆湿热。

黄芪 15g，太子参 15g，白术 10g，猪茯苓各 12g，荷叶 10g，生炙甘草各 3g，枫斗石斛另泡 6g，赤芍 10g，丹参 10g，生苡仁 12g，煅牡蛎 12g，糯稻根 15g，土茯苓 12g，玉米须 15g，平地木 12g，虎杖 12g，郁金 10g，乌贼骨 12g。水煎服，14 剂。

六诊：肝功恢复正常，近年来经常招感，平素易于咳嗽，有高血压史，血压控制尚好，有时头昏。苔薄，脉小弦。迭经治疗经 1 年之久，病情稳定，无如患者久病厌药，遂以补脾益肾，调肝利胆，活血通络，复法膏方图治，且治且防，巩固疗效。

黄芪15g，太子参15g，山药15g，白术10g，猪茯苓^各15g，生炙甘草^各3g，赤白芍^各10g，平地木10g，田基黄10g，生苡仁12g，虎杖10g，郁金10g，糯稻根15g，丹参12g，三七粉^冲3g，白茅根15g，枫斗石斛^{另泡}6g，黄精12g，大黑豆15g，土茯苓12g，枸杞子12g，女贞子12g，红枣5g，鳖甲胶^{另烊}12g，龟板胶^{另烊}12g，菟丝子12g，地肤子10g，黄芩10g，制首乌10g，陈皮10g，生山楂10g，乌贼骨10g，玉米须15g，潼白蒺藜^各10g，葛根10g，荷叶10g。20剂，加饴糖250g收膏，早晚各一匙开水冲服。

七诊，经治肝功恢复正常，未再反复，黄疸迄今未再现。口干能进干食，眼不干，关节不痛，面颊红斑隐隐，大便偏干，唇红，神食如常，有痛风、高血压史，血压经西药控制正常范围，苔薄黄，脉小弦。肝肾功能、血脂、血糖、尿酸均正常。诸症相继消失，症情渐臻佳境，去岁投以复法膏方治防结合颇应，唯虑其反复，拟原法膏方调治，扶正御邪权以善后。

黄芪15g，太子参15g，白术10g，生炙甘草^各3g，猪茯苓^各15g，赤白芍^各10g，黄精12g，山药15g，女贞子12g，墨旱莲12g，制首乌12g，紫丹参12g，三七粉^{另拌}3g，藏红花^{另煎兑}1g，大黑豆15g，鳖甲胶^{另烊}12g，龟板胶^{另烊}12g，煅牡蛎12g，平地木10g，虎杖10g，枸杞子12g，郁金10g，丹皮6g，干地黄10g，仙鹤草12g，枫斗石斛^{另兑}6g，生山楂12g，陈皮10g，红枣5g。20剂，加饴糖250g收膏，早晚各一匙开水冲服。

按语：自身免疫性肝炎是湿热瘀毒等病理因素相互交结所致，气病及血，"瘀毒"郁结为病变的关键环节，久则肝脾两伤，气阴亏虚。故对自身免疫性肝炎的治疗主要是扶正祛邪，扶正以柔肝健脾，益气养阴为主；祛邪以清热除湿，活血解毒为要。

本例病情初起湿热之毒蕴于中焦，不得宣泄，病程迁延则脾虚生湿，肝郁化热，深踞经隧，阻滞脉络，胆液循行失常，是以黄疸反复出现。故在治疗初期先以青蒿、黄芩、茵陈、虎杖、土茯苓、苦寒清热利湿退黄。后期则在健脾益气养阴的基础上参以药性平和的猪茯苓、生苡仁、白茅根、糯稻根、玉米须等甘淡渗利，清除湿热，避免过用苦寒而伤生生之气。毒瘀滞于肝络，活血化瘀贯穿治疗始终，药选赤芍、丹参、郁金、卫矛、平地木、三七等，随症择其二三参入方中，以为之用。

自身免疫性肝炎慢性化的过程，是湿热毒邪与人体正气交争的长期过程，其结果必然导致人体正气的下降，而且肝炎的后期阶段常导致肝郁脾虚，甚或肝肾阴虚。自身免疫性肝炎常用的补法有：健脾益气、益气养阴、滋补肝肾或脾肾双补。常用药物如黄芪、太子参、山药、白术、制黄精益气健脾，制首乌、枸杞子、干地黄、女贞子、菟丝子、枫斗石斛、龟板、鳖甲滋肾养肝。

该患者能坚持较长时间治疗，症情平稳趋善，后以膏方图治，但仍不越前法，融益气养阴、滋肾柔肝、清热利湿、活血化瘀于一炉，冀以巩固前期疗效，杜其反复。当今许多人往往把"膏方"与"进补"画等号，把膏方看成是一堆温补药的堆砌。实则不然，膏方作为传统方剂的一个常用剂型，自当坚持中医"辨证论治"的原则来遣方用药，量体而治。《素问·至真要大论》云："谨察阴阳所在而调之，以平为期……疏其血气，令其调达，而致和平"。中医治病贵在一个"和"字，即调和全身阴阳气血，既能祛邪，又复匡正，使邪正之间亦能处于相对平衡状态，此对诸种缠绵反复的慢性顽疾，不失为一种颇具特色的治疗思路和有效治法。

慢性萎缩性胃炎

案 27. 慢性萎缩性胃炎（中虚气滞证）

赵某某，男，40岁。2008年7月7日初诊。

主诉：上腹胀痛反复发作10余年。

患者诉10余年来，感胃脘部胀痛反复发作，嗳气泛酸，纳谷一般，腹中鸣响，大便时溏。2007年10月，江苏省某中医院胃镜诊断：十二指肠球部溃疡，慢性糜烂性胃炎。病理诊断：窦小：轻度慢性萎缩性胃炎，伴肠化，活动性，局部淋巴组织增生。窦大：中度慢性浅表性胃炎，活动性，局部淋巴组织增生。HP（＋）。予抗HP及中药疏肝理气、健脾和胃等治疗，症状改善不显。2008年4月复查胃镜示慢性胃炎伴糜烂，食管炎A级。HP快速法（＋＋）。病理诊断：窦小：重度慢性浅表性胃炎，活动性，伴局灶萎缩肠化，淋巴组织增生。于2008年7月来我院治疗。今诊中脘偏右隐隐胀痛，嗳气泛酸，胸骨后有烧灼感，胃纳一般，大便不成形，B超示胆囊壁毛糙，苔薄脉沉小弦，肝胆气逆，胃失和顺，治用调气和胃利胆。

炒柴胡10g，郁金10g，炒白芍10g，枳壳10g，炙甘草3g，橘皮10g，法半夏10g，蒲公英10g，黄连3g，佛手10g，楂曲[各]10g，茯苓10g，枇杷叶10g，白及10g，凤凰衣5g。水煎服，14剂。

二诊（2008年7月28日）：经治中脘舒适，昨日卧时受凉，又感轻微不适，嗳气，胃纳尚可，大便先干后溏，苔薄白边有齿痕，脉沉弦。脾气虚弱，胃气郁滞。治用健脾和胃，苦辛疏化。

太子参12g，白术10g，茯苓12g，陈皮10g，姜半夏10g，木香5g，砂仁[后下]3g，炒黄连3g，神曲10g，凤凰衣5g，白及10g，炙甘草3g。水煎服，

14 剂。

三诊（2008 年 11 月 3 日）：近日中脘隐痛复作，嗳气泛酸，胃纳一般，口微苦，大便渐趋成形，苔薄腻边有齿痛，脉弦。治用原法出入。

太子参 12g，苏藿梗^各 10g，陈皮 10g，姜半夏 10g，砂仁^{后下} 3g，白术 10g，茯苓 12g，白及 10g，楂曲^各 10g，黄连 3g，炙甘草 3g，白花蛇舌草 15g。水煎服，14 剂。

四诊（2008 年 12 月 15 日）：日前进食不当，中脘偏右隐隐胀痛嗳气，右肩背作痛，上腹部 B 超肝胆脾胰未发现异常，胃纳尚可，大便自调，苔薄腻脉弦小。肝胃失调，兼夹食滞，治用疏肝和胃，调气化滞。

炒柴胡 6g，炒白芍 10g，枳壳 10g，甘草 3g，陈皮 10g，炒黄芩 10g，凤凰衣 5g，楂曲^各 10g，佛手 10g，郁金 10g，法半夏 10g。水煎服，14 剂。

五诊（2009 年 1 月 5 日）：中脘胀痛已缓，饥时轻微不适，嗳气不多，近来大便不成形，日解 2、3 次，无黏液血便，腹无所苦，苔薄腻脉弦，睡眠不好。食滞渐化，脾虚运弱，胃气失调，心神不安，治用健脾和胃安神法。

太子参 12g，白术 10g，法半夏 10g，秫米^包 12g，陈皮 10g，茯苓神^各 10g，乌贼骨 12g，凤凰衣 5g，楂曲^各 10g，炙甘草 3g，炒黄连 3g，珍珠母 15g，枇杷叶 10g，砂仁^{后下} 3g。水煎服，14 剂。

六诊（2009 年 3 月 16 日）：偶感中脘痞胀，嗳气，胃纳尚好，大便日解 3 次，不稀，苔薄白边有齿痕脉濡，脾胃虚弱，气机失调。拟方建中理气护膜。

党参 12g，白术 10g，猪茯苓^各 12g，炙甘草 3g，陈皮 10g，法半夏 10g，炒枳壳 10g，凤凰衣 5g，内金 10g，煅牡蛎 12g，丹参 10g，白花蛇舌草 15g。水煎服，14 剂。

七诊（2009 年 5 月 11 日）：经治诸症相继减缓，胃纳尚好，嗳气不多，大便有时不成形，苔白舌胖边有齿痕脉濡，治再建脾和胃，理气护膜原法。

党参 12g，白术 10g，猪茯苓^各 12g，炙甘草 3g，陈皮 10g，法半夏 10g，炒枳壳 10g，凤凰衣 5g，白及 10g，丹参 10g，砂仁^{后下} 3g，楂曲^各 10g，炒苡仁 12g，白花蛇舌草 15g。水煎服，14 剂。

另：胃复春 4 粒，每日 3 次。

按语：本例属慢性萎缩性胃炎中虚气滞证。该患者初诊时表现为胃脘偏右隐隐胀痛，嗳气泛酸，胸骨后有烧灼感，辨证为肝气犯胃，胆胃不和，治以调气和胃利胆，药予 10 余剂后，右上腹胀痛明显缓解。二诊、三诊时根据胃脘轻微不适，或绵绵隐痛，嗳气泛酸，大便溏，苔薄白边有齿痕，辨证为中虚气滞，方选香砂六君汤加减，健中和胃护膜。四诊时因饮食不当，致右上腹胀痛复作，再以四逆散加味疏肝利胆和胃化滞治疗。五诊时患者伴有睡眠不好，加秫米、珍珠母和胃安神。六诊、七诊患者仍表现为中虚气滞，继以香砂六君汤加减治疗，以图其本。前后经治半年余，诸症相继减缓，复以胃复春调治善后。本案用药体会：①用药平和，刚柔适度。患者虽表现为中虚气滞，然镜下可见黏膜点状糜烂及红斑充血，红白相间，用药若过于温燥，则助长湿热，过于苦寒又伤脾胃。②慢性胃病，胃膜受损，用药须注意护膜养胃，常酌加白及、乌贼骨、凤凰衣、煅牡蛎等药，能明显缓解症状。③结合现代研究，酌用抗 HP 治疗，可促使症状缓解。在辨证治疗中酌情选用黄连、白花蛇舌草、蒲公英、丹参、仙鹤草等药可起到控制病情的作用。

案 28. 慢性萎缩性胃炎（伴胆汁反流：肝胃郁热证）

王某某，女，72 岁。2007 年 3 月 27 日初诊。

主诉：上腹部及胸骨后疼痛间作 7 年。

患者诉 7 年来感上腹部及胸骨后灼痛间作，胃镜示轻度萎缩性胃炎伴肠化（黏液湖黄染），HP（一）。刻下：胸骨后及上腹部隐痛，烧灼感，嗳气，口干苦，胃纳尚可，大便尚调，舌红有裂隙，苔薄黄不匀根略腻，脉细，证属胃阴不足，气滞郁热，胃失和顺，治以清热养阴，和胃护膜。处方：

沙参 12g，麦冬 10g，陈皮 10g，法半夏 10g，枳壳 10g，炒竹茹 10g，黄连 3g，蒲公英 10g，四季青 10g，乌贼骨 12g，凤凰衣 5g，白及 10g，枇杷叶 10g。水煎服，7 剂。

二诊：胸骨后及中脘隐痛伴烧灼感有所减轻，口苦且干，胃纳尚好，大便正常，苔薄黄舌有细裂隙，脉小弦，前方去半夏，加芦根 10g，白芍 12g。水煎服，7 剂。

三诊：经治胸骨后及上腹部隐痛已缓，胃脘仍有烧灼感，多在食后，嗳气，口干，大便如常，苔薄黄不匀，脉细弦，治用前法加减：

沙参 12g，麦冬 10g，白芍 10g，甘草 3g，枳壳 10g，竹茹 10g，蒲公英 10g，黄连 3g，四季青 10g，白及 10g，凤凰衣 5g，枇杷叶 10g，陈皮 10g，代赭石 10g。水煎服，7 剂。

四诊：患者中脘烧灼感明显好转，隐痛未作，食纳尚好，口苦口干明显减轻，大便自调，苔薄黄而花，舌质偏红脉细，再以前方加减治疗 1 月有余，症状基本消失。以后或有发作，仍以前方加减，仍效。

按语：该患者为轻度萎缩性胃炎伴肠化，黏液湖黄染，根据其上腹部隐痛，烧灼感，嗳气，口干苦，舌红有裂隙，脉细等症状，辨证为胃阴不足，气滞郁热，胃失和降，治以清热养阴，降胃护膜，方以沙参麦冬汤合黄连温胆汤加减。首诊中见患者舌根略腻，为阴虚中夹有湿热，故在养胃阴的基础上加黄连、枳壳、竹茹、陈皮、半夏理气化痰，清除湿热。二诊苔腻已化，舌见有细裂隙，湿热渐退，故去半夏以防温燥伤阴，加芦根、白芍养阴止痛。方中蒲公英、黄连不仅能清泄胃热，尚有抗幽门螺杆菌的作用。四季青、白及、凤凰衣、乌贼骨则具有养护胃膜缓解疼痛的作用，其中四季青具有清热解毒、凉血止血、敛疮的功效，临床实践证明四季青煎剂对烫伤的疮面具有抗感染和保护皮肤黏膜的作用，并能在疮面上形成牢固的痂膜，促进疮面愈合。临床常将其移用于慢性胃炎胃黏膜充血糜烂的患者中，能起到保护胃膜，缓解症状的作用。

案 29. 慢性萎缩性胃炎（胃癌前病变：胃阴亏虚证）

张某某，女，67 岁。2010 年 5 月 24 日初诊。

主诉：上腹间断性疼痛 10 余年。

慢性胃病 10 余年，胃镜示"慢性萎缩性胃炎伴较多肠化，HP 阳性"，经常中脘隐隐胀痛，有时引及脐腹不适，胀甚于痛，无分饥饱，餐前不知饥，间或口苦，嗳气不多，形体偏瘦，大便欠爽，苔中根淡黄略厚，脉有弦意。中虚气滞，湿热阻遏，腑气不畅，胃失顺降。

太子参 12g，当归 10g，白芍 10g，苏梗 10g，黄连 3g，枳壳 10g，橘皮叶^各 6g，佛手 10g，白蔻仁^{后下} 3g，槟榔 10g，沉香曲 10g，绿梅花 3g，生白术 10g。水煎服，7 剂。

二诊（2010 年 5 月 31 日）：仍诉中脘痞胀，有时隐痛，无分饥饱，嗳气不多，纳谷较前改善，大便间日一行。既往查上腹 B 超胆囊无异常，苔淡黄脉弦细，原法侧重疏调。

太子参 12g，苏藿梗^各 10g，黄连 3g，白蔻仁^{后下} 3g，青陈皮^各 10g，枳壳 10g，佛手 10g，延胡 10g，楂曲^各 10g，绿梅花 3g，槟榔 10g，全瓜蒌 10g。水煎服，14 剂。

另：胃复春 4 片/次，1 日 3 次

三诊（2010 年 11 月 14 日）：脘痛渐缓，餐前饥时轻微隐痛，嗳气不多，口干，大便逐日可解，苔薄黄，舌底偏红，脉弦。脾气胃阴均显不足之象，而气机郁滞犹存，拟方健脾养胃，调气缓痛。

太子参 15g，炒麦冬 10g，炒白芍 15g，炙甘草 3g，丹参 10g，凤凰衣 5g，白及 10g，枳壳 10g，陈皮 10g，制乳没^各 10g，佛手 10g，白花蛇舌草 15g，仙鹤草 12g，内金 10g，神曲 10g。水煎服，14 剂。

四诊（2011 年 2 月 18 日）：复查胃镜示"慢性萎缩性胃炎伴较多肠化，部分腺体轻度异型增生，HP 阳性"（2010 年 10 月 18 日），近周又感胃脘不适，似嘈似痛，多在餐后 2 小时以后，稍食略缓，嗳气不多，口干，食欲良好，大便尚调，苔中薄黄，舌质偏红，脉小弦。气滞郁热，脾胃虚弱之象。

太子参 15g，麦冬 10g，白芍 12g，炙甘草 5g，枳壳 10g，竹茹 10g，陈皮 10g，枇杷叶 10g，丹参 10g，三七 3g，凤凰衣 5g，白花蛇舌草 15g，白及 10g，黄连 3g。水煎服，14 剂。

五诊（2011 年 3 月 4 日）：仍诉有时中脘隐隐胀痛，无分饥饱，得食或能稍缓，嗳气不多，胃纳一般，口干，脘腹柔软无明显压痛，苔薄黄不匀，舌红而干，舌体薄瘦，脉小弦，胃阴耗损，胃体失濡，胃络失调，治再养胃护膜为主。

太子参 15g，炒白芍 15g，炙甘草 3g，黄连 3g，陈皮 10g，蒲公英 10g，枳壳 10g，丹参 10g，绿梅花 3g，延胡 10g，白及 10g，白花蛇舌草 15g，白蔻仁[后下] 3g，生苡仁 12g。水煎服，14 剂。

六诊（2011 年 3 月 18 日）：有时胃脘仍有短暂胀痛，嗳气不多，胃纳尚好，形体较前略丰，口干舌质偏红，苔薄脉小弦，大便隐血阴性，CEA、CA19-9 正常。养胃生津，调气拈痛，和络护膜。

太子参 15g，赤白芍[各] 12g，炙甘草 5g，麦冬 10g，玉竹 10g，枳壳 10g，竹茹 10g，枇杷叶 10g，蒲公英 10g，凤凰衣 5g，丹参 10g，白花蛇舌草 15g，陈皮 5g，内金 10g，佛手 10g。水煎服，14 剂。

七诊（2011 年 4 月 15 日）：自诉近期有时中脘隐隐作痛，稍食或缓，纳谷正常，面色较前红润，大便日解二次，苔中根淡黄而干，舌质偏红，脉弦小，治再调中护膜，和络拈痛。

太子参 15g，炒白芍 15g，炙甘草 5g，白术 10g，猪茯苓[各] 12g，凤凰衣 5g，白及 10g，仙鹤草 15g，制没药 10g，陈皮 10g，内金 10g，三七粉[分冲] 3g。水煎服，14 剂。

八诊（2011 年 4 月 29 日）：近期中脘隐隐胀痛，或作或缓，无分饥饱，嗳气不多，纳谷略逊，胃脘正中轻微压痛，口干而黏，大便不多，苔左侧淡黄，脉小弦，暂用苦辛疏调以缓其痛。

太子参 12g，苏梗 10g，黄连 3g，白蔻仁[后下] 3g，吴茱萸 1g，枳壳 10g，凤凰衣 5g，生苡仁 12g，佛手 10g，延胡 10g，楂曲[各] 10g，陈皮 10g，炙甘草 3g。水煎服，14 剂。

九诊（2011 年 6 月 10 日）：中脘隐痛渐缓，偶有轻微不适，嗳气不多，食欲尚好，大便间日一行，苔薄黄，舌质红，脉小弦，治再养胃护膜，化瘀和络。

太子参 12g，苏叶 4g，黄连 3g，白蔻仁[后下] 3g，当归 10g，炒白芍 12g，炙甘草 3g，白花蛇舌草 20g，凤凰衣 5g，内金 10g，枳壳 10g，丹参 10g，猪苓 15g，佛手 10g，三七[分冲] 3g。水煎服，14 剂。

十诊（2011 年 10 月 14 日）："萎缩性胃炎伴肠化"，经治症情明显改善，偶有不规则隐痛，间或有少量溢酸，食欲精神均好，大便自调，苔薄黄不均，舌质露底，舌下有小瘀点，脉小弦。治用养胃生津，护膜和络法。

太子参 12g，麦冬 10g，炒白芍 15g，生炙甘草^各 2g，枳壳 10g，枇杷叶 10g，生苡仁 20g，白花蛇舌草 30g，丹参 10g，三七^{分冲} 3g，延胡 10g，佛手 10g，陈皮 10g，内金 10g。水煎服，14 剂。

按语：胃主受纳腐熟水谷，多气多血之腑，宜通不宜滞，宜和不宜逆，以通为用，以降为顺。慢性萎缩性胃炎患者一般病程较长，既有气虚、阴虚等本虚的一面，又可见到气滞、湿热、血瘀等标实的一面，多为虚实夹杂，以正气虚馁为本。所以作痛者，因虚中夹滞，故治疗当以通补为要。

本例患者罹病多年，反复胃脘痞胀隐痛绵绵，初始伴见嗳气口苦，大便不爽，舌苔淡黄而厚，故辨证为既有正气耗损脾胃不足之象，又有湿热阻遏，气机不顺之征，乃投太子参、生白术、当归、白芍益气养血，健脾和胃，又以苏梗、黄连、绿梅花、佛手、生苡仁等疏肝和胃，祛除湿热之品，可谓治标而顾本。后见口干舌红少津，乃为阴不足之象显露，遂增麦冬、白芍、炙甘草、玉竹等，乃取酸甘化阴之意。鉴于伴有中脘嘈杂、灼热，乃气滞郁热，肝木犯胃，胃气上逆所致，乃投枳壳、竹茹、蒲公英、黄连、枇杷叶、凤凰衣、乌贼骨、白及等清热抑肝，和胃护膜。本例患者胃镜检查，不仅提示典型萎缩性胃炎征象，且伴有 Hp 阳性，病理提示大量肠化，腺体异型增生，乃典型的癌前病变，还可见舌下瘀点，按"久病入络"之说，投丹参、三七、延胡、白花蛇舌草、仙鹤草、生苡仁、猪苓等祛瘀解毒，扶正消癥，寓防于治，故做未雨绸缪之治，再配以胃复春、胃乐宁等有针对性治疗，收效较为满意，观察治疗 2 年余，不仅临床症状缓解，胃镜及病理检查均有明显改善。

胃 下 垂

案 30. 胃下垂（胃动滞缓证）

叶某某，女，66 岁。1980 年 11 月 11 日初诊。

主诉：经常上腹作胀多年。

多年来患者常感脘腹撑胀，时或疼痛，食后尤甚，犹如有物阻塞其间，或干呃或呕吐，所吐皆为胃内容物，嗳气频频，杳不知饥，纳量少而食不馨（每餐主食不过 1 两之多）。口干但不思饮，平素易于感冒。常感头昏（血压偏低）形体修长，面色欠华，苔薄腻，舌小红，脉濡细，上消化道钡餐造影示（1979 年 9 月 18 日）：胃呈鱼钩型，位置低脊，大弯低 14cm，小弯低 8cm，紧张力低，曾被诊为"胃下垂"。屡经诊治，药用黄芪、太子参、白术、茯苓、炙桂枝、熟附片、陈皮、半夏、白蔻仁、柴胡、炙升麻、当归、姜竹茹、佛手、苏罗子、大腹皮、佩兰、绿梅花、川朴花、代赭石、旋覆花、生山楂等效果欠彰。患者由于病久，长期服药已有厌恶之感，诊时遂要求停用汤剂，而予成方调治，鉴于患者年近古稀，体质素弱，中虚之象已显。综观病史分析，证在胃，而病在脾，中阳运迟，胃动乏力，不克顺降，气机随之阻滞，复而夹浊上逆，升降失衡，故以散剂简方，升脾以助运，降胃以顺气，冀使升降有常，有望胀除纳增，诸症能平。

生晒参 10g，白术 15g，枳实 15g，淡干姜 10g，炙黄芪 15g，陈皮 10g，鸡内金 15g，炒白芍 15g。照方 2 剂共碾细末，每日 3 次，每次 3g，米汤调服。

二诊：服用粉剂之后，胃脘痞胀逐渐消减，纳食倍增（每日主食达半斤之多）。后因停药，再感胃脘作胀，纳食欠香，嗳气，苔薄脉细，守用前法，略事增味。原方加炙甘草 10g，姜半夏 15g，沉香曲 12g，制服如前。

三诊：自诉前症均已消失，胀消纳增，精神振作，面色红润，形体健朗，步履轻捷，要求续服巩固。原方原量。

按语：书云"脾以升则健，胃以降则和。"今脾胃俱病，阳土壅滞，胃动迟缓，不独影响受纳腐熟，抑且上逆而为呕呃；久病及脾，阴土不健，脾阳不升，不仅谷海不举，气血不荣，遂致肌削无力，色泽不荣。清·唐笠山《吴医汇讲》曰："治脾胃之法，莫精于升降"，是故升脾降胃，尤需协同而治。本乎此，本案之治，不以胃之"下垂"而独取"升举"之法，乃先取枳实、内金、青陈皮，降胃顺气，水谷下降以促脾气升举，继用人参、白术、黄芪，升运脾阳、磨谷输津，而助胃气顺降。故升降有序，乃治之要也。法简而意切，药专而效彰也。

胃　癌

案 31. 晚期胃癌（胃脘剧痛伴呕血：癌毒损络证）

刘某某，男，86 岁。1992 年 4 月 28 日初诊。

主诉：上腹隐痛不适伴间歇性呕血、晕厥 4 个月。

患者于 1992 年初即感胃部不适，经常隐隐作痛，多次治疗服药（药名不详）乏效。后于同年 4 月 12 日晚自感身体不适，恶心头昏，约半小时后突然晕厥，持续约半分钟后苏醒，并呕出鲜血约 50ml，内有紫色血块，不夹痰液及胃内容物。遂急送某医院住院。当时体检：神清，面色苍白，BP 170/70mmHg，心脏听诊律齐，心率 100 次/分，双肺未闻及干湿啰音，腹平软、无明显压痛，神经系统检查（—）。入院后经相关检查，并延请肿瘤医院专家会诊，诊断为"胃小弯 Ca（晚期）"。患者家属因患者高龄难以接受手术、化疗等理由，遂要求服中药治疗。今诊患者中脘不时隐隐作痛，有时阵发剧痛难忍，常在夜间痛甚，痛时大汗淋漓，面色苍白，间有嗳气，食欲不振，纳量减少，口干咽燥，大便燥结，精神较差。苔中根淡黄，前半光红露底，脉虚弦而大，老人胃阴耗伤，瘀热邪毒胶结，胃络受损，治用养胃生津，泄热解毒，护膜宁络。

北沙参 15g，麦冬 10g，赤白芍各 12g，甘草 3g，凤凰衣 5g，白花蛇舌草 20g，半枝莲 15g，全瓜蒌 10g，枳壳 6g，藕节炭 10g，白茅根 15g，生谷芽 15g，白及 10g。水煎服，5 剂。

西洋参 20g，每日 4g，另炖。

二诊：前方迭服以后脘痛渐缓，精神亦稍振作，纳量仍少，大便不黑，再以原方随证加入丹参、绿萼梅、枫斗石斛、干生地、参三七粉、青木香、川楝子、延胡、佛手片等续治，症情有所减轻。近半月来脘腹之际又复疼痛，且持续不已，并伴嘈杂灼热、纳谷呆顿、嗳气、不时呕恶，吐出物夹咖啡色，精神疲惫，大便不黑，苔剥舌黯红，脉虚弦，气阴耗伤，瘀毒内阻，胃络受损。

太子参 15g，茯苓 12g，蒲黄炭 10g，五灵脂 10g，枳壳 6g，竹茹 6g，枇杷叶 10g，参三七粉分冲 3g，川楝子 10g，延胡 10g，炒白芍 12g，青木香 5g，铁树叶 12g，甘草 5g，凤凰衣 5g，白及 10g，麦冬 10g。水煎服，7 剂。

三诊：脘腹疼痛痛势如刺，多作于饥时，稍食渐缓，得矢气后亦能舒适片刻，食欲较前略增，大便尚调，苔脉同前，再拟甘缓建中，祛瘀通络。

炙黄芪 15g，炙桂枝 5g，赤白芍各 15g，炙甘草 5g，红枣 5 枚，蒲黄炭 10g，五灵脂 10g，丹参 12g，白檀香后下 2g，砂仁后下 3g，参三七粉分冲 3g，白花蛇舌草 30g。水煎服，5 剂。

四诊：前方已获效机，守法续治，中脘疼痛基本消失，偶有短暂疼痛程度亦甚轻微，食欲渐旺。已能进食干饭，口微干，大便调，精神较振，面色较前红润，声音亦较洪亮，原法续服，原方加白花蛇舌草至 50g，陈皮 5g。水煎服，7 剂。

五诊：前方坚持续服半年余，目前无明显不适感，胃纳如常，大便不黑，在家中已能进行一般活动，原方略事增益再进。

炙黄芪 20g，太子参 20g，炙桂枝 5g，炒白芍 12g，炙甘草 5g，大枣 5g，丹参 15g，白花蛇舌草 60g，铁树叶 15g，枳壳 5g，陈皮 5g，蜂蜜兑服 30g。水煎服，10 剂。

六诊：胃纳虽有改善，但感腿软乏力，动则气短，大便隐血阴性，苔光脉虚弦而大，癌毒肆扰，气阴大亏，甚难御邪，颓势恐难力挽。

炙黄芪 30g，太子参 30g，麦冬 5g，五味子 5g，赤白芍^各 10g，炙甘草 3g，川郁金 5g，丹参 15g，白花蛇舌草 30g，生焦山楂^各 5g，陈皮 5g，蜂蜜^{另兑}30g，铁树叶 12g。水煎服，10 剂。

注：前次诊后未再复诊，数月后患者之女告知，患者身体日渐羸弱，终因正气溃败，衰竭喘逆，安详离世。脘腹剧痛之苦终未再现，此令家属在亲人亡故痛苦之中，亦稍感慰藉，遂携函前来专表感激之意。

按语：患者耄耋之龄，罹患晚期胃癌，症见中脘疼痛，痛时大汗，面色苍白，不时呕血，纳少神倦，口干便结，舌光红，脉弦虚大，一派邪实正虚之象，亟于摄护气阴，宁络止血之剂，采麦门冬汤化裁加洋参，以防气随血脱之变。待正气稍固，又因其中脘疼痛不休，或刺痛，或嘈灼，或呕咖啡色涎液，乃瘀毒内停，阻塞胃络，和降失司，不通乃痛，是以转用失笑散合金铃子散，参三七等祛瘀通络，缓痛止血，并参以铁树叶、青木香、竹茹、清热和胃之品，此后，血虽止，而疼痛依然绵绵不休，或呈刺痛之状，并以饥时明显，得食稍缓为特点，故又以甘缓建中之法图之。药采黄芪建中汤合失笑散、丹参饮化裁，其中单采蜂蜜一味，量用 30g 冲服，以增其缓急止痛之效，据文献载，蜂蜜有"解毒缓急止痛"之功，笔者早年尝以蜂蜜一味（重用 50g），治疗多例消化性溃疡顽固性疼痛患者，均有良好的缓急止痛作用，故移用于此，对本例癌痛患者亦收到良好的止痛效果。如此，疼痛缓解半年有余，终因年高体衰，正气溃散，安详离世。诊治此例患者也使我们从中得到一些有益启迪：对高龄或体质极度衰弱，难耐中西医各种剋伐性治疗的患者，不必单取以消癌为务，避免"鱼死网破"，两败俱伤之举，而以姑息之法留人治病，以减轻痛苦，或延长存活时间，提高生存质量为目的。当否，质诸高明。

肠　癌

案 32. 肠癌化疗后消化道黏膜炎（脾虚湿滞证）

颜某某，男，79 岁。2010 年 8 月 30 日初诊。

主诉：大便溏泄 1 月余。

患者今年 5 月发现肠癌，行手术治疗＋化疗，近月来反复泄泻伴多发性口腔溃疡，再次住院，诊断为"消化道黏膜炎"，经治好转出院。今诊患者疲乏无力，纳少，食而无味，大便偏溏，日解 2～3 次，间有口腔溃疡，口舌干燥，苔薄黄白相间，舌体偏胖，有紫气，脉弦，癌症患者，手术、药物戕伐，气阴交损，脾运不健，清浊相混。

太子参 15g，白术 10g，熟苡仁 12g，桔梗 5g，炙甘草 3g，白扁豆 10g，红枣 3g，山药 12g，莲子肉 10g，葛根 10g，荷叶 10g，白芍 10g，乌梅炭 6g，神曲 10g。水煎服，7 剂。

二诊：疲乏改善，大便泄泻亦有好转，日解 2～4 次不等，腹不痛，胃纳渐馨，口干，口疮未作，小便有灼热感，苔薄腻舌有紫气，脉濡。治用原法化裁。原方加猪苓 15g，黄芩炭 6g。水煎服，7 剂。

三诊：大便次数偏多，多在早晨，粪质溏糊，有时腹鸣，胃纳转增，体力渐好，夜间尿频（有前列腺增生病史）。苔薄腻夹沫，舌胖脉濡。高龄患者，癌症术后，脾肾亏损，一时难复。

太子参 15g，白术 10g，苡仁 12g，猪茯苓各 12g，炙甘草 3g，补骨脂 10g，神曲 10g，内金 10g，陈皮 10g，煨葛根 10g，炮姜炭 2g，乌梅炭 5g，红枣 3g。水煎服，7 剂。

四诊：大便日解 2 次，先干后溏，间或腹鸣，胃纳尚好，面色较前红润，溲热，肛门或有灼热感，苔薄舌胖，舌质略红脉濡。脾运未复，湿热不清。

煨葛根 10g，防风炭 10g，太子参 15g，白术 10g，猪茯苓各 12g，炙甘草 3g，乌梅炭 5g，黄芩炭 10g，苡仁 12g，神曲 10g，炒白芍 10g，炙黄芪 10g。水煎服，7 剂。

五诊：大便日解 2 次，基本成形，复查相关肿瘤标记物均为阴性，胃纳尚好，面色红润，苔薄舌胖脉濡，夜尿频多，睡眠不好。迭经益气健脾助运之剂，脾运有渐复之象，气血有充盈之机。

黄芪 15g，太子参 15g，白术 10g，猪茯苓各 12g，炙甘草 3g，苡仁 15g，煨葛根 10g，桔梗 5g，红枣 3g，煅牡蛎 12g，莪术 10g，茯神 12g，炒白芍 10g。水煎服，7 剂。

六诊：大便基本成形，口干食欲良好，尿次尿量均多，解溺欠爽，有时分叉，苔薄舌胖脉濡。治用益气健脾原法，再参补肾活血软坚之品。

黄芪 15g，白术 10g，猪茯苓各 12g，炙甘草 3g，苡仁 15g，煅牡蛎 12g，丹参 10g，莪术 10g，覆盆子 12g，枸杞子 12g，杜仲 12g，大黑豆 15g，红枣 3g，太子参 12g，三七 3g。水煎服，7 剂。

七诊：大便已复正常，尿频减少，但每夜仍有 4～5 次之多，解溺渐爽，有分叉，口干，苔薄脉濡。补益脾肾，和血散结。

黄芪 15g，山药 12g，山萸肉 10g，熟地 10g，猪茯苓各 12g，穿山甲 10g，覆盆子 10g，煅牡蛎 12g，丹参 10g，赤芍 10g，龟板 12g，女贞子 12g，三七 3g。水煎服，7 剂。

注：随访半年，面色红润，体力恢复，大便正常。

按语：本例高龄患者，迭经手术、化疗戕伤，正气亏损，虚象迭现，然观其病症，脾虚湿滞应是病机关键，治当健脾化湿，乃宗升阳益胃立法。升阳，即振奋脾阳，升发阳气，使清阳之气上升；益胃，即补益脾胃，复其健运，则湿邪可祛，泄泻可止。故以太子参、炒白术、炒苡仁、白扁豆、莲子肉、山药等健脾利湿止泻，以黄芪、煨葛根、荷叶等升阳止泻。风药对于本病尤多效用，盖风药具有胜湿止泻作用，又能鼓舞胃气，振奋脾胃功能，还可以驱肠中之风，使肠腑传化正常。又《景岳全书·泄泻》云："治泻不利小水，非其治也"，是强调淡渗利湿在治疗泄泻中有重要作用。通过应用利小便药物，使水液由小肠下渗于膀胱，而下注大肠的量减少，从而达到"利小便所以实大便"的目的。常用药物有猪茯苓、苡仁、车前子、泽泻等。其中，猪茯苓与苡仁既能利水渗湿，又能健脾补中，是淡渗止泻的理想药物。而车前子与泽泻之类，虽然也有良好的渗湿止泻作用，但其利水的同时，易伤气阴，只宜暂用，中病即止。

脾虚湿盛，虚实夹杂，湿滞日久易于化热，而苦寒清热又易于冰伏湿邪，当投以寒温并用，常以黄芩配炮姜，黄芩苦寒，清化湿热，坚阴厚肠止泻；炮姜辛温，温运和中止泻，二药合用，黄芩制炮姜之温，炮姜化黄芩之寒，使之苦而不寒，温而不燥。《医宗必读》云："注泄日久，幽门道滑，虽投温补，未克奏功，须行涩剂。"此外炭类药物可以涩肠止泻，常将炮姜、黄芩炒炭与防风炭、乌梅炭合用，加强疗效，共奏清化湿热，涩肠止泻之功。

胆 囊 癌

案 33. 晚期胆囊癌发热（湿遏热伏证）

某男，57 岁。2002 年 6 月 5 日初诊。

胆囊癌术后 1 年，近半月来持续发热，时轻时重，常于入夜后加剧，体温 38.9～39.5℃，身热不恶寒，有汗热不解，神疲乏力，少动懒言，缓解时食量尚可，口苦不渴，舌苔黄厚而腻，脉濡数无力。癌症术后元气大伤，正虚于内，邪侵于外，湿遏热伏，三焦气机失畅，表里失和。治拟清热利湿，和解表里。蒿芩清胆汤加减。

沙参 15g，青蒿 10g，薷草 12g，黄芩 10g，土茯苓 15g，郁金 10g，丹皮 10g，赤芍 12g，枳壳 10g，炒竹茹 6g，生苡仁 30g，冬瓜子 20g，生甘草 2g。常法煎服，每 8 小时服用 1 剂，以加强退热之力。1 周后患者发热逐渐消退，精神转振。

按语：发热是恶性肿瘤（特别是晚期癌症）常见的症状之一，其热势缠绵，治疗困难。这是因为癌症对人的正气有极大的耗伤，致使人体元气虚损，不能卫外，抑且体内常常又有气滞血瘀，痰浊湿热的病理基础，一旦外邪入侵，与之相合，则更胶结难解，是以发热较难清退。本例患者胆囊癌术后年余，高热持续不退半月，寒轻热重，有汗不解，口苦不渴，舌苔厚腻，乃湿热痰瘀互结，少阳枢机不利，似现寒热往来之象，故取蒿芩清胆汤化裁，以青蒿、黄芩清芳透络，清除邪热为主，配以枳壳、竹茹、郁金，化痰和胃，理气祛浊；萆草、土茯苓、生甘草清热解毒；生苡仁、冬瓜子淡化湿热；丹皮、赤芍凉血清热；南沙参顾护肺胃气津；共奏清胆和胃，豁痰除湿，条畅气机之功，不以一味清热解毒，而能达热解症除之效，乃中医从整体观出发，祛邪安正之实例也。

盖"蒿芩清胆汤"乃清·俞根初《通俗伤寒论》方，专为外感热病而设，余每用于治疗晚期癌症长期发热多例，常能收获效验，特录于此，以供参考。

神经性呕吐

案34. 神经性呕吐（反胃：肝胃不和证）

卓某，女，20岁。1981年2月19日初诊。

主诉：食后呕吐2年余。

患者常于餐后10～30分钟即发呕吐，有呕吐之征，而无恶心之感，至吐出所进饮食遂安，脘腹无明显胀痛不适。餐后口干，喜进汤饮或喝水，但饮后又复呕吐，甚则餐餐得吐，大便干结不畅，形体偏瘦。患者一度不思饮食，曾查肝功、上消化道钡餐检查均无异常发现，诊为"神经性呕吐"，屡经中西药物治疗，效果不彰。今诊患者诉自发生呕吐以来，月经不潮长达7月之久，去年一度潮后又复闭经，迄今未潮，且常感头昏，面色略显晦滞，但形体不衰，性情沉闷，寡言不欢，懒于动作，时易气恼，大便五日一更，苔薄脉来弦小，辨证为肝胃冲三经之疾，藏血之脏郁而失疏，水谷之海滞而不纳，经血之海阻而不盈，据此立方。

旋覆梗^包4g，代赭石20g，合欢皮10g，半夏12g，茯苓12g，麦冬5g，石斛10g，丹参6g，红花5g，生姜1片，全瓜蒌10g。水煎服，5剂。

另：蛇胆陈皮末10支，每日2次，每次吞服1支。

1981年02月26日二诊：用旋覆代赭与小半夏汤合法，久病呕吐次、量均有减少，知饥思纳，大便较前爽畅，但诉疲乏头昏，治用原法再进一筹，并嘱怡情自朗，宽怀达观以助药饵。原方加太子参12g，枳实6g。水煎服，5剂。

注：药后呕吐显著好转，原方又进5剂后停药，半年后随访，呕吐未再复作，经事亦能应期来潮。

按语："反胃"一症，究于胃之不降，而本例胃之所以不降，当责之于肝之失疏，盖患者餐后即吐，虽经两年，但形体不衰，诊见弦脉，非一般虚寒无火不燠水谷之反胃可比，且见面色黯滞，性情沉闷，寡言易恼，经期不潮等一派肝气失疏气机失畅之征，肝既郁而不疏，则胃乃滞而失降，此系本例反胃呕吐之病机症结，所谓"主病在胃，受病在肝"是也，故以旋覆、代赭、瓜蒌、合欢疏肝达郁理气降胃；半夏、茯苓、生姜和胃化饮，消痰止呕；麦冬、石斛顾护胃之阴液，恐其呕吐日久，胃阴受损；丹参、红花和血调经，理冲利气，盖缘久病气滞血必郁，冲脉阻塞经事当潮不潮故也。药后肝疏胃和气顺血活冲利，故得呕止经潮，收效迅捷。

倾倒综合征

案35. 倾倒综合征（水饮停滞证）

王某某，男，56岁。1990年5月7日初诊。

主诉：反复呕吐眩晕7年。

患者于1983年因"胃错钩瘤伴溃疡合并上消化道出血"，在南京某医院行胃次全切除术，术后2周出现反复间断性呕吐，眩晕，上腹部不适，临床拟诊为："倾倒综合征"。先后服用胃康宁、胃酶合剂、胃复安、复方颠茄片、654-2、雷尼替丁等，屡治罔效，医生曾建议手术治疗。纤维胃镜及上消化道钡餐摄片，检查提示：残胃及吻合口炎。患者遂来我院求治。初诊：患者上腹部常隐痛不适，进餐后频频泛酸，时有呕吐，脘腹鸣窜，胃纳不振，头晕目眩，疲乏无力，晨起大便正常，下午必定腹泻1次。舌质淡，苔白滑，脉濡细。辨证从中阳虚馁，温化不及，水湿停滞，胃气失降施治。方以苓桂术甘汤加减。药用：云茯苓20g，桂枝5g，炒白术10g，炙甘草5g，太子参15g，广陈皮10g，姜半夏12g，炒枳壳6g，砂仁^{后下}3g，吴茱萸2g，炒川连1g，焦六曲10g。服药7剂后复诊：患者自诉上腹隐痛不适略有减轻，午后泄泻未作，仍觉脘腹膨胀鸣窜，头晕目眩。再拟前方中加薏苡仁20g，炮姜1g，天麻10g。再进7剂。三诊：患者告知脘腹痞阻膨胀渐趋消失，纳谷增加呕吐泄泻均止，头晕减轻；然大便仍夹有不消化物。再于前方中去炒枳壳，加广木香6g，炮姜增至2g，续服7剂。四诊时，症情已明显改善，脘腹鸣窜不适渐减，腹泻未作，头晕亦缓，纳谷觉香，餐后能少量饮水，大便正常，舌质淡红苔薄白中根微腻，脉细濡。根据辨证，乃阳气渐复，水湿祛除，治当改弦易辙，以健脾和胃为宜，改拟香砂六君子汤加减调治。药用：潞党参 12g，炒白术 10g，云茯苓 12g，广陈皮 10g，法半夏 12g，广木香 6g，砂仁^{后下}3g，淡干姜 1g，淮山药 15g，焦楂曲^各10g，炙甘草 5g。此方连服 10 剂，诸症悉除，未再发作。

按语：倾倒综合征是胃切除术后的一种常见并发症。中医学按其临床症状的侧重，可归属于"脘腹痛"、"呕吐"、"泄泻"、"眩晕"、"痰饮"等范畴。根据患者进食后脘腹痞满或痛，胃中有振水声，泛酸呕吐，头晕目眩，口淡不渴或渴不欲饮，或肠中攻窜鸣响，水声辘辘，舌质淡苔白滑或白腻的表现，辨证多从"痰饮"着眼。究其病机，乃患者胃疾术后，中土受损，脾之阳气虚弱，运化转输无力，水谷不得化为精微而输布全身，以致水饮停于胃肠所致。本病多属本虚标实，虚实夹杂。中阳受损，脾气虚弱为本，水湿停聚，留于胃肠为标。遂以温阳化饮，健脾渗湿为治疗大法，选茯苓桂枝白术甘草汤为基本方加减，方中茯苓健脾渗湿，辅以桂枝温阳化气，共治已停之饮，白术、甘草培补中土，四药相伍，能使阳气复而气化行，脾运健则饮邪消。另需注意温药之用当因病制宜，适事为度，以防耗伤阴津，升阳助热；饮邪渐除尤当健运脾胃，培中固本，以绝痰（饮）源。此外，当需注意饮食调节，则更利于病情向愈而防"食复"。

霉菌性肠炎

案 36. 霉菌性肠炎（重度泄泻：脾虚湿聚证）

王某某，男，46 岁。1998 年 10 月 18 日初诊。

主诉：腹泻 1 月，加重 1 周。

诊治经过（回顾）：1998 年 7 月中旬，患者始因右侧腰部及跖趾关节红肿疼痛，抚之有热感，影响步行，某县医院诊断为"丹毒"，用多种广谱抗生素，治疗效果不显，局部红肿热痛仍时有反复，后转鼓楼医院住院，出院诊断为"痛风"，用痛风利仙等经治后症情遂得控制。但转而出现大便泄泻，屡经多种相关检查无阳性发现，唯大便检测发现霉菌生长，相关西药治疗仍未痊愈，并逐渐加重历 20 多天，遂延中医诊治。刻诊大便持续泄泻月余，每日达 10 余次之多，均为稀水样便，腹痛不明显，不发热，不呕吐，食欲不振，小便短少，形体消瘦虚弱，面色清癯，乏力气短，发音低怯，口干喜饮，皮肤干皱，舌嫩红无苔缺津，脉濡细。虽每日大量补液，亦不及泄泻体液丢失。病程日久，脾气戕伤，运化不及，水湿斡旋失职，湿浊相混，偏渗大肠，渐致津气俱损，而有气随液脱之虞。治循前人"甘守津还"之意，提振脾阳以助运，涩肠固泄以留津，冀以复振化源而保气津。

煨葛根 10g，米炒太子参 15g，炒白术 12g，炙甘草 5g，茯苓 15g，炒苡仁 15g，炒白芍 12g，米炒麦冬 6g，陈皮 10g，炮姜炭 3g，神曲 10g，荷叶 10g，乌梅炭 5g。水煎服，3 剂。

另配用大蒜素胶囊口服，每日 3 次，每次 2 粒。

二诊：服药三剂之后，泄泻即见好转，每日约 5～6 次，稍能进食少许，腹无所苦，舌布薄苔，舌质较前稍润，脉仍濡细，原法追治。原方加茯苓至 20g，桔梗 5g，石斛 10g，山药 15g，红枣 5 枚。水煎服，5 剂。

注：循此治法，服药半月余，泄泻渐止，复做大便培养，未再发现霉菌生长。大便转为正常，经过一段时间调理，遂渐康复。

按语：泄泻一症，多因感受外邪、饮食、情志等诸多因素所引起。而本例患者则始因他病，而大量持续施用多种广谱抗生素，导致脾阳重戕，传输失职，湿邪内聚，清浊相混，升降失司而引起。正如《景岳全书·泄泻》篇所说："若饮食失节，起居不时，以致脾胃受伤，则水反为湿，谷反为滞，精华之气不能输化，乃致合污下降而泻痢作矣。"而本例泄泻患者药物所伤亦是其病因之一，并渐有增多之势，临床中亦需予以重视。

泄泻的治疗，李士材《医宗必读》论治泻有淡渗、升提、清凉、疏利、甘缓、酸收、燥脾、温肾、固涩九法。但本例患者病情急迫重笃，治殊棘手，依其病情辨证，遂取四君、理中、麦门冬汤合法化裁。药采太子参、白术、苡仁、炙甘草益气健脾以复脾之运化，炮干姜、炙甘草温振脾阳而复其斡旋之能，煨葛根、荷叶鼓升清气，陈皮、神曲理气化滞，无如久泄彰显一派津液耗伤之征，遂又以白芍、麦冬、乌梅、炙草配入，俾使酸甘化阴，而促脾胃津液恢复。综观全方，宗前贤"甘守津还"之意，而避辛热燥脾重伤其津，甘柔护阴滋腻碍阳，过分渗利耗液散气，宜乎"中和"之治也。

便　秘

案 37. 顽固性便秘（粘连性肠梗阻：肠络瘀阻证）

田某某，男，72 岁。

主诉：大便秘结，解而不畅多年。

两年前因体检发现"直肠息肉"于 2006 年 7 月 11 日于某医院住院，又患者诉 3 个月前曾查出有阑尾脓肿，并无特殊不适。经肠镜示：距肛门口 12cm 处，见一直径 2cm"带蒂息肉"，表面光滑。经常规检查无明显手术禁忌证，于 2006 年 7 月 19 日进行全麻直肠部分切除术，术中发现阑尾脓肿与周围组织发生粘连，经家属同意行阑尾切除术，术后恢复情况可，病理切片示：绒毛管状腺瘤，急性单纯性阑尾炎，出院情况良好。2007年4月14日因"腹痛伴呕吐两天"于某医院住院，经立位腹部平片示：空肠梗阻。遂于2007年4月16日全麻下行急诊手术，术中见近端空肠明显扩张，肠壁充血、水肿，部分散在黯红色出血斑点。距Treiz韧带约170cm处空肠与远程空肠呈"Ω"形侧壁粘连，并与乙状结肠部分粘连。梗阻部位远程肠管未见明显异常。术中决定行肠粘连松解术。手术顺利，情况良好出院。2008年9月4日因"突发中腹部绞胀痛14小时"再度住院，患者多次呕出少量胃内容物，无发热黄疸，大便未解，行腹平片等检查提示小肠梗阻，查体示：脐周可见有约13cm直径的局部膨隆区，有压痛，轻度反跳痛无明显肌紧张，下腹正中可见18cm的陈旧性手术瘢痕，肠鸣音减弱，腹部X片显示小肠梗阻可能性大，抗炎对症治疗无好转，于2008年9月4日行"肠粘连松解术及肠扭转复位术"，术中见腹腔内浅黄色渗液500ml，小肠与腹壁广泛粘连，显著扩张，粘连成团，空回肠交接处肠壁与乙状结肠粘连的束带内疝入部分小肠及其系膜，手术成功。患者出院情况良好。但医嘱患者注意多方调摄，保持大便通畅，避免肠道再次梗阻，因其难以再次手术。

此次出院10天，大便依旧秘结，常3天一行，解而无力，有不尽感，便质不甚燥结，腹部时有胀痛，胃纳尚可，晚间口干，苔两侧薄黄中剥，脉细弦。多次腹部手术，气血耗损，肠络瘀滞，肠腑燥涩，大肠传化无力。治用益气养血，通络化瘀，润燥通幽，拟通幽汤化裁。

炙黄芪15g，太子参15g，炒枳壳10g，白术10g，青陈皮各6g，炙甘草3g，槟榔10g，赤白芍各10g，红花6g，当归10g，桃仁6g，山楂10g，木香5g，玉竹12g，生熟地各10g。水煎服，7剂。

二诊（2008年10月6日）：病史如前，服药后大便逐日可解，但稍有不尽感，肠鸣辘辘，矢气，神食均好苔薄露底，脉细弦，治用原法。原方加丹参10g，内金10g。水煎服，7剂。

三诊（2008年10月13日）：大便逐日可解，但仍偏干，便后仍有不尽感，腹部鸣响，口干唇红，胃纳尚好，苔薄舌前细碎裂纹，脉细弦，治用原法化裁。

炙黄芪15g，当归10g，生地12g，赤白芍各10g，桃仁6g，红花6g，枳壳10g，生白术10g，生首乌12g，木香5g，槟榔10g，青陈皮各6g，玉竹12g，生山楂12g。水煎服，7剂。

四诊（2008年10月20日）：大便逐日可解，解后不尽感亦缓，腹部微鸣，神食均好，苔脉如前，治用原法，原方加穿山甲3g。水煎服，7剂。

五诊（2008年10月27日）：服药后肠鸣矢气，大便偏干但逐日可解，神食均好，苔薄黄舌小红脉弦，治循原法。原方加苁蓉 6g。水煎服，14 剂。

按语：便秘的形成原因多端，其治亦当根据其不同的发病原因和临床表现灵活处治，不能机械地沿用通下之法，诚如李东垣所说"治病必宗其源，不可一概以牵牛、巴豆之类下之，损其津液，燥结愈甚，复下复结"。本例患者年过七旬，机体精气早亏于内，兼之多次剖腹手术其损益甚，苦不能言，抑且肠道脉络屡受侵扰，血循失节，络瘀蕴热，腑气燥涩，传导更其不利，是以大便燥结解而不尽，时有腹痛，口干，苔剥脉细，遂用通幽汤和枳术丸合法，药采黄芪、太子参、生白术、炙甘草、当归、熟地、玉竹益气养血以助正气回复，桃仁、红花、山楂、赤白芍活血祛瘀，滋阴润燥共促肠道蠕导，槟榔、枳壳、青陈皮、木香、利气消滞，通幽降浊而利糟粕下行，更增山甲一味通窜活络，流畅气血，共奏平衡升降、存清导浊之功。

案 38. 顽固性便秘（盆底失弛缓综合征：津亏肠燥证）

叶某某，男，74 岁。2010 年 7 月 12 日初诊。

患者多年来大便秘结难解，常赖服通便药，因之每为登圊而烦恼。日前以便秘腹胀入住肛肠科，出院诊断"顽固性便秘，盆底失弛缓综合征、结肠息肉"，结肠息肉已切除，今诊大便燥结，数日一更衣，或如羊屎，解而不爽，间或脘腹痞胀，口干有浊气，胃纳一般，烦躁自汗，睡眠不好，经常头痛，曾有高血压史，苔淡黄而厚，脉弦。肝旺郁热，肠腑液燥，传化失司。

沙参 12g，麦冬 10g，枳壳 10g，竹茹 10g，槟榔 10g，全瓜蒌 10g，火麻仁 10g，景天三七 12g，楂曲[各] 10g，珍珠母 12g，绿萼梅 3g，连藤首乌 15g。水煎服，7 剂。

二诊：大便燥结，需用开塞露方能解羊屎样大便，腹胀不适，有矢气，阵阵潮热汗出，夜寐差，口干苦。苔淡黄而厚，脉弦。肠腑燥热结滞，腑气失畅，拟方清热通腑法。

北沙参 12g，天冬 10g，知母 10g，芦根 10g，竹茹 10g，枳实 10g，熟大黄 6g，槟榔 10g，景天三七 12g，茯神 12g，生山楂 12g，全瓜蒌 10g。水煎服，7 剂。

三诊：大便燥结 3、4 日，仍赖用开塞露方解，粪便坚硬如铁丸，有赖灌肠通便，腹无所苦，软而不痛，有矢气，口干唇红，舌红苔黄脉弦小，改用滋液润肠，理气活血法，增液汤合通幽汤化裁。

玄参 10g，生地 12g，天冬 10g，白芍 15g，甘草 3g，桃仁 10g，红花 6g，槟榔 10g，生首乌 12g，穿山甲 10g，枳壳 10g，青陈皮[各] 10g，当归 10g，玉竹 12g，景天三七 12g，火麻仁 12g。水煎服，7 剂。

四诊：大便燥结难解渐有减轻，2～3 日一更，有矢气，左下腹或胀，食纳如常，苔淡黄而厚，脉弦小。再予行气活血，润肠通便治之。

当归 10g，桃杏仁各 10g，红花 6g，生地 12g，槟榔 10g，枳实 10g，青陈皮各 6g，怀牛膝 10g，火麻仁 10g，生首乌 12g，穿山甲 6g，生山楂 12g。水煎服，7 剂。

五诊：常日便秘，迭经治疗，大便已能逐日自解，但欠爽畅，腹部或胀，阵阵汗出，口干略润，苔中根淡黄舌质红脉弦，治用原法加味。原方加黄柏 6g。水煎服，7 剂。

按语："盆底失弛缓综合征"是顽固性便秘的常见原因，其特征为患者排便时盆底肌不能松弛反而收缩，因而肛管不能开放，造成排便困难。中医分析该病的病因病机亦有多端，本例患者大便燥结如羊屎，伴阵阵燥热出汗，头痛，中医辨证乃属肝旺郁热，肠燥津枯，传导失司，初予清热养阴，行气通便，方中选用沙参、天冬、知母、芦根等清热养阴，熟大黄、瓜蒌、枳壳、槟榔通腑泻热行气通便。症状改善不显，转从活血调气、增水行舟法，增液汤合通幽汤加减，方中用当归、桃仁、红花、牛膝、穿山甲、生山楂活血润肠通便，天冬、生地滋液润燥，槟榔、枳实、青皮、陈皮、杏仁通利气机，火麻仁、生首乌润肠通便。此法出入，大便遂得逐日可解，仍感阵阵热燥出汗，前方基础上加黄柏清热泻火，症情乃得趋缓。

案 39. 顽固性便秘（结肠黑变病：脾肾气虚证）

顾某某，男，52 岁。2011 年 6 月 24 日初诊。

主诉：大便秘结 8 年。

患者 8 年前起大便秘结，5～10 日一行，腹无所苦，但无便意，需服泻药方能排便，质坚如栗，近半年来大便困难，仍需服用泻药，但常感肛门坠胀，排便后有不尽意，日 3～4 行，或干或溏，曾经住院治疗，头颅 CT、胸腰椎 MRI 排除神经系统占位可能，肠镜示降结肠、乙状结肠黑变病，小便量少，B 超示残余尿量 200～300ml，相关检查示"逼尿肌不敏感，膀胱容量小，尿意敏感"，目前小便需自行导尿，大便困难，肛门坠胀，腹胀，口干苦，纳谷欠馨，周身乏力，四末不温，夜寐差。形容憔悴，苔薄腻，舌边有齿痕，舌质欠鲜，脉细。脾肾两虚，气机郁滞，肠腑传导失司。采补中益气法以益气运肠，以升促降。

黄芪 15g，太子参 15g，生白术 15g，青陈皮各 6g，炙升麻 6g，炒柴胡 6g，炒枳壳 12g，生首乌 12g，当归 10g，猪茯苓各 10g，菟丝子 12g，杜仲 12g，红枣 5g，炙甘草 5g。水煎服，7 剂。

二诊：药后大便较前略爽，次数仍偏多，便后仍有不尽意，小便稍爽，已不用导尿，虽能自解，但解溺乏力量少，形瘦修长，面色欠华，怕冷，腹胀不膨，疲乏，性功能减退，苔薄，舌质略淡边有齿痕，脉细，治循原意。

黄芪20g，党参15g，生白术15g，炙甘草5g，炙升麻6g，炒柴胡10g，当归12g，猪苓15g，杜仲12g，淫羊藿10g，怀牛膝10g，丹参12g，枳壳12g，生首乌12g，九香虫10g，菟丝子10g，香附10g。水煎服，14剂。

三诊：迭服药后，小便自解爽畅，下腹坠胀减轻，大便次数仍多，解而不爽，且有不尽意，肛门坠胀不适，日来纳逊，疲惫头昏，面色欠华，肢端不温，苔中略显厚腻，口微干，脉细，脾肾阳气亏虚，二便为之变。

黄芪20g，党参15g，生白术15g，炙甘草5g，当归12g，丹参12g，淫羊藿10g，巴戟天10g，菟丝子12g，杜仲12g，九香虫5g，生首乌12g，槟榔10g，枳壳10g，青陈皮各10g，谷芽15g。水煎服，7剂。

注：方药获效，随证加减断续服药半年，诸症逐渐消失。

按语：便秘有虚实之分，实秘责物，虚秘责气，张景岳宗仲景将便秘分为阴结和阳结两类，有火者为阳结，无火者为阴结，并曰："阳结者邪有余，宜攻宜泻者也；阴结者正不足，宜补宜滋者也"。本例患者大便秘结，肛门坠胀，腹胀，周身乏力，四末不温，夜寐差。形容憔悴，苔薄腻，舌边有齿痕，当属虚秘之气虚便秘，"气"是推动粪便在肠腑中运行的动力，气虚则推力不足，因虚而滞，因之肠腑气血运行受阻，补气则可助行气之力，故以益气蠕肠为大法，黄芪、党参、白术、甘草补脾益气，陈皮、枳壳、升麻、柴胡疏利气机，仿济川煎意，取升柴以升清而降浊，辅以当归、丹参流通气血。肾司二便，兼以杜仲、淫羊藿、菟丝子、巴戟天益肾。

乙型肝炎

案40. 慢性乙型肝炎（湿热蕴毒证）

王某某，男，58岁。2011年6月17日初诊。

主诉：发现肝功能异常2年。

患者2009年体检发现肝功异常，乙肝病毒标记物示"小三阳"，2011年2月23日查肝功能 ALT 154U/L，AST 65U/L，胆红素正常，HBV-DNA 5.16×10⁴。现服用阿德福韦酯治疗，易感疲乏，出汗较多，夜寐差，纳谷略逊，二便自调，下眼睑晦黯，苔薄，舌质偏红，脉细弦。肝郁脾虚，湿热蕴毒，滞于营分。

太子参15g，白术10g，猪茯苓各15g，泽泻10g，苡仁15g，平地木12g，生炙甘草各3g，丹参12g，糯稻根15g，陈皮10g，桑寄生12g，神曲10g，鸡内金10g，垂盆草12g。水煎服，7剂。

二诊：胃纳渐启，唇燥口干，睡眠不实，下睑晦黯，无龈血鼻衄，大便自调，苔少舌红脉弦。疫毒化热蕴遏，日久耗伤肝阴，治用清肝泄热，解毒护阴。

太子参 15g，赤白芍^各 10g，垂盆草 12g，平地木 12g，黄芩 10g，石斛 10g，丹皮 10g，木贼草 10g，山药 15g，猪苓 15g，黄精 12g，女贞子 12g，丹参 10g，生甘草 5g。水煎服，7 剂。

三诊：病史如前，自诉口干频喜饮漱，眼干贫眨，复查肝功能 ALT、AST 正常，AKP 264U/L，TBil 38.6μmol/L，DBil 10.9μmol/L，HBV-DNA＜1.0×10³。肌肉无酸痛，小便微黄，大便自调，目赤，苔薄舌质红，口腔无溃疡，脉小弦。循原法化裁续治。

太子参 12g，玄参 10g，桑叶 10g，丹皮 10g，白蒺藜 10g，虎杖 12g，郁金 10g，田基黄 10g，赤白芍^各 10g，石斛 10g，黄精 12g，丹参 10g，生甘草 5g，茵陈 10g。水煎服，7 剂。

四诊：体检复查肝功能正常，HBV-DNA＜1.0×10³。B超示胆囊泥沙样结石，口干苦，神食尚好，目红，小便微黄，苔薄腻，脉细弦。湿热疫毒不清，肝胆失疏，气阴不足。治循原法。

太子参 12g，玄参 10g，桑叶 10g，丹皮 10g，赤白芍^各 10g，生炙甘草^各 3g，猪茯苓^各 10g，虎杖 12g，郁金 10g，紫丹参 10g，田基黄 10g，决明子 12g，山药 12g，平地木 10g，木贼草 12g，生苡仁 12g。水煎服，7 剂。

五诊：慢性乙肝，持续肝功能异常，经治肝功恢复正常，今诊口舌干燥，目红，面颊微红，口苦亦减，小便微黄，苔淡黄，舌质红，脉弦，治再清化湿热，解毒护肝。

太子参 12g，桑叶 10g，丹皮 10g，赤白芍^各 10g，丹参 10g，生苡仁 12g，垂盆草 12g，田基黄 10g，平地木 10g，猪茯苓^各 12g，泽泻 10g，虎杖 10g，郁金 10g，麦芽 12g，生炙甘草^各 2g。水煎服，7 剂。

按语：血中转氨酶、胆红素的升高是乙型肝炎患者易反复出现的临床表现，是病情活动的一个标志。此为湿热疫毒留恋所致，因而在治疗上应重视清化湿热，祛除疫毒，常用药物有茵陈、垂盆草、田基黄、生苡仁、猪茯苓、泽泻等。肝病日久必兼血瘀，湿热瘀血胶结，深伏营分，导致疾病缠绵难愈。尽管有时在临床上可能并不出现明显的血瘀证，但适当参用活血化瘀的药物，能够促使邪毒的清除，提高疗效，选用药物有丹参、赤芍、郁金、虎杖、平地木、当归、丝瓜络、三七等，治疗时需根据患者体质及血瘀轻重选用活血化瘀之品。

"见肝之病，知肝传脾，当先实脾"，乙肝患者常见肝郁脾虚之证，临床表现嗳气纳差、食后腹胀、肢体乏力、精神疲惫。这是由于患者体内湿热瘀毒之邪留恋，一方面肝气郁滞，克伐脾土，另一方面湿邪困脾，脾运失健，气血生化乏源。故在治疗中强调运用抑肝扶脾之法，选用药物有太子参、白术、山药、黄精、炙甘草等，使脾运恢复而能助正抗邪。对于肝郁化火者，则以玄参、桑叶、丹皮、白蒺藜、木贼草、决明子等清肝泄热解郁，避免过于苦寒，凉遏碍脾，也少用柴胡、香附辈，辛疏流窜，耗劫肝阴。

在肝病治疗中应特别重视调护，力劝患者禁酒，劳逸适中，保持精神愉快，不宜盲目进补而造成邪毒壅滞，缠绵难出。

药物性肝损伤

案41. 药物性肝损伤（药毒损肝证）

李某某，男，34岁。2004年3月26日初诊。

主诉：肝功能异常4年。

患者夙疾头痛，赖服"止痛片"有十年之久。首诊当时自觉容易疲乏，上腹部无明显不适，胃纳尚好，小便常黄，否认有肝炎等传染病接触史，否认输血史，眼干，经常有口腔溃疡，颧红，舌光红少苔，脉弦细。肝功能：谷丙转氨酶（ALT）119IU/L，谷草转氨酶（AST）62IU/L，谷氨酰转肽酶（GGT）70IU/L，碱性磷酸酶（ALP）54IU/L，总胆红素（Bil-T）30.6μmol/L。湿热酿毒留恋，肝阴有耗伤之象。治拟清热化湿，冀以泄毒，兼护肝阴。

沙参15g，桑叶10g，牡丹皮10g，白蒺藜12g，生苡仁12g，赤白芍各12g，垂盆草15g，平地木12g，郁金10g，车前草12g，糯稻根15g，生甘草5g，玉米须15g，珍珠母15g，陈皮10g。共服21剂。

二诊（4月19日）：患者不厌油，胃纳好，小便常黄，大便调，情绪容易激动，舌红，苔淡黄，脉小弦。证属肝胆湿热郁蒸，疏泄不畅，拟方疏肝达郁，淡化湿热：沙参12g，垂盆草15g，田基黄12g，郁金10g，生苡仁15g，糯稻根15g，玉米须30g，赤芍10g，生甘草5g，丹参10g，牡丹皮10g，合欢皮12g。水煎服，28剂。

三诊（5月20日）：患者胃纳尚好，经常头痛，小溲黄，大便偏干，舌红，苔中部薄黄，脉濡滑。肝功能复查：ALT 65IU/L，AST 43IU/L，GGT 59IU/L，ALP 65IU/L，Bil-T 26.7μmol/L。湿热蕴毒有外泄之机，治守原法：

沙参12g，车前草15g，垂盆草15g，生苡仁15g，猪茯苓各10g，糯稻根15g，白茅根15g，丹参12g，郁金10g，赤芍10g，生甘草3g，玉米须20g，白蒺藜 10g，牡丹皮 10g。水煎服，21 剂。

四诊（6 月 10 日）：小便淡黄，口苦减轻，眼干，胃纳尚好，大便自调，苔薄腻，证属湿热不清，治从清化湿热再进一筹。

太子参 15g，垂盆草 15g，田基黄 12g，生苡仁 12g，糯稻根 15g，生甘草 5g，茯苓 12g，玉米须 15g，赤芍 10g，丹参 10g，牡丹皮 10g，虎杖 12g，白茅根 15g。水煎服，21 剂。

五诊（7 月 15 日）：小便或黄，食欲精神均好，复查肝功能示：ALT 68IU/L，AST 47IU/L，GGT 41IU/L，ALP 54IU/L，Bil-T 19.5μmol/L。邪祛正复之象已现，治用原法。

太子参 15g，垂盆草 15g，田基黄 12g，平地木 12g，生苡仁 15g，糯稻根 30g，生甘草 5g，玉米须 15g，赤芍 12g，丹参 10g，牡丹皮 10g，白茅根 15g，铁树叶 12g。水煎服，21 剂。

六诊（8 月 19 日）：服药期间小便偏黄，周前进食荤汤后上腹疼痛牵及后背，伴泄泻一次，翌日自缓，神食如常，巩膜不黄，舌边尖红，苔薄腻，脉小弦。湿热渐趋祛除，土虚木郁之象渐显。

太子参 15g，垂盆草 15g，田基黄 12g，平地木 12g，生苡仁 15g，生甘草 5g，玉米须 15g，赤芍 10g，丹参 12g，白茅根 15g，郁金 10g，黄芩 10g，柴胡 10g。水煎服，35 剂。

七诊（9 月 30 日）：溲色转清，纳如常，晨起口苦，近来大便偏溏，日解 1 次，腹不痛，苔薄黄，脉濡。复查肝功能示：ALT 55IU/L，AST 41IU/L，GGT 52IU/L，ALP 63IU/L，Bil-T 27.4μmol/L。治再培土疏木，以助疏运。

太子参 12g，煨防风 6g，陈皮 10g，茯苓 12g，白术 10g，生苡仁 12g，黄芩 10g，柴胡 10g，神曲 10g，车前子^包 12g，藿香 6g。水煎服，21 剂。

八诊（10 月 21 日）：精神食欲均好，小便色黄渐淡，现仍常偏左头痛，苔淡黄略厚，脉濡。复查肝功能示：ALT 59IU/L，AST 40IU/L，GGT 44IU/L，ALP 65IU/L，Bil-T 12.2μmol/L。淡化湿热，调和肝脾，祛邪匡正，颇合病机，再守原法。

太子参 15g，猪茯苓^各 10g，泽泻 10g，生苡仁 15g，玉米须 15g，糯稻根 15g，赤芍 10g，丹参 12g，郁金 10g，平地木 10g，陈皮 6g，生甘草 3g。水煎服，21 剂。

11 月 25 日九诊：药物性肝损害，经治肝功恢复正常，精神食欲均好，偏头痛夙疾不时间有小发，兹按原法扩充，膏方缓图巩固。

黄芪 15g，太子参 15g，天麻 10g，猪茯苓^各 10g，泽泻 6g，生白术 10g，苡仁 12g，白茅根 12g，平地木 12g，田基黄 12g，垂盆草 15g，生炙甘草^各 2g，丹参 10g，糯稻根 12g，潼白蒺藜^各 10g，赤芍 10g，枸杞子 12g，女贞子

12g，郁金 6g，龟板 12g，阿胶^{另烊}6g。14 剂，浓煎三次，药汁混合，加白糖半斤浓缩，纳阿胶收膏，早晚各一匙，开水冲服。

注：膏方服完后复诊，一切恢复正常。

按语：药物性肝损伤，中医虽无与之相应的病名，可归属于"虚劳"、"胁痛"、"黄疸"等范畴。本例患者临床表现有疲乏无力，口苦小便黄，偏头痛，情绪易怒，苔淡黄，脉弦。结合肝功持续异常（ALT，AST，Bil-T 升高），有长期服用解热镇痛药史，从循证医学依据看，病在肝经，乃药毒蕴结，湿热熏蒸久郁所致，故从清化湿热，解毒护肝为主施治。取垂盆草、田基黄、平地木、铁树叶、虎杖、生甘草清肝解毒泄热利湿，配以糯稻根、玉米须、白茅根、生苡仁、猪茯苓淡化湿热邪毒，冀从小便而出，柴、芩、白芍、郁金疏利肝胆，以助气机调畅而利湿热之邪流动，太子参、苡仁、白术、炙甘草健脾助运，乃循："肝病实脾"之意，丹参、赤芍、牡丹皮凉血和营，使营血畅利，而气机自顺，以此试探性治疗，不料药到效显，竟渐收全功，为中医辨治药物性肝损伤增辟了有效的新途径，可深入探索。

哮　喘

案 42. 咳嗽·变异性哮喘（风邪伏肺证）

远某某，女，69 岁。2005 年 3 月 16 日初诊。

主诉：反复咳嗽 13 个月。

患者胃切除术后 30 余年，2001 年行右侧乳腺癌切除术，有腔隙性脑梗死病史。2004 年 6 月 11 日因感冒后反复咳嗽四月余，伴痰中带血，住院治疗，体检所骨上淋巴结未触及，双肺未闻及干湿啰音，心脏听诊无异常，胸部 CT 示"双肺纹理增多增粗"，血常规白细胞 3.6×10^9/L，N 53.9%，E 7.10%，ESR 12mm/h，PPD 1：10000（＋＋），生化均在正常范围，痰图片未找到癌细胞，AFP、CEA 等肿瘤标记物均阴性。纤维支气管镜示："气管黏膜光滑，未见出血及新生物，管腔通畅，刷片未找到癌细胞。"过敏原筛查（酶联免疫法）对菠菜、韭菜、菠萝、淡水鱼等多种物质过敏。免疫球蛋白 IgE 85g/L，专家多次会诊诊断为，"咳嗽变异性哮喘"，曾用多种抗生素及抗过敏药乏效，用过强的松效果亦较差，遂要求服用中药治疗。今诊患者反复咳嗽，时轻时重，夜间为甚，呈阵发性加剧，不咳时一如常态，咳甚气急，痰少色黄，咳出不利，痰中偶夹血迹，不发热，胸无闷痛，咽喉作痒，因痒即咳，卧时喉间鸣响，精神食欲尚可，二便尚调，苔薄黄，脉小弦。此乃久咳不愈，痰热胶结，肺失清肃，治以清热豁痰肃肺法。

南沙参 12g，羊乳 12g，杏仁 10g，川贝 5g，生苡仁 15g，陈皮 6g，鱼腥草 12g，金荞麦 15g，佛耳草 10g，炙远志 5g，苏子 10g，炒黄芩 10g，蝉衣 5g，白茅根 12g。水煎服，7 剂。

二诊（2005 年 3 月 23 日）：依然持续咳嗽，夜间阵阵咳剧，痰多由黄转白，咳甚气喘，胸闷，音哑不扬，胃纳尚可，苔薄黄舌质偏红，脉小弦。原法出入观察。

桑白皮 10g，杏仁 10g，甘草 5g，羊乳 12g，川贝 5g，煅蛤壳 12g，黄芩 10g，金荞麦 15g，枇杷叶 10g，蝉衣 5g，炙紫菀 10g，百部 10g，佛耳草 10g，冬瓜子 12g。水煎服，7 剂。

三诊（2005 年 3 月 30 日）：持续咳嗽药后已缓，夜半仍有阵发性咳嗽，痰白而黏，难以咳出，咳少许痰液后顿觉轻松，胸闷不喘，咽喉燥痒，因痒而咳，既往有"过敏性鼻炎"史，有时喷嚏连连或流清涕，苔薄脉小弦。此乃痰热深蕴，风邪遏伏，相互胶结，肺气失于宣利，方选三拗汤加味，冀其风疏痰豁，肺得宣肃之权，则咳嗽可缓。

南沙参 12g，蜜炙麻黄 5g，杏仁 10g，甘草 5g，桑白皮 10g，鱼腥草 12g，金荞麦 15g，白毛夏枯草 10g，煅蛤壳 12g，川贝 5g，苏子 10g，白前 10g，冬瓜子 12g。水煎服，7 剂。

四诊（2005 年 4 月 27 日）：久咳不已，药后减轻，咽喉燥痒，痰白较前爽咯，但仍需咳嗽数声方能咯出少许黏痰，有时气喘，苔净露底，舌质偏红脉小弦。症情虽有减缓，不唯有反复蹉跎之虑，亦且有耗散伤肺之忧，方药亦当顾及之。

南沙参 12g，麦冬 10g，蜜炙麻黄 5g，桑白皮 10g，杏仁 10g，甘草 5g，苏子 10g，冬瓜子 15g，川贝 5g，炒地龙 5g，蝉衣 10g，百部 10g，佛耳草 10g，煨诃子 6g，五味子 5g。水煎服，7 剂。

五诊（2005 年 5 月 11 日）：阵发性咳呛明显减轻，痰白量少爽出，胸无闷痛，不喘，苔脉如前，治守原法。原方去佛耳草，加枇杷叶 10g，参三七 3g。水煎服，7 剂。

六诊（2005 年 5 月 18 日）：阵发性咳嗽年余，经治趋缓，夜间咳嗽渐宁，偶或痰中夹血迹，如丝如点，喉间或有鸣响，胸无闷痛，神食如常，屡经胸 CT 及纤维支气管镜检查均未见异常，经常便秘，苔薄黄舌质偏红脉细弦，治循原法出入。

南沙参 15g，麦冬 10g，蜜炙麻黄 5g，桑白皮 10g，杏仁 10g，川贝 5g，苏子 10g，炒地龙 5g，瓜蒌皮 10g，海浮石 10g，煨诃子 6g，参三七 3g，藕节 12g，甘草 3g。水煎服，7 剂。

七诊（2005 年 6 月 22 日）：经前方加减续服，久咳明显趋缓，夜间阵咳

2～3 次，程度轻微不影响睡眠，痰量亦少，咳时气急亦渐平伏，唯两周来大便稀溏日作一次，肠鸣腹不痛，不吐不发热，纳谷不衰，苔少薄黄脉细，治循原法，参以运脾化湿，以免土虚金损。

太子参12g，桔梗5g，枇杷叶10g，煨葛根10g，炒黄芩10g，炙甘草3g，蝉衣5g，百部10g，炙远志5g，神曲10g，茯苓12g。水煎服，7剂。

注：药后泄泻即缓，经年久咳，迭经治疗逐渐向愈，有时气候变化偶有小咳萌发，原法短暂服药即可控制，后因他疾来诊，语之咳嗽未再发作。

按语：咳嗽变异性哮喘（CAV）是一种特殊类型的哮喘，咳嗽是其主要临床表现，无明显喘息、气促等症状或体征，但有气道高反应性。中医而言，变异性哮喘分属"咳嗽"和"哮病"范畴，其病因病机同中有异。哮喘感邪较深，病情较重，痰饮夹瘀，结成窠臼，潜伏于肺，而为宿根，痰阻气闭为其病机关键。根据感邪寒热和体质因素不同，哮喘可夹寒夹热；变异性哮喘感邪轻浅，病情较轻，风邪为患贯穿于疾病始终，其基本病讯为风邪遏伏，肺失宣降，肺气上逆，气道挛急，且变异性哮喘易兼燥夹火。

变异性哮喘治疗上强调从风立论。以慢性干咳为主症，反复发作，骤发骤止为特征，常伴有咽干、咽痒，咽痒即咳等兼症，与风邪致病特点极相符合。风有内风、外风之别，外风始犯于肺，内风始生于肝。外风为六淫之首，或从鼻窍吸入，由喉咙以至于肺，或从皮毛侵入，邪从所合而至于肺，致肺气壅遏不宣，宣肃之功失常；因邪壅气道，肺津失布，凝聚为痰，痰气相合，遏阻气道。肺气上逆，风盛挛急而致咳嗽、气急、口干喉痒。风邪留恋，遏伏肺金，则久咳不愈。风从外受者，当祛外风，用药如麻黄、杏仁、桑皮等，选用方剂为三拗汤，该方用于外感咳嗽迁延不愈，表邪未净，或愈而复发，喉痒咯痰不畅者，临床可以根据寒热证候不同加减灵活使用，偏热者可加金荞麦、鱼腥草、冬瓜子、黄芩等，偏寒者可配伍苏叶、荆芥、百部等。风从内发者，当息内风，柔肝息风之药如当归、白芍、五味子、乌梅、诃子等，搜风通络之药如地龙、僵蚕、全蝎、蝉衣等随证选用。对于久咳、燥咳常用南北沙参、麦冬、羊乳、炙枇杷叶、百合等润燥利肺，痰盛者可配加川贝、炙远志、法半夏、海蛤壳等。

案43. 过敏性哮喘（风痰阻肺证）

刘某，女，33岁。2003年08月06日初诊。

主诉：哮喘多年，发作5天。

患者有过敏性鼻炎史，哮喘夙疾反复发作，不分季节，每次发作均需住院治疗。时值盛暑，周前不慎着凉，而致五天前夜半突然感觉胸闷如室，气息不平，不能平卧，喉间痰鸣，微咳，痰白或黄，不发热，苔薄脉濡，风暑引动凤饮，肺失宣降。

苏子10g，橘皮5g，法夏10g，浙贝10g，金荞麦15g，白前10g，郁金10g，功劳叶12g，当归10g，煅蛤壳12g，甘草3g。水煎服，7剂。

二诊（2003年10月8日）：前方服后症状减轻，原方7剂略事加减，续服2周，症状基本缓解，周前小发一次，短暂自缓，现微咳痰少色白，息平不喘，夜能平卧，再拟益气固卫，理肺化痰。

防风5g，黄芪12g，白术10g，甘草5g，苏子10g，杏仁10g，功劳叶12g，浙贝10g，郁金10g，当归10g，紫石英12g，菟丝子12g。水煎服，7剂。

注：症情稳定，原方中加丹参、川贝、冬瓜子、炙紫菀，续服2周，诸症渐缓。

三诊（2003年11年2日）：深秋乍寒侵袭，咽喉燥痒，鼻流清涕，喷嚏连口，咳嗽频频，咳声清脆，痰少而黏，色白夹黄，不易咯出，咳甚气息不平，无寒热，脉小弦而滑，风痰遏伏，肺气不利，拟方祛风化痰，宣利肺气。

蜜炙麻黄5g，杏仁10g，甘草5g，桔梗5g，前胡10g，陈皮10g，蝉衣5g，黄芩10g，浙贝10g，冬瓜子10g，金荞麦15g。水煎服，7剂。

四诊（2003年12月17日）：咳喘痰鸣诸症相继减缓，续用原发巩固疗效，并参补肾纳气治本之法，防治结合，冀以控制凤疾复发。

麻黄5g，杏仁10g，甘草5g，桔梗5g，前胡10g，陈皮10g，炙远志5g，蝉衣5g，银杏肉10g，白术10g，浙贝10g，金荞麦15g，菟丝子12g。水煎服，7剂。

另：蛤蚧2对，生晒参30g，坎炁15g。上方2料，共碾细末，早晚各3g，温水吞服。

五诊（2004年11月23日）：多年哮喘痼疾，迭经理肺纳肾之法，哮喘发作逐渐减少，程度亦较轻微，循前法服药数日即缓，抑或短暂自愈，鉴于症情稳定，选用补肺纳肾为主，兼化凤饮之剂，缓图治本。药用

黄芪15g，太子参15g，麦冬10g，五味子3g，功劳叶10g，陈皮10g，法半夏10g，菟丝子12g，补骨脂10g，紫石英12g，白术10g，煨诃子6g，淫羊藿10g，黄精10g，坎炁3g。水煎服，7剂。

注：此后随访1年有余，哮喘未见发作。

按语：支气管哮喘治疗上推崇分期论治，发作期以祛邪为主，祛风化痰，宣利肺气，习用三拗汤为基础，加减化裁。《症因脉治·哮证》指出："哮病之因，痰饮留伏，结成窠臼，潜伏于内，偶有七情之犯，饮食之伤，或外有时令之风束其肌表，则哮喘之症作矣"。宿痰郁久必有热生，顽痰易与热胶结。体盛气粗汗多者以及寒象不著时，均可从清热化痰辨治，选用金荞麦、

鱼腥草、浙贝母、桑白皮等。西医学认为哮喘主要病变是慢性气道炎症，其病理改变是造成哮喘患者气道通气障碍的主要原因。咳痰是气道炎症的外在表现，痰量多少在一定程度上可以反映哮喘并发炎症的程度。清热药在哮喘发作期可以起到消炎、控制感染的重要作用。哮喘发病有明显的季节性，以冬春季节易发，发作前多有鼻咽发痒、喷嚏等外风表现的先兆症状，而后气道挛急、呼吸急促困难等表现，其发病迅速，骤发骤止，与风邪善行而数变、风盛则挛急的特点相符。风引痰动，痰随气升，气因痰阻，通畅不利，肺失宣肃，发为哮喘。治疗理当祛风解痉，宣利肺气，常在主方中选择加用蝉衣、炙地龙，以达到止痉平喘之效。现代研究证明祛风解痉法具有抗组胺和乙酰胆碱对平滑肌的收缩，对大鼠卵蛋白被动皮肤过敏试验有明显的抑制作用。

哮喘缓解期的治疗遵丹溪古训"既发以攻邪气为急，未发以扶正气为主"，从匡扶正气，固本培元，兼顾顽痰风根。扶正多以补肺固卫，益肾纳气为主，常以人参、蛤蚧、紫河车研末，装胶囊，缓缓图治。人参甘微苦微温，入肺脾经，大补元气而益脾肺。蛤蚧咸平，入肺、肾经，补肾益肺，纳气定喘，《本草纲目》谓其"补肺气，益精血，定喘止嗽"。《本草经疏》认为"蛤蚧属阴，能补水之上源，则肺肾皆得所养"。紫河车性甘咸温，入肺、肝、肾经补肺气，益肾精，纳气平喘。三者协同作用，肾气盛则气纳喘止，脾土运则湿祛痰消。

慢性阻塞性肺疾病

案 44. 慢性阻塞性肺疾病（痰气壅结证）

俞某某，女，76 岁。

主诉：咳喘反复发作 29 年。

患者高血压史 30 余年，有冠心病、退行性心脏瓣膜病、多发性腔隙性脑梗死病史。30 年来反复咳嗽咯痰，胸闷气喘，尤以感冒后极易加重，冬春季及气候变化时易于诱发，每年需住院 2～5 次，住院期间多予抗感染、祛痰、解痉、平喘处理。查体：神清，一般情况尚可，呼吸稍急促，无唇绀，颈静脉不怒张，两肺呼吸音偏低，散在哮鸣音，肺底部可闻及散在细湿啰音，心界叩诊不扩大，心率 80 次/分，律齐，肝脾肋下未及，双下肢无浮肿，神经系统检查无异常。全胸片示：两肺纹理增多紊乱；肺功能测定示最大通气量显著减弱，肺活量显著下降，PEF、FEF_{50} 均明显降低，西医诊断：慢性喘息性支气管炎，慢性阻塞性肺气肿。刻诊：日前着凉，四肢酸楚，微觉肌热恶风，汗出不多，鼻塞流涕，咽喉不适微红，胸闷呼吸不畅，微咳痰少不爽出，咳甚气急，偶有痰鸣，苔薄腻淡黄，脉滑而数，久嗽肺弱，风邪外袭，痰气交结，肺失宣利，治用疏宣利肺。

苏叶10g，防风6g，桑叶10g，薄荷4g，桔梗5g，牛子10g，蝉衣6g，郁金10g，陈皮10g，炒黄芩10g，茯苓10g，甘草3g。

二诊：寒热渐罢，依然微咳，痰浓或黏稠如粒状，难以咯出，用力咳嗽数声方能咳出少许，胸部窒闷，音嘎不扬，食欲欠佳，二便自调，苔淡黄而腻，脉弦滑稍数，风邪祛而肺不宣，痰热阻而气失肃，继用宣肃肺气，清化痰热。

南沙参15g，山海螺12g，桔梗5g，浙贝10g，郁金10g，杏仁10g，陈皮6g，苏子10g，鱼腥草15g，黄芩10g，冬瓜子15g，金荞麦10g，炙远志5g。

三诊：每次急性发作解后或发作间歇期间，仍然微咳，咯痰少许，动则气短不平，胸部微闷，疲乏自汗神疲，不浮肿，苔薄腻，脉濡滑稍数，久病肺气虚损，卫表疏而不固，宜用益气实卫以固藩篱，兼化痰浊而利肺金。

黄芪15g，防风6g，白术10g，川贝^{研末两次分冲}3g，生苡仁12g，前胡10g，功劳叶10g，陈皮10g，法夏10g，炙远志5g，鱼腥草12g，坎炁3g。

四诊：目前少咳，痰亦不多，偶感轻微胸闷，经常觉气短，活动后尤甚，有时心慌不宁，口微干，不浮肿，二便如常，苔薄边有齿痕，脉濡滑稍数。心肺气虚，气失摄纳。

黄芪15g，太子参12g，麦冬6g，五味子3g，山药12g，菟丝子12g，功劳叶12g，炙甘草3g，枸杞子10g，补骨脂10g，丹参10g，陈皮10g。

五诊：慢支夙疾多年，反复招感，持续咯痰，咳嗽胸闷，呼吸不利，动则气急而喘，自汗乏力，时而咽际不爽，脉细滑稍数。冬令膏方补肾纳气，肃肺祛痰。

黄芪15g，防风5g，白术10g，生晒参^{另煎}4g，麦冬6g，五味子3g，杏仁10g，炙甘草3g，功劳叶10g，陈皮10g，法夏10g，炙远志5g，金荞麦15g，鱼腥草12g，煨诃子5g，补骨脂10g，菟丝子12g，枸杞子12g。黄精12g，茯苓15g，丹参10g，地龙6g，炙紫菀10g，郁金10g，苏子10g，当归10g，前胡10g，浙贝10g，红枣3g，桑皮10g，紫石英12g，阿胶^{另烊}6g，蛤壳12g，乌贼骨12g。14剂，浓煎3次取汁，混合过滤，纳阿胶，加冰糖100g收膏。早晚各一匙（约25ml），开水冲服。

另：紫河车100g，坎炁40g，蛤蚧^{去头足}3对，研末，装入空心胶囊，2粒，日2次。

注：该患者慢性阻塞性肺疾病（COPD）病史近30年，每因感冒迅速引发慢阻肺急性发作，以胸闷气喘为主，痰少咯吐不爽，每年常因此住院多次，对多种抗菌药效果已不明显，曾经尝试给予麻黄宣肺平喘，但服后心慌难以

耐受。患者多年来经如上法调治，渐成规律，感冒逐渐减少，慢阻肺急性发作次数亦逐渐减少，发作程度亦有所减轻，近几年来因慢阻肺住院次数明显减少。

按语：慢性喘息性支气管炎，阻塞性肺气肿以咳、痰、喘反复发作为主要临床表现，可归属于咳嗽、哮病、肺胀的范畴。疾病早期多由于肺失宣降，痰湿内生，招感引触伏痰，痰随气升，气因痰阻，相互搏结，壅塞气道，气机不利，而致咳嗽，咯痰，咳喘气逆，是以标实为主。久病肺虚，每因外感诱发加重，日久迁延不愈，随病情的发展，又常累及他脏，虚实相互转化，形成本虚标实之证。本例急性加重期虽以胸闷喘促，少咳喉鸣，痰稠难咯为苦，但因感触外因诱发，且见咽喉痒痛，音嘎不扬等肺卫不宣之象，遂不以降气平喘为重，而以宣利肺气为先，药采苏叶、防风、桑叶、桔梗、牛子、蝉衣、前胡等疏宣肺气，配以苏子、冬瓜子、浙贝母、炙远志、郁金等豁痰利肺，黄芩、鱼腥草、金荞麦根、山海螺、南沙参等以清泄郁热。遂使风祛气宣，肺利痰豁，肺气升降得宜，胸闷喘息自渐平服。临床缓解期则以培补肺脾肾为主，兼以实卫固表，纳气平喘为基本大法。采用冬令服用膏滋药的方法，熔补气实卫、健脾益肾、活血利气、疏风豁痰于一炉，配合生晒参、紫河车、坎炁、蛤蚧等研细末装胶囊，能明显增强患者体质，提高呼吸道防御功能，遂使患者急性发作减少，生活质量得以提高。

支气管扩张

案 45. 支气管扩张咳血（肝火犯肺证）

吴某某，女，33 岁。1977 年 7 月 1 日初诊。

周前招感，无发热，鼻塞，咽干而红，微咳痰少黏稠或黄，痰中夹红色鲜。口渴思饮，胸胁作胀，唇红，苔薄黄舌质红，脉细弦。原有左上肺结核史，胸透示"右下支气管病变"。素体肝火偏旺，肺阴不足，风热侵袭，肺失清宣，引动肝火，熏灼肺络，治用清肺泄热，平肝宁络。

南北沙参^各四钱，桑叶三钱，麦冬三钱，丝瓜络三钱，炙紫菀三钱，浙贝母三钱，茯苓四钱，黑山栀二钱，黄芩三钱，藕节炭四钱，白茅根四钱，生甘草五分。

二诊（1977 年 7 月 7 日）：药后表症渐罢，肺气得宣，咳减痰少，但时而痰中夹红少许，口干唇红，间或胸闷胁肋隐胀，苔薄黄舌质红脉弦，外邪虽祛，肝火未清，肺金仍难安宁，再议养阴清肺，平肝宁络。

南北沙参各四钱，麦冬三钱，野百合四钱，玉竹四钱，山药四钱，黛蛤散^包三钱，侧柏炭三钱，茜草炭三钱，白茅根四钱，生甘草五分。

三诊（1978年3月13日）：素体阴虚内热，肝旺肺弱，时而痰中带血，兹值冬春之交，阳气勃升，为防木火刑肺，咳血再现，拟用滋阴润肺、平肝降气、泄热护络，复方制丸，缓缓图治，本而标之。

玄参四钱，北沙参四钱，天麦冬^各三钱，五味子钱半，黄精三钱，虫草三钱，川贝三钱，生地四钱，阿胶四钱，煨诃子钱半，石斛四钱，石决明四钱，白芍四钱，百合四钱，景天三七四钱，夏枯草三钱，生甘草钱半。5剂，蜜水为丸，早晚各服钱半，开水吞服。

四诊（1988年2月29日）：病史如前，经治以后近数年来症情稳定，为防前症复作，爰作未雨绸缪，养阴泄热，益肺御邪为治。

南北沙参^各12g，麦冬10g，桑叶皮^各10g，生地12g，玄参10g，生甘草5g，桔梗5g，阿胶^{另烊}10g，马兜铃6g，瓜蒌皮10g，生苡仁12g，玉竹12g，黄芩10g，石斛10g，地骨皮10g，杏仁10g，女贞子12g，龟板15g，太子参12g，墨旱莲12g，石决明12g。10剂，蜜水为丸，早晚各10g，温水吞服。

五诊（2006年2月18日）：既往有咳血（支气管扩张）史，经治近30年未发作。此次咳血复作2天，色鲜，或盈口而出，或夹于痰中，无明显诱因，咳嗽不剧，痰亦不多，无胸闷胸痛，亦无喘鸣，不发热，苔薄舌有细裂，脉弦小。胸透示：支气管扩张。肝旺肺热，阴虚络损。

南北沙参^各12g，麦冬10g，桑叶皮^各10g，芦根12g，石斛10g，生地12g，石决明^{先煎}15g，白茅根15g，参三七3g，生槐米12g，杏仁10g，苏子10g，丹皮10g，生甘草5g。水煎服。

注：药后咳血渐止，后方增以功劳叶、山药、百合、五味子、黄精、女贞子、黄芩、生苡仁、蛤壳加减告缓。

六诊（2007年9月2日），原有陈旧性肺结核、支气管扩张咳血病史，1年多前无诱因咳血2次，量不为多，经服中药而愈。近年来经常招感咳嗽，咯少量白痰，但未咳血，有时咽喉不适，平素咽干，有高血压及2型糖尿病史（已用降压西药及胰岛素控制），苔薄舌质偏红有细裂，脉弦。年近七旬，素体阴液亏虚，肺热肝旺，肺络易损，拟用养阴清热，润肺平肝，御邪宁络，复方制丸，防治结合，缓缓图之。

南北沙参^各12g，麦冬10g，五味子3g，甜杏仁10g，川贝粉3g，生熟地^各10g，白芍12g，石斛10g，桑白皮10g，黛蛤散^{包煎}10g，黄芩10g，墨旱莲12g，景天三七12g，阿胶10g，百合12g，功劳叶10g，黑郁金5g，玉竹10g，山药15g，瓜蒌皮10g，仙鹤草15g，黄肉10g，茯苓10g。5剂，共碾细末，蜜水为丸，早晚各10g，温水送服。

注：此后以本方为基础，酌加冬虫草、燕窝等原法制丸，冬春季服用为

主，并增以"冬病夏治"之法，三伏天继续服用，两年来诸症消失，咳血未再复作。

按语：支气管扩张咯血属中医"咳血"范畴。起病之由主要以火、气为主。《景岳全书·杂证模·血证》指出："血动之由，惟火惟气耳。"而其中起主要作用的还是火邪为崇者居多。

患者素体阴虚肝旺，肺热偏盛，今为诱因所触，故已损之肺络，难耐肝火冲缴，势必造成娇脏叶张络损，气血逆乱，是以为咳血所见的根本缘由。若独以清肺，难以取效，清肝降火乃为上策，寓止血于清肝之中，是减轻和控制咳血的重要方法。在疾病的发展过程中，火势亢盛可致阴虚，阴虚又可助火热亢盛，二者互为因果，转化夹杂，同中有异，此为咯血病理变化的另一格局，故应用清肝泻火同时尚需注意养阴润肺。

在本患者的治疗过程中，清滋降火贯穿始终，咳血发作时以桑叶皮、黛蛤散、丹皮、栀子、槐米、黄芩、马兜铃清肝火，泻肺热为主，在缓解期注重养阴润肺平肝，药用南北沙参、麦冬、百合、石斛、白芍、阿胶等。肾脉从肾上贯肝膈入肺中，肺肾相生，母子相依。《景岳全书》谓："其病标固在肺，而病本则在肾也，苟欲舍肾而治血，终非治之善者。"宜金水同治，故治疗中配伍龟板、五味子、熟地、山萸肉滋补肾阴以养肺阴。另以太子参、山药、茯苓健脾以达培土生金之用。咯血者止后犹恐留瘀，故酌加景天三七、仙鹤草等凉血祛瘀止血之品。

咳血当责之于肺，且咳血与咳嗽关系密切，止血之余尚需治咳。肺气不平，上逆作咳，且因不断咳嗽之振动，致使已损之肺络难以修复，而咳血难宁。另外，肺络离经之血随气直上，越出清窍，是以作咳，越出越咳，越咳越出。正如唐容川所指出："人必先知咳嗽之原，而后可治咳血之病。盖咳嗽固不皆失血，而失血则未有不咳嗽者。"一语点出治肺宁络对于控制咳血的重要性。因此，在清滋降火的同时，需调理肺气，故以桔梗、川贝母、杏仁、苏子等宣降肺气，止咳化痰，恢复肺之宣降功能，以期收咳止而血亦止之效。

注：本案治疗时间跨度较长，早期病案药物剂量仍沿用旧制。

肺 结 核

案 46. 难治性肺结核咯血（痨瘵：肺肾阴虚证）

夏某某，女，31岁。1987年12月19日初诊。

主诉：反复咳嗽痰血伴间断潮热盗汗7年。

患者近7年来咳嗽咯痰，间断性咳血，伴午后及夜间潮热（体温在

37.5～38.5℃之间，血沉 70～110mm/h)，清晨热退，夜间盗汗，曾因此数次住专科医院，经胸片，集痰培养，诊断为肺结核，用一二线抗痨药均有耐药现象，遂要求配合中药治疗。诊时，仍然反复咳嗽时轻时重，痰多且稠，间断出现咳血，色鲜或紫，血量多少不一。经用止血药治疗，约 1 周可止，午后潮热时作时缓，寐中盗汗。疲乏无力，活动气短，纳少不馨，口干唇红，形疲颧红，月经量少，大便偏干，舌红少苔，脉细而数，肺病及肾，阴液亏耗，虚热内生，肺损络伤，治用滋阴降火，固肺宁络。

北沙玄参^各 12g，天麦冬^各 10g，地骨皮 10g，功劳叶 10g，银柴胡 10g，煅鳖甲 15g，杏仁 10g，川贝 5g，百部 12g，黄精 12g，煅龙牡^各 15g，白及10g，白茅根 12g，三七 3g，百合 12g，生地黄 12g，生甘草 5g。水煎服，7 剂

二诊：前诊服药之后，逐渐起效，原法加减，坚持服用半年余，咳嗽明显减缓，咳血少见，潮热逐渐消失，胃纳渐馨，精神好转，微咳痰亦不多，口干但无渴饮，血沉降至 70mm/h，脉数转静，时值冬令，遂以复方膏剂缓缓图治。

南北沙参^各 12g，天麦冬^各 10g，五味子 4g，甜杏仁 10g，百合 12g，阿胶^{另烊} 6g，百部 10g，黄精 12g，太子参 12g，煅龙牡^各 15g，山药 15g，花蕊石6g，功劳叶 10g，银柴胡 8g，鳖甲 15g，地骨皮 6g，地黄 12g，川贝 3g，生炙甘草^各 2g，白芍 10g，女贞子 10g，钟乳石 15g，玉竹 10g，冬虫夏草^{另研粉} 2g。14 剂，浓煎 3 次，取汁混合，加蜂蜜 400g，纳阿胶，虫草粉收膏，早晚^各 1汤匙开水冲服。

注：随访患者，经治后，诸症相继减轻，并逐渐消失，复查肺部病灶好转吸收，医者曾以此法，治疗多例肺结核，伴空洞形成（薄壁），亦有效验。

按语：本例患者为痨虫久蚀，肺脏早已受损，母病及子，累及于肾，致使肺肾双虚，且以阴虚为主，《医门法律·虚劳门》云："阴虚者，十常八九，阳虚者，十之一二"。盖阴虚者火易动，水亏而无以制，故而灼伤肺络，而咳血时见；虚热不宁，内扰营分，蒸逼阴津，骨蒸潮热，舌红，盗汗纷呈。诊治当循劳损之法，方选月华丸，百合固金汤诸方化裁，补肺滋肾，清热杀虫之法，药用沙玄参、天麦冬、地黄、女贞子等滋肾养阴，百合、白及、黄精、百部补肺生肌，杀除痨虫，银柴胡、地骨皮、煅鳖甲、功劳叶等清热除蒸，白茅根、三七宁络止血，取效之后，又在前方基础上，增以太子参、山药、炙甘草等益气健脾，取其久病阴伤及气，"虚则补其母"之意；咳血日久，血虽止，而虑其留瘀，故又增花蕊石，兼清络道之瘀；续以钟乳石、阿胶、虫草等补其肾而固其根，并守"冬令藏精"之意，以膏方剂型缓缓调治而收功。由此，可见治病当遵标本合参，治养结合，稳步推进而勿躁也。

冠 心 病

案 47. 冠心病·心绞痛（真心痛：心气虚衰证）

朱某某，女，57 岁。1983 年 8 月 30 日初诊。

外院确诊为"冠心病；缺血性心绞痛"，出院未几，近来心痛复作，痛在胸膺之左牵及同侧肩胛，或稍劳即作，或一日数发，持续时间虽不甚长，但痛势颇重，伴有肢冷心慌。平时常感胸闷，活动登楼则气短不敷，偶有心悸，寐短不实，头昏疲乏，手指麻木，有时午后低热，曾用过西药双嘧达莫、三磷酸腺苷、硝酸异山梨酯、硝酸甘油片及复方丹参片等均不能控制其发作，苔薄舌边有浅齿痕，脉形细涩，从气虚血涩论治。

党参 12g，黄芪 15g，炙甘草 5g，当归 10g，川芎 6g，五灵脂 6g，蒲黄 5g，赤芍 8g，红花 6g，降香 4g，肉桂 3g。水煎服，5 剂。

二诊（9 月 13 日）：久患冠心病，以不典型心绞痛频发为苦，脉软无力，虽然古有"痛无补法"之训，毕竟久病气虚，气不推血亦可形成心痛，循此立法。口干，其下午低热者，元气虚颓，浮而为热也，原方中可以增味。原方加白术 5g，枫斗石斛 3g。水煎服，5 剂。

三诊（9 月 27 日）：用保元汤法进治后，心痛逐渐消失，午后微觉肌热，以往有长期低热史，舌体略胖边有浅齿印，脉虚软，不囿于"痛无补法"之说，爰以甘温为主治之。

党参 12g，黄芪 15g，炙甘草 5g，当归 10g，赤白芍各 5g，生姜 2 片，大枣 4 枚，菖蒲 5g，桂枝 5g，瓜蒌皮 5g。水煎服，5 剂。

注：药后心痛告缓，随访 1 年，诸症消失。

按语：中医学对痛症的认识，古有"不通则痛"之论，真心痛者，心脉痹阻不通所致也，而本例心脉痹阻之由，良由心气虚馁，不足运血所致，故其治疗不囿见痛化瘀之说，宗"气为血帅"之旨，一诊方采保元汤意以参、芪、草培元助气，盖气充则血运是也，当归、川芎、赤芍活血养血，蒲黄、五灵脂、降香、红花利气化瘀拈痛，加肉桂辛热一味，温蒸血脉，推血供布，以血得热则行故也。药证合拍，是以服后心痛大缓。然并见午后低热，但脉软无力，舌胖边有齿痕，非阴虚潮热之象，乃元气亏乏，营卫失调之征，故继以参、芪、当归温补气血，桂枝汤调和营卫，菖蒲、瓜蒌利心气开胸痹，辨证合理，收效遂佳。

案 48. 冠心病·心绞痛（心虚络瘀证）

许某某，男，58 岁。2005 年 12 月 21 日初诊。

原有高血压、冠心病史，已用相关降压药物治疗，血压平稳，但自诉近年来经常左胸隐隐刺痛，并不向同侧肩胛及臂部放射，不伴汗出肢泠，常感心悸，头昏、下肢软乏，不愿多行，发作多以疲劳为诱因，发时含服硝酸甘油片虽可缓解，但仍不时发作，患者深以为苦，心电图示 ST 段下移，T 波低平倒置，心肌酶谱正常。心内科建议行冠脉造影术，患者未同意而转延中医诊治。苔淡黄脉细缓，心气亏虚，心脉瘀阻，不通则痛，治用养心气，畅心络，宣痹缓痛。

①黄芪15g，太子参12g，麦冬6g，五味子3g，降香5g，赤芍12g，丹参12g，川郁金10g，参三七 3g，炙甘草3g，延胡10g，生山楂12g，瓜蒌皮10g。水煎服，7 剂。

②麝香保心丸两瓶（备用）。

二诊：经常左胸隐隐刺痛，经治渐缓，偶或小作，无心悸，疲乏亦有改善，苔中淡黄而粗，脉小弦略缓（服用倍他洛克）。

黄芪15g，太子参12g，麦冬6g，五味子3g，降香5g，赤芍12g，川郁金10g，苏木6g，瓜蒌皮10g，丹参12g，山楂肉12g，菟丝子12g，炙甘草3g。水煎服，7 剂。

三诊：胸痛告缓，近来经常大便溏薄，肠镜示：乙状结肠腺瘤性息肉已灼除，局部腺体轻度异常增生，余无不适，苔薄脉小弦。心虚血滞，脾虚湿蕴。治用前法参以运脾化湿。

煨葛根10g，黄芪15g，白术10g，猪茯苓^各 12g，熟苡仁12g，丹参12g，生焦山楂^各 6g，参三七 3g，陈皮10g，桔梗5g，白扁豆10g，红枣3g。水煎服，7 剂。

四诊：服前药后大便已转正常，胸部隐痛较少出现，体检心电图示："T波低平"，精神尚好，苔薄黄，脉小弦律整，治用原法。

黄芪15g，白术10g，茯苓12g，葛根10g，郁金10g，丹参12g，赤芍10g，生山楂10g，参三七 3g，降香5g，苏木5g，甘草3g。水煎服，7 剂。

注：此后每值劳累或季节交替感寒以后胸痛仍有小发，但程度较轻，持续时间亦短，无需含服药物即能自行缓解，现已恢复全日工作。患者为巩固疗效，预防复发，仍断续来诊，以前方酌情参以红花、玫瑰花、珍珠母、延胡、制首乌、百合、莲子心等随证加减，或配以膏方调治，随访 4 年情况良好。

按语：患者多年以来反复胸痛，遇劳则发，外院西药内服仍未能控制发作，拟行冠脉造影及支架介入治疗，患者未允而作罢。该患者反复出现胸痹心痛，其痛悠悠，时作时止，身肢疲乏（已不能坚持全日工作而从领导岗位退位），遇劳则发，脉细缓，虚象显露无遗，虽有"不通则痛"之训，但客观诊察临床上虚痹者确不鲜见，盖"心者，生之本也"，心主脉而推血循行周身，故心气虚则心络滞，瘀郁而痛也，故以黄芪、太子参、炙甘草温养心气以泵心血，配以麦冬、五味子乃生脉散之意，滋心阴养心体，再配丹参、赤芍、三七活血化瘀以畅心络；降香、川郁金、延胡调气活血，通络缓痛；生山楂、瓜蒌皮活血豁痰，以清络滞。书云："通则不痛"，此则以补药之体而行通药之用，乃以补助通缓痛之又一例证也。

病态窦房结综合征

案 49. 病态窦房结综合征（脉迟·厥脱：心肾阳微证）

章某某，女，56岁。

主诉：心跳缓慢伴发作性晕厥2年余。

患者2年前自感经常心慌心悸，心跳缓慢，并不时突发性昏厥，屡经西医院急诊，诊断为"病态窦房结综合征"，建议安置心脏起搏器而未被接受。外院治疗，迭进温阳活血之剂（具体不详），近来昏厥虽少出现，但头晕心悸依然。刻诊头昏头晕，偶或出现晕厥，肢体乏力，常感心慌，忐忑不安，偶感心前区有不适感，移时自缓，气短懒言，形瘦质弱，面色清癯，指端作冷，纳谷不香，脉缓而细，今诊脉率58次/分，律整，心肾阳气虚馁，鼓动无能，血运滞缓，拟方温壮阳气，以助血运，时虑厥脱之变。

黄芪15g，麻黄5g，熟附片[先煎]5g，上肉桂[后下]1g，炙甘草5g，淫羊藿10g，肉苁蓉6g，黄精10g，山楂肉12g，茯苓10g。水煎服，7剂。

另：龟龄集2瓶，0.2g，晨服。

二诊：迭用温养少阴之剂晕厥未作，脉率增至60～64次/分，肢端仍冷，左侧拇指麻木，阳虚不克蒸腾，痰浊瘀阻脉络。

麻黄5g，熟附片5g[先煎]，石菖蒲10g，薤白头5g，丹参12g，桃仁10g，木香5g，酸枣仁10g，茯苓10g，法半夏10g，生姜2片，葱白2寸。水煎服，7剂。

注：服药已获效机，原法增损化裁，续服2月余，症状有缓解，精神大振，随访晕厥未再复现，心悸气短肢冷亦有改善，脉率维持在60次/分左右。

按语：《素问·三部九候论》曰："其脉迟者病"，心动过缓所见之迟脉，大多主虚主寒，本例所见脉象迟缓伴见发作性昏厥，心悸气短，肢冷乏力，形体羸弱等，应属阴盛阳微，心火不明，根源在肾，命门火衰不克蒸运，心阳鼓腾无能，是以取麻黄、附子、肉桂辛温大热之品以散阴寒而鼓动阳气，黄芪、炙甘草温补心阳，推动心气，催血运行；淫羊藿、肉苁蓉温壮肾阳而固根本；山楂、黄精、茯苓宁心活血而化瘀浊。再配龟龄集温壮命门之火，扶振心阳，汤散并施，相得益彰。首诊获效之后，再循原意增以葱白、石菖蒲、薤白头、法半夏、桃仁、丹参等，通阳和血豁痰，标本同治，冀以祛除脉中痰浊，通利阳气，心体得养，其用自强，诸症自缓尔。

风湿性心脏病

案 50. 风湿性心脏病（联合瓣膜病·房颤·心功能不全：心气虚衰证）

史某某，女，52 岁。1996 年 4 月 24 日初诊。

患者有风心病史 40 余年，近 10 余年常觉胸闷心悸，伴下肢浮肿，住院诊断为"风湿性心脏病"（主动脉瓣、二尖瓣狭窄、关闭不全，房颤，心功能不全Ⅲ级），以小剂量地高辛等维持治疗。来院诊时自诉两天前因受凉后自觉胸闷加重，如压重物，心悸不宁。气短动则喘甚，不能平卧，呈端坐样呼吸困难，双侧下肢浮肿，按之凹陷，小便短少。双颧黯红，颈静脉怒张，口唇紫绀，双肺呼吸音粗，心率 120 次/分，心律不齐，主动脉瓣及肺动脉瓣可闻及Ⅱ级舒张期杂音。神疲乏力，怕冷肢凉，纳少腹胀，苔薄舌质瘀紫，脉虚大而促，沉取无力有结代，心气大虚，心阳不振，心脉痹阻，治用益心气，温心阳，通心脉。

潞党参 15g，黄芪 20g，麦冬 5g，五味子 3g，熟附片[先煎一小时]5g，桂枝 5g，炙甘草 5g，连皮茯苓 20g，车前子[包煎]15g，丹参 15g，红花 6g，水蛭 6g，白术 10g，泽兰泻[各]6g。水煎服，7 剂。

另：天保灵片 2 片，日服 3 次。

二诊：服前方后诸症相继减轻，但觉头晕乏力，稍卧则缓，血压正常范围，原法加减续治。

上方去桂枝，加葛根 12g，桃仁 5g。水煎服，7 剂。

三诊：长夏阴雨连绵，胸部闷胀，呻叹方舒，黎明或觉胸膛隐隐作痛。晨起口干，头微昏。二便尚调。苔薄脉虚弦而大律动不整。心气虚弱，推动无力，湿阻气滞，胸阳失展。

黄芪 15g，太子参 15g，葛根 6g，降香 5g，赤芍 10g，川郁金 10g，丹参 15g，红花 6g，水蛭 5g，连皮苓 15g，桂枝 5g，生山楂 15g，生薏仁 10g。水煎服，14 剂。

（此后，以此方加入延胡、瓜蒌皮、苏木等，并配用速效救心丸，胸闷胸痛渐缓。）

四诊：素质体弱心虚，难耐酷暑熏蒸，气阴益耗，血脉滞缓，供布不周，是以肢体怠惰、头昏无力，口干思饮，溲量略多，胸闷气短，动则尤甚，苔薄黄脉弦大不整。乃拟生脉饮加味。

黄芪15g，太子参15g，麦冬10g，五味子3g，炙甘草3g，白芍10g，玉竹15g，赤芍10g，丹参15g，红花6g，水蛭5g，连皮苓15g，生山楂15g。水煎服，14剂。

另配：清暑益气合剂（本院自制方剂）250ml 一瓶，每次20ml，3次/日。

五诊：心慌气短，稍动则感心悸忑忑；头昏乏力，夜寐欠安。心电图示："房颤，左心室肥大，心肌缺血改变"，苔薄舌有细裂纹，脉虚弦而促有结代。

黄芪20g，党参15g，麦冬5g，五味子3g，炙甘草5g，丹参15g，红花6g，水蛭6g，葛根12g，茯苓15g，紫石英12g，柏子仁10g，磁石[先煎]15g。水煎服，14剂。

另：补心气口服液，早晚各一支。

六诊：服前方后心悸稍平，仍诉近期下肢浮肿明显，按之凹而不起，晚间尤甚，小便量少，苔薄脉弦大不整，治循原法，侧重益气活血，利水消肿。

黄芪20g，潞党参15g，熟附片[先煎]5g，桂枝5g，连皮苓20g，白术10g，泽兰泻[各]6g，薏仁20g，丹参15g，红花6g，水蛭6g，车前子15g[包煎]。水煎服，14剂。

注：患者临床经多年辨证治疗症情基本稳定，后虽因肺部重度感染不治，但寿命存活已超出住院主治医生预期，并保持了一定的生活质量。

按语：风湿性心脏病所致慢性心功能衰竭，依其主症可划为中医"怔忡"、"喘证"、"水肿"、"心痹"等范畴，本例罹患风心病40余年，心体损伤，心气（阳）亏虚，心血瘀阻是其基本病机，并因此而衍生出水肿、怔忡、紫绀等症状，故自始至终采取补益心气，养护心体，通展心阳，流畅心脉为其基本治法。用参附汤、生脉饮、苓桂术甘汤等化裁，并对某一阶段出现的重要突出的衍生症状，增添相应的治疗药物，若怔忡者，加用柏子仁、紫石英、磁石等养心镇忡；胸闷胸痛者，加用苏木、降香、川郁金、生山楂理气活血通痹；水肿显著者，加用泽兰泻、车前子、玉米须、连皮苓等活血利水消肿；头晕气短者加用葛根、丹参、生山楂活血升清；紫绀明显者，加用水蛭、红花、赤芍加强活血化瘀之力等等。药证相合，坚持治疗，虽属难治痼疾，仍可收获效机。由于顽疾久羁，瘀血留著，影响心脉流畅，故方中添加药性峻猛的水蛭推荡宿瘀；加用附子，大辛大热之品，温振心阳以通心脉，配以参、芪，补益心气，而固根基。

深部静脉炎

案 51. 深部静脉炎（脉痹：瘀阻络脉证）

张某某，女，54岁。1983年9月13日初诊。

右下肢深层浮肿半年余，按无明显凹陷，初时腼胀微痛，继则肿势蔓延，下至足上至髀关，无自觉痛感。但局部深按重按有压痛，步履牵强，不便远行，胫骨中端右侧皮肤有紫斑一块，约2cm×1cm，周围有散在红点，舌有紫气，舌下络脉粗肥而张，脉象沉涩，此瘀阻络脉之象，试仿四妙勇安汤意，助气化瘀活血通络。

银花15g，黄芪20g，蒲公英10g，当归尾10g，桃仁5g，红花10g，川芎10g，牛膝10g，桂枝6g，茯苓12g，水蛭3g，地鳖虫3g，生甘草5g。水煎服，7剂。

二诊（9月20日）：药后自觉患侧腼部胀势著松，往返行路数里亦感自如，舌下紫筋之色渐淡，局部触压之痛亦缓，药尚应手，踵步前进。原方加紫草5g。水煎服，7剂。

注：本方连进2月，局部肿胀基本消除，步履活动健如常人，遂未再来复诊。

按语："深部静脉炎"，似属中医"脉痹"之类，《医宗金鉴》言其病机，乃有"脉痹，脉中血不流行而色变也"之说，与本例临床表现有相似之处。脉者，血之道也，今血瘀道必阻，方用黄芪、桂枝助气通阳化瘀，以畅血脉之流行，犹工兵之排障清道然；归尾、川芎、桃仁、红花活血化瘀；血瘀既久，势恐热郁蕴毒，故以银花、蒲公英解毒清热，寓防于治；其瘀阻之处在深层筋脉，犹曲径通幽之区，非虫类搜剔剿伐不克清化，故配以水蛭、地鳖虫；茯苓、甘草利湿和中；牛膝引诸药下行以达病所。药简力专，药后证情顿松。

尿 结 石

案 52. 泌尿系结石·肾盂积水（石淋：湿热蕴积证）

苗某某，男，58岁。1981年9月10日初诊。

早年曾患左肾结核，经治已钙化，于8月23月突感左下腹疼痛伴有尿血，查血沉正常，尿涂片找抗酸杆菌阴性，当时拟诊为"泌尿系结石"，进行静脉肾盂造影示"左肾及输尿管积水,左肾内见 3 枚阳性小结石影"。刻诊常感左侧腰部隐痛有时牵引少腹不适,小便较黄,无尿频尿痛,口干,尿常规检查除红细胞 0～2 外,余均正常,苔薄黄舌略红脉弦细。肾阴不充,湿热蕴结成石。治用通利排石为主,兼以护肾。

地黄 12g,女贞子 12g,炒川柏 5g,金钱草 15g,海金沙 10g,白茅根 12g,桑寄生 10g,杜仲 10g,炮山甲 10g,地龙 6g,丹参 10g,甘草梢 5g。水煎服,14 剂。

二诊(1981 年 9 月 24 日):上方连服 14 剂,腰痛渐缓,左侧少腹偶感不适,口干咽干,小便短黄,大便偏干,原有肾结核史,新病泌尿系结石,曾出现梗阻症状,苔薄而黄舌红露底。鉴于病情虚实夹杂,不任一味攻伐,议用滋肾护阴,利水排石。

猪茯苓[各] 10g,阿胶珠 6g,泽泻 10g,地黄 12g,黄柏 5g,龟板 12g,金钱草 15g,石韦 10g,冬葵子 10g,萆薢苗 12g,生草梢 4g。水煎服,7 剂。

三诊(1981 年 10 月 22 日):迭服中药自觉症状改善,但未见结石排出,周前同位素肾图扫描报告:"右侧肾图曲线各段正常,左侧肾图曲线 C 段推迟",提示:"左肾尿路不全梗阻",原方损益续治。原方去萆薢苗,加炒地龙 5g,炮山甲 5g,玄参 10g。水煎服,7 剂。

四诊(1982 年 2 月 1 日):患者服前方 14 剂后,仍未见结石排出,遂于 1981 年 11 月 13 日住院,拟行手术治疗,但术前经肾盂造影,肾图等项全面检查结石影已不复见,肾盂积水已消失,考虑结石已排出,故予出院。今诊无明显自觉症状,苔薄舌底偏红脉弦,遂用滋肾利水法匡扶肾元,廓清尿路,巩固疗效,防其再发,选用猪苓汤化裁。

地黄 10g,阿胶 6g,猪茯苓[各] 8g,泽泻 6g,地龙 5g,龟板 12g,女贞子 12g,墨旱莲 10g,白茅根 12g,怀牛膝 10g,丹参 10g,水煎服,7 剂。

注:1 年后门诊随访,一切正常,复摄腹部平片,亦未再见结石影。

按语:泌尿系结石,依其主要临床表现归属"石淋、砂淋"范畴,其发病机理主要在于肾和膀胱湿热蕴结,熬煎尿液,使其由浓而浊,日久无形湿热酿成有形砂石,如汤甄久熬底结白碱然,故本例一诊主以通利排石,借增尿而推动结石下移。但药后出现口咽干燥舌红露底,脉弦而细,兼之患者病久体弱,乃肾阴不足之象外露,虚实夹杂。若再重用通利,譬犹求鱼竭泽,枯涸肾阴,结石愈益固着,遂转以猪苓汤法滋阴利水,增以地黄、龟板、黄柏加强养阴泄热之力,金钱草、萆薢苗、石韦通利排石,冬葵子、甘草梢甘淡滑利,取"滑以去着"之意,炮山甲攻坚排石。诸药相配,药后肉眼虽未见结石排出,但自觉症状消失,且经复查原结石影不再复见,遂得治愈。

前列腺增生

案 53. 前列腺增生症·急性尿潴留（癃闭：气虚湿热证）

冷某某，男，67 岁。

小便困难 8 天，某院诊断为"急性尿潴留（前列腺肥大所致）。"患者小腹胀痛较剧，膨满拒按，频有尿意，但不能自解，一周来每赖导尿管，才可导出小便少许，色黄浊，尿道微感刺痛，神疲乏力，气短心慌，口干，饮不多，大便溏，日解二次，脉濡细，苔黄腻，舌水红，证属老年中气虚弱，脾运失常，不能升清降浊是其本，湿热郁聚膀胱，脉络瘀阻，气化失司是其标，拟用补益中气，分利湿热，兼以活血化瘀，春泽汤加味，标本同治，以治标为主，拟方：党参 15g，桂枝 5g，猪茯苓^{各} 10g，泽泻 10g，白术 10g，川柏 5g，木香 8g，紫菀 10g，牛膝 10g，穿山甲 5g，王不留行 10g。水煎服，3 剂。

二诊：药后小便渐能畅解，已弃导尿管，但小腹仍稍膨隆，微感坠胀，腰酸腿软，目眩气短心悸，苔薄腻，脉濡细，为脾虚输运不及，清浊升降失司，拟用补中益气汤加减治本善后。党参 15g，黄芪 15g，升麻 5g，炒柴胡 10g，白术 10g，猪苓 10g，泽泻 8g，桂枝 5g，炙甘草 5g，桔梗 3g，川断 12g，菟丝子 12g，穿山甲 5g，王不留行 10g。水煎服，5 剂。

注：诊后诸恙痊愈，随访两年，一切如常。

案 54. 前列腺增生症·急性尿潴留（癃闭：阴虚湿热证）

陈某某，男，73 岁。

小便难解一周，某院诊断为"前列腺肥大，膀胱三角区炎。"尿频艰涩，渐至涓滴不出，用导尿管方得少许，眼观血尿，混浊暗红，尿道灼热，口干，小腹膨隆拒按，苔薄舌红，脉弦细而数（尿常规：小便浑呈血色，蛋白＋＋、红细胞，脓细胞少许）为肾阴亏损，湿热蕴结下焦，瘀血阻塞尿路，膀胱气化受阻，热盛灼伤脉络，方用小蓟饮子化裁，滋肾清热，止血安络，通利水府为先。小蓟 15g，藕节炭 15g，蒲黄炭 5g，玄参 12g，生地 12g，白茅根 15g，川柏 5g，景天三七 20g，凤尾草 15g，地龙 6g，青木香 5g，阿胶^{另烊} 12g。水煎服，3 剂。

二诊：尿血止，导尿管已弃，但尿道灼热感犹存，尿频点滴而出，溲黄，口干思冷饮，小腹膨隆，有压痛，舌红有裂，苔薄黄，脉细弦，肾阴不足，湿热偏盛，气滞络阻（尿常规：色黄清，脓细胞少许）。玄参 12g，丹皮 5g，女贞子 12g，首乌 12g，川柏 8g，白茅根 12g，车前草 12g，生地 10g，牛膝 10g，青木香 5g，穿山甲 10g，王不留行 10g，甘草梢 5g。水煎服，3 剂。

注：此次诊后小便已能爽畅解出，继用滋肾丸加味善后，半年后随访，悉如常人。

按语：尿潴留属中医"癃闭"范畴，临床表现不一，病机各异，治疗故亦非只一途，冷某虽有老年气虚的证候表现，但因症情急迫，侧重治标，投药获效以后，继用固提中气治本善后，更佐桔梗、紫菀、泽泻、猪苓，上升下泄，使气开水降而愈，陈某属肾阴虚亏，阳无以化，湿热偏盛，阴络受损，故先仿小蓟饮子法清热凉血，侧重止血治标，血尿止后，肾阴亏虚，征象显露，转仿滋肾通关丸意，坚阴滋肾，利化湿热，使收培元畅流之效。本案两则尿潴留均有前列腺增生，尿路受压闭阻，脉络瘀滞，膀胱气化障碍，故治疗辅以穿山甲、地龙、王不留行、红花、木香、香附、桂枝等行气活血祛瘀解痉之品。两案疾病虽同，但证候不同，故治法亦随之而异也。

特发性水肿

案 55. 特发性水肿（肤胀：气郁水聚证）

夏某某，女，40 岁。1981 年 12 月 10 日初诊。

主诉：经常面浮足肿已 3 年余。

患者面足浮肿，下肢按之没指，其肿常随体位变动而增减，躺卧则尿量增多，周身关节肌肉困楚，肢端麻木，腹部微胀，大便欠畅，口干饮水不多，平素常服避孕药，脉濡带弦，苔薄滑。曾住某院，血、尿、便常规及胸透、肝功、肾功、心电图、[131]I 甲状腺功能试验均属正常范围，妇科检查亦无异常发现，诊断为"特发性水肿"。综合脉症及病史，乃系肝郁失调，不能助脾运湿，议方疏肝以助疏泄，和脾以运水湿。天仙藤 12g，香附 10g，陈皮 5g，甘草 3g，苏叶 4g，槟榔 5g，制豨莶 6g，木瓜 5g，丹参 6g，白术 6g。水煎服，5 剂。

二诊：特发性水肿，用天仙藤散法施治，着重疏肝和脾化气利湿，药后周身酸痛渐缓，汗泄甚多，旋即肿消，大便艰解，苔薄脉弦，此气开湿动，肝气疏泄调达之象，前法踵进。原方中苏叶易苏梗 5g，加郁李仁 5g。水煎服，5 剂。

注：药后肿消，诸症亦相继消失，随访 18 个月未复发。

按语：对于水肿，传统认识多归咎于肺脾肾三脏，所谓"其本在肾，其标在肺，其制在脾"，古训昭然。治水也多责此三脏，似为定论，不能逾越。

然世间万物，有常有变，矛盾有其普遍性，亦有其特殊性，即以本病主症之水肿而言，就有它的独特之处，本病名称谓为特发性水肿者，即寓有其意。本病在病机上既非肺脾肾三脏职司偏颇所可解释，故循此三脏立法论治，也很难取得满意疗效，按水得阳则化为气，气得阴则化为水，水不运行则留贮而为之肿。故水之留止，全赖乎气，气行则水行，气滞则水聚。而人身气之流行，肺脾肾之作用固应肯定，但斡旋裹赞，莫不仰赖肝之疏泄，肝用稳健，疏泄得当，则气机流行，水道畅利，水液随之升降上下，反之则气机郁结，水液因之滞留，故肝之或疏或结，关乎于气之运塞，水之流止。验之本病水肿时轻时重，或聚或散，口干渴饮，显系肝郁气滞，水津敷布不匀，而现"旱涝不匀"之象；水肿与臃肥并见乃水脂混淆清浊不分也。所以，综观本病浮肿，既无病肺之风水象征，又无病肾之阴水所属，病脾者乃为肝所累，所谓主病在肝受病在脾也。《证治汇补》曰："治水之法，行其所无事，随表里寒热上下，因其势而利导之，故宜汗、宜下、宜渗、宜清、宜燥、宜湿，六者之中，变化莫拘"。而对本病的治疗，首当识别病因病机，其病之症结既关乎于气，责之于肝，故其治则首当疏利，冀其肝得疏，气得行，血得活，脾得运，肿得消，不利水而水自行矣。

尿道综合征

案 56. 尿道综合征（肝气郁滞证）

张某某，女，44 岁。2004 年 12 月 31 日初诊。

主诉：尿频、下腹不适 6 年。

患者既往有高血压史，6 年前患急性尿路感染，嗣后不时出现尿频、尿急，下腹坠胀且痛，屡经住院治疗，诊为："尿道综合征"，建议行尿道扩张或尿道切开术未允。今诊仍诉尿频，量少窘急，少腹近耻骨处坠胀不适，轻微疼痛，尤以同房后症状明显，多次中段尿培养阴性，神食无碍，月经正常，睡眠不好，落发多。舌苔淡黄而腻，舌边质较红，寸口脉细弦。拟从肝气郁滞，湿热凝聚下焦，膀胱气化不利施治。

柴胡 10g，当归 10g，赤芍 10g，香附 10g，乌药 6g，黄柏 6g，生苡仁 15g，景天三七 15g，六月雪 15g，青陈皮各 6g，茯苓神各 10g，甘草 5g，珍珠母 15g，益智仁 5g。水煎服，7 剂。

二诊："尿道综合征"，服药后症状有所缓解，月经来潮，尿意较频，尿急不适，腰酸，睡眠不好，有时轻微头昏心慌，稍歇即缓。性情偏激，易于郁怒。舌苔薄黄，舌质偏红，寸口脉细弦。BP 145/90mmHg。病机同前，无如患者舌红苔黄，头昏易怒，虑其有肝郁化火下迫之象。

沙参 12g，桑叶 10g，白蒺藜 10g，牡丹皮 10g，赤芍 10g，乌药 6g，黄柏 6g，景天三七 15g，珍珠母 15g，六月雪 12g，生苡仁 12g，茯神 12g。水煎服，7 剂。

三诊：服药以后，尿频尿急，少腹坠胀明显改善，同房后翌日短暂阴道掣痛，持续数秒即缓，有时阴坠腰酸，舌苔花腻，寸口脉细弦。BP 115/85mmHg。有时胃脘不适。治用原法化裁。原方加白芍 12g，合欢皮 12g，乌贼骨 12g，陈皮 10g。改黄柏为 10g，赤芍为 12g。水煎服，7 剂。

四诊："尿道综合征"，迭用疏肝调气，疏利清化湿热之剂，原有尿次频仍，尿意窘迫，少腹坠胀等症均有明显改善，因其情绪不稳，入寐艰难，遂增以合欢皮、景天三七、炙远志、酸枣仁等达郁安神之品，且因患者久病，兼之房事后翌日即感疲乏，下身不适，腰酸腹坠，以手按压小腹可减少尿意，乃脾肾亏虚之象显露，遂在原有基础上增以黄芪、太子参、白术、炙甘草、益智仁、杜仲、龟板等补益脾肾之品，诸症逐渐趋缓而收功。

按语："尿道综合征"是西医学病名，亦称"无菌性尿频-排尿不适综合征"，多发于女性，约占膀胱激惹症过半，确切原因不明，可能与焦虑、抑郁及过敏或化学性物质刺激导致尿路动力学失调有关，西医治疗效果不甚理想，长期用抗感染治疗，不独无效而且易产生严重的副作用，中医从整体辨证治疗，有一定特色和优势。

就本病的主要临床症状，颇似中医"淋证"、"癃闭"、"郁证"范畴，而有关尿液的排泄，传统理论多责之于肺脾肾三脏，而对于肝脏在水液代谢过程中的作用，论述甚少。但肝主疏泄，主要是指疏调气机，而人身水液流行亦无不赖气之推助，盖气行则水行，气塞则流止，对此，《灵枢·经脉》早有论及："肝足厥阴之脉……是主肝所生病者，胸满，呕逆，飧泄，狐疝，遗溺、闭癃。"明确指出遗溺、癃闭与肝病密切相关，而张志聪也认为："肝主疏泄，小便不利者，厥阴之气不化也。"为此，结合患者解溺的异常表现，参合其个性及体质特征，乃从疏肝调气，清利湿热论治。取柴、归、芍、香附、青陈皮等，采逍遥散意，配以乌药、黄柏、生苡仁、六月雪、茯苓清利湿热，投之渐有效机，后再增以补养脾肾，达郁安神收功，多年顽疾，通过确切认证而治愈。

缺铁性贫血

案 57. 缺铁性贫血（营血亏损证）

史某某，女，51 岁。1977 年 5 月 10 日初诊。

主诉：头晕，全身无力4年。

患者既往史有先天性心脏病、萎缩性胃炎、胃下垂、子宫肌瘤病史。1973年患"急性肠胃炎"后，身体转弱，经常纳少便溏，头晕眼花，心悸气短，艰寐手麻，经来量多间或腹痛，日前查血常规：红细胞2.5×10^{12}/L，血红蛋白60g/L，西医检查意见谓为："缺铁性贫血（胃酸低）"，面色蜡黄微浮，指甲淡白，舌色淡而不华，脉象细软。脾胃不足，不能化生气血，供奉不及，血失统摄。拟用三丰伐木丸意，健脾益胃，化生气血，制丸缓图。

醋煅针砂12g，煅透皂矾5g，生晒苍术12g，鸡内金6g，大熟地30g，制首乌15g，肉桂2g，陈皮6g，谷麦芽^各12g，六曲10g。4剂，共碾细末，用大枣半斤煮糊为小丸，早晚饭后服6g。忌食：浓茶，生冷肥腻食物，螃蟹等，服药期间停服其他补血药物。

二诊：服丸1料后，纳谷增加，精神转振，头晕目眩气短心悸肢麻均有减轻，复查血红蛋白88g/L，红细胞3.4×10^{12}/L，已恢复半天工作。唯诉舌不知味，仍不耐劳，口干但饮不多，时或头昏，夜寐多梦，大便易溏，日解1～2次，面色少华，稍显憔悴，脉软舌淡。中宫虚弱，气不化血，与脾失升运有关。

①原丸1料，制服如前。

②炙升麻5g，葛根10g，柴胡5g，党参12g，黄芪12g，炙甘草3g，当归10g，白芍10g，菟丝子12g，陈皮5g，谷麦芽^各12g，荷蒂2枚。水煎服，7剂。

按语：本例血虚患者取用三丰伐木丸合《医学津梁》绛矾丸意化裁，考伐木丸由苍术、煅皂矾、黄酒曲组成，绛矾丸由醋煅针砂、绿矾、五倍子、炒神曲、大枣组成，均为"黄肿病"而设，主治面色萎黄，浮肿，头晕，心悸气短，肢软无力等症。本患者择用熟地、首乌滋肾补血；苍术健胃和脾，促营血之化生，且借以减缓熟地之腻；针砂、皂矾富含铁质，以益生血之源；陈皮、内金、二芽、六曲和中助运，以利水谷精微之化生；加肉桂一味，温下燠土蒸腾气化，促进营血之复生，是以药后血虚诸症改善，血红蛋白及红细胞数目上升。继用原丸增益汤剂补中益气法化裁，益气升清补脾生血善后。辨证辨病相辅为用，其效乃彰。

粒细胞减少症

案58. 特发性粒细胞减少症（虚劳：脾肾双虚证）

刘某，女，36岁。2000年3月9日初诊。

患者于 2000 年 2 月 20 日，因不明原因发热，体温最高达 39.5℃，伴寒颤，咽痛，入某医院血液科住院。经查：血常规：白细胞 $1.3 \times 10^9/L$，血红蛋白：99g/L，红细胞：$6.1 \times 10^{12}/L$，骨穿提示：骨髓粒细胞增生活跃，肾上腺素实验：实验前白细胞 $0.9 \times 10^9/L$，二十分钟后白细胞 $1.5 \times 10^9/L$，对肾上腺素反应极微，诊断为"特发性免疫性中性粒细胞减少症"，延中医诊治时，精神疲惫，肢体乏力，面色无华，怕冷，不发热，间感咽痛，无出血情况，纳寐正常，舌淡红苔薄，脉细，暂以元气亏乏，营血化生不及施治观察。

黄芪 20g，潞党参 15g，当归 12g，白术 10g，炙甘草 5g，鸡血藤 15g，卫矛 12g，首乌藤 15g，酸枣仁 15g，龙眼肉 12g，虎杖 12g，炮山甲 5g，菟丝子 15g。水煎服，7 剂。

二诊（2000 年 3 月 16 日）：咽痛减轻，无发热，不咳，疲乏，夜间出汗阵阵，怕冷，面色萎困，复查白细胞 $2.4 \times 10^9/L$，中性粒细胞 47.8%，舌苔薄黄，脉细，治守原法。前方加枸杞子 15g，炮山甲加至 8g。水煎服，7 剂。

三诊（2000 年 3 月 23 日）：有时头昏而重，睡眠欠安，神疲乏力，面色改善，食欲尚可，月经正常，复查白细胞 $5.2 \times 10^9/L$，中性粒细胞 64.9%，淋巴细胞 38.0%，单核细胞 6.4%，舌苔薄脉细。前方获效，宗法续进。

黄芪 20g，潞党参 15g，当归 12g，白术 10g，炙甘草 5g，鸡血藤 15g，枸杞子 12g，陈皮 5g，酸枣仁 15g，龙眼肉 12g，虎杖 12g，炮山甲 8g，补骨脂 10g。水煎服，7 剂。

四诊（2000 年 3 月 30 日）：选进益气生血之剂，精神渐振，肢乏改善，面容红润，目前自感无明显不适，苔薄脉细，血常规复查白细胞 $5.8 \times 10^9/L$，中性粒细胞 59.0%，淋巴细胞 31.7%，治用原法略事增删。

黄芪 20g，潞党参 15g，当归 12g，白术 10g，炙甘草 5g，鸡血藤 15g，枸杞子 15g，丹参 12g，黄精 15g，龙眼肉 12g，虎杖 12g，炮山甲 8g，菟丝子 15g，补骨脂 10g。水煎服，7 剂。

注：此后，多次复查血常规，白细胞及中性粒细胞均在正常范围，后经 B 超探查脾脏轻微肿大，遂予原法中加入煅鳖甲、丹参、景天三七、首乌、熟地等，服药 3 月余，情况良好，已恢复工作。

按语：白细胞减少症归属于中医学的"虚劳"、"血虚"等范畴。根据"虚则补之"、"损则益之"的原则，临床上从脾肾亏虚论治是本例首选的治法，而重在补脾益气，以归脾汤化裁，药用黄芪、党参、白术、炙甘草、茯苓，补气健脾为主；配熟地、当归、黄精、鸡血藤、龙眼肉等以助生有形之血；补骨脂、菟丝子、枸杞子、首乌，补肾填精以强化源。盖虚损之候，必然气血循行不活，且传统治损，早有切忌呆补之训。故加入鸡血藤、丹参、穿山甲等和络流窜之品，襄助生血行血，使其补行结合，瘀去新生，乃画龙点睛之笔。另据现代药理研究报道，党参、黄芪、白术、当归、首乌、菟丝子、补骨脂等具有补益脾肾的作用，而补益脾肾的药物多具有升白作用，如现代药理学研究显示：上述药物可增强免疫功能，改善骨髓微循环，对体液免疫能起激活作用，并能增加淋巴细胞比值，增加白细胞及血小板数量，对免疫和造血功能有保护作用。从而为中药的传统功效提供了科学依据。

原发性血小板减少性紫癜

案 59. 原发性血小板减少性紫癜（气虚血热证）

陈某，男，74 岁。

2000 年 1 月，因鼻衄、牙龈出血、皮下出血，经某院确诊为"特发性血小板减少性紫癜（ITP）"，先后予强的松、环磷酰胺、长春新碱等治疗。既往有高血压、高脂血症、帕金森综合征、糖尿病等病史。2002 年 2 月因双下肢出现大片黯红色斑块，呕血 1 次约 10ml，住我院血液科治疗，以益气养血为法，药用：党参 12g，生黄芪 15g，白术、茯苓^{各}10g，淮山药 15g，当归、炒谷芽、炒麦芽、紫草、菟丝子、羊蹄^{各}10g，生熟地^{各}12g。并先后予地塞米松 5mg 双侧足三里穴位注射，3 次/周；环磷酰胺 $0.6d_1$、$0.4d_8$，强的松 60mg/d 等治疗，效不佳；半月后复查血小板计数降为 5×10^9/L。刻诊：神疲乏力，不能行走，口干纳差，口腔破溃，双下肢可见密集出血点，色紫黯，舌淡紫，苔薄白稍腻，脉细。证属气虚失摄、血热妄行、瘀血内阻。药用：水牛角^{先煎}40g，生地黄 20g，白芍 10g，牡丹皮、太子参^{各}12g，生黄芪 20g，白茅根、紫草、黄芩、羊蹄^{各}10g，三七 20g，墨旱莲 12g，生甘草 8g。7 剂后，口腔破溃渐愈，双下肢出血点吸收，复查血小板计数 60×10^9/L。14 剂后，复查血小板计数升至 109×10^9/L，患者已无出血症状，强的松逐渐减量为 20mg/d，中药调整为原益气养血之方，巩固治疗 1 周出院。

2002 年 4 月，患者再次出现皮下出血。症见：四肢紫癜，偶有咯血，口干乏力，纳谷可，二便自调，舌苔薄黄，舌质红，脉弦稍数。查血小板计数为 50×10^9/L。辨证为肾阴亏损，脉络失宁。处方：生地黄、熟地黄、墨旱莲^{各}10g，女贞子 12g，山药 15g，龟板 6g，地骨皮 10g，黄芪 30g，阿胶珠 10g，白芍 12g，三七、仙鹤草^{各}20g，生炙甘草^{各}3g。7 剂。

二诊：药后，未有新生紫癜出现，步履较前有力，视物清晰，二便自调，舌苔中淡黄，舌质黯红，中有裂纹，脉弦小。复查血小板计数为 91×10^9/L，仍治以滋肾护络为原法，前方加太子参 15g 益气生津，14 剂。强的松减为 5mg/d。

三诊：紫癜消失，精神振作，二便如常，舌苔薄黄，脉弦小，复查血小板计数为 $169×10^9/L$，原方去龟板、仙鹤草、阿胶珠，加大黑豆15g，14剂。并停用糖皮质激素。

注：本例患者因存在多种伴发病，住院期间，采用中药治疗的同时，始终不能撤离地塞米松穴位注射、强的松口服、环磷酰胺化疗、免疫球蛋白、输注血小板等治疗。而通过上述治疗后，症情明显改善，血小板显著回升，并逐渐撤用糖皮质激素，避免了使用化疗、免疫球蛋白等治疗。随访至今半年余，坚持服用原方药，随证加减，情况良好，再无出血倾向。2002年12月27日查血小板计数 $146×10^9/L$。

按语：原发性血小板减少性紫癜属中医学"血证"范畴，治疗上多遵"治火、治气、治血"的原则。本例患者高龄，肾中精气逐渐趋向衰退，肾精不足，有形之血无以化生；阴不制阳，则虚火内扰，迫血妄行，络脉失宁，血溢脉外。气随血泄，更致虚不摄血，使出血难止。再者离经之血复留而为瘀，妨碍新血生长及气血的正常运行，遂使本病更加缠绵难愈。本例患者初入院时表现为口干，乏力，出血，血色鲜红，初次辨证为气虚失摄，仅以益气止血、补益肝肾之品，因血热未清，瘀血未去，故疗效不显，在使用大剂量强的松、免疫抑制剂及支持和对症处理后，病情仍不能得到良好的控制，血小板急剧下降。有全身出血倾向时，乃循"急则治其标"的原则，予以止血为要务。又因舌有紫气，及伴有瘀血内阻的病理因素，故辨证为火热内扰、迫血妄行，遂以凉血止血、益气摄血为治疗大法，兼以祛瘀散血宁络之品，选用犀角地黄汤加味，治疗取得明显疗效。方中水牛角、生地黄、黄芩、紫草、白茅根、牡丹皮等清热凉血；羊蹄、三七凉血止血、祛瘀宁络；生黄芪、太子参益气摄血，白芍、墨旱莲滋补肾阴；生甘草调和诸药。病至后期，患者受疾病的反复消耗，兼之患者高龄，元气虚衰，这时单纯的补益气血就恐力量不够。再次就诊时根据其肾阴亏损、络脉失宁的病机特点，治以滋肾养阴、益气宁血，方选两地汤合大补阴丸、二至丸加减。方中生地黄、地骨皮、龟板善清虚热、养阴生津；熟地黄、墨旱莲、女贞子滋补元阴。重用黄芪，佐以山药，补脾益气，寓"有形之血不能速生，无形之气所当急固"之意；三七与仙鹤草合用，同时具有凉血止血、化瘀止血、收敛止血的作用；阿胶、白芍、甘草酸甘化阴，以生新血。组方滋阴清热、止血消瘀、宁血补血。并加入太子参，补益脾气，使后天生化有源。三诊时症状已明显缓解，血小板计数恢复正常，去阿胶、仙鹤草，恐其滋腻碍胃，过涩留瘀。

在这个病例身上，体现了血小板减少各个不同阶段的治法，即初期如无明显出血症状时则予益气养血；出血发作时凉血止血；后期补肾宁络。在治疗的过程中瘀血一直参与疾病的发展，处理时应予以兼顾。再者，认为本病治疗并不在于将各种经药理实验证明有升高血小板作用的中药堆砌方中，这不仅有悖于中医辨证论治的精髓，在临床也不能取得良好的疗效。还是应当遵循前贤诊治血证的原则和经验，根据患者的具体临床特点辨证施治，既不能见血止血，也不能滥施补摄，方能得治。

案 60. 原发性血小板减少性紫癜（气不摄血证）

王某，男，52 岁。2003 年 4 月 14 日初诊。

主诉：牙龈出血，下肢紫癜 6 个月。

患者于 2002 年 11 月起见下肢皮肤紫癜，继而牙龈出血，口腔溃疡，当时去工人医院查血小板为 9×10^9/L，经骨穿及血小板抗体检查均阴性，考虑诊为原发性血小板减少症，院方要求住院，患者拒绝，在门诊输血输液治疗后病情好转，血小板有所上升。2003 年 2 月患者再次出现齿衄，血小板下降至 5×10^9/L，在军区总院治疗 20 余天，后转工人医院门诊激素治疗。刻下患者激素面容，口有浊味，饮食小便如常，大便每日二次成形，舌红，苔薄白，脉细弦稍数。诊为阴虚火旺，热毒蕴积于胃，肌腠络伤血溢成斑，治以清热解毒，凉血宁络，兼护气阴：

水牛角片[先煎]15g，干地黄 10g，丹皮 10g，赤白芍[各] 10g，生炙甘草[各] 3g，黄芪 12g，山药 12g，女贞子 12g，旱莲草 12g，龟板 10g，仙鹤草 15g，藕节 15g，景天三七 15g。水煎服，7 剂。

二诊：以上治疗后血小板上升至 30×10^9/L，后撤减激素，病情反复，现腹部出血点较多，并见尿血，神食尚可，血小板 20×10^9/L，再循原法续治。

黄芪 15g，水牛角片 30g，生地 12g，炒丹皮 10g，生炙甘草[各] 3g，卷柏 10g，阿胶[烊化]6g，旱莲草 12g，龟板 12g，参三七粉[分冲]3g，白茅根 30g。水煎服，4 剂。

三诊：患者血小板仍持续减低，于 2003 年 5 月 20 日行脾切除术，术后患者血小板一度上升至 386×10^9/L，但其后又逐渐下降，仍需激素甲泼尼龙长期维持，撤减激素后复查血小板 18×10^9/L，疲乏，胃纳尚好，大便偏软，每日 2 次，苔薄黄脉细，乃宗补益脾肾，摄血宁络为法。

黄芪 30g，太子参 15g，白术 10g，生炙甘草[各] 3g，生卷柏 12g，黑大豆 15g，女贞子 12g，龟板 12g，参三七粉[分冲]3g，菟丝子 12g，淫羊藿 12g，黄精 12g，鳖甲 12g，丹参 12g。水煎服，7 剂。

四诊：复查血小板 39×10^9/L，激素已停用，氨肽素减半，疲乏，食欲欠佳，二便调，原法续治。

黄芪 30g，太子参 15g，茯苓 12g，生白术 10g，生炙甘草[各] 3g，景天三七 15g，生卷柏 10g，鳖甲 12g，炮山甲 3g，菟丝子 15g，黄精 12g，丹参 10g。

水煎服，7剂。

五诊：血小板减少，经治已经上升至$278×10^9$/L，疲乏改善，食欲欠佳，有时作恶，不厌油，二便调，苔薄脉濡，治宗前法，参以调益脾胃。

黄芪30g，太子参15g，茯苓12g，白术10g，当归10g，炙甘草3g，景天三七15g，卷柏10g，炮山甲3g，菟丝子15g，谷芽15g，陈皮10g，枇杷叶10g。水煎服，7剂。

注：后经随访，患者数次血常规检查正常，紫癜未再出现。

按语：原发性血小板减少性紫癜（ITP）是临床常见出血性疾病，属于中医学的"紫斑"、"肌衄"、"葡萄疫"范畴。它是中医治疗有一定优势和良好疗效的疾病。本例患者在ITP中属于比较难治的类型，其使用了脾切除及激素治疗后疗效均不满意，出血倾向明显。本患者初期出血较重，以实热为主，阴虚为次，故治以清热解毒，凉血止血，兼顾气阴，应用水牛角片、生地、黄芪、旱莲草、龟板、仙鹤草、藕节、三七等。后期因病程较长，经过多次出血及脾切除等治疗，脾肾气血亏虚。故以归脾汤养血益气为主，兼以补肾治疗。中医所认为之脾，与西医不同，脾气虚不能摄血，则可见多处出血症状。此时加用补脾气之太子参、白术、炙甘草等，而少用寒凉清热之品，并增加补益肾气之菟丝子、淫羊藿，取其补而不燥之性。以先天之肾阳温煦后天之脾阳，增加固摄之力。且于阳中求阴，补气之药在阿胶、鳖甲、黄精等药的襄助之下，使阴平阳秘，水火共济，脉络宁静。

再生障碍性贫血

案61. 再生障碍性贫血（血枯：脾肾亏损证）

栗某，男，42岁。2003年8月6日初诊。

主诉：经常乏力1年。

患者1年来经常乏力，易于"感冒"，咽喉疼痛，白细胞减少，血液科骨穿"骨髓增生减低"，临床诊断疑似"再障"（询知患者患病前半年搬入新居）。今诊自诉疲乏无力，纳少，多食则中脘痞胀（胃镜示"浅表性胃炎"），嗳气，平素大便常溏，形瘦，面色欠华，落发，腰酸。苔中黄腻脉濡，脾肾双虚，中焦运弱，气血化生不及。

太子参15g，黄芪15g，白术10g，炙甘草3g，陈皮10g，虎杖12g，茯苓12g，苡仁12g，神曲10g，内金6g，补骨脂10g，白芍10g，乌贼骨12g，杜仲12g。水煎服，7剂。

二诊：近周大便或有成形，腹无所苦，间感脘胀，白细胞减少亦有上升，苔淡黄而厚脉濡，治用前法，前方加砂仁[后下]3g，焦山楂 10g，内金 6g。水煎服，7 剂。

三诊：大便渐趋成形，复查白细胞 4.2×10^9/L，纳差依旧，脘腹痞胀鸣窜作响，偶有灼热感，嗳气，苔淡黄厚腻脉濡，原法中参以苦降辛通，俟脾胃和顺后，再议补益肾气。

太子参 12g，茯苓 15g，白术 10g，炙甘草 3g，砂仁[后下]3g，枳实 10g，陈皮 10g，姜半夏 10g，炮姜 3g，乌贼骨 12g，楂曲[各]10g，黄连 3g。水煎服，7 剂。

四诊：长期泄泻，经治大便有时成形，依旧纳少，多食则脘胀，中脘经常鸣窜，嗳气则舒，形疲乏力，苔淡黄脉濡细。仍议调健脾胃以固化源。

太子参 15g，炙桂枝 5g，茯苓 15g，炒白术 10g，炮姜 3g，姜半夏 10g，陈皮 10g，枳壳 10g，炙甘草 3g，乌贼骨 12g，内金 10g，肉豆蔻 6g。水煎服，7 剂。

五诊：大便基本成型，胃纳略逊，肠鸣渐缓，骨髓活检示"考虑造血组织全血细胞中-重度增生抑制"，面色欠华，苔中腻脉濡细。脾胃功能有渐复之机，原法之中增以补壮肾阳之品以促新血之再生。前方去桂枝，加淫羊藿 10g，当归 10g，炮山甲 5g。水煎服，7 剂。

六诊：复查白细胞 2.86×10^9/L，大便基本成型，腹胀已缓，腰酸减轻，多食则胀，周身怕冷，面色欠华，苔中淡黄脉细。禀赋不足，脾肾亏损，气血生化乏源，拟方补肾益脾，冀使气充则血旺。

黄芪 15g，路党参 12g，白术 10g，炙甘草 3g，肉桂 3g，菟丝子 15g，鹿角片 10g，炮山甲 6g，淫羊藿 10g，制黄精 12g，枳壳 10g，陈皮 10g。水煎服，7 剂。

七诊：复查白细胞 4.0×10^9/L，PLT 39×10^9/L，皮肤未见紫斑，无牙龈出血，腹微胀伴肠鸣，唇破口干，苔薄黄舌光红，脉细微数。前用温补脾肾阳气，渐有温燥伤阴之兆，再拟补阳配阴之治。

黄芪 15g，太子参 15g，茯苓 15g，白术 10g，陈皮 10g，枳壳 10g，焦楂曲[各]10g，内金 10g，诃子 10g，淫羊藿 10g，炮山甲 6g，龟板 10g，仙鹤草 15g，卷柏 10g，黄精 12g。水煎服，7 剂。

八诊：复查白细胞 4.3×10^9/L，胃纳尚好，肠鸣辘辘，大便稀溏，腰酸怕冷，性欲淡漠，面色欠华，苔淡黄脉濡细。脾阳固虚，肾阳亦弱，拟方脾肾并治，补肾元以壮阳刚。

黄芪 15g，太子参 15g，茯苓 12g，白术 10g，炙甘草 3g，淫羊藿 10g，菟丝子 15g，熟苡仁 15g，炮姜 3g，杜仲 15g，煨诃子 6，陈皮 10g，神曲 10g，九香虫 4g。水煎服，7 剂。

九诊：上腹部作胀，嗳气，疲乏，饮食欠佳，寐差，面色欠华，得温则舒，大便偏溏，苔白腻，脉弦细。脾胃素弱，寒邪侵扰，气机塞滞，权拟温胃散寒理气法。

木香10g，砂蔻仁^各3g，青陈皮^各6g，高良姜3g，枳壳10g，茯苓12g，怀山药12g，焦楂曲^各10g，二芽^各10g，苍白术^各10g，制黄精10g，苏啰子10g。水煎服，5剂。

十诊：病史如前，复查白细胞$5.83×10^9/L$，性欲淡漠，腰脊酸痛，夜尿多，落发多，易自汗，形疲，面色欠华，大便易溏，苔中淡黄脉濡，脾肾素亏，阳气虚馁，运化不及，血气生化受阻。

黄芪15g，太子参15g，茯苓12g，白术10g，炙甘草3g，淫羊藿10g，山药12g，煅牡蛎10g，煨诃子6g，杜仲12g，仙茅10g，徐长卿10g，菟丝子12g，桑螵蛸10g，制黄精12g，陈皮6g。水煎服，7剂。

十一诊：前投脾肾双补之剂，诸症明显改善，腰脊常感酸痛，冷感减轻，面色较前丰润，食欲好转，大便自调，苔淡黄脉细弦。复查白细胞$3.5×10^9/L$。原法守治。

黄芪15g，太子参15g，白术10g，炙甘草5g，陈皮10g，菟丝子12g，补骨脂10g，淫羊藿10g，杜仲12g，制黄精12g，虎杖12g，乌贼骨12g，丹参12g。水煎服，7剂。

十二诊：全血减少（再障）经治疗面色红润，血常规恢复正常，食欲好，中脘舒适，唯左侧腰脊疼痛且有冷感，同房后明显，夜尿较频，大便成形，苔中淡黄脉细，怕冷，原法获效，守用续治。

黄芪15g，太子参15g，茯苓12g，白术10g，炙甘草3g，陈皮10g，淫羊藿10g，补骨脂10g，菟丝子15g，金毛狗脊10g，虎杖12g，乌贼骨12g，丹参12g，煅牡蛎12g。水煎服，14剂。

注：原法加减断续服药调治至2007年，随访诸症逐渐消失，血常规恢复正常。面色红润，体重增加，性生活正常，与前相比判若两人。

按语：慢性再生障碍性贫血（简称再障）是由多种病因引起的骨髓造血功能衰竭，以贫血、出血、感染及全血细胞减少或任一系及二系血细胞减少为主要表现的一组综合征。中医学中无再障的病名，依据其临床症状，可归属于文献所载"虚劳"、"血枯"、"癥积"、"血证"等范畴。针对再障造成的贫血状况，《素问》中有论述曰："四肢清，目眩，时时前后血……病名血枯。"《灵枢》中亦有描述曰："血脱者，色白，夭然不泽，其脉空虚，此其候也。"中医基础理论中有"肾藏精、精生髓、髓化血"，及"精血同源"论述，体现出血液的生成与肾及精髓关系密切。如《景岳全书》所说"血即精之属也"。《素问·生气通天论》说："骨髓坚固，气血皆从"。又如张璐在《张氏医通》中也指出："血之源头在乎肾"。而脾胃为后天之本，气血生化之源，一旦失健，则气血化源障碍，诸症丛生。李杲《脾胃论》曰："胃者，十二经之源，水谷之海也。平则万化安，病则万化危。"故本病病根总不离脾肾亏虚之轴。但施治应以何者为先，权衡至关重要。鉴于本例患者素体亏虚，脾胃薄弱，慢性胃疾缠身，纳少便溏，是以肢倦色夭，初期乃先从益气健脾和胃入手，顾护后天之本，药用黄芪、太子参、白术、茯苓、炙甘草、苡仁、陈皮、神曲、内金、乌贼骨等，待脾胃功能渐复之后，增以淫羊藿、菟丝子、鹿角胶、肉桂、九香虫、杜仲、诃子、补骨脂、狗脊等以温壮肾阳，推动气血再生之能，而配以龟板、黄精、熟地乃阴阳兼顾之意。由于骨髓活检显示"造血组织全血细胞中-重度增生抑制"，遂增用鹿角片、龟板等，以血肉有情之味，强壮肾精，以促进骨髓造血功能之恢复。果如所期，约月余后，白细胞即回升至正常范围。再者又有学者根据慢性再障患者的血液具有黏、凝、聚的病理特点，提出"瘀血"在再障发病中作用不容忽视，由此有"补血填精、祛瘀生新"之法。在文献中针对"瘀血"与"血痹"的关系之论述自古即有，如张仲景在《金匮要略·血痹虚劳病脉证并治》篇针对虚劳病久出现的血瘀之症，提出了缓中补虚之法："五劳虚极羸瘦，腹满不能食……内有干血，肌肤甲错，两目黯黑，缓中补虚，大黄䗪虫丸主之。"因此，方中常配用穿山甲、丹参、虎杖等活血化瘀，疏通络道之品，以应"祛瘀生新"之议。

骨髓纤维化

案 62. 原发性骨髓纤维化（虚劳·癥积：气血亏虚证）

丁某某，男性，55 岁。2008 年 7 月 10 日初诊。

主诉：确诊骨髓纤维化 18 个月。

2007 年 1 月，患者因反复发热、淋巴结肿大，查血常规白细胞总数增多（36.4×10^9/L），骨髓穿刺多次干抽，经胸骨穿刺，发现骨髓中晚幼粒细胞增高，幼单细胞增高，外周血涂片亦见幼单及各阶段粒细胞，经骨髓活检诊断为骨髓纤维化早期，染色体未见异常克隆。已用相关药物控制中。今诊主诉反复易于外感，口干易于溃疡，神食一般，颌下淋巴结经常肿胀，有时刷牙出血。苔中淡黄，舌质偏红，脉细弦。气血不足，瘀阻络脉，痰热凝结。治宜益气养血，化瘀散结，兼以清热宁络。

黄芪 15g，黄精 12g，丹皮 10g，生熟地^各 10g，参三七 3g，仙鹤草 15g，生炙甘草^各 2g，龟板 12g，女贞子 10g，山药 12g，白茅根 15g，玄参 10g，浙贝 10g，煅牡蛎 12g。14 剂。

二诊：骨髓纤维化，脾肿大，右颌下淋巴结肿大约 4cm×3cm，活动，不发热，有时牙龈小量渗血，经常唇肿、口腔溃疡，口干耳鸣，皮肤未见紫癜及出血点，苔薄黄舌质红，脉细弦。肝肾阴亏，虚热内扰，痰瘀互结，拟方滋养肝肾，清热散结。

玄参12g，生熟地^各10g，白芍10g，浙贝10g，煅牡蛎15g，白花蛇舌草15g，女贞子12g，墨旱莲12g，白茅根15g，龟板15g，野蔷薇5g，玉竹12g，黑大豆15g，生苡仁15g，黄芩10g，莪术10g，生甘草5g。14剂。

三诊：唇肿消，口疮敛，口干唇红，耳鸣减而未尽，精神爽朗，下颌淋巴结仍可触及，二便自调，苔薄舌有细裂纹脉小弦。方药初见效机，原法增损续治。

玄参10g，浙贝10g，煅牡蛎15g，生甘草5g，龟板15g，生地12g，煅蛤壳10g，生苡仁12g，丹皮10g，黄芩10g，石决明12g，女贞子12g。14剂。

四诊：双颌下淋巴结可触及，口干耳鸣，刷牙时间或溢血，药后精神爽朗，胃纳尚可，二便正常，舌质偏红，脉细弦。肝肾虚损非迅速可填，痰瘀凝结亦非短时可散。

玄参10g，浙贝10g，煅牡蛎15g，穿山甲5g，生苡仁15g，龟板15g，地骨皮10g，白茅根12g，景天三七12g，丹皮10g，赤芍10g，女贞子12g，生甘草5g，黄芩10g，大黑豆15g。14剂。

五诊："骨髓纤维化"，月前曾以胸闷心悸住院，出院诊断"心包积液，胸腔积液，肺部感染，2型糖尿病"。今诊口疮少发，腰痛已缓，肢肿渐消，口干唇红，颌下淋巴结渐有缩小，苔薄淡黄脉小弦。阴津虚乏，血行不利，痰瘀互结。

玄参10g，麦冬10g，浙贝10g，煅牡蛎15g，生苡仁15g，赤芍10g，泽兰10g，泽泻10g，穿山甲10g，黑大豆15g，猪苓12g，茯苓12g，野蔷薇3g，生甘草3g。14剂。

六诊："骨髓纤维化"复查胸腔及心包积液已吸收，精神爽朗，自述寐中多汗，有时恶风，腰骶疼痛已缓，苔薄舌质边有齿痕，脉濡，血常规：白细胞 14.9×10^9/L，血红蛋白 86g/L，血小板 475×10^9/L，病久脾肾亏损之象渐露。

黄芪15g，山药12g，煅牡蛎15g，白芍10g，糯稻根15g，生苡仁12g，泽兰10g，赤芍10g，丹参10g，黑大豆15g，穿山甲10g，景天三七12g，黄精12g。14剂。

七诊：经治诸症相继消失，有时微感乏力，神食如常，复查血常规白细胞 12.20×10^9/L，血红蛋白 97g/L，血小板 303×10^9/L，苔净舌质偏红，脉虚弦，双颌下淋巴结可及约 2cm×3cm。脾肾亏损，津气虚乏，瘀毒痰滞，散而未尽，再予邪正兼顾之法，随证治之。

黄芪 15g，玄参 12g，浙贝 10g，煅牡蛎 15g，赤芍 12g，泽兰 10g，丹参 10g，景天三七 15g，穿山甲 10g，黄精 12g，甘草 5g，黑大豆 15g，白茅根 15g，仙鹤草 12g。14 剂。

注：随诊至今，病情稳定，目前仍在间断治疗中。

按语：骨髓纤维化是血液系统少见的难治病，按病因可分原发性和继发性两类，原发性骨髓纤维化为病因不明的骨髓弥漫性纤维组织增生，常伴有髓外造血，脾显著增大，幼粒-幼红细胞性贫血，出现泪滴样红细胞，骨髓常干抽，骨髓活检证实纤维组织增生。目前尚缺乏有效治疗措施，主要包括纠正贫血、化疗、脾切除术、骨化三醇等治疗，预后较差。

原发性骨髓纤维化多表现为乏力、胁下痞块（肝脾淋巴结肿大）、血小板、白细胞增多、贫血、出血等，中医认为多属于"虚劳"、"癥积"或"血证"的范畴。盖患者或因先天不足，复因后天损伤，导致正气亏虚，感受外邪，蕴而化毒，消残正气，而入虚损之途。邪毒蕴伏，阻滞气血，导致毒瘀痰浊互结，著而成形，凝为痰核，留于胁下，结为癥积。毒瘀郁久，化火内炽，灼伤脉络，或正气虚亏，不能统摄，遂现齿龈、黏膜或皮下出血。种种征象形成本病的本虚标实的临床特征。故循此而采用益气养血（药选黄芪、茯苓、山药、熟地、黄精、炙甘草、仙鹤草等）、滋补肝肾（药选龟板、女贞子、墨旱莲、玉竹、大黑豆等）培其本，解毒化瘀（药选生甘草、玄参、白花蛇舌草、大黑豆、丹参、赤芍等）、豁痰散结（药选玄参、贝母、煅牡蛎、蛤壳、莪术、穿山甲、生苡仁等）理其标。

本例患者经过上述治法方药加减组合近 3 年的治疗，症情逐渐稳定，各项检测指标也有明显改善，体现了中医扶正除邪的基本治疗思想诊治疑难病的实际作用。

头 痛

案 63. 血管性头痛（气虚卫弱证）

张某某，男，40 岁。1984 年 3 月 26 日初诊。

主诉：发作性头痛 6 年，加重半年。

患者于 1978 年 2 月突然起病，自感左侧头痛，继而延及眉棱目眶，痛甚呕恶，无耳鸣，用"镇痛剂"或予休息均能缓解。嗣后经常发作，每次约持续两三天方能缓解，且发作渐频，程度亦渐重。曾经神经科诊治，诊断为"血管性头痛"，服用西药谷维素、复方氨基比林、氯氮卓、苯妥英钠、地西泮、麦角胺咖啡因，并服中药益气养血（党参、黄芪、熟地、当归、川芎、枸杞子、女贞子），安神镇静（磁石、龙骨、牡蛎、茯神、熟枣仁、首乌藤），祛风平肝（荆芥、防风、羌活、川芎、白芷、甘菊、白蒺藜、石决明）之剂及配合针灸治疗，虽能短暂缓解症状，但不能控制发作。自 1983 年 10 月下旬开始头痛发作愈频，痛势亦重，且常不能自行缓解，服镇痛剂仅能稍缓疼痛，遂要求服中药治疗。患者 5 个多月来头痛发作尤频，每月约莫三到四次。发前无明显预兆，发后无特殊不适，发时偏头作痛，或左或右，有紧窄感，患侧眼眶眉棱牵引疼痛，局部压痛，自觉头面及耳郭有风冷感，伴有恶心，无耳鸣呕吐，约持续 2～3 日方可缓解。据述受凉、疲劳或汗出当风常为发作诱因。此次发作一天尚未缓解，神疲乏力，苔薄，脉形沉细。寒邪侵犯厥阴经脉，治当温散降逆，吴茱萸汤加味。

党参 10g，吴茱萸 5g，生姜 2 片，大枣 5 枚，半夏 10g，川芎 10g，丹参 10g，元胡 10g，防风 6g，白术 6g，白芥子 5g，炙甘草 3g。水煎服，7 剂。

二诊（1984 年 4 月 2 日）：偏头痛夙疾经年，近周发作 1 次，痛在左侧头部，痛势如前，持续两天方得减缓，大便偏软，舌苔薄，脉濡细。据述此次发作系因汗出感寒所致。乃卫表不固，风邪袭中少阳之经，方拟玉屏风散合散偏汤化裁。

黄芪 15g，防风 6g，白术 6g，川芎 12g，白芷 6g，白芥子 5g，赤白芍各 6g，香附 5g，元胡 12g，半夏 6g，丹参 10g，柴胡 6g，甘草 5g。水煎服，7 剂。

三诊（1984 年 4 月 29 日）：血管性头痛，迭用玉屏风散加味治疗，尚合机宜。两旬来仅小发一次，程度轻微，触发诱因仍系汗出当风，平时易发风疹，形体不衰，脉来沉细，气虚昭然，营卫失调之征，改从益气固表，调和营卫施治：

黄芪 15g，防风 6g，炒白术 6g，桂枝 5g，赤白芍各 5g，生姜 2 片，大枣 3 个，甘草 3g，当归 6g，川芎 10g，白芷 8g，丹参 10g。水煎服，7 剂。

四诊（1984 年 6 月 4 日）：前方连服月余，头痛发作渐稀，昨日浴后汗出冒风，旋感右侧头痛，痛势虽不甚剧、但有紧束沉重感，不呕吐，自用热水袋熨敷渐缓，虽属夏令而肢端常凉，疲乏气短，脉象沉而细小，舌苔滑薄，素质气虚卫弱，血脉弛张失度，触冒风寒，经脉凝滞，清阳一时不克上供，拟方益气固卫升清展络，再进一筹。

黄芪 20g，白术 10g，防风 5g，太子参 15g，炙甘草 3g，桂枝 5g，生姜 2 片，大枣 4 个，赤白芍各 5g，丹参 10g，红花 5g，景天三七 15g，水煎服，7 剂。

另，补中益气丸 120g，早晚各 10g。

五诊（1984年6月11日）：偏头痛，发作由频而稀，程度由重趋轻，持续时间亦短，无需热熨自缓。近周曾因劳累少寐小发一次，短暂即缓。按"劳则气耗"，元气益虚，不克升清煦络，原法合拍，增损追治。

黄芪20g，白术10g，防风5g，甘草4g，熟地10g，熟枣仁10g，桑寄生12g，淫羊藿10g，景天三七15g，葛根10g，丹参10g，水煎服，7剂。

注：此方连服3周，停药5月，基本未发。前曾旅游登山，劳累汗出，亦未萌发。随访半年至今，一切如常。偶或头痛小作，无需处理，稍事休息即缓。

按语：本例患者病延有年，头痛呈发作性，倏发倏止。发时无外症可征，故用疏风解外罔效；临证少见阳亢症，是以重镇潜阳无功；虽曾恶心头痛并作，但终非中虚饮泛诱动肝气上逆之候，故施吴茱萸汤药效平平，只理其标而未及其本故耳。

血管性头痛，乃由血管舒缩功能障碍引起的发作性头痛。中医理论认为，人之血脉弛张与气之寒温密切相关。气主温煦，气足则阳充，血脉弛张有度，血循有序；气虚则阳弱卫疏，易招风寒侵袭，凝滞血脉因之挛急，清阳愈益难升，不独头痛作矣，抑且自觉紧窄而冷，热熨始缓。诚如清·陈士铎《辨证录·头痛门》云："凡有邪在头者，发汗以散表邪，则头痛可愈。今因气微而不能上升，是无表邪也，无邪而发汗，则虚其虚矣，而清阳之气益难上升，气既不升则阳虚而势难外卫，故恶风寒……治法补其阳气，则清气上升，而浊气下降，内无所怯，而外亦自固也。"因此，本证在用诸法不效之后，重新审证，乃从气虚卫弱着眼，以玉屏风散加味，取黄芪、白术、防风补气实表以坚藩篱，桂枝汤调和营卫，驱散风寒，调节血脉；配加补中益气丸、葛根、川芎、白芷，以助清阳之气上行，当归、丹参、红花、景天三七养血和营，调畅脉道以利血行，裨助气升。如此气壮表坚，清阳鼓升，血脉张缓合度，顽疾头痛遂得痊愈。

案64. 血管性头痛（肝郁化风证）

李某，女，32岁。2000年5月12日初诊。

主诉：发作性头痛10余年。

患者反复头痛，每年春季（3～6月）易发，发时头痛难忍，无以言状，痛在两侧为多，或牵额颞，或引巅顶，局部自行捶击稍缓，常赖服镇痛剂，伴见呕恶，强光刺激亦易于诱发，发前右眼发花，睡眠不佳，苔薄脉细带弦略缓，脉搏56次/分，心电图示：窦性心动过缓，乃肝气失调，一时化风循经上扰清窍，脑络弛张失度，遂拟调达肝气，舒络潜阳，辅以镇痛，药用：稽豆衣、桑叶、白蒺藜、川芎、景天三七、赤芍、丹皮、甘草、珍珠母、夜交藤。头痛痼疾，发作有减轻之势，原法再增白芍、牡蛎、天麻、地黄、女贞子、石斛、磁石等。头痛减轻而停药。翌年 3 月，因情绪郁怒而诱发，辨证为肝旺气郁不宣所致，故以丹栀逍遥法进治，药用：柴胡、黄芩、黑山栀、丹皮、茯苓神、川芎、白芍、景天三七、牡蛎、绿梅花、石斛、酸枣仁等疏肝清热，潜阳安神，调治 2 个月症情平稳而停药，后以六味地黄丸、桑葚合剂（本院自制制剂）巩固治疗收功，随访未再发作。

按语：头痛之因甚多，患者以其头痛定位，病在少阳、厥阴二经。多因肝气怫郁，化风肆虐，循经上扰清空所致，每发于木气勃发求伸的春季。用药以遂其肝木条达之性为宜，而以桑叶、白蒺藜、丹皮等且疏且清，盖头位至高，犹山之巅，唯风可到，治以川芎一味总解诸郁，而引药上行，配以珍珠母、石斛、天麻、牡蛎、穞豆衣平肝息风，夜交藤、地黄、女贞子、景天三七养血安神，甘草缓急止痛，调和诸药。服药后发作渐缓而停药。翌年开春，再因情志变动而萌发，肝气郁而不宣，疏泄失调，致使清窍络脉弛张失度，是其主要病机，故再投以丹栀逍遥法加减，融疏清潜柔于一炉，方药组合得当，凤疾得除。

案 65. 血管性头痛（清阳失展证）

刘某，女，53 岁。2012 年 5 月 31 日初诊。

主诉：发作性头痛多年。

患者既往抑郁症、高血压史。凤疾头痛，间歇发作，发时病在前额，无呃呕，发前无预兆，发后如常人。发时常依赖服用止痛片方得缓解，屡经诊治仍未能控制发作。CT 头颅平扫未见异常。今诊头痛发作稍缓，有时易感心慌心悸，心电图正常。平素身肢倦惰，易打瞌睡，大便或溏，有时尿意略频但无涩痛，体倦乏力，形体略胖，苔薄腻舌边有浅齿痕脉濡，脾虚蕴湿，清窍受蒙，清阳不展，治拟健脾运湿，调气升清。

太子参 12g，葛根 10g，山药 12g，白蒺藜 10g，桑寄生 10g，猪茯苓^各12g，珍珠母 12g，白术 10g，丹参 10g，苡仁 10g，白芍 10g。水煎服，7 剂。

二诊（2012 年 6 月 19 日）：头痛发作频繁程度略有减少，大便渐趋成形，小便次数略频，时尔乏力，口不渴，精神尚好，体检测胆固醇偏高，苔薄腻脉濡，前方有效，循法续治。

太子参 15g，葛根 12g，天麻 10g，山药 12g，猪茯苓^各12g，桑寄生 12g，潼白蒺藜^各10g，白术 10g，丹参 10g，白芍 12g，生山楂 10g，枸杞子 10g，煅牡蛎 12g。水煎服，14 剂，

三诊（2012 年 7 月 2 日）：头痛续有好转，唯觉健忘明显，肢懒少动，遂以原意酌加炙远志、郁金、菖蒲、三七、菟丝子等，续服近月，顽疾头痛少

发，已弃服止痛片，瞌睡易寐亦随之改善。

按语：本例患者头痛的临床特点是：头痛发作无明显直接诱因，体形肥胖，神疲肢惰，瞌睡连连，大便溏薄，苔腻舌边齿痕脉濡，血脂偏高，且有抑郁症史，当属脾虚运弱，肝疏不及，痰湿浊脂阻滞，上蒙清窍，清阳失于展布。故以太子参、山药、猪茯苓、白术、苡仁等健脾运湿，葛根鼓动清阳上升，丹参活血化瘀以助络气之流畅，白芍、白蒺藜、桑寄生疏柔肝体，珍珠母镇静安神，药后头痛发作趋缓。鉴于患者健忘明显，依然肢疲身懒，情志多有抑郁，遂在原法基础上参合定志丸意，以远志、郁金、菖蒲祛痰利窍而醒志，菟丝子温补肾阳，助展气机，经治头痛罕发，精神开朗。

案 66. 经期头痛（浊阴上逆证）

狄某某，女，28岁。2010年11月18日初诊。

主诉：月经期发作头痛8年。

患者有头痛夙疾8年，每于月经来潮时发作，以左侧为多，既痛且胀，间有跳痛感，伴乳房胀痛，睡眠不好，发作后基本如常人，形体偏瘦，面色欠华，纳谷可，二便调，头颅CT及脑血流图TCD检查均无异常，苔薄白有齿印，脉弦细，初始辨证为血不养肝，疏泄失调所致，选用柴胡、当归、赤白芍、熟地、川芎、香附、金橘叶、党参、丹参、枳壳、潼白蒺藜、珍珠母、代赭石、天麻、首乌藤、景天三七、甘草等，连进二月，药效平平。后以睡眠不好常为发作诱因，发时必服止痛药方缓，舌边齿痕明显，遂改用八珍汤加稆豆衣、潼白蒺藜、丹参、景天三七、合欢皮、枣仁、天麻益气养血，平肝安神。继用6周，月经来潮时头痛发作依然如前，并伴有呕恶，周身畏寒，四肢逆冷，频频呵欠，舌边齿痕脉细。再深入反复思之，考虑妇人经潮血海萌动，兼之素本气虚，阴盛阳郁，寒邪夹浊，引动肝气上逆，清阳被扰所致。故仿《伤寒论》吴茱萸汤法施治，药用潞党参、吴茱萸、生姜、大枣、艾叶、白术、炙甘草、当归、川芎、潼蒺藜、陈皮、姜半夏、紫石英等。嘱其经前10日即开始服用，果然获效，连续服用3个月经周期，痼疾未再发作而告痊。

按语：头痛一症，外感内伤寒热虚实皆可得之。故其治疗，辨识证候尤为关键，头痛医头，消极应付，殊不可取。本例患者头痛多年，屡经治疗鲜效，细察临床表现，其头痛发作多出现在月经期，伴见四肢厥冷，畏寒呕恶，频频呵欠，乃阳郁不伸之象，脉细弦苔薄白舌边齿痕，乃考虑为浊阴之邪，引动肝气上逆所致，与厥阴头痛有相似之处，遂取《伤寒论》吴茱萸汤温阳化浊降逆安中为主，配陈皮、半夏和胃豁痰，当归、川芎养血理气，艾叶、紫石英温经散寒镇逆，潼蒺藜补益肝肾息风，用之竟获效验。此则治疗经过，确实启示我们：不拘外感内伤与古方今症，有斯证用斯方，诚为不逾之理，以待共识。

周期性麻痹

案 67. 周期性麻痹（肝气虚弱证）

李某某，男，34 岁。1980 年 5 月 22 日初诊。

患者自 1971 年起，每届夏季即出现两下肢软弱无力，甚则延及上肢，似瘫而不能动弹。西医诊断为周期性麻痹。曾用中西药物治疗乏效。刻下旧恙复作，伴有头昏腰酸，两耳鸣响，口干倦怠，微感胸胁闷胀，面色略显困淡，苔薄腻，舌有细裂隙，底质不红，边有齿痕，脉象沉小微弦。乃属痿证范畴，暂从调补肝肾进治。

干地黄 12g，山药 15g，山萸肉 6g，茯苓 10g，泽泻 6g，首乌 12g，玉竹 15g，龟板 15g，怀牛膝 10g，鸡血藤 10g，丹参 10g。

二诊（6 月 21 日）：上方加减服用 20 余剂，症情无明显进退，且遇劳而下肢无力增重。并显频频自汗，气短懒言，眼睑垂重，神疲嗜睡诸症，舌苔薄、质不红，边有齿印，脉沉而细弦。肾阴固弱，肝气尤虚，转从补肝气，护肾阴立法，酌参敛汗通络之品。

黄芪 20g，太子参 15g，醋柴胡 6g，五味子 5g，枸杞子 12g，菟丝子 15g，黑大豆 15g，淫羊藿 10g，巴戟天 10g，白术 10g，白芍 10g，煅牡蛎 20g，红花 5g，鸡血藤 10g。

三诊（9 月 26 日）：前方加减续用 3 月余，汗敛神振，四肢运动活泼有力，诸恙相继告释，改拟养荣丸、玉竹膏、刺五加片缓调。翌年 3 月，为防止复发，乃续以上方加减服用 50 剂，配合当归养血膏、刺五加片、黄芪注射液以治，至夏未再复发，随访至今，健如常人。

按语：患者病已 10 载，每值夏令发作，且常以疲劳为诱因。盖"暑必伤气"，"劳则气耗"，兼之患者发时频汗，并见倦怠、腰酸、气短、胸闷、面㿠、嗜睡、脉沉细、舌边齿痕等症，气虚征象昭然。又肝主筋，为罢极之本，肝气虚馁则四肢痿弱，百节纵缓。故立温养肝气，疏达气血之法。方中重用黄芪，乃"补肝气之要药"，且能固表效汗，防其汗愈多而气愈泄。鉴于其汗多，阴津不无耗伤之嫌，又值夏暑，故择取温而不烈、补而不燥之味，实乃温中带润、补阳配阴之法。并参以活血通络之红花、鸡血藤及疏肝展气之柴胡，协同配伍组方，冀其气壮、用展、血活、络畅，筋骨肌腠自得其养，痿疾可愈。

三叉神经痛

案 68. 三叉神经痛（风寒阻络证）

盛某某，女，53 岁。1999 年 12 月 30 日初诊。

主诉：左侧面部发作性疼痛 4 年余。

患者 4 年来常以左侧面部阵发性剧痛为苦，每因受风寒、咀嚼、言语而诱发。每日发作数次至数十次，每次发作持续时间为数秒至数分钟不等，曾在省内多家医院就诊，确诊为"三叉神经痛"，采用中西药物及针灸、理疗等方法治疗效果欠彰，于 1999 年 12 月 30 日来院治疗，就诊时患者呈痛苦面容，左侧面颊疼痛，阵发性加剧，呈掣痛样，引及同侧颞部，痛不可近，吹风、进食或说话均易加重，唇燥口干，睡眠不好，大便秘结，苔薄舌稍红有细裂，脉小弦。年过半百肝肾阴液亏虚，复遭风邪袭扰，脉络阻滞。遂拟养阴通络，祛风镇痛法。药用：

玄参 10g，干地黄 12g，赤白芍^各 10g，僵蚕 6g，全蝎 3g，珍珠母 20g，木瓜 10g，玉竹 12g，石斛 10g，牡蛎 15g，首乌藤 15g。水煎服，7 剂。

二诊：服药期间左侧面颊疼痛略有减轻，但漱牙谈话时仍然诱发疼痛，并有跳动感，痛势较著，尤其在情绪激动时加重，依赖频频服用卡马西平缓痛，大便干燥，脉弦小。守用原方之中加入夏枯草 12g，牡丹皮 10g，黑山栀 6g，石斛 10g 等泄热平肝之品。水煎服，14 剂。

另予：延胡止痛胶囊，2 盒，早晚各服 2 粒，温水吞服。

三诊：三叉神经痛经年不断，仍不时发作，面色欠华，苔薄舌淡红，脉小弦，改用养血息风，通络镇痛法观察。

当归尾 12g，赤白芍^各 12g，熟地黄 12g，川芎 10g，钩藤^{后下} 12g，全蝎 5g，珍珠母 30g，丹参 12g，生甘草 5g，白芷 5g，延胡 12g。水煎服，7 剂。

四诊：左颊颜面抽痛，呈阵发性，晨起疼痛明显，局部怕风，受寒易发，触冷水时加剧，口不渴，苔薄脉细弦，从久病卫气虚而不固，风寒凝滞脉络，不通则痛施治。

黄芪 15g，防风 5g，当归 12g，川芎 10g，桂枝 5g，白芍 12g，生甘草 5g，全蝎 5g，僵蚕 10g，珍珠母 20g，丹参 12g，三七粉^{分冲} 3g。水煎服，7 剂。

五诊：三叉神经痛顽疾久治不愈，前用诸法时缓时作，无如天气转凉以来疼痛明显，发作亦频，左侧面颊连及太阳穴处抽掣作痛，局部恶风，劳累及吹风受冻后辄发，漱牙接触冷水后亦易诱发，苔薄白，脉小弦。改拟疏风散寒，活血镇痛法进治。

防风 10g，荆芥 6g，川芎 10g，赤白芍 10g，白芷 5g，天麻 10g，细辛 2g，全蝎 5g，僵蚕 10g，延胡 10g，珍珠母 15g，景天三七 15g，丹参 12g，红花 6g，生甘草 5g。水煎服，10 剂。

注：前方治疗渐获效机，连用数月疼痛渐减，电话随访发作渐稀，程度转轻，卡马西平已减服至最小剂量。

按语：三叉神经痛是指面部三叉神经分布区域内反复发作的阵发性剧痛，归属于中医学之"面痛"、"头风病"范畴，因其临床多以疼痛为主症，疼痛性质又以掣痛跳痛为主，呈发作性临床表现。倏发倏缓，来去无定，且主发部位为面部引及头部，均为上部清阳之区，故与风邪致病特性一致，诚如《张氏医通》所言："风毒侵入经络，气血凝滞不利"，扰乱清阳，不通而痛。是以在治疗上遂以疏风镇痛为主，然则本例患者在治疗之初，因其痛久不愈，其人年过半百，兼见唇燥口干便结或情绪变动而诱发，舌红脉细而弦，故以养阴通络，泄热平肝兼以疏风止痛。继因晨起疼痛加重，局部怕风，受寒易发，触冷加剧，又从气虚卫弱，风寒扰络施治。该方虽有小效，但都时作时缓，鲜有明显起色。后再反复认证，详察病机，而从疏风散寒，活血镇痛之法，方拟川芎茶调散化裁，防风、白芷、细辛，祛风散寒止痛。荆芥、川芎，行气开腠，助邪以出。天麻、全蝎、僵蚕、珍珠母、延胡，祛风搜络，镇痉止痛。赤白芍、甘草，取芍药甘草汤义，缓急止痛。久病入络，取丹参、红花、赤芍，活血祛瘀，通络止痛。方药既能合拍，故能明显起效，由此彰显中医理论对本病辨证施治之要领。

精 神 疾 病

案 69. 顽固性失眠（肝郁神伤证）

王某某，女，60 岁。2009 年 5 月 4 日初诊。

主诉：失眠 20 余年。

20 余年前行痔疮手术后将息失宜，而致睡眠不好，或艰寐或早醒，常服"安眠药"帮助入睡，白昼神疲乏力，头昏，周身肢节常痛，有时心慌，情绪稍显低落，胃纳一般，二便尚调，屡经相关检查未见特殊，苔薄腻边质偏红，脉细弦。肝疏失调，神失宁藏，治以疏肝达郁，宁心安神。

南沙参 12g，桑叶 10g，白蒺藜 10g，合欢皮 12g，郁金 10g，丹参 10g，景天三七 12g，茯神 12g，炙远志 5g，菖蒲 6g，夜交藤 12g，甘草 3g。14 剂，日 1 剂，午后、睡前两次分服。

二诊：服药后无明显进退，左侧耳鸣，易感疲乏，表情抑郁，苔薄腻舌质偏红，治用原法。去桑叶，加龙牡各 12g，香附 6g。14 剂，日 1 剂，午后、睡前两次分服。

三诊：多年来以艰寐为苦，服安眠药亦仅能寐 4 小时，白昼疲倦乏力，头昏，表情抑郁，伴心慌出汗，纳谷不馨，苔薄边有红点，脉细弦，肝郁化火，上扰心神，治用调肝清心，泄热安神。

玄参 10g，莲子心 2g，百合 12g，黄连 3g，甘草 3g，合欢皮 12g，生地 10g，酸枣仁 12g，景天三七 12g，龙牡各 12g，首乌藤 12g，陈皮 10g。14 剂，日 1 剂，午后、睡前两次分服。

四诊：服药后睡眠有改善，不用安眠药即能够入睡，最好时能睡 5 小时，白昼易感疲乏，面色欠华，口苦，二便自调，阵阵自汗，苔薄黄腻，舌质红脉细弦，肝火痰热内扰，心火内炽，逼蒸心阴，拟方仿黄连温胆汤合欢天安神饮（自拟）意化裁。

玄参 12g，百合 12g，白蒺藜 10g，合欢皮 12g，郁金 10g，丹参 10g，景天三七 12g，茯神 12g，炙远志 5g，菖蒲 6g，夜交藤 12g，甘草 3g，龙牡各 20g，竹茹 10g，酸枣仁 12g，黄连 3g。14 剂，日 1 剂，午后、睡前两次分服。

注：原法经治一段时间后，已能自然正常入睡。

按语：肝舍魂而主疏泄，肝的疏泄功能正常，气血和顺，阴阳交泰，则魂舍于肝，夜寐安谧。今患者病后情绪抑郁，肝气失于条达，日久郁而化火，灼液为痰，肝火痰热内扰，以致阳不入阴、魂不守舍，而致夜艰于寐，梦多早醒，心中悸动不宁。经云"必伏其所主，而先其所因"，本例顽固性失眠患者，病症在心，而病因在肝。故其治以达郁安神为先，以合欢皮、炙远志、郁金解郁安神，肝为刚脏，忌刚用柔，以沙参、玄参、桑叶、白蒺藜清肝泄火；以莲子心、百合清心安神；痰热扰神，仿黄连温胆汤意，取黄连、竹茹、陈皮清热化痰安神；气滞则血瘀，取景天三七、丹参、郁金和血散瘀宁神；罹病日久，母病及子，故以酸枣仁、夜交藤、茯神养心补虚安神。

人体存在着与自然气候及昼夜晨昏变化相适应的生物节律，《灵枢·卫气行》中提出"因天时而调血气"，遂师法古人，以子午时辰服药法，盖此为天地阴阳转换的时辰，气机变化、动静交替之机，于午后和睡前服用中药，以顺应天时，因势利导，魂神各安其舍，失眠可愈。

案 70. 焦虑症（顽固性夜间口干：肝郁津亏证）

黄某某，男，58 岁。2012 年 5 月 7 日初诊。

主诉：夜间口舌干燥一年余加重 3 个月。

患者平素身体尚健，退休后自感体力下降，疲乏易倦，经常自觉夜间口干舌燥，睡醒后尤为明显，甚至张口不利，白昼口干不甚，进食无碍，体重无明显改变，外院查生化全套，血糖均在正常范围。精神尚好，语言如常，苔薄淡黄不匀，舌质偏红，脉弦，否认高血压史，暂以养阴生津施治观察。

玄参10g，麦冬10g，白芍10g，枫斗石斛^{另泡}6g，玉竹10g，乌梅5g，甘草3g，景天三七12g，女贞子12g，山药12g，百合12g。7剂。

二诊（5月17日）：口舌干燥卧后明显，能进干食，眼无干涩，亦无口疮，牙列整齐，精神尚好，大便自调，苔薄黄舌红，舌红露底，脉细弦，年近花甲阴液亏虚，一时难复。仍拟原法续治观察。

上方加竹茹10g，芦根12g。14剂。

三诊（6月14日）：迭进甘寒濡润之剂月余，醒后口干无明显进退，复查餐后血糖4.89mmol/L，糖化血红蛋白4.70％，近日自觉夜晚口干，口舌或感灼热，或伴轻微疼痛。但未见口腔溃疡，大便如常，苔淡黄舌质红脉弦，考虑阴津既亏，郁火熏灼，乃循养阴生津原法参以清降邪火之味。

玄参10g，丹皮10g，黄连3g，生甘草5g，景天七天12g，枫斗石斛^{另泡}6g，橘叶10g，莲子心2g，玉竹15g，芦根12g，龟板12g，女贞子12g。14剂。

四诊（8月3日）：患者仍以夜间口腔干燥为苦，上腭尤显，常有燥裂之感，频频饮漱，影响睡眠，醒后难以再寐，情绪焦虑烦躁，由于患者网上查询对照疑及罹患干燥综合征，因之心绪烦乱忧虑重重，遂予免疫五项及ENA多肽，抗体谱，唇腺活检等项检查均未发现异常。苔淡黄而花，舌质红脉弦。乃改弦更张从肝郁化火上扰灼津，阴液暗耗，输布不及施治，并予疏导解释，精神宽慰。

玄参10g，桑叶10g，丹皮10g，竹茹10g，玉竹12g，生甘草5g，枫斗石斛^{另泡}6g，枇杷叶10g，决明子10g，景天七天12g，茯苓10g。14剂。

五诊（8月30日）：前以清泄肝火之剂进治，夜间口舌干燥略有改善，兼之多种检查已排除糖尿病、干燥综合征等相关疾病。患者情绪已渐稳定，食欲良好，唇红大便偏干，苔淡黄不匀脉弦，花甲之龄，久虑不解，肝气郁而化火，肝阴暗耗，津液不克上潮，故而一面养阴生津，一面疏肝达郁，方采魏玉璜一贯煎化裁，避弃川楝苦寒，代之辛柔。

北沙参10g，玄参10g，干地黄10g，麦冬10g，枫斗石斛^{另泡}6g，百合10g，川郁金10g，合欢皮12g，乌梅5g，景天三七12g，丹参10g，女贞子10g，生甘草5g。14剂。

六诊（9月13日）：前投疏肝养阴之剂终获效机，寐中口干舌燥张口困难明显改善，循此续治，症情趋愈，后因大便溏软，再拟酸甘化阴，健脾助运之剂收功。

太子参12g，葛根10g，山药12g，生炙甘草^各3g，合欢皮12g，景天三七12g，白芍12g，制黄精10 g，枫斗石斛^{另泡}6g，乌梅5g，珍珠母12g，茯神10g，炙远志5g。14剂。

注：随访近一年，情况良好，偶或小作，原法续服1～2周即缓。

按语：本例患者依其临床表现可归属"郁证"范畴，因其夜间醒后口舌异常干燥，甚则难以张口为苦，兼之年近花甲，阴津渐枯，逐以养阴生津为治；继而症状加重，影响睡眠，并出现心情烦乱焦躁，舌红苔花等症。乃从阴液亏虚，火炎熏灼施治。盖《景岳全书·卷二十六》："盖渴因火燥有余"《续名医类案》："因津液不足，火燥余者，当从实热论，津液不当以阴虚论。"兼施清火祛邪之剂仍不见功。其后再经仔细辨证，患者除夜间口干增重之外，还不时兼现胁肋间不适，嗳气情绪不稳，乃思与魏氏一贯煎方证吻合，故仿而用之，因其川楝子苦寒碍胃而弃之。代之以辛凉流窜之桑叶，丹皮。或配达郁理气之合欢皮、郁金，疏柔并举而得获效，治程中始终不忘给予心理疏导宽慰以辅助药石之不及。

案71. 重度自主神经功能紊乱（汗泄感寒症：湿热熏蒸证）

王某某，女50岁。1974年4月9日初诊。

主诉：自汗频出10余年，伴异常怕冷。

患者于1964年起经常自汗，1967年行阑尾摘除术，术后体弱纳少，加上蒙受惊吓，遂致自汗淋漓呈阵发性加剧。始而汗出以头面及上半身较多，继而发展为全身性出汗，汗珠如豆粒状，并觉形寒日渐增重，即使盛夏亦盖棉被着棉衣戴棉帽，经常闭门关窗。外院查血、尿、粪常规及血沉、抗"O"、肝功均正常，胸透肺、心、横膈正常，基础代谢率测定正常值。月经紊乱已六七年，近三年来夏季有低热，屡经检查未明确原因。目前诊断考虑"自主神经功能紊乱"。过去中医治疗多以温肾助阳、益气固表敛汗为法，药用附子、肉桂、党参、黄芪、巴戟天、菟丝子、桂枝、防风、白芍、炙甘草、煅龙骨、煅牡蛎、浮小麦、糯稻根、白芍、碧桃干、大枣、五味子、麻黄根等，效果不显。今诊患者频频汗泄，恶风形寒，四季皆披厚衣重裳，棉衣棉帽常不离体，汗出无分冬夏，近之则感浊气熏人，并觉头痛头重艰寐胸闷，据述汗出多时则头重减轻，汗出少时则骨节烦疼，口渴，小便黄，大便溏薄，面部泛红，形体肥胖，语音响亮，脉来弦细稍数沉取有力，苔中根腻舌质偏红，边有齿痕，证属气虚卫弱，腠理不密，湿热内扰，迫津外泄，治以养阴益气固表，清化湿热，兼以镇静安神。

黄芪皮10g，苍白术^各10g，防风5g，薏仁12g，猪茯苓^各10g，通草3g，

车前草 12g，藿香 6g，景天三七 15g，炒川柏 2g，甘草 3g。水煎服，3 剂。

二诊：药后自觉精神爽畅，自汗仍多，（但较前稍有减少），时而恶风，时而热躁，尿量稍增尿色仍黄，大便日解 2～3 次，不成形，汗后心慌乏力，苔腻，治用原意，方用玉屏风散合四苓散加减，并鼓励患者逐渐减少衣着。

黄芪皮 12g，苍白术^各 10g，防风 5g，猪茯苓^各 10g，泽泻 10g，薏仁 15g，车前草 10g，佩兰 6g，景天三七 15g，甘草 3g。水煎服，5 剂。

三诊：自汗阵作量已减少，由汗出淋漓转为汗出津津，但近来常有低热，头痛较甚，周身骨节疼痛，大便溏糊，胸闷心慌疲乏，舌苔较腻，脉形带数，证属气虚卫表不密，湿热偏盛，枢机失调。

柴胡 5g，黄芩 5g，青蒿 3g，黄芪 12g，苍术 10g，苡仁 15g，车前子^包 12g，佩兰 10g，甘草 3g，当归拈痛丸^{两次分吞}15g。水煎服，5 剂。

四诊：头痛身痛大减，低热徘徊，汗出虽有减少但依然不断，衣着亦不似以前之多，心慌较显，足冷乏力，溲量增加，溲色转淡，口干艰寐，苔腻渐退，脉象濡细微数，舌质偏红，边有齿痕，湿热渐化而气虚未复，羔出惊恐，心神受扰，脏腑气血失调。

柴胡 5g，黄芩 5g，青蒿 6g，炙甘草 6g，小麦 30g，大枣 7 枚，太子参 3g，山药 15g，煅龙骨 15g，景天三七 15g，丹参 12g，茯苓 12g。水煎服，5 剂。

五诊：低热已平，汗泄未敛，头昏乏力，口干恶风，经常感冒，心慌，劳则气短，夜寐多梦，脉濡细，苔薄白舌质偏红，气弱卫表空疏，心虚津液外泄，拟用养心益气固表敛汗，方选玉屏风散合甘麦大枣汤加味。

黄芪皮 12g，白术 10g，防风 3g，炙甘草 10g，小麦 30g，大枣 7 枚，太子参 30g，山药 15g，煅牡蛎 30g，糯稻根 15g，丹参 12g，景天三七 15g。水煎服，5 剂。

此后病情继有好转，汗出渐敛，恶风形寒随之减轻，衣着亦复常态，诸症相继消失，遂原法随证施治三月，基本痊愈，调理一段时间以后，重返工作岗位，随访两年迄未大发，偶有小发，仿照前法服药数剂，迅即告愈。

按语：汗症，前人谓有自汗盗汗之分，且有虚实之异，临床总宜参合脉症，综合分析，方为恰当。本例患者病情颇属特殊，临床亦较罕见，推究病机，系属更年期阴阳偏颇，平衡失度，又兼术后遭受惊恐，因之气血逆乱，心神受扰，营卫失调，素体肥胖，湿浊偏盛，情志变动，肝郁化火，湿热内蕴，逼津外泄而成自汗，汗出则腠理疏松卫表不密，因此恶风形寒；卫气既虚，故而避寒就温，常欲厚衣重表，因之腠理益开，汗出益甚，形成病理循环，是以久汗不敛，恶风不已，为此遂对患者一面投药，一面劝慰患者要精神达观，并逐渐减少衣着，以免厚衣重表愈逼其汗，更虚其表，目的在于切断病理循环。

综观以往治疗经过，总以阳气衰微立论，投以桂附参芪巴戟菟丝碧桃五味龙牡，温补敛摄之品，用药罔效，均因药证未能合拍。细参患者脉证，虽是恶寒喜暖厚衣重裘，而语音高亢，神食不衰，面无损色，屡经温补固涩乏效，非真阳式微可比；纵系汗出淋漓，经久不已，但尿色黄浑，汗浊袭人，舌红苔腻，脉形沉取有力，乃湿热蕴郁可知。盖"膀胱主藏津液"，汗、尿均为津液所化，其出于腠理者则为汗，出于膀胱者则为尿。故对本例患者来说，欲治其汗，首当利尿，使湿热有下渗之机；欲解其寒，必先实其卫表，使卫气行固密之职。如是则汗泄可减腠理得密，畏寒能除，于是一反前法，先投玉屏风散合四苓散加减，益气固表清热利湿，冀以釜底抽薪、泄洪固堤，药后汗出渐少，而现缠绵低热，继投清化湿热转运枢机治法之后，汗出续有减少，溲量增多色亦转淡，低热得平。但见心慌显著，纳少气短，脉细舌边齿印，虚象显露，故终用甘麦大枣汤合玉屏风散加味养心益气固表敛汗收功。由此病例治验说明，不温其阳而寒冷除，不涩其汗而大汗止，何以使然？诚系辨证求因，审因论治之妙耳！

案 72. 癔症（发作性胸闷：肝气郁结证）

朱某，女，78 岁。2013 年 03 月 22 日初诊。

主诉：发作性胸闷加重 1 月余。

患者发作性胸闷，昼夜发作无时，尤以夜间 2 点左右易发，发时胸闷难以呻吟，胸不痛，无汗出心悸，必欲起坐活动，嗳气后方舒，屡经心内科、呼吸科、消化科相关检查，未见明显异常。发后一如常人，精神食欲尚好，平素性情偏激，易生闷气，二便自调，苔薄舌红脉弦小，拟用疏肝达郁，调畅气血法：

南沙参 12g，瓜蒌皮 10g，郁金 10g，绿梅花 3g，枳壳 10g，竹茹 10g，乌贼骨 10g，石斛 10g，白芍 10g，景天三七 12g，炙远志 5g，茯苓 12g。水煎服，7 剂。

二诊：夜间仍然出现发作性胸闷，必欲起坐后方能入睡，无胸痛心悸汗出，动态心电图监测胸闷时未见异常，不浮肿，无咳嗽，频频嗳气后胸闷始缓，白昼较少发作，神识如常，二便无恙，苔净舌红脉弦小，治再舒调原法。

南沙参 12g，瓜蒌皮 10g，郁金 10g，降香 5g，丹参 10g，香附 10g，绿梅花 3g，枳壳 10g，金橘叶 6g，景天三七 12g，沉香曲 10g。水煎服，10 剂。

三诊：发作性胸闷渐缓，已能平卧，白昼偶或短暂胸闷，移时即缓，平素焦虑，嗳气，胃纳尚好，寐中口干频喜润漱，大便自调，苔薄黄不匀舌质红脉弦小，治用调肝达郁利气和血。

南沙参 12g，瓜蒌皮 10g，郁金 10g，白蒺藜 10g，丹参 10g，丹皮 10g，绿梅花 3g，合欢皮 12g，枫斗石斛^{另泡}6g，景天三七 12g，珍珠母 12g。水煎服，14 剂。

四诊：夜间发作性胸膺憋闷已缓，夜寐酣谧，心情较前愉悦，但诉口干咽燥而痒，微咳无痰，大便自调，苔薄黄舌质红脉弦，治再养肝达郁，清燥利咽。

玄参 10g，麦冬 10g，桔梗 5g，藏青果 3g，枫斗石斛^{另泡}6g，郁金 10g，绿梅花 3g，合欢皮 12g，丹皮 10g，景天三七 12g，丹参 10g，珍珠母 12g，甘草 3g。水煎服，20 剂。

五诊：原胸部发作性憋闷已缓，极少发作。血糖偏高，口咽干燥喜饮，但不碍进食，腰背疼痛怕冷，下肢酸痛，睡眠亦好，二便自调，苔薄黄脉小弦。膏方缓图，巩固疗效：

玄参 10g，麦冬 10g，桔梗 5g，藏青果 3g，木蝴蝶 2g，生甘草 3g，郁金 10g，合欢皮 10g，景天三七 12g，丹参 10g，枫斗石斛^{另泡}6g，绿梅花 3g，珍珠母 12g，木瓜 10g，桑寄生 10g，白芍 10g，酸枣仁 10g，丹皮 6g，降香 3g，茯苓 12g，龟板 12g，阿胶^{烊化}10g，枸杞子 10g，制黄精 10g，20 剂，加木糖醇适量，矫味收膏，早晚各一匙，开水冲服。

按语：郁证病情百变，可以出现各种千奇百怪的躯体症状，本例病人以发作性胸部憋闷为主要表现，无明显诱因，且倏发倏止，并以夜间子时前后相对固定的时间下发作。发作程度虽较严重，但发后一如常人，屡经各种相关检查又未见异常，显然与心肺等实质性病变所致之"胸闷"迥异。该患者既以"郁"为病，故初期诊治爰以达郁为要，待其胸闷发作能缓之后，鉴于患者年近八旬，脏腑气血日渐衰减，难耐久用舒郁利气而多易伤阴之品，且临床又增寐中口干、咽痒干咳、腰背酸痛、舌红脉弦之象，急当转用玄、麦、甘、桔、青果、木蝴蝶等润燥利咽；合欢皮、景天三七、丹参、酸枣仁、茯苓等舒郁调肝清热安神；再配枸杞、寄生、龟板、黄精、枫斗石斛养肝护阴等复法制膏缓缓施治收功。

甲状腺疾病

案 73. 甲状腺功能亢进症（肝郁化火证）

戴某，女性，33 岁。2001 年 1 月 8 日初诊。

主诉：发现眼球突出半年。

发现有眼球突出半年，伴有胀感，纳食正常，口干渴饮，性情偏激易怒，汗出较多，偶或心慌。当地医院诊断为"甲状腺功能亢进症"，治疗后略有改善，月经尚调。苔薄，脉弦小稍滑。情志失调，肝气郁而化热，上犯肝窍，治用泄热调肝法。

沙参 10g，桑叶 10g，丹皮 6g，白薇 10g，赤白芍^各 10g，决明子 15g，黑山栀 6g，甘草 3g，地黄 10g，女贞子 10g。

二诊（2001 年 2 月 22 日）：病史如前，右侧眼突略有好转，但胀感依然，口干，复查 T_3、T_4、TSH 均无异常，无心悸多汗，治用原法。

玄参 10g，桑叶 10g，丹皮 6g，白薇 10g，赤白芍^各 10g，决明子 15g，黑山栀 6g，甘草 5g，地黄 10g，女贞子 10g，石斛 12g。

三诊（2001 年 4 月 5 日）：两次甲状腺功能复查均正常，右侧突眼亦有好转，自觉症状不明显，大便溏软，日解 2～4 次，腰不痛，苔薄，舌质偏红，肝气未平，脾受肝侵，健运不及，治用清肝泄热原法，兼以和中运脾。

太子参 15g，白术 10g，茯苓 10g，生炙甘草^各 3g，炒黄芩 6g，山药 12g，炒白芍 10g，炒柴胡 5g，神曲 10g，麦芽 15g，熟苡仁 12g。

四诊（2002 年 4 月 18 日）：右眼突出 1 年余，今诊有轻微眼胀不适感，据述当地医院检查无特殊，半年前甲状腺功能检测正常，口干但无渴饮，大便较前正常，无多食多汗，亦无指颤心悸，体重如前。苔薄，脉弦小。治循原法。

太子参 12g，生白术 10g，山药 12g，茯苓 12g，生炙甘草^各 3g，赤白芍^各 10g，黄芩 6g，石斛 10g，丹皮 6g，黑山栀 5g。

五诊（2004 年 6 月 21 日）：经治甲状腺功能恢复正常，停药 2 年，症情稳定，眼球突出明显改善，近来经行量少色黯（末次月经 6 月 10 日），行时腹部微痛，口干，大便自调，苔薄，舌质偏红，脉小弦。肝气亢旺渐得平抑，但血海受其牵累，拟方平肝泄热，养血调经。

太子参 12g，炒柴胡 6g，当归 10g，白芍 10g，干地黄 10g，金橘叶 5g，绿梅花 3g，茯苓 12g，丹皮 10g，黄芩 6g，黑山栀 6g，生炙甘草^各 2g。

六诊（2009 年 9 月 4 日）：甲亢，经治向愈，甲功恢复正常，眼球突出已不明显，今诉间或口干，饮食如常，出汗不多，有时头昏晕，有颈椎病史，无视物旋转及呕恶，易激怒，梦多，苔薄，边尖质红，脉沉弦。阴虚肝旺郁热，风阳上亢，治用养阴平肝，潜阳息风以善其后。

桑叶 10g，稽豆衣 12g，白蒺藜 12g，天麻 10g，白芍 10g，丹皮 10g，石决明 15g，女贞子 12g，石斛 10g，夏枯草 10g，生甘草 3g。

按语：甲状腺功能亢进症，简称甲亢，属中医"瘿病"范畴，其发病原因首先在于患者素体阴亏，在此基础上，复遭情志失调，精神创伤诱发。《诸病源候论·瘿候》说："瘿者，由忧恚气结所生。"患者气郁化火，炼液为痰，气火夹痰瘀交阻于颈前，则发瘿肿；凝聚于目系，则眼球突出。母病及子，心肝火旺，心神失养，出现心悸、心慌、心烦少寐。乙癸同源，肝火下汲肾水，则肾阴不足，出现月经不调或经少、闭经。治疗主要从清泻肝火，滋养肝阴立法。

本例患者初诊主要以眼突、心慌为主，脉象弦细而滑，辨证属心肝火旺，予丹皮、栀子、桑叶、决明子、白薇、玄参清肝泻火，地黄、芍药、女贞子、石斛养阴柔肝。肝气横逆，克伐脾土，脾虚失运，清浊混于肠间，故甲亢患者在病程中出现神疲乏力，大便溏薄。故改弦更张，转以健脾助运为主，药用太子参、白术、山药、苡仁、炙甘草以健运止泻，参以柴胡、金橘叶、绿梅花疏利肝气，继以黄芩、丹栀清肝泻火以求其平。"壮火散气"，是以继而出现头昏易怒，夜寐梦多，月经量少，舌边尖红，脉沉弦，乃肝火亢旺，耗伤肝阴，风阳浮动，冲脉亦受其累，故参用稽豆衣、天麻、白蒺藜、石决明、夏枯草以平肝育阴，潜阳息风，兼充血海，诸症遂告得平。

案74. 桥本甲状腺炎（痰热夹瘀证）

陈某，女，49岁。2010年5月13日初诊。

主诉：发现甲状腺结节5个月。

患者5个月前颈部B超发现甲状腺两叶及峡部回声欠均匀，甲状腺左叶结节，大小3mm×5mm。近1个月来感觉右颈部作胀疼痛，查血沉31mm/h，ANA（－），ds-DNA（－），甲状腺球蛋白抗体54.9IU/ml，甲状腺过氧化物酶抗体279.75IU/ml，甲状腺功能正常，不发热，经常口干，眼干且胀，膝关节隐痛，反复口腔溃疡，脉细弦，苔淡黄略厚。肝疏失调，津液失敷，毒热痰瘀互结，凝滞肝络（项前）而成瘿瘤，拟方清肝解毒，豁痰散结。

玄参10g，浙贝10g，煅牡蛎12g，赤芍10g，丹皮10g，生甘草3g，连翘10g，蒲公英10g，木贼草10g，莪术10g，山慈菇3g。水煎服，14剂。

二诊：颈部胀痛减轻，扭颈较前自如，口干能进干食，眼干亦轻，口疮渐敛，[131]碘摄取率正常，易汗，苔黄略粗，舌质偏红，脉小弦。前方去连翘，加郁金10g，路路通10g，白芍10g，石斛10g。水煎服，14剂。

三诊：右侧颈部胀痛减轻，口干能进干食，眼干略润，四肢关节不痛，不发热，阵阵热燥出汗，精神尚好，苔中略厚，舌质偏红脉弦小。痰热凝结，阴津耗乏。原法之中参以护津之品。

玄参10g，浙贝10g，赤芍10g，丹皮10g，蒲公英10g，生薏仁12g，莪术10g，郁金10g，路路通10g，石斛10g，玉竹10g，土茯苓12g，生甘草5g，连翘10。水煎服，14剂。

四诊：右侧甲状腺胀痛明显减轻，但仍有紧裹感，左侧甲状腺结节减小，神食如常，口干渐润，口疮渐敛，苔薄舌质红脉小弦。

玄参 10g，浙贝 10g，煅牡蛎 12g，银花 12g，连翘 12g，夏枯草 10g，丹皮 10g，郁金 10g，路路通 10g，生甘草 5g，生薏仁 12g，赤芍 10g。水煎服，14 剂。

按语：桥本甲状腺炎属自身免疫性甲状腺炎的一种，临床特征为甲状腺过氧化物酶抗体（TPO-Ab），甲状腺球蛋白抗体（TGAb）显著增高，早期甲状腺功能正常，晚期可出现甲状腺功能减退表现，病程迁延，日久难愈。由于患者体检时发现瘿瘤（甲状腺肿），病程短暂，症状较轻，诊治及时，所以收效明显，未使发展出现"虚损"的临床表现。患者表现为左侧甲状腺结节，右侧颈部胀痛，甲功正常，口眼干，口腔溃疡频发，舌红苔黄，辨证当属热毒滞络，痰瘀凝聚，治当凉血解毒，化痰祛瘀，软坚散结，消瘰丸加味治之，方中以连翘、蒲公英、银花、夏枯草清热解毒，赤芍、丹皮、郁金凉血活血，玄参、浙贝、牡蛎、莪术、山慈菇、路路通化痰祛瘀，解毒软坚，石斛、玉竹、白芍养阴润燥，加减治疗两个月余，症状明显改善。

糖 尿 病

案 75. 糖尿病（低血糖：肝虚失调证）

刘某某，女，62 岁。2011 年 4 月 25 日初诊。

主诉：反复低血糖 2 年。

患者 2 型糖尿病 10 余年，用胰岛素治疗（现已停用），近两年血糖波动大（2.6~17mmol/L），常反复出现低血糖，突然汗出涔涔，自感饥饿，软乏无力，心慌心悸，紧张，焦虑，或有指颤，但无晕厥，恶热，长期情志抑郁，情绪易于激动，口干渴饮，二便自调，苔薄白，舌质欠鲜，脉细弦。久病气阴交虚，肝郁失调，心肝火旺，治以益养气阴，养肝达郁，泻火宁神。

太子参 15g，山药 15g，黄连 5g，淫羊藿 10g，地骨皮 10g，白芍 10g，景天三七 15g，煅牡蛎 15g，山萸肉 10g，酸枣仁 12g，茯神 12g，淮小麦 15g，乌贼骨 10g。

二诊：服药后血糖波动幅度减小，日前晚餐后 1 小时许出现短暂低血糖表现，持续约 2 分钟，阵阵恶热自汗，睡眠尚好，苔薄，边质偏红，脉细弦，治用原法加味。前方加白芍至 15g，百合 15g。

三诊：近二旬血糖波动变小，未再出现低血糖表现，足不肿，不怕冷，汗出减少，口干渐润，大便成形窘迫，情绪偏激易怒，苔少舌红脉细弦，再用养肝体，缓肝用法。

太子参15g，山药15g，白芍15g，淮小麦20g，山萸肉10g，酸枣仁12g，茯神12g，黄连5g，淫羊藿10g，景天三七15g，乌贼骨10g，凤凰衣5g，鸡内金10g，百合12g，绿萼梅5g。

按语：罹患糖尿病10余年，可知气阴亏损早已显现。虽经多次住院治疗，血糖控制并不理想。近2年来又反复出现饥饿、心慌、汗出、指颤、疲乏、肢软等低血糖症状。患者体质特异，性格倔强，木郁久而失伸，兼之年逾花甲，阴阳本已失燮，有鉴于此，故不单从低血糖诸症着眼，而宗"虚则益之"之旨，乃求诸于肝。盖肝为刚脏，体阴而用阳，其处水火之间，可阴可阳，或抑或亢，易虚易实。且据研究认为，人体内分泌功能之调节及新陈代谢的动态变化莫不与肝脏的疏泄功能密切攸关。故此，在治疗上着眼于恶热、口渴、汗出、疲惫、情绪不稳、舌红苔少、脉细弦等临床特点，认为其病机为气阴耗伤，肝体失养，肝疏失调，久郁化火，阴阳失衡，而仿王泰林治肝之法，以太子参、山药、山萸肉养肝体，白芍、酸枣仁、淮小麦缓肝用，绿梅花、牡蛎一疏一潜，另以景天三七、百合宁心安神，淫羊藿、黄连寒热并用，调燮阴阳。理法相宜，药证相投，故能迅速取效。

荨　麻　疹

案 76. 慢性荨麻疹伴过敏性休克（瘾疹·厥逆：营卫不和证）

林某，男，46岁。2010年10月8日初诊。

主诉：间断出现荨麻疹3年伴过敏性休克。

3年前始出现四肢风疹瘙痒，旋即汗出烦躁，进而厥逆，经抢救方缓。此后时有同样发作。平素服用抗过敏西药，但未能抑制发作。近次发作在一周前，屡次查过敏原不详，据述平素较易招感，劳累亦易于诱发，自汗，发作前皮肤瘙痒，尤以头皮明显，旋即出现厥逆症状。外形尚壮，神食如常，二便自调，苔薄脉弦。风邪搏于肌肤，邪恋不散，是以瘾疹反复不愈，且易导致厥逆之象。拟方暂从顾护卫表，祛风和营试治观察，既治且防。

黄芪12g，防风10g，荆芥10g，白术10g，当归10g，蝉衣6g，甘草5g，五味子3g，地肤子12g，赤芍10g，丹参10g。

二诊（2010年11月4日）：方药服之尚应，风疹瘙痒药后明显减缓，近周腹部两侧出现隐隐皮疹，晚间浴后明显，按之褪色，不痒不痛，二便自调，不发热，苔淡黄而腻，舌质红脉弦，治再原法出入，稍增清热之品。原方加丹皮10g，连翘12g。

三诊（2010年12月13日）：荨麻疹反复发作，甚或厥逆，服药两月余迄今未发。既往逢秋冬季腹部易出现丘疹，今诊右侧腹部丘疹一枚，不痒，大便通畅，苔淡黄略腻脉弦，治循原法。8 月 10 日方加丹皮 10g，忍冬藤 12g，土茯苓 12g。

四诊（2011 年 1 月 13 日）：周身皮肤瘾疹瘙痒，甚则导致厥逆，经年不愈，已成痼疾，经服用前方后已有三月余未再发作，神食如常，二便自调，苔淡黄厚腻，舌底偏红，脉弦。用玉屏风合消风散加减，扶正御邪同步。

黄芪 12g，防风 10g，荆芥 10g，白术 10g，当归 10g，丹皮 10g，地肤子 12g，白鲜皮 12g，生苡仁 12g，甘草 3g，蝉衣 6g，丹参 10g，五味子 3g，生山楂 12g。

五诊（2011 年 2 月 24 日）：瘾疹经治数月未发，春节期间停药半月余，近日无明显原因周身皮疹呈风团样发作，经治旋缓，但未出现呕吐腹泻腹痛及肢厥汗出，平素大便正常，苔淡黄而腻，脉沉弦。治再清化湿热，疏风活血。

太子参 12g，防风 10g，荆芥 10g，白术 10g，茯苓 12g，泽泻 10g，赤芍 10g，丹皮 10g，生熟苡仁^各 10g，丹参 10g，煨诃子 10g，生炙甘草^各 3g，生焦山楂^各 8g，地肤子 12g。

六诊（2011 年 6 月 9 日）：皮疹瘙痒迄今未作，近期注射破伤风抗毒素后局部出现丘疹瘙痒已渐自行消退，既往有高血压史控制尚好，二便自调，苔薄黄而腻，脉弦。治再和营固卫，疏化湿热，有望控制发作。

黄芪 12g，防风 10g，白术 10g，生苡仁 12g，丹参 10g，佩兰 10g，荷叶 10g，黄芩 10g，丹皮 10g，地肤子 12g，生甘草 3g，茯苓 12g，五味子 3g。

注：患者坚持服药近 2 年，顽固性荨麻疹基本向愈，厥逆症状亦未再出现，现已停药。

按语：荨麻疹，中医称"瘾疹"、"风瘙痒"、"风疹块"。其发病急，来势快，疹块骤然而生，亦能迅速消退，伴有剧烈瘙痒，具有"风"的特点，《金匮要略》指出："风气相搏，风强则为瘾疹"。本例患者荨麻疹发作多年，形体不衰，舌质偏红，苔黄且腻，脉有弦意，湿热郁于肌腠，深伏营分，风邪外袭，伤于卫分，两阳相招，营卫失和，故见皮疹瘙痒；风性开泄，善窜，搏结肌腠恋而不解，引动内风，气血一时阻闭，而见厥逆之象。治当清化湿热以和其营（生苡仁、白鲜皮、荷叶、佩兰、黄芩、茯苓、泽泻等），疏散风邪以调其卫（荆芥、防风、蝉衣、连翘）。古有明训，"治风先治血，血行风自灭"，故参以当归、赤芍、丹皮、丹参活血凉血祛风。"邪之所凑，其气必虚"，故以玉屏风散贯穿始终，实卫固表，以御外风。五味子、诃子，酸涩收敛，不仅可以防止由厥转脱，趋入险境，而且据现代药理研究，二药具有抗过敏作用。如此内和营卫，外实藩篱，药证合拍，切中病机。

发 热

案 77. 感染后变态反应综合征（长期低热：湿热交阻证）

范某某，女，62 岁。2013 年 3 月 4 日初诊。

患者因"头痛 12 日，发热 9 日"于 2013 年 1 月 21 日住院，体温波动于 36.3～38.4℃，以午后及晚间为主，屡经相关理化检测均未见明显异常，用得宝松肌注后，低热暂退，头部及双耳郭疼痛稍微缓解，但翌日体温再次升高。后因两次尿培养均提示表皮葡萄球菌＞10 万/ml，后加用抗感染治疗，体温亦退而复升，曾请免疫科及感染科会诊考虑为"病毒感染后变态反应"并加用芬必得，体温渐降，于 2013 年 2 月 21 日出院。患者后因近十日来仍有持续低热，午后明显（T：37.5℃左右），来院诊治。症见低热绵绵，不恶寒，稍动易于自汗，汗出而热不解，无头痛关节痛，咽部不适，咽关微红，不咳。疲乏无力，口干但无渴饮，口中微苦，自述掌心亢热，眼球亦有热感，二便如常，苔黄厚腻，脉浮弦而数。辨证为温病后余邪未清，湿热蕴遏不解。

桑叶 10g，南沙参 12g，银柴胡 10g，青蒿 10g，黄芩 10g，生苡仁 12g，络石藤 10g，秦艽 10 g，丹皮 10g，浮小麦 10g，生甘草 3g。7 剂。

二诊：服药后体温有下降趋势，苔厚腻渐化，仍拟原方中加桔梗 5g，白蔻仁[后下]3g，萆草 10g，佩兰 10g，茯苓 12g。7 剂。

三诊：服药后体温渐趋正常，苔厚腻渐化，唇干，精神，食欲亦趋正常，原方去佩兰，白蔻仁，浮小麦，加麦冬，枫斗石斛收功。

钱某某，女，70 岁。2002 年 8 月 20 日初诊。

半个月来中午常感身热（T：37.5～37.8℃），不恶风寒，微汗，初时流清涕，微咳咽痛，经多种相关检查无异常发现，用抗炎治疗效果不明显，既往有白细胞减少史，夏季亦有低热乏力等"疰夏"症状。今诊低热持续，午后明显，有时睡前可退至正常，有汗热不解，间感掌心亢热，周身倦乏，纳谷不香，大便偏溏次数不多，不夹黏液，腹亦不痛，舌苔淡黄厚腻罩灰，脉濡细。暂从健脾助运，疏化湿热施治。

太子参 12g，茯苓 12g，白术 10g，藿香 10g，佩兰 10g，熟苡仁 12g，陈皮 6g，楂曲[各] 10g，桔梗 5g，谷芽 10g，荷叶 10g。7 剂，水煎服。

二诊：药后，低热无明显减退，关节不痛，但感倦怠乏力，掌心亢热，苔淡黄腐腻，脉濡细稍数，乃转从蒿芩清胆汤化裁论治。药用：南沙参 12g，青蒿 10g，黄芩 10g，生苡仁 15g，藿香 10g，佩兰 10g，萆草 12g，络石藤 10g，陈皮 6g，茯苓 12g，荷叶 10g。7 剂，水煎服。

三诊：低热略有下降趋势，不恶寒，身不痛，纳谷稍馨，口中干苦，有微咳痰色白黏量不多，二便自调，苔仍淡黄而腻，脉濡细不数。高龄气阴不足，暑邪湿热胶结缠绵，有似"湿温"，守原法化裁续治。

南沙参 15g，青蒿 10g，黄芩 10g，银柴胡 10g，鸭跖草 12g，银花 15g，金荞麦 15g，杏仁 10g，生苡仁 15g，白蔻仁^{后下} 3g，茯苓 15g，泽泻 10g。7剂，水煎服。

注：此次所治低热尽退，诸症相继消失，门诊随访低热未再复作。

按语：低热（常指 T：38℃ 以下，持续 2 周以上）是临床常见的一个病症，可发生在多种疾病的病程中，或在热病愈后。其原因复杂，往往屡经多种相关理化检查少有阳性表现者，西医常冠以"发热待查"，也难以病因针对性治疗。

中医对此病症的诊治有其一定的优越性，它可以不受西医学诊断和病源学的限制，应用自身理论和辨证体系应对，常能收到满意的效果。

本病所列两案均为女性低热患者，均发生于感染性疾病（一例为尿路感染，一例为上呼吸道感染）应用广谱抗生素之后，由于均经多种相关检查无明确原因，故经会诊拟诊为"感染后变态反应或感染后综合征"。中医虽无与此相关病名，而认为系"热病后造成"或"热病后余热不清"。二例临床表现有其共同特点：低热缠绵不清，午后或晚间明显（却又在夜间或睡前可退），疲乏肢倦，纳谷不香，舌苔厚腻，口干少有渴饮，口苦，脉濡或濡细稍数。辨证乃为阴邪侵袭，湿热交阻，郁遏不化，稽留不祛所致，遂以《通俗伤寒论》之蒿芩清胆汤为主（弃其辛燥之半夏，过于寒遏之青黛）化裁，取其意而未全择其药。冀以芳香化湿，清热透络收功。范性患者，因其出现掌心亢热，眼球热感，咽红等热象，遂加以轻清透邪之桑叶，清退湿热之秦艽，清热除蒸之丹皮；钱性患者，年逾古稀，平素白细胞减少，伴有纳差便溏，口干而苦，遂在基本方基础上加用太子参，白术，茯苓，楂曲等健脾助运之剂，后仍以掌心亢热，口干而苦伴见，遂又加用葎草，竹茹，杏仁，白蔻仁，苡仁（参三仁汤意）而获效。

口　甜

案 78. 口甜（脾湿上泛证）

孙某，男，43 岁。2011 年 2 月 25 日初诊。

主诉：口甜月余。

月前招感咳嗽已愈，但感口甘如啖饴，进食觉甜，饮水觉甜，闲时亦觉口中泛甜味，终日如此，身体虽无明显不适，但总有疑虑不解，情绪欠爽。食如常，口不渴，大便或溏，形丰，脘腹无所苦，苔薄腻，舌胖大而滑，边有齿痕，脉濡。证属：脾运不健，水湿上泛。治以：温阳化饮，健脾利湿。

桂枝 5g，白术 10g，茯苓 15g，炙甘草 3g，陈皮 10g，姜半夏 12g，淡干姜 3g，藿香 10g，砂仁[后下] 3g，炒苡仁 15g，焦六曲 10g。水煎服，7 剂。

二诊：前治药后苔腻略化，边尖略显泛红，大便偏软，脉濡，治循原法。前方去藿香，加党参 12g，炒枳壳 10g。水煎服，7 剂。

三诊：口甜略有减缓，微感口干，大便成形，苔腻渐化，舌质淡红，边有齿痕，脉濡，治循原法。2 月 25 日方去藿香，加党参 12g，焦山楂 10g。水煎服，7 剂。

四诊：口甜基本消失，一切正常，再拟原方续进。7 剂。

按语：口甜亦名"口甘"。《素问·奇病论》："有病口甘者……此五气之溢也，名曰脾瘅。夫五味入口，藏于胃，脾为之行其精气，津液在脾，故令人口甘也，此肥美之所发也，此人必数食甘美而多肥也。"本例患者，身为干部，伏案多坐，静多动少，兼之觥筹交错，久而湿饮蕴积，碍及脾运。此次缘于外感之后，邪虽祛而激动素盛之湿浊上犯，致使其外窍之口甜味绵绵，久而不除也。故以治脾为主，采《金匮要略》苓桂术甘汤加味，茯苓健脾助运，淡渗利湿，白术（炒）燥湿健脾，桂枝辛温通阳而利水湿，甘草（炙）和中益气，补土利水，再配炒苡仁以助苍术健运脾气，淡化水湿，陈皮、半夏燥湿化饮，干姜辛热助桂枝以增通阳之力，配藿香、砂仁芳香理气，焦六曲化湿行滞，后加党参以增强益气健脾功效，方药合拍，故能应手。

扁 平 苔 癣

案 79. 口腔扁平苔癣（湿热郁蒸证）

金某某，女，74 岁。2004 年 2 月 16 日初诊.

主诉：口腔溃疡多年反复不愈。

患者反复出现口疮多年，专科诊断为："口腔扁平苔癣"，已做冷冻手术，现口腔双侧颊内黏膜仍红肿，有白斑，微痛，口中烧灼感，夜里口干，纳香寐安，大便日行两次不稀，苔薄白，脉细弦，热邪上蒸，黏膜受损，久而耗伤阴津，失于濡养，治拟清热生津，润燥护膜。

南沙参 12g，麦冬 10g，石斛 12g，陈皮 6g，芦根 15g，银花 10g，蒲公英 6g，白茅根 10g，丹皮参[各] 10g，茯苓 12g，赤芍 12g，野蔷薇 5g，生苡仁 12g，鬼箭羽 10g，生炙甘草[各] 2g，凤凰衣 5g。水煎服，7 剂。

二诊：口中灼痛渐缓，左侧口腔黏膜仍有小溃疡约小黄豆大，上被白膜，大便松散，苔薄边质红，脉小弦。脾虚运弱，湿热蕴郁，上熏于口。治用健脾助运，清热除湿，兼以护膜为法。

太子参 15g，生白术 10g，生炙甘草各 2g，赤白芍各 10g，凤凰衣 5g，卫矛 12g，野蔷薇 5g，黄精 12g，丹皮 6g，木瓜 10g，秦艽 10g。水煎服，7 剂。

三诊：口腔扁平苔藓，左侧颊黏膜溃疡，见有约 1cm 条状白斑，右侧黏膜平整，口中轻微灼热感，大便欠实，余如前状，治宗原法。

太子参 15g，生白术 10g，生炙甘草各 2g，土茯苓 12g，凤凰衣 5g，卫矛 10g，野蔷薇 5g，炒黄芩 10g，生熟苡仁各 10g，珍珠母 15g，赤白芍各 10g。水煎服，14 剂。

四诊：左侧口腔黏膜白腐渐化，但留有少许白色网斑，专科医院诊断："白色角化"，右侧黏膜有一黄豆大溃疡（可能与龋齿磨损有关），口腔有灼热感，大便溏薄，苔薄黄舌质红，脉小弦。原法渐获效机，拟守用续治。

太子参 15g，生白术 10g，生炙甘草各 3g，赤白芍各 10g，丹参 12g，野蔷薇 5g，荷叶 10g，黄精 12g，苡仁 15g，卫矛 10g，黑大豆 15g，女贞子 12g。水煎服，7 剂。

五诊：近周口腔黏膜糜烂，左侧鲜红有 3 处小黄豆大小溃疡，下唇黏膜溃疡，疼痛明显，大便通畅（近日进食较多虾饼），苔薄黄脉小弦。原本湿热熏蒸除而未尽，又兼炙煿，搏结腐膜。建议口腔专科复查。拟方清胃散治之。

①玄参 10g，赤白芍各 10g，丹皮 10g，绿升麻 5g，黄连 3g，玉竹 12g，生甘草 5g，土茯苓 12g，野蔷薇 5g，生苡仁 12g，女贞子 12g。水煎服，7 剂。

②绿袍散 2 支，外搽。

注：此次诊后，口颊黏膜糜烂逐渐收敛，痛感消失，前方加用四季青等加减治疗半年余，症情稳定，偶有小发，断续服用汤药或以成药黄连上清丸、六味地黄丸交替服用，多能自愈，随访 2 年，基本痊愈。

按语：扁平苔藓是一种发生于黏膜—皮肤的慢性炎症，是属难治性疾病范畴，常日久迁延，难以治愈。单独发生于口腔黏膜者称之为"口腔扁平苔藓"，中医医籍较少论述，有称之为"口癣"、"口蕈"、"口破"者，《外科正宗·大人口破》："口破者，有虚火、实火之分……虚火者，色淡而白斑细点，甚者陷露龟纹，脉虚不渴；此因思烦太甚，多醒少睡，虚火动而发之。"从其临床表现来看，属热证者偏多。本例患者年逾古稀，罹患此病多年，见口腔黏膜红肿微痛，反复不愈，夜间口干，口中有烧灼感，故初始辨证为热伤阴津，黏膜失濡而予清热生津之法，由于用药偏于寒凉濡润，药后大便松散偏溏，遂改用太子参、白术、炙甘草、木瓜、制黄精等健脾助运，清热除湿，渐获效验。后因患者恣啖炙煿，复使脾胃湿热萌动，腐膜蚀肌，黏膜再现糜烂，法随证转，改投清胃散法化裁，证药合拍，乃得收功。

痤　疮

案 80. 痤疮（肺胃积热证）

梁某，女，28 岁。2010 年 6 月 11 日初诊。

主诉：面部皮疹 3 年。

患者 3 年前面部痤疮此起彼伏，或细碎如粟，或丘疹隆起，瘙痒不甚，局部皮肤泛红，头胸皮肤也有隐隐丘疹，大便通畅，睡眠欠佳，苔薄舌红，脉弦，肺经有热，与血热搏结，熏蒸肌肤。治用清泄。

玄参 10g，桑白皮 10g，生地 10g，丹皮 10g，紫草 5g，生甘草 5g，土茯苓 12g，连翘 12g，地肤子 12g，白鲜皮 12g，枇杷叶 10g。水煎服，7 剂。

二诊：面部皮疹时有新起，伴有痒感，面红略淡，大便通畅，苔淡黄脉小弦，治用原法。原方加黄芩 10g，生薏仁 12g，丹参 10g。水煎服，7 剂。

三诊：面部皮疹仍有少量新起，肤红渐淡，既痒且痛，有皮屑，大便偶或溏薄，治用前法。

防风 10g，桑白皮 10g，黄芩 10g，生熟薏仁^各 10g，生炙甘草^各 3g，土茯苓 12g，赤小豆 12g，地肤子 12g，白鲜皮 12g，赤芍 10g，丹参 10g，银花 12g。水煎服，14 剂。

四诊：面部皮疹渐隐，色红渐淡，皮屑也少，大便仍溏，日解 1～2 次，腹不痛，月经量少，苔薄舌淡红脉细弦，脾虚运弱，内热偏盛。拟方一面助脾运，一面清郁热

太子参 12g，防风 10g，山药 12g，白扁豆 12g，生炙甘草^各 2g，白术 10g，生熟薏仁^各 10g，炒黄芩 10g，赤芍 10g，丹参 10g，赤小豆 12g，神曲 10g，地肤子 10g。水煎服，14 剂。

五诊：面部粟粒样皮疹渐稀，新生者亦少，面红转淡，大便转干，唇红，治仍清泄为主，冀以巩固疗效。

桑白皮 10g，玄参 10g，黄芩 10g，生薏仁 12g，连翘 10g，地肤子 12g，白鲜皮 12g，生甘草 5g，赤小豆 12g，丹皮 10g。水煎服，14 剂。

按语：痤疮属于中医学"面疮"、"青春痘"、"肺风粉刺"范畴，其发病与肺胃湿热有关。肺主皮毛，脾胃为痰湿生化之源，患者正值青年，气火阳热素盛，兼之饮食不节，嗜食肥甘炙煿，情志失调，忧思劳倦导致痰浊内生，郁而化火生风，发于皮毛所致，治宗《医宗金鉴》之清肺枇杷饮加减。清泄

肺胃积热选桑白皮、黄芩，清热凉血用玄参、生地、丹皮、紫草、赤芍、丹参等，祛风止痒用防风、蝉衣等，利湿解毒用土茯苓、生薏仁、地肤子、白鲜皮、赤小豆等。

　　诊治痤疮的体会：①肺主皮毛，皮疹为皮毛病变，清泄肺热是其治也，常选用桑叶、桑皮、黄芩、枇杷叶等药，采清肺枇杷饮之意，其中黄芩现代药理研究认为具有抗过敏、抗变态反应和抗菌消炎的作用。②皮疹瘙痒，抓后流少量黏水，多选用生薏仁、白鲜皮、地肤子、赤小豆利湿为主；对于干性皮疹则以蝉衣、防风祛风为主。③肺与大肠相表里，对于痤疮的治疗，常须注意保持大便通畅，不使积热循经熏蒸。④重视生活调护与预防，保持面部清洁，经常用温水清洗面部，并慎用化妆品；忌食油腻、辛辣，应多食新鲜蔬菜、水果，劳逸结合保持心情舒畅；忌用手挤压面部痤疮。⑤重视调整脾胃功能，杜其蕴湿生热之源。